D1718832

Tunnessen · Spranger
Symptome in der Pädiatrie

Tunnessen · Spranger

Symptome in der Pädiatrie

Eine Differentialdiagnose in Stichworten

Walter de Gruyter
Berlin · New York 1987

Titel der Originalausgabe
Walter W. Tunnessen jr., Signs and Symptoms in Pediatrics. J. B. Lippincott Company,
Philadelphia · Toronto, 1983

Autor
Walter W. Tunnessen jr. M. D.
Professor of Pediatrics
State University of New York
Upstate Medical Center
Syracuse, New York

Deutsche Übersetzung und Bearbeitung
Dr. Matthias Spranger, Middlesex Hospital, Dept. of Neurology, London
Prof. Dr. Jürgen Spranger, Univ.-Kinderklinik Mainz

CIP-Kurztitelaufnahme der Deutschen Bibliothek

Tunnessen, Walter W.:
Symptome in der Pädiatrie : e. Differentialdiagnose
in Stichworten / Tunnessen. Spranger. – Berlin ;
New York : de Gruyter, 1987.
 Einheitssacht.: Signs and symptoms in pediatrics <dt.>
 ISBN 3-11-010146-7
NE: Spranger, Matthias [Bearb.]

Satz und Druck: Wagner GmbH, Nördlingen. – Bindung: Dieter Mikolai, Berlin. – Umschlagentwurf:
Rudolf Hübler, Berlin.

Vorwort

Das übliche medizinische Lehrbuch beschreibt Klinik und Therapie ätiologisch und pathogenetisch definierter Krankheitsbilder. Es vermittelt Verständnis von Norm, Normabweichung und ermöglicht eine pathophysiologisch begründete Therapie. Es ist das Rückgrat der wissenschaftlich fundierten Medizin. Bis zu einem gewissen Grad ist es jedoch praxisfern. Der Patient kommt mit Beschwerden und Symptomen. Erst wenn aus ihnen die Diagnose abgeleitet oder vermutet ist, entfaltet das Lehrbuch seinen praktischen Nutzen.

In dieser Situation kommt das differentialdiagnostische Werk zu seinem Recht. Im Bemühen um Ausführlichkeit ist es jedoch nicht immer einfach zu lesen, erfordert Muße.

Die „Pädiatrische Symptomatologie" von Tunnessen gibt einen knappen, wohlgeordneten, computerartigen Ausdruck diagnostischer Möglichkeiten. Es imitiert den differentialdiagnostischen Prozeß des Arztes: „Symptom × kann bedingt sein durch 1., 2., 3., ..." Es ist ein Kompendium für den Kinderarzt, der im Sprechzimmer rasch die diagnostischen Möglichkeiten eines Symptoms überfliegen will, für den Assistenten vor dem akuten Neuzugang oder Problemfall und den Hochschullehrer, der sich kurz vor der Vorlesung nochmals die Differentialdiagnose des Demonstrationsfalles in Erinnerung rufen möchte.

Dem Verlag Walter de Gruyter gebührt Dank, dieses nützliche Buch dem deutschsprachigen Kinderarzt zugänglich gemacht zu haben.

Mainz/London, Sommer 1987 *J. u. M. Spranger*

Inhalt

Teil 3   Ohren

Teil 4   Augen

Teil 5   Nase

Teil 6   Mund- und Rachenhöhle

Teil 7   Hals

Teil 8   Thorax

Teil 9   Abdomen

Teil 10   Magen-Darm-Trakt

Teil 11   Harn- und Geschlechtsorgane

Teil 1   Allgemeine Symptome

1   Fieber unbekannter Ursache

Kinder haben oft Fieber; lang anhaltende Fieberschübe sind selten. Unter „lang anhaltend" versteht man Fieberschübe von mindestens 38,5° über mehr als 2 Wochen. „Fieber unbekannter Herkunft" ist definiert als langanhaltendes Fieber, dessen Ursache trotz sorgfältiger Anamnese und klinischer Untersuchung nicht gefunden werden kann.

Die Körpertemperatur hängt von zahlreichen Faktoren ab, einschließlich der Tageszeit. Wie die meisten biologischen Größen ist sie variabel. Die Körpertemperatur ist am niedrigsten in den frühen Morgenstunden, am höchsten am späten Nachmittag. Rektale Temperaturen sind bis zu 0,6° höher als orale Temperaturen. Der Normbereich bei Kindern ist rektal 36,2° bis 38°, oral 36,0° bis 37,4° C.

Das Thermometer ist ein relativ grobes Meßinstrument. Seine Verläßlichkeit nimmt mit steigender Temperatur ab. Selbst dann ist es jedoch sehr viel verläßlicher als die auf die Stirn aufgelegte Hand. Die Körpertemperatur steigt physiologischerweise an durch körperliche Bewegung, zu warme Kleidung, seelische Erregung und nach Nahrungsaufnahme.

Fieber unbekannter Ursache läßt sich meist auf ein gewöhnliches Krankheitsbild zurückführen, das sich untypisch manifestiert. Auch hier gilt, daß „seltene Ursachen selten sind".

Differentialdiagnostisch ist an die folgenden Störungen zu denken:

I. Infektiöse Ursachen	„Viruserkrankungen"
(40%)	Harnwegsinfektionen
	Pneumonie
	Pharyngitis
	Sinusitis
	Meningitis
	Chronische Streptokokkenerkrankung
	Infektiöse Mononukleose
	Endokarditis
	Tuberkulose
	Osteomyelitis
	Sepsis
	Tracheobronchitis
	Lungenhistoplasmose
	Bruzellose
	Salmonellen-Gastroenteritis

Malaria
Peritonsillärer Abszeß
Generalisierter Herpes simplex
Typhus

II. Kollagenosen (15%)

Rheumatoide Arthritis
Systemischer Lupus erythematodes
Rheumatisches Fieber
Henoch-Schönlein-Syndrom
Nicht klassifizierbare Formen

III. Neoplasmen (7%)

Leukämie
Lymphom
Retikulumzellsarkom
Neuroblastom

**IV. Entzündliche Darm-
erkrankungen (4%)**

M. Crohn
Colitis ulcerosa

Zwei Drittel der Kinder mit Fieber unbekannter Ursache haben Erkrankungen aus diesen Kategorien.
Erst nach ihrem Ausschluß ist an seltene Störungen zu denken.

V. Seltene Ursachen

Artefakt (durch Kind oder Eltern)
Medikamentenfieber
Hepatitis, anikterisch oder chronisch-aktiv
Salizylatvergiftung (chronisch)
Abszesse (retroperitoneal, intrakraniell, subphrenisch, hepatisch, perinephritisch usw.)
Ektodermale Dysplasie
Ichthyose
Familiäre Dysautonomie
Zyklische Neutropenie
Familiäres Mittelmeerfieber
Hyperthyreose
Adrenogenitales Syndrom
Infantile kortikale Hyperostose (Caffey)
Allergie
Subdurales Hämatom
Rattenbißkrankheit

Psittakose
Sarkoidose
Diskitis
Dermatomyositis
Periarteriitis nodosa
Serumkrankheit
Andere Tumoren

Die Liste ist nicht vollständig. Man erinnere sich jedoch, daß das Fieber in den allermeisten Fällen alltägliche Ursachen hat. Bei etwa 12% der Kinder läßt sich keine Ursache finden. Die wichtigsten diagnostischen Werkzeuge bei der Abklärung von Fieber unbekannter Ursache sind sorgfältige und wiederholte klinische Untersuchungen unter Beachtung der Details, wiederholte Anamnese und Verlauf, Höhe, Dauer und Typ des Fiebers. Appetitlosigkeit, Müdigkeit, Gewichtsverlust, Allgemeineindruck oder Ansprechen auf Antipyretika sind unspezifisch und geben wenig differentialdiagnostische Hinweise.

2   Hypothermie

Unter Hypothermie versteht man eine Kerntemperatur unter 35°. Sie entsteht, wenn die Wärmeproduktion geringer als der Wärmeverlust ist. Aufgrund ihrer relativ großen Körperoberfläche sind Neugeborene und Säuglinge, vor allem aber Frühgeborene, gefährdet.

I. Umweltfaktoren

Neugeborene kühlen rasch aus, vor allem, wenn sie in klimatisierten Räumen geboren werden oder wenn Fruchtwasser nicht rasch genug entfernt wird. Unterkühlte Frühgeborene oder Risiko-Neugeborene haben eine erhöhte Mortalität.

II. Schock

Im Schock kann die Temperatur dramatisch abfallen. Auslösende Ursachen sind Dehydratation, Infektionen, Blutungen, intestinale Obstruktion und Traumen.

III. Zerebrale Insulte

Eine Hypothermie kann durch einen zerebralen Insult ausgelöst werden, wenn das Thermoregulationszentrum im Hypothalamus betroffen ist.

A. Hirnblutung oder – infarkt
B. Trauma (auch chirurgisch bedingt)
C. Schwere Neugeborenenasphyxie
D. Tumoren
   1. Kraniopharyngeom

Eine hypothalamische Störung kann zu Hyperthermie oder Hypothermie führen. Andere hypothalamisch ausgelöste Störungen sind Somnolenz, Hypertonie oder Hypotonie, Fettleibigkeit und inadäquate Sekretion von antidiuretischem Hormon. Leitsymptome des Kraniopharyngeoms sind erhöhter Schädelinnendruck, Sehstörung, endokrine Dysfunktion und die obengenannten hypothalamischen Störungen.

2. Astrozytom
E. Hirnfehlbildungen
   1. Anenzephalie
   2. Agenesie des Corpus callosum (Shapiro-Syndrom)

Kinder mit Balkenmangel können eine leichte chronische oder chronisch-rezidivierende Hypothermie haben. Andere Symptome sind Mutismus oder Koma. Das Leiden manifestiert sich gelegentlich erst in der Kindheit oder Adoleszenz.

IV. Infektionen

Infektbedingte Hypothermien finden sich häufiger bei Säuglingen als bei älteren Kindern.

A. Meningitis
B. Enzephalitis
C. Sepsis

Vor allem Infektionen mit gramnegativen Organismen können zum Temperaturabfall führen.

V. Endokrine und Stoffwechselstörungen

Untertemperatur oder Störungen der Temperaturregulation können Ausdruck einer endokrinen oder Stoffwechselstörung sein.

A. M. Addison
B. Hypothyreose
C. Hypophyseninsuffizienz
D. Hypoglykämie

Die Hypothermie des Säuglings kann Ursache oder Folge einer Hypoglykämie sein.

VI. Energiestoffwechsel

Eiweißmangelernährung (Kwashiorkor) führt selbst bei hohen Außentemperaturen zu Untertemperaturen, am häufigsten während der ersten Woche im Krankenhaus.

VII. Drogen

Tiefe Sedierung mit verschiedenen Drogen und Medikamenten kann sich in Hypothermie äußern.

A. Alkohol
B. Narkotika
C. Barbiturate
D. Phenothiazine

VIII. Verschiedene Ursachen

A. Familiäre Dysautonomie

Es handelt sich um eine autosomal-rezessiv vererbte Störung, die vor allem bei Personen jüdischer Abstammung auftritt. Symptome sind Temperatur-Dysregulation, verminderte oder fehlende Tränensekretion, Stimmungslabilität, relative Schmerzunempfindlichkeit, orthostatische Dysregulation und Koordinationsstörungen.

B. Menkes-Syndrom

Das Krankheitsbild manifestiert sich in den ersten Lebensmonaten mit Krampfanfällen, Entwicklungsverzögerung und kurzen, groben, brüchigen Haaren.

3 Gedeih- und Entwicklungsstörungen
(einschließlich Kleinwuchs)

Säuglinge oder Kinder mit Gedeihstörung stellen den Kinderarzt häufig vor diagnostische Probleme. Gedeihstörungen können durch organische Defekte, durch mangelhafte Ernährung, umweltbedingte oder soziopsychologische Faktoren bedingt sein. Eine Gedeihstörung liegt vor, wenn ein Kind seinen Perzentilbereich für Gewicht und/oder Größe verläßt. Nach einer anderen Definition liegt eine Gedeih- und/oder Entwicklungsstörung vor, wenn Gewicht und/oder Größe zumindest zwei Standardabweichungen unter dem Altersmittel liegen.

Die differentialdiagnostischen Möglichkeiten einer Gedeihstörung entsprechen praktisch dem Stichwortverzeichnis eines Lehrbuchs für Kinderheilkunde. Zur Abklärung sind Anamnese und körperliche Untersuchungen entscheidend. Durch sie wird die Mehrzahl möglicher Ursachen bereits ausgeschlossen. Zur Dokumentation der Gedeihstörung sind Perzentilkurven unerläßlich. Sie geben Einblick in den zeitlichen Ablauf der Gedeihstörung. Plötzliche Abweichungen von der erwarteten Entwicklung führen zu ganz anderen differentialdiagnostischen Überlegungen als eine allmählich sich entwickelnde Gedeihstörung oder eine Entwicklungskurve, die permanent der 3er Perzentile folgt. Eine pränatal beginnende Dystrophie, die sich postnatal fortsetzt, hat andere Ursachen als eine postnatal auftretende.

Der differentialdiagnostische Wert von Laboruntersuchungen wird weithin überschätzt. Blut- und röntgenologische Untersuchungen sollten zurückhaltend eingesetzt werden. Sie sind teuer, ihre Ausbeute ist gering, und sie lenken von einer sorgfältigen Analyse bereits vorhandener Daten ab. Anamnese und klinische Untersuchung sind wichtiger. Etwa 90% aller Kinder mit Wachstumsverzögerung sind organisch gesund. Der höhere Prozentsatz organisch bedingter Entwicklungsstörungen in manchen Untersuchungen – in einzelnen Studien bis zu 50% – erklärt sich durch Selektion: In einem Schwerpunktkrankenhaus werden sich Kinder mit organischen Störungen konzentrieren. In der freien Praxis überwiegen Kinder mit nicht organisch bedingter Gedeihstörung.

Ein Gewicht oder eine Größe unter der 3er Perzentile ist häufig Ausdruck der normalen Variation. Eine Gesundheitsstörung liegt gar nicht vor. Es handelt sich um die 3 kleinsten von 100 normalen Kindern. Häufig sind auch Eltern und Großeltern klein. Das Knochenalter der Kinder entspricht dem chronologischen Alter. Der familiäre Minderwuchs manifestiert sich nach den ersten 3 bis 6 Lebensmonaten. Etwa im Alter von 13 Monaten wird in der Perzentilkurve ein neuer, genetisch bedingter Wachstums-,,Kanal" erreicht, dem das Kind in der weiteren Entwicklung folgt. Bei älteren Kindern kann ein Wechsel des Wachstumskanals Ausdruck einer konstitutionellen Entwicklungsverzögerung sein. Häufig

hatten sich auch die Eltern verzögert entwickelt. Bei der konstitutionellen Entwicklungsverzögerung entspricht das Knochenalter dem Längenalter (d. h. dem Alter eines Kindes, für
das die gemessene Größe der 50er Perzentile entspräche), beide sind geringer als das
chronologische Alter des Kindes.

Häufig liegen einer Gedeihstörung Ernährungsstörungen zugrunde. Sie können vielerlei
Ursachen haben. Allen gemeinsam ist eine verminderte Kalorienaufnahme des Organismus.
In der dritten Welt ist die ökonomisch bedingte Mangelernährung die häufigste Ursache. In
unseren Breitengraden ist die mangelnde Kalorienzufuhr meist psycho-sozial bedingt. Eine
psycho-soziale Gedeihstörung läßt sich definieren durch:
- Ein Gewicht unter der 3er Perzentile und rasche Gewichtszunahme nach Milieuwechsel
  (Die Körperlänge ist meist weniger betroffen als das Gewicht),
- allgemeine Entwicklungsverzögerung, die sich bei angemessener Stimulation und Ernährung zurückbildet,
- Fehlen einer systemischen Erkrankung oder Anomalie,
- normale Laborbefunde
- andere Deprivationszeichen, die sich nach Milieuwechsel rasch bessern, z. B. ungepflegter
  Zustand, Milchschorf, Windeldermatitis, Impetigo,
- anamnestische Hinweise auf familiäre Probleme, z. B. Alkoholismus, unerwünschte
  Schwangerschaft, eheliche Probleme. Solche Information sind häufig erst bei wiederholter
  Anamnese zu eruieren.

Man unterscheidet 4 klinische Formen der psycho-sozialen Gedeih- und Entwicklungsstörung:

Gruppe I: Gedeihstörung ohne Anhalt für eine organische Erkrankung bei familiären
Problemen.

Gruppe II: Gedeihstörung mit anderen somatischen Manifestationen, z. B. Erbrechen,
Durchfall, neuromuskuläre Störungen, rezidivierende Infektionen, ohne daß diese Symptome die Gedeihstörung erklären.

Gruppe III: Gedeihstörung mit Zeichen von Kindesmißhandlung.

Gruppe IV: Gedeihstörung bei Vorliegen einer organischen Erkrankung, die jedoch nicht
die Wachstumsstörung erklärt, z. B. Frühgeborene, die von der Mutter getrennt wurden,
Säuglinge mit Lippenspalte oder Herzfehler. Hier beginnt das Kind mit spezieller Pflege,
z. B. in einem Krankenhaus, zu gedeihen. Zu beachten ist allerdings, daß Kinder, die zur
Abklärung einer Gedeihstörung aufgenommen werden, durch zu viele Untersuchungen so
belastet werden, daß sie zunächst nicht zunehmen. Eine Gewichtszunahme ist häufig durch
zuwartendes Verhalten, sorgfältige Pflege und Stimulation durch Krankenschwestern,
Krankengymnastinnen, Psychologen, Tagesmütter usw. zu erreichen. Für eine Dauerhei-
lung entscheidend ist natürlich die Korrektur der häuslichen Situation.

Psycho-soziale Deprivation äußert sich in einem Spektrum klinischer Erscheinungen. In
schwerster Ausprägung entsteht ein ,,psycho-sozialer Minderwuchs''. Hier liegt nicht selten
ein passagerer Wachstumshormonmangel vor.

Zu betonen ist aber nochmals, daß 90% aller Kinder mit angeblicher Gedeih- und Entwicklungsstörung überhaupt nicht krank sind, es sich also um Normvarianten handelt, oder exogen mangelernährt sind. Bei den restlichen 10% ist an organische Ursachen zu denken, die jedoch meist auch andere Symptome machen. Nur in wenigen Fällen ist die Diagnose schwer.

Ursachen von Abweichungen und Störungen der körperlichen Entwicklung sind:

I. Normvarianten

A. Familiäre (genetische) Faktoren

Größe und Gewicht liegen gleichmäßig unter der 3. Perzentile und nehmen parallel zu ihr zu. Anamnese und klinische Untersuchung geben keinen Hinweis für eine organische Erkrankung. Häufig sind auch andere Familienmitglieder klein. Das Knochenalter entspricht dem chronologischen Alter.

B. Konstitutionelle Faktoren
1. Frühmanifeste Wachstumsverzögerung

Körperlänge und -gewicht sind bei der Geburt normal; die Wachstumskurve flacht im Alter von 3 bis 6 Monaten ab. Vom 2. Lebensjahr an folgt die Wachstumsgeschwindigkeit einer niederen Perzentilkurve. Der Kopfumfang ist normal, die Anamnese leer, die körperliche Untersuchung normal. Gelegentlich zeigen andere Familienmitglieder ein ähnliches Wachstumsverhalten. Das Knochenalter kann leicht verzögert sein.

2. Konstitutionelle Entwicklungsverzögerung

Pubertät und pubertärer Wachstumsspurt treten später als normal auf. Die Anamnese ist leer, die körperliche Untersuchung normal. Häufig entwickelten sich auch die Eltern verzögert. Das Knochenalter entspricht dem Längenalter und zeigt damit eine vermehrte Wachstumsreserve.

II. Mangelernährung

A. Kalorienmangel

Eine ungenügende Nahrungsaufnahme läßt sich gelegentlich nur durch eine sorgfältige Ernährungsanamnese erkennen.

B. Psycho-soziale Faktoren
1. Familiär bedingte Gedeihstörung

Familiäre Faktoren wie Eheschwierigkeiten, mütterliche Depression usw. sind nicht selten Ursache einer kindlichen Gedeihstörung. Zunächst ist die Gewichts-, erst später die Längenentwicklung betroffen.

2. Deprivationsminder-
wuchs

Zusätzlich zu Gedeihstörungen finden sich Verhaltensstörungen und endokrine Ausfälle. Es liegen
schwerwiegende familiäre Störungen vor.

III. Nierenerkrankungen

A. Harnwegsinfektion

Die Urinuntersuchung gehört zur Abklärung jeder
Gedeihstörung, selbst wenn klinische Hinweise auf
eine Harnwegsinfektion fehlen.

B. Renale tubuläre Azidose

Es gibt verschiedene Formen der renalen tubulären
Azidose. Die proximale Form äußert sich klinisch
häufig nur in einer Gedeihstörung. Laboruntersuchungen decken eine hyperchlorämische Azidose auf.
Die distale renale tubuläre Azidose äußert sich dar-
über hinaus in Polyurie, Polydipsie und rezidivierender Dehydratation. Auch hier findet sich eine hyperchlorämische Azidose. Der Urin-pH liegt konstant über 7,0.

C. Chronische Niereninsuffi-
zienz

   1. Angeborene Störung
des Harntransports

Eine Störung des Harntransports, z. B. durch Urethralklappen, kann gelegentlich zu schweren renalen
Defekten führen, die sich in einer Gedeihstörung
manifestieren.

D. Nierenfehlbildungen oder
Zystennieren

Einziges Symptom können palpatorisch vergrößerte
Nieren oder ein renaler Tumor sein.

E. Diabetes insipidus

Er manifestiert sich in Polyurie, Polydipsie, niederem
spezifischem Harngewicht und Dehydratationszei-
chen. Rezidivierende, sonst unerklärliche Fieberschübe sind charakteristisch.

IV. Erkrankungen von Herz und Lunge

A. Obstruktion der oberen
Luftwege

Verlegung der oberen Luftwege durch vergrößerte
Tonsillen und Adenoide kann zu einer chronischen
Hypoxämie mit pulmonaler Hypertension und evtl.
Cor pulmonale führen.

B. Angeborene Herzfehler

Chronische Hypoxämie oder Herzinsuffizienz können für Wachstumsstörungen verantwortlich sein.

C. Myokarderkrankungen
D. Erworbene Herzfehler
   1. Endokarditis
   2. Myokarditis

E. Mulibrey Zwergwuchs   Es handelt sich um ein ungewöhnliches Syndrom mit
                                   Kleinwuchs, Gesichtsdysmorphie und Hepatomega-
                                   lie bei konstriktiver Perikarditis.

F. Chronische Lungen-
    erkrankung
    1. Asthma   Schwere Asthmaanfälle können aus verschiedenen,
                                   auch psychischen Gründen zu Wachstumsstörungen
                                   führen.
    2. Bronchiektasen   Ursächlich kommen Pneumonien, Aspiration und
                                   Immundefekte in Frage.
    3. Bronchopulmonale   Zur Diagnose ist die Neugeborenenanamnese erfor-
       Dysplasie   derlich.
    4. Zystische Fibrose   Die pulmonale oder gastrointestinale Symptomatik
                                   kann bei jungen Säuglingen sehr diskret sein. An eine
                                   zystische Fibrose ist immer zu denken, wenn ein
                                   Säugling trotz guter Nahrungsaufnahme nicht ge-
                                   deiht.

V. Gastrointestinale Erkrankungen

A. Mund- und Speiseröhre
    1. Lippen-Kiefer-Gau-   Die Fehlbildung kann die Nahrungszufuhr mecha-
       menspalte   nisch behindern. Gelegentlich liegen jedoch auch psy-
                                   cho-soziale Faktoren durch elterliche Ablehnung des
                                   Kindes vor. Man denke an Begleitfehlbildungen.

    2. Ösophagusstenose
    3. Kardiainsuffizienz   Die Kardiainsuffizienz führt zum gastroösophagealen
                                   Reflux mit oder ohne Erbrechen. Weitere Symptome
                                   sind rezidivierende obstruktive Bronchitiden, Hu-
                                   stenanfälle, Pneumonien, Nabelkoliken, Apnoe, An-
                                   ämie usw.
    4. Hiatushernie   Die Symptomatik entspricht häufig der Kardiainsuf-
                                   fizienz. Sandifer-Syndrom: Hiatushernie, Kardiain-
                                   suffizienz, Tortikollis.
B. Pylorusstenose   Erbrechen im Schwall, Magensteifungen usw.
C. Enzymdefekte   Chronische Durchfälle bei Laktase-Maltase-Isomal-
                                   tase-Mangel, Fruktose-Intoleranz usw. führen zur
                                   Gedeihstörung.
D. Zystische Fibrose   Untersuchung der Schweißelektrolyte bei Verdacht.
E. Zoeliakie   Chronische Durchfälle, Gedeihstörung, Dysphorie,
                                   vorgewölbtes Abdomen.

F. Störung der Pankreas-   Ursächlich kommen Infektionen, Traumen, seltener
    funktion   ein Schwachman-Syndrom in Frage (Pankreasinsuffi-
                                 zienz mit Neutropenie).

G. Nahrungsmittelallergie   Manifestation mit Durchfällen, Erbrechen, Nabelko-
                                 liken, aufgetriebenem Leib.

H. Lebererkrankung
    1. Hepatitis   Gedeihstörungen treten insbesondere bei chronischer
                                 Cholestase, nach kongenitalen, später erworbenen In-
                                 fektionen oder bei Stoffwechselstörungen auf.

    2. Zirrhose   Polyätiologisch. Zahlreiche erworbene und hereditäre
                                 Erkrankungen.

I. Gallenwegsaffektionen
    1. Gallenwegsatresie   Klinischer Hinweis ist ein Ikterus prolongatus.
    2. Choledochuszysten

J. Entzündliche Darmer-
    krankungen
    1. M. Crohn   Eine allgemeine Entwicklungsstörung kann das ein-
                                 zige Symptom eines M. Crohn sein. Verstärkter Ver-
                                 dacht besteht bei chronisch rezidivierenden Durchfäl-
                                 len, Temperaturerhöhung, chronischen Bauch-
                                 schmerzen und verdickten Darmschlingen.

    2. Colitis ulcerosa   Diagnostisch wegweisend sind chronische, häufig
                                 blutige Durchfälle und Tenesmen.

K. M. Hirschsprung   Die chronische Obstipation kann gelegentlich von
                                 Durchfallepisoden unterbrochen werden.

VI. Endokrine Störungen

A. Schilddrüse   Entwicklungsstörungen treten sowohl bei Hyper-
                                 also auch bei Hypothyreose auf.

B. Hypophyse   Die Wachstumsstörung bei STH-Mangel äußert sich
                                 häufig erst im Kleinkindesalter. Hypoglykämie und
                                 Mikropenis können schon vorher vorhanden sein.

C. Nebenniere
    1. M. Addison   Der Symptomenkomplex umfaßt Lethargie, Müdig-
                                 keit, vermehrte Hautpigmentation, Hyperkaliämie
                                 und Hyponatriämie.

    2. Cushing-Syndrom   Ursächlich kommen Kortikoid-Therapie, ein Neben-
                                 nierenrindentumor oder eine zentralnervöse Störung
                                 in Frage. Klinische Symptome sind u. a. zunehmender
                                 Kleinwuchs und Adipositas.

D. Diabetes mellitus   Meist rasche Entwicklung des Leidens mit Polyurie

		und Polydipsie. Nachweis einer Glukosurie mit Test-stäbchen.
E.	Nebenschilddrüse	Bei Hypoparathyreoidismus Tetanie, Krampfanfälle, Hypokalzämie.
F.	Pubertas praecox	Kleinwuchs durch vorzeitigen Epiphysenschluß.
G.	Hyperaldosteronismus	An einen Hyperaldosteronismus ist bei Muskel-schwäche, Hypertonie und erniedrigtem Serum-Ka-lium zu denken.

VII. Störung des Zentralnervensystems

A. Chronisches subdurales
   Hämatom
B. Organische Hirnstörung
   1. Anoxie
   2. Trauma
   3. Blutungen, Throm-
      bose
   4. Infektionen
C. Neurodegenerative Stö-   Klinisch dominieren neurologische Ausfälle.
   rungen
D. Dienzephales Syndrom   Ursache ist meist ein Tumor in der Region des
                           3. Ventrikels. Die Symptomatik umfaßt Dystrophie,
                           Euphorie, vertikalen Nystagmus und Stauungspa-
                           pille. Ein frühes Symptom ist ausgesprochene Links-
                           oder Rechtshändigkeit in den ersten beiden Lebens-
                           jahren.

VIII. Skelettanomalien

A. Chondrodysplasien   Zahlreiche Erkrankungen, die sich eher in Klein-
                        wuchs als in Dystrophie äußern.

B. Rachitis
   1. Vitamin-D-Mangel
   2. Vitamin-D-Resistenz
C. Osteopetrose   Frühe Befunde sind Blässe, Splenomegalie, Anämie
                   und erhöhte Knochendichte.

IX. Chronische Infektionen oder Parasitosen

A. Tuberkulose
B. Parasiten

C. Rezidivierende Infektionen	Besonders bei gehäufter Infekt-Exposition in Kindergärten und durch schulpflichtige Geschwister.

X. Vergiftungen

A. Blei	
B. Quecksilber	Relativ selten, mit dramatischer Symptomatik: Reizbarkeit, Hypotonie, Photophobie, makuläres Exanthem.
C. Hypervitaminosen	In Frage kommt besonders die Vitamin A-Hypervitaminose mit Reizbarkeit, erhöhtem Schädelinnendruck, Knochenschmerzen.
D. Fetopathien	
1. Antikonvulsiva	Die Kinder haben verschiedene Anomalien wie eingesunkene Nasenwurzel und kurze Endphalangen.
2. Alkohol	Die Alkoholembryopathie kann relativ symptomarm verlaufen. Charakteristische Befunde sind Kleinwuchs, Mikrozephalie, kurze Lidspalten.

XI. Stoffwechselstörungen

A. Galaktosämie	Bei Erbrechen, Diarrhoe, Icterus prolongatus und Gedeihstörungen des Neugeborenen nach reduzierenden Substanzen im Urin suchen.
B. Hyperkalzämie	
C. Störungen im Stoffwechsel von Aminosäuren und organischen Säuren	An solche Störungen ist bei rezidivierenden Zuständen von Lethargie, Appetitlosigkeit, Erbrechen, Krampfanfällen und Stupor zu denken.
D. Speicherkrankheiten	Sie manifestieren sich mit charakteristischen klinischen Veränderungen.
1. Mukopolysaccharidosen	
2. Lipidosen	
3. Glykogenosen	
E. Akrodermatitis enteropathica	Häufige Symptome sind chronische Durchfälle, Haarausfall, akrale, perianale und periorale Dermatitiden.

XII. Chronische Anämie

A. Eisenmangelanämie	
B. Thalassämia major	Klinisch findet sich früh eine Hepatosplenomegalie.
C. Sichelzellanämie	

**XIII. Primordialer Min-
derwuchs**

A. Plazentainsuffizienz
B. Chromosomale Aberra-
tionen
C. Pränatale Infektionen
D. Dysmorphogenetische
Syndrome

Ein primordialer Minderwuchs beginnt in utero.

Bei generalisierter Hypotrophie ist eingehend nach
Störungen der Morphogenese, d. h. kleinen Anomalien und Fehlbildungen, zu suchen, die diagnostisch
wichtige Hinweise geben können.

XIV. Verschiedene Störungen

A. Neoplasien

Ein Tumor kann sich primär in einer allgemeinen
Entwicklungsstörung äußern.

B. Retikuloendotheliose

An eine Retikuloendotheliose läßt die Kombination
von Exanthemen, Lymphadenopathie und Knochen-
läsionen denken.

C. Immunmangelkrankhei-
ten

Manifestation häufig durch rezidivierende Infektionen, besonders mit seltenen Erregern.

D. Kollagenosen

Chronische entzündliche Prozesse führen häufig zu
Gedeih- und Entwicklungsstörungen.

1. Juvenile/primär chro-
nische Polyarthritis
2. Lupus erythematodes
3. Dermatomyositis
4. Periarteriitis nodosa

Die aufgeführte Liste ist nicht vollständig, ihre Erweiterung jedoch nicht sinnvoll. Man
erinnere sich, daß 80 bis 90% der in der pädiatrischen Allgemeinpraxis gesehenen Kinder
mit Gedeih- und Entwicklungsstörungen aus den ersten beiden Kategorien haben. Wenn
möglich, vermeide man ausgedehnte Laboruntersuchungen. Die wichtigsten diagnostischen
Werkzeuge sind eine sorgfältige Anamnese und klinische Untersuchung, die Führung einer
Wachstumskurve, die Bestimmung der elterlichen Größe und die Suche nach psycho-
sozialen Faktoren.

4   Hochwuchs und Wachstumsbeschleunigung

Wachstumsbeschleunigung und Hochwuchs beschäftigen den Kinderarzt seltener als Kleinwuchs. Hochwuchs ist meist familiär bedingt. Entsprechend wichtig ist die Familienanamnese. Die klinische Untersuchung hat besonders Zeichen einer vorzeitigen Entwicklung
der sekundären Geschlechtsmerkmale zu berücksichtigen. Meist ist eine Röntgenaufnahme
der Hand zur Bestimmung des Skelettalters erforderlich.

I. Physiologische Ursachen

Konstitutionelle Faktoren

In den meisten Fällen ist der Hochwuchs genetisch bedingt. Es liegt keine organische Störung vor. Hochwüchsige Kinder haben häufig psychologische Probleme. Da Hochwuchs beim männlichen Geschlecht eher akzeptiert wird als von Frauen, suchen vor allem Mädchen um ärztliche Hilfe nach.

II. Endokrinologische Ursachen

A. Pubertas praecox

Kinder mit vorzeitig einsetzender Pubertät wachsen schneller als ihre Alterskameraden; ihre Endgröße ist jedoch geringer. Ursachen der Pubertas praecox in Kapitel 80.

B. Adrenogenitales Syndrom

An diese hereditäre Störung ist zu denken, wenn neben dem beschleunigten Längenwachstum Anomalien der Genitalentwicklung, insbesondere Zeichen der Virilisierung vorliegen. Weitere Zeichen sind Muskelhypertrophie und beschleunigte Skelettentwicklung. Ohne Behandlung ist die Endgröße der Kinder vermindert.

C. Hyperthyreose

Neben dem anfänglich beschleunigten Längenwachstum fallen häufig Tachykardie, systolische Hypertonie, Nervosität, Gewichtsverlust, Wärmeintoleranz, Tremor und Diarrhoe auf.

D. STH-produzierende Hypophysentumoren

STH-produzierende Hypophysentumoren äußern sich vor Schluß der Wachstumsfugen in Hochwuchs.

Nach Schluß der Wachstumsfugen treten Akromegalie, vergröberte Gesichtszüge, vor allem eine Vergrößerung der mandibulären Region auf.

III. Chromosomale Aberrationen

A. Klinefelter-Syndrom
An ein Klinefelter-Syndrom ist bei einer Kombination von Hochwuchs mit Hypogonadismus zu denken. Die Extremitäten sind relativ lang, Penis und
Testes klein. 40% der Patienten haben während der
Adoleszenz eine Gynäkomastie. Der Karyotyp zeigt
eine XXY-Konstellation.

B. XYY-Karyotyp
Häufig werden Persönlichkeitsveränderungen beschrieben. Außer dem Hochwuchs bestehen jedoch
keine diagnostisch verwertbaren klinischen Veränderungen.

IV. Verschiedene Störungen

A. Marfan-Syndrom
Kinder mit dieser autosomal-dominant erblichen Störung sind meist groß. Weitere Symptome sind relativ
lange Gliedmaßen, überstreckbare Gelenke, Thorax-
deformitäten, Skoliose, Linsenluxation und Aortendi-
latation.

B. Homozystinurie
Das autosomal-rezessiv vererbte Leiden ähnelt dem
Marfan-Syndrom. Häufig sind Arachnodaktylie, Lin-
senluxation, arterielle und venöse Thrombosen. Das
Haar ist schütter, hell und trocken. Wangenrötung.
Über die Hälfte der Patienten ist geistig retardiert.

C. Wiedemann-Beckwith-
Syndrom
Kinder mit Wiedemann-Beckwith-Syndrom sind bei
Geburt groß. Häufig Omphalozele, Nabelhernie und
Makroglossie, Neugeborenenhypoglykämie und be-
schleunigtes Knochenalter. Später gehäuft Nieren-,
Nebennieren- und andere Tumoren.

D. Zerebraler Gigantismus
Beschleunigtes Körperwachstum und akromegale
Züge im 1. Lebensjahr, häufig Makrozephalie und
verzögerte geistige Entwicklung. Weitere Symptome
sind hoher Gaumen, relativ langes Gesicht, gewölbte
Stirn, Hypertelorismus und antimongoloide Augenstellung. Das Knochenalter ist beschleunigt.

E. Lipodystrophie
Bei generalisierter Lipodystrophie finden sich gehäuft
Wachstumsbeschleunigung und unproportioniert

lange Hände und Füße. Durch Fettgewebsmangel muskulös wirkender Habitus. Häufig Hepatomegalie und vorgetriebenes Abdomen.

F. Marshall-Syndrom

Kennzeichen des seltenen Syndroms sind Wachstumsbeschleunigung bei unzureichender Gewichtszunahme. Bereits bei der Geburt beschleunigtes Knochenalter. Die Gesichtszüge sind charakterisiert durch vorgewölbte Stirn, Dolichozephalie, flache Orbitae, Steckkontaktnase und bläulich schimmernde Skleren.

G. Weaver-Syndrom

Das Syndrom ist charakterisiert durch beschleunigtes Wachstum, beschleunigte Skelettreifung, große Ohren, Hypertelorismus, breite Mikrognathie, breite Daumen, Streckhemmung von Knie- und Ellenbogengelenken, leichte Muskelhypotonie und verzögerte psychomotorische Entwicklung.

5   Anorexie

Während einer akuten Infektion ist der Appetit schlecht. Nur länger andauernde Anorexie mit Gewichtsverlust oder verlangsamte Gewichtszunahme ist Zeichen einer ernsteren organischen oder psychischen Störung.

Die Stimuli des hypothalamischen Appetitzentrums sind nicht genau bekannt. Die Differentialdiagnose der Anorexie wird durch Einordnung in eine der folgenden zehn Gruppen vereinfacht.

I. Infektionen

A. Akute Infektionen

Akute bakterielle, virale oder andere Infektionen sind die häufigste Ursache einer Anorexie. Mit dem Abklingen der Infektion wird der Appetit nach kurzer Zeit wieder besser.

B. Chronische Infektionen

Chronische Infektionen können zu einer anhaltenden Anorexie mit mangelhafter Gewichtszunahme oder Gewichtsverlust führen. Beispiele sind Pyelonephritis, Abszesse, Tuberkulose, chronische Lungeninfektionen, Amöbiasis.

II. Psychische Faktoren

A. Fehlerwartung der Eltern

Kleinkinder haben bei niedriger Wachstumsgeschwindigkeit einen geringeren Kalorienbedarf als die Eltern annehmen. Ein kleines, durchaus gesundes Kind, kann den Eltern appetitlos erscheinen, wenn sie ein Wachstum über die genetisch bedingten Grenzen hinaus erwarten.

B. Druck der Eltern

Überbesorgnis der Eltern zum Eßverhalten kann zu Eßstörungen führen.

C. Streß

Angst, Ärger, Depression führen ebenso zu Appetitstörung wie Familienprobleme und unregelmäßige Mahlzeiten.

D. Anorexia nervosa

Bei Mädchen häufiger als bei Knaben. Sekundäre Amenorrhoe, Gewichtsverlust bei normaler oder vermehrter körperlicher Aktivität, Bradykardie, Hypotonie und Obstipation werden manchmal ausgelöst durch Reisen, Trennung von der Familie, Schulveränderungen oder Familienstreitigkeiten. Der Plasmakortisolspiegel ist im Gegensatz zu einer Nebenniereninsuffizienz erhöht.

E. Schwangerschaft
Anorexie und morgendliche Übelkeit können Zeichen einer frühen Schwangerschaft sein.

F. Psychiatrische Erkrankungen
Anorexie ist ein Symptom verschiedener Psychosen.

III. Stoffwechsel- und endokrine Störungen

A. Leberversagen
Bei einer schweren akuten oder chronischen Schädigung der Leber kann es zur Anorexie kommen.

B. Nierenversagen

C. M. Addison
Die Nebennierenrindeninsuffizienz kann zu Anorexie, Müdigkeit, Muskelschwäche, orthostatischen Beschwerden und einer Hyperpigmentierung der Haut führen. Die Herzfrequenz ist im Gegensatz zur Anorexia nervosa eher erhöht.

D. Hypothyreose
Hypothyreote Patienten sind verlangsamt und appetitlos.

E. Diabetes insipidus
Trotz einer Polydipsie kommt es zur Anorexie.

F. Adrenogenitales Syndrom
Initialsymptome der Salzverlustform sind Erbrechen, Gewichtsverlust, Anorexie und Dehydration.

G. Bleivergiftung
Chronische Bleivergiftung führt zu Anorexie, Bauchschmerzen, Irritabilität und Anämie.

H. Hyperkalzämie
  1. Williams-Syndrom
Ursache ist möglicherweise eine erhöhte Empfindlichkeit gegenüber Vitamin D während der Schwangerschaft. Die Kinder zeigen Hyperkalzämie, Gedeihstörung, Irritabilität, Anorexie, eine abnormale Fazies und Herzfehler.

  2. Hyperparathyreoidismus
Erbrechen, Übelkeit, Bauchschmerzen, Muskelschwäche und Polyurie treten auf.

IV. Gastrointestinale Störungen

A. Ileus
Kinder mit Atresie oder Stenosen des Darms nehmen keine Nahrung mehr auf.

B. Gastoenteritis
Eine Gastroenteritis geht oft mit Übelkeit einher. Die Nahrungsaufnahme wird vermindert.

C. Obstipation   Chronisch obstipierte Kinder essen wegen ihres Völ-
                                    legefühls weniger.

D. Entzündliche Darmer-
    krankung
    1. Colitis ulcerosa   Initialsymptome sind blutiger Stuhl mit Eiter- und
                                    Schleimauflagerungen und krampfartige Bauch-
                                    schmerzen. Anorexie, Übelkeit und Erbrechen folgen
                                    später.
    2. M. Crohn   Chronische Darmentzündung und postprandiale
                                    Darmspasmen vermindern den Appetit.

E. Arteria mesenterica-   Durch starken Fettabbau wird das Duodenum durch
    superior-Syndrom   die Mesenterial-Arterie komprimiert. Initial-Sym-
                                    ptom ist oft ein schnelles Sättigungsgefühl, später
                                    Erbrechen. Oft wird die Fehldiagnose einer Anorexia
                                    nervosa gestellt. Verspätete Magenentleerung und ein
                                    bis zur Kreuzung der A. mesenterica sup. aufgeweite-
                                    tes Duodenum sind röntgenologische Befunde.

F. Appendizitis   Anorexie ist ein wichtiges Frühzeichen.

V. Malignome

Anorexie kann Frühzeichen eines sonst asymptomatischen Tumors sein.

VI. Kardiopulmonale Krankheiten

A. Herzinsuffizienz
B. Chronische Hypoxämie   Chronische zyanotische Herzfehler und chronische
                                    Lungenerkrankungen führen zu Anorexie.

VII. Entzündungskrankheiten

A. Juvenile chronische Poly-
    arthritis
B. Systemischer Lupus ery-
    thematodes
C. Akutes rheumatisches Fie-
    ber

VIII. Ernährungsstörungen

A. Eisenmangel   Anorexie und Unruhe können die einzigen Sym-
                                    ptome sein.

B. Zinkmangel

Anorexie durch verminderte Geschmacks- und Geruchsempfindlichkeit.

IX. Neurologische Störungen

A. Erhöhter Hirndruck
B. Dienzephales Syndrom

Häufigste Ursache ist ein Tumor in oder um den III. Ventrikel. Die Patienten sind dystroph und appetitlos, unangepaßt fröhlich. Oft besteht ein vertikaler Nystagmus.

C. Neurodegenerative Erkrankungen
D. Neuromuskuläre Störungen mit Schluckstörungen

X. Medikamente

Verschiedene Medikamente können eine Anorexie verursachen, am häufigsten Antihistaminika, Digitalis, Antimetabolite, Morphin, Aminophyllin, Diphenylhydantoin und Ephedrin.

6   Gewichtsverlust

Untergewicht und Unterlänge sind biologische Variable und hängen vom genetischen Potential und/oder Milieufaktoren ab. Ein Gewichtsverlust, vor allem wenn er länger anhält, ist dagegen besorgniserregend und abzuklären.

Nachfolgend wird vor allem die Differentialdiagnose des Gewichtsverlustes beim Klein- und Schulkind besprochen.

I. Infektionen

Akute oder chronische Infektionen sind die häufigste Ursache eines Gewichtsverlustes. Der Gewichtsverlust bei akuten Infektionen wird rasch wieder aufgeholt. Chronische Infektionen führen zu einem länger anhaltenden Gewichtsverlust und sind häufig schwerer zu erkennen.

A. Harnwegsinfektionen
B. Lungeninfektionen
C. Abdominale Abszesse
D. Osteomyelitis

II. Magen-Darm-Erkrankungen

A. Entzündliche Darmerkrankung

Meist sind andere abdominale Symptome wie Durchfall, Bauchschmerzen, Darmblutungen vorhanden. Nicht selten sind jedoch Anorexie und Gewichtsverlust die einzigen Hinweise auf einen M. Crohn oder eine Colitis ulcerosa.

B. Hepatitis

Eine chronische Hepatitis äußert sich nicht selten in Anorexie und reduziertem Allgemeinzustand.

C. Pankreatitis

Rezidivierende Pankreatitiden sind häufig schwer zu diagnostizieren.

D. Zöliakie

Die Krankheit manifestiert sich meist bis zum dritten Lebensjahr. Die klassische Trias Steatorrhoe, aufgetriebener Leib und Untergewicht ist nicht immer vorhanden. Es besteht eine Malabsorption. Die Diagnose wird mittels Intestinalbiopsie gestellt.

E.	Zystische Fibrose	Sie verläuft manchmal ohne ausgeprägte pulmonale oder abdominale Symptomatik. Schweißtest.
F.	Obstipation	Eine chronische Obstipation beeinträchtigt gelegentlich den Appetit und führt zum Gewichtsverlust.
G.	Darmparasiten	Zu denken ist insbesondere an eine symptomarm verlaufende Lambliasis.
H.	Syndrom der A. mesenterica superior	Verlust von retroperitonealem Fettgewebe kann zur Kompression des Duodenums durch die A. mesenterica superior führen. Folgen sind vorzeitiges Sättigungsgefühl, verminderte Nahrungaufnahme und Gewichtsverlust. Ein Circulus vitiosus kann sich einstellen.
I.	Malabsorption	Eine Malabsorption, gleich welcher Ursache, führt zu verminderter Aufnahme von Energieträgern und damit zur Abmagerung.

III. Physiologische Ursachen

A.	Diät	Vor allem Jugendliche halten gelegentlich ,,Modediäten" ein, nicht selten ohne Wissen der Eltern.
B.	Vermehrte körperliche Aktivität	Selbst bei normaler oder erhöhter Nahrungszufuhr kann eine exzessive sportliche Betätigung zur Abmagerung führen. Die Kinder sind völlig gesund.

IV. Psychische Faktoren

A.	Depression	Gewichtsverlust, allgemeine Lustlosigkeit, Schlaflosigkeit sind Warnsignale einer Depression.
B.	Anorexia nervosa	Betroffen sind vor allem Jugendliche. Trotz eines oft massiven Gewichtsverlustes bleiben die Kinder körperlich aktiv. Charakteristischerweise zeigen sie trotz ihrer Anorexie Interesse am Essen.

V. Stoffwechsel- und endokrine Störungen

A.	Diabetes mellitus	Polyphagie, Polydipsie und Polyurie.
B.	Diabetes insipidus	Polyurie und Anorexie.
C.	Hyperkalzämie	Neben Anorexie und Gewichtsabnahme findet man Übelkeit, Erbrechen, Bauchschmerzen, Muskelschwäche und Polyurie.
D.	M. Addison	Die Kinder sind antriebsschwach, lustlos, appetitlos. Hyperpigmentation der Haut!

E. Hyperthyreose

Tachykardie, Tremor, Nervosität, vermehrtes Schwitzen.

F. Hypophyseninsuffizienz

Im Kindesalter tritt sie gelegentlich nach einer Enzephalitis oder einem destruierenden Prozeß im Hypothalamus auf. Fehldiagnose: Anorexia nervosa.

G. Niereninsuffizienz

VI. Herz- und Lungenerkrankungen

A. Asthma
B. Chronische Herzinsuffizienz
C. Konstriktive Perikarditis

VII. Neoplasmen

Gewichtsverlust kann das einzige Symptom eines unerkannten malignen Prozesses sein.

VIII. Ernährungsstörung

A. Eisenmangel

Eisenmangel führt zu Anorexie und Gewichtsverlust. Gelegentlich haben die Kinder absonderliche Eßwünsche, verlangen nach Eis, essen Sand, Haare, Stärkeprodukte.

B. Zinkmangel

Anorexie ist die Folge des bei Zinkmangel veränderten Geschmacks- und Geruchssinn.

IX. Neurologische Ursachen

A. Erhöhter Schädelinnendruck

Meist sind weitere Hirndrucksymptome wie Erbrechen, Kopfschmerzen usw. vorhanden. Sie können insbesondere beim Pseudotumor cerebri fehlen.

B. Neurodegenerative Störungen

Anorexie und Gewichtsverlust finden sich bei zahlreichen neurodegenerativen Störungen, die jedoch meist andere, spezifischere Ausfälle hervorrufen.

C. Dienzephales Syndrom

Ursache ist ein destruierender dienzephaler Prozeß, meist ein Tumor. Trotz ihrer Abmagerung sind die Kinder auffällig fröhlich. Häufig findet man einen vertikalen Nystagmus.

X. Verschiedene Ursachen

A. Chronische Entzündun-   Erwähnt seien Bindegewebserkrankungen wie juven-
    gen   tile chronische Polyarthritis oder systemischer Lupus
                                  erythematodes.

B. Medikamente   Zu denken ist insbesondere an Amphetamine und
                                  andere Appetithemmer.

C. Vergiftung   Anorexie und Gewichtsverlust finden sich insbeson-
                                  dere bei der chronischen Blei- und Quecksilbervergif-
                                  tung.

7   Adipositas

Eine Adipositas liegt vor, wenn das Körpergewicht mindestens 20% über dem aus Alter, Geschlecht und Körperlänge berechneten Idealgewicht liegt. Hautfaltenmessungen geben das Ausmaß der Fettgewebsvermehrung an. Die Fettsucht ist meist exogen. Dies ist nicht gleichbedeutend mit zuviel Essen. Körperliche Aktivität und genetische Einflüsse müssen mit in Betracht gezogen werden. Endokrine Ursachen einer Fettsucht sind sehr selten und meist durch die einfache körperliche Untersuchung und Beurteilung des Längenwachstums zu erkennen. Kinder mit einer exogenen Fettsucht haben eher ein beschleunigtes Längenwachstum, während Kinder mit endokrinen, metabolischen oder Fehlbildungssyndromen eher klein sind.

I. Exogene Ursachen

Die meisten Kinder haben eine exogene Fettsucht. Die eigentlichen Pathomechanismen sind umstritten. Folgende Faktoren sollen eine Rolle spielen:

A. Exzessive Nahrungszufuhr

Zu viel Essen wurde früher als primäre Ursache der Fettsucht angesehen. Neuerdings glaubt man, daß exzessive Kalorienzufuhr nur bei einem kleinen Teil der Fälle eine Rolle spielt.

B. Verminderte körperliche Aktivität

Mangelhafter Verbrauch der aufgenommenen Kalorien führt zu einem Anwachsen der Fettspeicher. Körperliche Inaktivierung, wie zum Beispiel nach chirurgischen oder orthopädischen Eingriffen, führt zu Gewichtszunahme, wenn nicht gleichzeitig die Kalorienzufuhr vermindert wird.

C. Genetische Ursachen

Eine familiäre Tendenz zu exzessivem Körpergewicht ist unstrittig. Die pathogenetischen Mechanismen sind aber unbekannt.

II. Endokrine Ursachen

A. Hypothyreose

Eine Schilddrüsenunterfunktion wird oft für ein Übergewicht verantwortlich gemacht, ist aber selten seine Ursache. Verlangsamtes Wachstum und retardiertes Knochenalter sind einige differentialdiagnostische Kriterien.

B.	M. Cushing	Obwohl meist Folge einer exogenen Steroidtherapie, kann eine Nebennierenrindenüberfunktion auch durch Nebennierentumoren oder Störungen der Hypothalamus-Hypophysen-Achse mit Überproduktion von adrenokortikotropen Hormonen bedingt sein. Wachstumsverzögerung oder -stillstand, Stammfettsucht, Akne, Hirsutismus, Striae und Hypertonus sind wichtige differentialdiagnostische Hinweise.
C.	Pankreastumoren	Insulinome können zu Hypoglykämien und dadurch zu Hyperphagie und sekundärer Fettsucht führen.
D.	STH-Mangel	Puppengesicht, Fettgewebsvermehrung an Stamm und Gesäß.
E.	Hypothalamische Störungen	Hypothalamusläsionen können Hyperphagie und Fettsucht auslösen. Ursachen sind u. a. Enzephalitis, Kraniopharyngeome, Optikusgliome, Histiozytose X und Hypophysentumoren.
F.	Störungen des ZNS	Hydrozephalus, Pinealome, porenzephale Zysten und Trauma sollen zu einer Fettsucht führen können.
G.	Fröhlich-Syndrom	Bei dieser seltenen Störung verursacht ein hypothalamischer Tumor Polyphagie, Kleinwuchs, Hypogonadismus und Optikusatrophie.
H.	Stein-Leventhal-Syndrom	Mädchen mit diesem Syndrom haben polyzystische Ovarien und Übergewicht. Hirsutismus tritt in der Hälfte der Fälle auf, selten weitergehende Virilisierung.
I.	Pseudohypoparathyreoidismus	Die Albrightsche hereditäre Osteodystrophie ist gekennzeichnet durch Kleinwuchs, kurze 4. und 5. Metakarpalknochen, mäßige Fettsucht, geistige Retardierung, Hypokalzämie und Hyperphosphatämie.

III. Chromosomenaberrationen

A.	Klinefelter-Syndrom (XXY)	Knaben mit dieser Störung haben lange Gliedmaßen, sind groß und schlank. Ohne Testosterontherapie werden sie als Erwachsene dick. Die Hoden bleiben klein.
B.	Turner-Syndrom (XO)	Mädchen mit Turner-Syndrom sind zu klein, manchmal auch übergewichtig.
C.	Down-Syndrom	
D.	XXXXY Karyotyp	Die Störung geht gelegentlich mit Fettsucht einher. Hypertelorismus, eingesunkene Nasenwurzel, kleiner

Penis, hypoplastisches Skrotum und eingeschränkte
Beweglichkeit im Ellenbogen sind Hinweis-Symptome.

IV. Angeborene oder vererbte Störungen mit Fettsucht

A. Prader-Willi-Syndrom

Das Vollbild ist charakterisiert durch Muskelhypotonie, Hypogonadismus, geistige Retardierung, kleine Hände und Füße und Fettsucht.

B. Biedl-Bardet-Syndrom

Wichtigste Symptome sind Fettsucht, geistige Retardierung, Poly- und Syndaktylie, Hypogonadismus und Retinitis pigmentosa. Die Körpergröße liegt unter dem Durchschnitt.

C. Beckwith-Wiedemann-
Syndrom

Die Makrosomie beim EMG-Syndrom kann eine Adipositas vortäuschen. Charakteristisch sind Makroglossie, Viszeromegalie, Omphalozelen oder Nabelhernien und neonatale Hypoglykämie.

D. Carpenter-Syndrom

Syndrom aus Fettsucht, geistiger Retardierung, Brachydaktylie, präaxialer Polydaktylie, Syndaktylie und abnormaler Schädelform.

E. Cohen-Syndrom

Syndrom aus Muskelhypotonie, geistiger Retardierung, hoher Nasenwurzel, schmalen Händen und Füßen, vorstehenden Schneidezähnen und spätkindlicher Fettsucht.

F. Grebe-Syndrom

Symptome sind Fettsucht, kurze Extremitäten und Stummel-Finger.

G. Alström-Syndrom

Befunde sind frühinfantile Fettsucht, zunehmender Visusverlust und später ein progredienter neurosensorischer Hörverlust.

V. Verschiedene Störungen

A. Glykogenose Typ I

Mäßige Fettgewebsvermehrung und massive Hepatomegalie.

B. Mukopolysaccharidosen

Kinder mit einem Hurler- oder Hunter-Syndrom können adipös wirken.

8 Abgeschlagenheit

Abgeschlagenheit äußert sich in verminderter geistiger und körperlicher Leistungsfähigkeit, meist auch in Müdigkeit und Reizbarkeit. Sie ist eine natürliche Folge von starker körperlicher Anstrengung, Schlafmangel oder Unterernährung. Als pathologische Ursachen kommen in erster Linie Infektionen in Frage. Vermehrte Abgeschlagenheit kann Ausdruck einer larvierten Depression vor allem bei Jugendlichen sein.

I. Physiologische Ursachen

A. Schlafmangel
B. Überlastung
C. Unterernährung
D. Adipositas

Übergewichtige Kinder ermüden rascher als normalgewichtige. Bei exzessiver Adipositas ist an ein Pickwick-Syndrom zu denken (Adipositas, Somnolenz, erhöhter pCO_2).

E. Anämie

Minderung der Transportkapazität für Sauerstoff äußert sich in vermehrter Müdigkeit. Häufig schleichender Beginn.

II. Infektionen

Prinzipiell kann jede Infektion zu körperlicher Erschöpfung führen. In erster Linie ist an die nachfolgenden Möglichkeiten zu denken.

A. Meningitis
B. Enzephalitis
C. Bakteriämie
D. Infektiöse Mononukleose

Häufig bei Jugendlichen. Bei jüngeren Kindern können die Mononukleose-Schnellteste falsch-negativ sein.

E. Hepatitis

Jegliche Störung der Leberfunktion kann sich in körperlicher Schlappheit äußern. Häufigste Ursachen sind die verschiedenen Hepatitis-Formen.
Man denke an oligosymptomatische Verläufe.

F. Tuberkulose
G. Histoplasmose
H. Zytomegalie
I. Toxoplasmose

J. Brucellose	Weitere Symptome sind Gewichtsverlust, subfebrile Temperaturen und Rückenschmerzen.
K. Darmparasiten	Darmparasiten können zu Blutverlust, gelegentlich Maldigestion, Malabsorption und damit zur Reduktion des Allgemeinzustandes führen.

III. Psychische Faktoren

Chronische Abgeschlagenheit ist ein Leitsymptom der Depression. Andere Symptome werden gern übersehen.

IV. Allergie

Allergiker wirken häufig müde und schlaff. Allergische Symptome werden häufig fehlgedeutet: Schnupfen und Husten als Infektionszeichen und dunkle Augenringe als Zeichen der Übernächtigung.

A. „Neurovegetative Beschwerden"	Nabelkoliken, Kopfschmerzen und sogenannte „Wachstumsschmerzen" sollen gelegentlich durch Nahrungsunverträglichkeit zustande kommen.
B. Asthma bronchiale	Eine chronische, leichte, klinisch nicht ohne weiteres erkennbare Erhöhung des Atemwiderstandes kann zu einem Zustand chronischer Erschöpfung führen.

V. Endokrinopathien

A. Hypothyreose	
B. Hyperthyreose	Rasche Erschöpfung nach Anstrengung. Diagnostische Hinweise geben Tachykardie, vermehrtes Schwitzen, Zittern, Erhöhung des systolischen Blutdrucks.
C. M. Addison	Muskelschwäche, Hyperpigmentierung.
D. Cushing-Syndrom	Adipositas, Wachstumsstillstand.
E. Primärer Aldosteronismus	Kaliumverlust führt zu Muskelschwäche und körperlicher Erschöpfung.

VI. Medikamente

Antihistaminika, Antikonvulsiva, Tranquilizer und Opiate machen müde.

VII. Stoffwechselstörungen

A. Hypoglykämie	Weitere Symptome sind Reizbarkeit, Kopfschmerzen und Krampfanfälle, Zittern, Verhaltensstörungen.
B. Diabetes mellitus	Bei schlechter Stoffwechselführung fühlen sich die

		Kinder schlapp durch Wasser-, Mineral- und Gluko-severluste.
C.	Angeborene Stoffwechsel-anomalien	Sie äußern sich eher in Erbrechen, Lethargie, Krampf-anfällen und Koma als in Müdigkeit und Leistungsab-fall.

VIII. Gastrointestinale Störungen

A.	Entzündliche Darmer-krankungen	M. Crohn und Colitis ulcerosa manifestieren sich nicht selten ausschließlich in einem verminderten All-gemeinzustand.
B.	Lebererkrankungen	Vermehrte Erschöpfbarkeit ist ein unspezifischer Hinweis auf Hepatopathien jeglicher Genese.
C.	Invagination	Sie verläuft nicht selten schubweise. Zwischen den Attacken kolikartiger Bauchschmerzen sind die Kin-der völlig erschöpft.

IX. Kollagenosen

A.	Juvenile chronische Poly-arthritis	Nicht selten ist der Allgemeinzustand stärker redu-ziert als die eigentliche Krankheitssymptomatik ver-muten läßt.
B.	Lupus erythematodes	
C.	Dermatomyositis	Muskelschwäche, Muskelschmerzen, Abgeschlagen-heit.
D.	Progrediente Sklerose	

X. Herz-Kreislauf-Erkrankungen

A.	Herzinsuffizienz	Die Kinder sind abgeschlagen und haben Tachypnoe, Tachykardie und Anstrengungsdyspnoe.
B.	Perikarditis	Frühzeichen sind körperliche Erschöpfbarkeit und Dyspnoe.
C.	Zyanotische Herzfehler	
D.	Primäre pulmonale Hy-pertension	Abgeschlagenheit und Dyspnoe.

XI. Nierenerkrankungen

A.	Urämie	Neben der vermehrten Müdigkeit findet man Anore-xie, Übelkeit, Erbrechen.

B. Renale tubuläre Azidose

Abgeschlagenheit und chronische Schwäche sind Frühzeichen der proximalen tubulären Azidose. Später zusätzlich Wachstumsverzögerung, Anorexie, Polyurie, Rachitiszeichen.

XII. Verschiedene

A. Lungenerkrankungen

Chronische pulmonale Entzündungen und Störungen des Gasaustausches äußern sich in vermehrter Erschöpfbarkeit. Zusätzliche Symptome einer zystischen Fibrose sind unter anderem Husten und Diarrhoe.

B. Malignome

Körperliche Abgeschlagenheit kann ein frühes Anzeichen neoplastischer Prozesse wie Leukämien, Lymphome oder solider Tumoren sein.

C. Myasthenia gravis

Muskelschwäche, Erschöpfbarkeit.

D. Adenoide Vegetationen

Adenoide Vegetationen können Atem und Schlaf behindern. Man denke an diese Ursache, wenn die Kinder schnarchen oder wenn inspiratorische Retraktionen beobachtet werden.

E. Familiäre periodische Lähmung

Anfallsweise schlaffe Paresen und Areflexie, meistens nachts. Anschließend allgemeine körperliche Abgeschlagenheit.

9   Unruhezustände

Jedes Kind und jeder Erwachsene ist gelegentlich gereizt, sei es aus seelischen oder
körperlichen Gründen. Die in diesem Kapitel aufgeführten Störungen führen zu anhaltender
Unruhe; das Kind läßt sich kaum beruhigen. Ein ewig quängeliges Kind kann den
Familienfrieden erheblich stören und Erwachsene zu Mißhandlungen veranlassen. Anderer-
seits resultiert vermehrte Reizbarkeit eines Kindes nicht selten aus einer gestörten Familien-
situation. Ursache und Folge sind nicht immer leicht zu unterscheiden.

I. Psycho-soziale Faktoren

A. Gestörte Eltern-Kind-Be-
    ziehung

Ein Kind reagiert empfindlich auf familiäre Schwierigkeiten. Verlust an Geborgenheit äußert sich in
seelischer Labilität und Reizbarkeit.

1. Unterschiedliche Tem-
   peramente
2. Eheschwierigkeiten
3. Kindesmißhandlung
4. unerwünschtes Kind

B. Minimale zerebrale Dys-
    funktion

Der Begriff ist unscharf. Hyperaktivität und Lernstö-
rung des Kindes sind für Kind und Eltern frustrie-
rend.

C. Infantiler Autismus

Autistische Kinder reagieren nicht auf menschlichen
Kontakt und sind unfähig, sich veränderten Situatio-
nen anzupassen.

II. Infektionen

Das Kind wird unleidig. Mit Abklingen der Infektion
wird es wieder lenkbar. Beispiele sind Meningitis,
Enzephalitis, Otitis media, Harnwegsinfektionen,
Osteomyelitis, akute zerebelläre Ataxie, Masern und
Staphylodermien.

III. Skeletterkrankungen

A. Frakturen

Man denke an Grünholzfrakturen, insbesondere an
eine Spiralfraktur der Tibia bei Kleinkindern, die sich
röntgenologisch erst nach 7–10 Tagen äußert.

B. Infantile kortikale Hyperostose

Das Caffey-Silverman-Syndrom manifestiert sich
überwiegend im ersten Lebenshalbjahr mit einer peri-
ostalen Schwellung meist des Unterkiefers und einzelner Rippen. Sie kann jedoch an allen Röhrenknochen auftreten. Das Kind ist unruhig und fiebert.
Über der Knochenläsion besteht eine Weichteilschwellung.

IV. Stoffwechselstörungen

A. Hypoglykämie

Unruhe und Reizbarkeit kommen ebenso vor wie
Lethargie, Blässe, Krampfanfälle.

B. Hypokalzämie
C. Hyperkalzämie
D. Hyponatriämie

Meist verursacht durch Wasserintoxikation.

E. Hypernatriämie
F. Zöliakie

Die Kinder sind griesgrämig. Sie gedeihen nicht und
haben massige Fettstühle, nur selten Obstipation.
Erstmanifestation nicht selten beim Säugling.

G. Hypervitaminose A

Vermehrte Zufuhr von Vitamin A führt zu Knochenschmerzen, Hirndrucksteigerung und allgemeiner
Reizbarkeit.

H. Akrodermatitis enteropathica

Verschiedengestaltige, teilweise bullöse, teils verruköse Hautveränderungen vor allem der Akren, perio-
ral, perineal sind mit Haarausfall und Durchfall kombiniert. Weiterhin finden sich neben allgemeiner Reizbarkeit und Labilität Photophobie, Stomatitis und
Paronychien. Krankheitsbeginn im zweiten Lebenshalbjahr.

I. Skorbut

Die Unruhe resultiert aus den durch periostale Blutungen bedingten Knochenschmerzen.

J. Phenylketonurie

Diagnose mittels Guthrie-Test oder chromatogra-
phisch.

K. M. Gaucher

Die neuronale Form äußert sich in zunehmendem
geistigen Abbau, häufig in Verhaltensstörungen,
Reizbarkeit, Krampfanfällen, extrapyramidalen Störungen und Hepatosplenomegalie.

L. Akute intermittierende
Porphyrie

Symptome sind neurologische Ausfälle, kolikartige
Bauchschmerzen, Verstopfung, Schweißausbrüche,
labile Hypertonie, Rückenschmerzen, Gliederschmerzen, Reizbarkeit.

M. Hypophosphatasie

Unruhezustände kommen gelegentlich bei der
schweren Form vor.

N.	Glykogenose II	Kardiomegalie!
O.	Phäochromozytom	Die Ausschüttung von Adrenalin und Noradrenalin führt zu anfallsweisen Zuständen von Unruhe, Blässe, Schweißausbruch, Erbrechen, Schmerzen und arterieller Hypertonie.
P.	Vitamin B 6-Mangel	Manifestation meist perinatal mit Krämpfen, Übererregbarkeit, Hyperakusis und Ernährungsstörungen.
Q.	Tryptophan-Malabsorption	Beim Säugling bläuliche Verfärbung der Windeln. Weitere Symptome sind Gedeihstörungen, unklare Fieberschübe, Infektionen, Verstopfung und vermehrte Reizbarkeit.
R.	Hyperammonämie	Erbrechen, Lethargie, Koma nach Eiweißzufuhr. Später geistige Retardierung, Erregungszustände, Krampfanfälle.
S.	Nichtketotische Hyperglyzinämie	Bewußtseinstrübung in den ersten Lebenstagen, später Krampfanfälle. Die Kinder sind meist mikrozephal, schwer retardiert und übererregbar.
T.	Argininämie	Rezidivierende Zustände von Lethargie und Überregbarkeit. Erstmanifestation im frühen Säuglingsalter, gelegentlich auch erst im zweiten bis dritten Lebensjahr.
U.	Tyrosinämie	Erstmanifestation meist zwischen zwei und sieben Monaten mit Fieber, Erregungszuständen, Lethargie, Gedeihstörung, Hepatomegalie, Erbrechen, Ödemen und Aszites. Tod meist im ersten Lebensjahr.
V.	Pyruvat-Decarboxylasemangel	Die Kinder sind bei der Geburt normal, entwickeln sich jedoch langsam. Später Gedeihstörung, Erbrechen, Unruhezuständen, Apathie, Hypotonie, Areflexie, Spastik und Krampfanfälle.

V. Medikamente, Vergiftungen

A.	Entzugssyndrom	Neugeborene drogensüchtiger Mütter können Entzugssymptome aufweisen wie Reizbarkeit, Zittern, Durchfällen und schrillem Schreien.
B.	Phenzyklidinvergiftung	Neben Übererregbarkeit findet man Lethargie, Ataxie, enge Pupillen, starren Blick, vermehrten Speichelfluß und Hypertonie.
C.	Bleivergiftung	
D.	Medikamente	Bei Unruhezuständen ist insbesondere zu denken an Phenobarbital, Theophyllin, Amphetamin, Antihistaminika, Ephedrin, Imipramin, Phenothiazin und Salizylate.

E. Quecksilbervergiftung   Die Akrodynie äußert sich in einem Wechsel von
                                   Unruhe und Apathie, in Schlafstörungen, Hypotonie,
                                   Anorexie, Hypertonie und vermehrter Schweißnei-
                                   gung. Gelegentlich hellrotes feinfleckiges Exanthem.
F. Skorpionbiß   Mäßige bis exzessive Unruhezustände.
G. China-Restaurant-Syn-   Natriumglutamat kann Zustände von Schwindel,
    drom   Schwitzen, Gesichtsrötung und Herzklopfen erzeu-
                                   gen.

VI. Nervensystem

A. Erhöhter Schädelinnen-
    druck
B. Subdurale Hämatome
    oder Ergüsse
C. Kontusion   Kontusionen können ohne äußere Verletzung einher-
                                   gehen. Man achte auf Netzhautblutungen.
D. Neurologische Störungen   Kinder mit neurologischen Ausfällen verschiedenster
                                   Art können enorm reizbar sein.
E. Neurodegenerative Er-   Sie können sich primär in Unruhezuständen äußern.
    krankungen
F. Kopfschmerzen   Die Diagnose ist bei Säuglingen und Kleinkindern
                                   schwierig zu stellen.
G. Krampfanfälle

VII. Bluterkrankungen

A. Eisenmangel   Eisenmangel äußert sich nicht selten in allgemeiner
                                   Reizbarkeit.
B. Sichelzell-Anämie   Unruhezustände sind bedingt durch Gefäßverschlüsse
                                   oder Daktylitis (Hand-Fuß-Syndrom).
C. Leukämie
D. Hämolytisch-urämisches   Hämolytische Anämie, Thrombozytopenie, gele-
    Syndrom   gentlich Krämpfe, Hypertonie, Nierenversagen treten
                                   im Anschluß an eine Durchfallerkrankung auf.

VIII. Herzerkrankungen

A. Herzinsuffizienz
B. Paroxysmale supraventri-   Äußert sich bei Säuglingen und Kleinkindern in allge-
    kuläre Tachykardie   meiner Unruhe.
C. Endokard-Fibroelastose   Kardiale Symptome stellen sich möglicherweise erst
                                   später ein.

D.	Fallot-Tetralogie	Hypoxische Anfälle äußern sich in Unruhe und Angst.

IX. Verschiedene

A.	Dreimonatskoliken	Häufig gebrauchter, doch schlecht definierter Begriff für Säuglinge im Alter von etwa 3 Monaten, die plötzlich aufschreien und die Beine anziehen. Ursache unbekannt.
B.	Latente Allergie	Ob Nahrungsallergene für Zustände von Unruhe, Bockigkeit usw. verantwortlich sind, läßt sich letztendlich nur durch Expositionsversuche eruieren.
C.	Atopische Dermatitis	Dauernder Juckreiz kann ein Kind reizbar machen.
D.	Hornhautreizungen	Säuglinge!
E.	Glaukom	Ursache unklarer Unruhezustände vor allem bei Säuglingen und Kleinkindern. Weitere Symptome sind Photophobie, Tränenfluß, „schöne Augen".
F.	Schwerhörigkeit	
G.	Urtikaria pigmentosa	Histaminausschüttung aus Mastzellen führt zu Hautrötung, Durchfällen, Reizbarkeit.
H.	Eingeklemmte Hernie	
I.	Familiäre Dysautonomie	Vermehrter Tränenfluß, glatte Zunge, rezidivierende Aspiration, unklare Fieberschübe und lageabhängige Hypertonie.
J.	Lipogranulomatose	Kardinalsymptome der Farberschen Krankheit sind Gewebsverdickungen über Hand- und Fußgelenken, Heiserkeit, später geräuschvolle Atmung, eingeschränkte Gelenkbeweglichkeit, verzögerte psychomotorische Entwicklung, Reizbarkeit und rezidivierende pulmonale Infektionen.
K.	Smith-Lemli-Opitz-Syndrom	Steckkontaktnase, Hypospadie, Ptose, Kryptorchismus, Syndaktylie des zweiten und dritten Zehs, Mikrozephalie und geistige Retardierung.
L.	De Lange-Syndrom	Hauptsymptome sind Steckkontaktnase, Hirsutismus, Karpfenmund, „heisere Stimme", Mikrozephalie und geistige Retardierung.
M.	Hodentorsion	
N.	Analfissur	Die Säuglinge weinen bei der Stuhlentleerung. Auf dem Stuhl findet man Blutauflagerungen.
O.	Mangelgeburt	Mangelgeborene sind in den ersten Lebenswochen oft übererregbar und weinen viel.

10   Lymphadenopathie

Lymphatisches Gewebe reagiert rasch auf zahlreiche Noxen, ist leicht zu palpieren und diagnostisch daher besonders wertvoll. Häufigste Ursache einer Lymphknotenschwellung ist eine Infektion. Besonders Virusinfektionen führen zu generalisierten Lymphknotenschwellungen. Malignome sind gefürchtet, aber vergleichsweise selten.

Das nachfolgende Kapitel unterscheidet generalisierte und lokale Lymphknotenschwellungen. Nur die wichtigeren Infektionskrankheiten sind erwähnt. Sie werden bei den einzelnen Körperregionen nicht immer wieder neu genannt.

I. Generalisierte Lymphadenopathie

A. Benigne parainfektiöse Lymphknotenschwellung	Die Lymphknoten sind als Reaktion auf harmlose, meist virale Infektionen vor allem der oberen Luftwege vergrößert. Häufigste Form der Lymphadenopathie im Kindesalter.
B. Systemische Infektionen	Einzelne Lymphknoten können stärker als andere vergrößert sein.
1. Bakteriell	Sepsis, Salmonellose, Scharlach, Brucellose, Lues, Leptospirose, Typhus, Pest u. a. führen zu generalisierter Lymphadenopathie.
a. Streptokokkose	Besonders erwähnt seien chronische Streptokokkeninfektionen bei Kleinkindern. Sie führen u. a. zu langanhaltendem Fieber, Gewichtsverlust, chronischer Rhinitis und generalisierter Lymphknotenschwellung.
2. Viral	Genannt seien Röteln, Dreitagefieber, infektiöse Mononukleose, infektiöse Hepatitis, Zytomegalie und Enterovirus-Infektionen.
3. Andere	Infektionen mit Mykoplasmen, Mykobakterien, Toxoplasmen, Histoplasmen, Malariaplasmodien, Trypanosomen, Schistosomen und Rickettsien äußern sich in einer generalisierten Vergrößerung der Lymphknoten.
C. Hauterkrankungen	Jede chronische Hautreizung führt zur Schwellung der regionalen Lymphknoten. Generalisierte Hauter-

krankungen, z. B. eine superinfizierte atopische Dermatitis, sind für generalisierte Lymphknotenschwellungen verantwortlich.

D. Medikamente

Eine Reihe von Medikamenten führt zur generalisierten Lymphknotenschwellung.

  1. Diphenylhydantoin
  2. Andere

Aspirin, Barbiturate, Penicillin, Tetrazykline, Jodpräparate, Sulfonamide und Mesantoin sollen gelegentlich Lymphadenopathien hervorrufen.

E. Kollagenosen, Vasculitiden
  1. Juvenile chronische
      Polyarthritis

Die Lymphknoten schwellen vor allem während der akuten Exazerbation an.

  2. Systemischer Lupus
      erythematodes
F. Malignome
  1. Akute lymphatische
      Leukämie
  2. Neuroblastom

Ein vergrößerter Lymphknoten ist nur selten das erste Symptom.

  3. Histiozytose
G. Krankheiten des Immunsystems
  1. Chronische Granulomatose

Chronisch rezidivierende Lymphknotenabszesse gehören zu den Charakteristika des Krankheitsbildes.

  2. Serumkrankheit

Die durch Fremdeiweiß oder Medikamente ausgelöste Serumkrankheit äußert sich klinisch u. a. in Arthralgien, Fieber und urtikariellen Exanthemen.

  3. Autoimmunologisch
      bedingte hämolytische
      Anämie

Während der hämolytischen Krisen schwellen die Lymphknoten an, sind aber nicht druckempfindlich.

  4. Immunoblastische
      Lymphadenopathie

Das klinische Bild dieser vor allem bei Erwachsenen vorkommenden Erkrankung ähnelt dem des M. Hodgkin mit Fieber, Schweißausbrüchen, Gewichtsverlust und Hepatosplenomegalie, gelegentlich auch hämolytischer Anämie und polyklonaler Hyperglobulinämie.

H. Speicherkrankheiten
  1. M. Gaucher

Hepatosplenomegalie, gelegentlich mit neurologischen Ausfällen.

  2. M. Niemann-Pick

Verschiedene Formen, teils mit neurologischen Ausfällen. Hepatosplenomegalie.

3. M. Tangier	Charakteristisch vergrößerte, gelblich-rötliche Tonsillen; periphere Neuropathie.
I. Endokrinopathien	
1. Hyperthyreose	
2. Nebenniereninsuffizienz	
J. Verschiedene Ursachen	
1. Gianotti-Crosti-Syndrom	Das vermutlich durch Hepatitis B-Viren ausgelöste Krankheitsbild ist durch papulöse Hautveränderungen vor allem an den Extremitäten und eine Hepatomegalie charakterisiert.
2. Sarkoidose	
3. Chediak-Higashi-Syndrom	Autosomal rezessiv vererbtes Krankheitsbild mit erhöhter Anfälligkeit gegenüber bakteriellen Infektionen, partiellem Albinismus und progredienter Leber-Milz-Vergrößerung. Charakteristisch grobe Einschlüsse in den peripheren Leukozyten.
4. Sinus-Histiozytose	Die gutartige, meist bei Kindern unter 10 Jahren vorkommende, ätiologisch unklare Störung geht mit massiv vergrößerten Lymphknoten einher. Laboruntersuchungen zeigen Anämie, Neutrophilie, beschleunigte Blutsenkung und erhöhtes IgG.

II. Regionale Lymphknotenschwellung

A. Zervikal	
1. Virusinfektion der oberen Luftwege	Häufigste Ursache einer Polymikroadenie. Die Lymphknoten sind meist weich und kaum druckempfindlich.
2. Andere Virusinfektionen	Man denke an infektiöse Mononukleose, Zytomegalie, Röteln, Dreitagefieber und Varizellen.
3. Bakterielle Infektionen	Die Lymphknoten sind meist druckempfindlich, die darüberliegende Haut ist gerötet. Aus eingeschmolzenen Läsionen lassen sich häufig Staphylokokken züchten. Tonsillitiden, Racheninfektionen mit Streptokokken rufen eine zervikale Lymphadenitis hervor. Die Diphtherie führt zur massiven Lymphknotenschwellung (,,Cäsarenhals'').
4. Infektionen durch Parasiten	Eine Toxoplasmose kann wie eine Mononukleose aussehen, jedoch fehlt die Angina.
5. Infektionen durch Mykobakterien	Die Halslymphknotentuberkulose ist in den letzten Jahren seltener geworden. Man denke an Infektionen durch atypische Mykobakterien.

6.	Pilzinfektionen	Z. B. Aspergillose, Kryptokokkose, Histoplasmose, Kokzidiomykose.
7.	Katzenkratzkrankheit	Nach einer meist durch Katzen verursachten Kratzwunde schwellen die lokalen Lymphknoten an, werden druckempfindlich und schmelzen oft ein. Allgemeinsymptome sind Fieber, Krankheitsgefühl und Kopfschmerzen.
8.	Mukokutanes Lymphknotensyndrom	Klinisch findet man u. a. Fieber, Exantheme, Konjunktivitis, Lacklippen, Arthralgie, nichteitrige Lymphadenopathie. Nach 8–14 Tagen charakteristische Schuppung der Fingerspitzen.
9.	Malignome	
	a) Leukämie	Meist beidseitige, indolente, derbe Schwellung der Lymphknoten.
	b) Lymphome	Eher einseitige Schwellung.
	c) Schilddrüsenkarzinom	
	d) Histiozytose	Häufig mit Skelettläsionen.
10.	Sarkoidose	Die Lymphknotenschwellung ist meist nicht auf den Hals beschränkt, dort aber am ausgeprägtesten.
11.	Benigne Sinus-Histiozytose	
12.	Impfreaktion	Schwellung der Halslymphknoten vor allem nach DPT-Impfung in den M. deltoideus.
13.	Eitrige Thyreoiditis	
B.	Okzipital	
1.	Seborrhoische Dermatitis	
2.	Tinea capitis	
3.	Pedikulose	
4.	Furunkulose	
5.	Otitis externa	
6.	Röteln	
7.	Zeckenbiß	
8.	Exanthema subitum	
C.	Präaurikulär	
1.	Chronische Konjunktivitis	Vor allem bei Infektionen mit Chlamydien.
2.	Tularämie	Eitrige präaurikuläre Lymphadenitis.
3.	Adenovirusinfektion	
	a) Typ 3	Pharyngitis, Konjunktivitis, Fieber, Lymphknotenschwellung.

b) Typ 8

Epidemische Keratokonjunktivitis mit follikulärer Bindehautentzündung.

4. Katzenkratzkrankheit

Schwellung der präaurikulären Lymphknoten, wenn die Kratzwunde in Augennähe ist.

5. Chalazion
6. Infektionen von Ohr-muschel und/oder Ge-hörgang

D. Submandibulär
1. Gingivitis
2. Zahnwurzelabszeß
3. Glossitis
4. Stomatitis aphtosa
5. Herpangina
6. Zystische Fibrose

E. Axillär
1. Infektionen

Bakterielle, virale, Pilz- oder andere Infektionen der oberen Extremität, des seitlichen Thoraxbereiches und der Brust führen zur Schwellung der axillären Lymphknoten.

2. Entzündungsreaktio-nen

Chronische Haut- oder Gelenkerkrankungen wie atopische Dermatitis oder juvenile chronische Polyar-thritis können eine Schwellung der axillären Lymph-knoten erklären.

3. Impfungen

In Frage kommen DPT- oder BCG-Impfungen in den Oberarm.

F. Inguinal
1. Infektionen

Die Inguinallymphknoten gehören zum Abflußgebiet der unteren Extremität, der Genitalien, von Damm, Gesäß und unterer Bauchwandregion. Jegliche Infek-tion in diesem Gebiet kann zu einer Schwellung der inguinalen Lymphknoten führen.

a) Lymphogranuloma inguinale

Die stark vergrößerten Lymphknoten schmelzen häu-fig ein.

b) Schanker

Charakteristisch flaches, gezähneltes Ulkus und se-kundäre Lymphadenopathie.

c) Rickettsiose

Ursache ist häufig ein Zeckenbiß an der unteren Extremität.

d) Blastomykose

Primärläsion sind bläulich schimmernde Papeln.

e) Filariasis

Die tropische Infektion führt zu Lymphödem und Elephantiasis.

G. Supraklavikulär

    1. links   Eine linksseitige Vergrößerung supraklavikulärer Lymphknoten erweckt Verdacht auf ein abdominelles Malignom.

    2. rechts   Die rechts gelegenen supraklavikulären Lymphknoten drainieren Lungen-Oberfelder und Mediastinum.

11   Ödeme

Es gibt vier wichtige pathogenetische Mechanismen, die zu Ödemen oder Flüssigkeitsansammlungen in Körperhöhlen führen: (1) erhöhte Permeabilität der Kapillaren, (2) verminderter onkotischer Druck, (3) erhöhter hydrostatischer Druck und (4) verminderte Lymphdrainage. Welcher dieser Mechanismen vorherrscht, ist in jedem Einzelfall festzustellen. Differentialdiagnostisch wichtig ist, ob das Ödem generalisiert oder lokal begrenzt, akut oder chronisch ist, ob Entzündungszeichen oder systemische Zeichen anderer Krankheiten vorhanden sind und ob Ödeme in der Familie auftreten. In diesem Kapitel sind die Ursachen des Ödems nach den pathogenetischen Mechanismen in 4 Hauptgruppen unterteilt. Die Grenze ist allerdings nicht immer scharf; in einigen Fällen sind mehrere Mechanismen beteiligt. Bei einigen Krankheiten ist der genaue Mechanismus unbekannt.

Die vielen, teils häufigen, teils sehr seltenen Ödemursachen rufen meist Begleitsymptome hervor, die die Diagnose erleichtern. Siehe auch Kapitel 32 (periorbitales Ödem) und Kapitel 62 (Aszites).

I. Erhöhte Permeabilität der Kapillaren

A. Hereditäres angioneurotisches Ödem	Intermittierende derbe Schwellungen treten häufiger an den Extremitäten als im Gesicht oder subglottisch auf. Dem Ödem geht oft ein Trauma voraus. Häufig sind rezidivierende krampfartige Bauchschmerzen. Die Ödeme bleiben gewöhnlich 24 bis 72 Stunden bestehen. Laborbefunde sind verminderte Spiegel von C4- und C1-Esterase-Inhibitor.
B. Infektionen 1. Bakteriell a) Scharlach	Angina und ein feiner, papulöser, sandpapierähnlicher Ausschlag.
b) Diphtherie	Membranöse Angina, süßlich-fauliger Geruch, serös-blutiges Nasensekret, Schwellung der Halslymphknoten, evtl. Krupp.
c) Pertussis	Periorbitale Ödeme kommen vor.
2. Viral a) Mumps	Typische Parotisschwellung, selten auch schwere prästernale Ödeme.

b) Infektiöse Mononukleose	Periorbitale Ödeme sind bei der Mononukleose häufig.
c) Exanthema subitum	Periorbitale Ödeme können stark ausgeprägt sein. Ausschlag mit Entfieberung am 3. oder 4. Tag.

3. Andere Infektionen

a) Rocky Mountain Spotted Fever — Die Patienten haben ein generalisiertes, unterschiedlich schweres Ödem. Am 4. Krankheitstag erscheint ein fleckförmiger, dann papulös und petechialer Ausschlag zuerst distal dann zentral. Kopfschmerzen, Anorexie, Photophobie und periorbitale Ödeme sind typisch.

C. Allergische Reaktionen

1. Insektenstiche — Nach Insektenstichen treten häufig lokale Ödeme auf. An der Einstichstelle befindet sich ein Knötchen.

2. Kontaktekzem — Charakteristische schuppende, juckende, manchmal nässende Hautveränderungen stellen sich nach Allergen-Kontakt ein.

3. Nahrungsmittelallergene, Medikamente — Die Schwellung geht oft mit einer Urtikaria einher. Medikamente können eine Serumkrankheit mit Arthralgien oder Arthritis verursachen. Bestimmte Nahrungsmittel, vor allem Fisch, kommen ebenfalls in Frage.

4. Dämpfe, Gase — Bei Exposition kann es zum angioneurotischen Ödem kommen.

D. Kollagenosen

1. Serumkrankheit — Fieber, Urtikaria, Ödeme und Arthralgien oder Arthritis treten nach einer Infektion, nach Injektionen oder nach Medikamenteneinnahme auf.

2. Purpura Schönlein-Henoch — Petechien oder Purpura, Bauchschmerzen, Arthritis oder Nephritis lassen an diese Störung denken. Ödeme kommen vor.

3. Stevens-Johnson-Syndrom — Generalisierte oder auf das Gesicht beschränkte Ödeme treten auf. Oft sind die Schleimhäute betroffen. Daneben kommt es zu einem Erythema multiforme.

4. Rheumatoide Arthritis — Periartikuläre Schwellung.

5. Systemischer Lupus erythematodes — Vielfältige Symptome einschließlich Exanthemen, Arthritis, Nephritis.

6. Polyarteriitis nodosa — Neben Nephritis, Hypertonus und Arthralgie können Extremitätenödeme vorkommen.

7. Mukokutanes Lymphknoten Syndrom — Typisch sind derbe Ödeme an Händen und Füßen, Lymphknotenschwellungen, konjunktivale Injektio-

nen, Lacklippen, Hautausschläge und Fieber über mehr als 5–7 Tage. Später Hautschuppung vor allem an den Fingern.

8. Dermatomyositis	Häufig Gesichtsödeme. Schlüsselsymptome sind Muskelschwäche mit erythematösen, schuppenden Papeln über Ellenbogen, Knien und Knöcheln.
9. Sklerodermie	Gespannte, zunehmend verdickte Haut, Raynaud-Syndrom.
10. Thrombotisch-thrombozytopenische Purpura	Petechiale Hautblutungen, geringes Ödem.

E. Verschiedene Ursachen

1. Skorbut	Frühzeichen ist leicht verletzbares und blutendes Zahnfleisch.
2. Beriberi	Thiaminmangel ist selten. Periphere Neuritis und Herzinsuffizienz kommen vor.
3. Vitamin E-Mangel	Frühgeborene ohne Vitamin E-Substitution können Ödeme bekommen.
4. Hyperthyreose	Selten prätibiales Ödem. Tachykardie, Gewichtsverlust und Nervosität weisen auf die Diagnose.
5. Hypothyreose	Typisch aufgedunsenes Gesicht, vor allem periorbital.
6. Mukopolysaccharidosen	Die Haut ist bei einigen Formen rauh und verdickt. Ansonsten Hurler-Phänotyp.
7. Pankreatitis	Bauchschmerzen, Aszites und Schwellungen an den Extremitäten können auftreten.
8. Sichelzellanämie	Das Hand-Fuß-Syndrom führt zu symmetrischer, schmerzhafter Schwellung der Hände und Füße, häufig mit febrilen Temperaturen.

II. Verminderter onkotischer Druck, Hypoproteinämie

A. Vererbte Ursachen

1. Analbuminämie	Die Patienten sind meist symptomlos. Leichte prätibiale Ödeme können vorhanden sein.
2. Trypsinogenmangel	Typisch sind Diarrhoe und schwere Hypalbuminämie.

B. Nierenstörungen

1. Lipoidnephrose	Man findet generalisierte Ödeme mit Proteinurie, Hypoproteinämie und Hypercholesterinämie.
2. Nephritis	Hämaturie, Harnzylinder und Proteinurie.
a) Immunkomplex-Krankheiten	Zahlreiche Krankheitsbilder. Beispiele sind die akute Poststreptokokkenglomerulonephritis, die membra-

noproliferative Glomerulonephritis und Schönlein-Henoch-Nephritis.

  b) Vererbt

Hereditäre Formen können sich im Laufe einer Infektion manifestieren. Mit Schwerhörigkeit: Alport-Syndrom.

  c) Medikamentös

Nephrotoxisch sind u. a. Methicillin, Sulfonamide und Quecksilberdiuretika.

  d) Infektiös

Viral oder bakteriell bedingte Nephritiden.

C. Leberkrankheiten

  1. Zirrhose

  2. Galaktosämie

Ikterus, Erbrechen, Diarrhoe und reduzierende Substanzen im Urin weisen auf diese Störung hin.

  3. Mangelernährung

  a) Kwashiorkor

Proteinmangel in der Nahrung kann zu Ödemen führen.

  b) Marasmus

Ödeme können bei schwerem Kalorienmangel entstehen.

  4. Leberzellschaden

Die Serumspiegel der Leberenzyme sind erhöht.

D. Gastrointestinale Störungen

  1. Zystische Fibrose

Ödeme treten häufiger bei gestillten oder mit Sojamilch gefütterten Säuglingen auf. Trotz guten Appetits gedeihen die Säuglinge nicht.

  2. Exsudative Enteropathie

  a) Allergische Reaktion

Möglicherweise durch Kuhmilchprotein bedingt.

  b) Colitis ulcerosa

Blutige Diarrhoe mit Schleimauflagerungen.

  c) Transiente Eiweißverlust-Enteropathie

Initialsymptome sind Anorexie, Erbrechen oder Bauchschmerzen, auf die bald generalisierte Ödeme folgen.

  3. Malabsorption

  a) Zöliakie

Chronische Diarrhoe, Gewichtsverlust, Blähungen und Atrophie des Gesäßfettes lassen an eine Zöliakie denken.

  b) Infektionen und Parasitenbefall

Chronische Infektionen oder Parasitenbefall zum Beispiel mit Giardia können zu Malabsorption führen.

E. Verschiedene Ursachen

  1. Pseudozysten des Pankreas

Neben Ödemen treten Aszites und Bauchschmerzen auf.

  2. Schwere Anämie

Kinder mit einer schweren Eisenmangel-Anämie können ödematös erscheinen.

III. Erhöhter hydrostatischer Druck

A. Venöser Hypertonus

1. Herzinsuffizienz — Tachykardie, Tachypnoe, Hepatomegalie und Kardiomegalie weisen auf eine Herzinsuffizienz. Zunächst stellen sich periorbitale Ödeme, später periphere Ödeme ein.

2. Arteriovenöse Fistel — Eine große Fistel kann zu einer Herzinsuffizienz durch Volumenbelastung und damit zu Ödemen führen. Strömungsgeräusche lassen sich vor allem am Kopf und über der Leber hören.

3. Venenthrombose — Ödeme können distal des Verschlusses auftreten.

4. Insuffizienz venöser Klappen — Eine Varikose ist im Kindesalter selten und meist die Folge einer Venenthrombose.

5. Orthostatisch bedingte venöse Stauungen

   a) Gips — Zu straffe Gipsverbände bedingen Ödeme der abhängigen Körperteile.

   b) Kausalgie — Neurale Verletzungen können zu vermindertem Gefäßtonus, zur venösen Stase und zu Ödemen der betroffenen Teile führen.

   c) Lähmung — Gelähmte Extremitäten wirken manchmal ödematös.

6. Obstruktionen durch Tumoren

7. Konstriktive Perikarditis — Typisch sind Hepatomegalie und dilatierte Halsvenen.

B. Hypervolämie

1. Inadäquate Sekretion von Antidiuretischem Hormon — Dieses Problem tritt am häufigsten bei Krankheiten des Zentralnervensystems und der Lunge auf. Verminderte Urinausscheidung, Hyponatriämie, evtl. Krampfanfälle.

2. Mineralokortikoide

3. Exzessive intravenöse Flüssigkeitsgabe

4. Androgentherapie

5. Hyperaldosteronismus — Muskelschwäche und Hypertonus, nur selten Ödeme.

6. Hydrops fetalis — Heterogen (s. Kapitel 62, Aszites).

IV. Gestörter Lymphabfluß

A. Vererbte Störungen

1. M. Milroy	Lymphödeme treten bei Geburt oder kurz danach auf. Der Erbgang ist autosomal dominant.
2. Meigs-Syndrom	Die Lymphödeme treten in der Pubertät auf. Der Erbgang ist autosomal dominant.
3. Rezidivierende Lymphangitis	Rezidivierende Infektionen oder Entzündungen der Lymphgefäße führen in Kindheit und Jugend zu Ödemen. Der Erbgang ist autosomal dominant.
4. Syndrom der Gelben Nägel	Ödeme können in jedem Alter auftreten. Typisch sind dystrophe, gelbe Nägel. Der Erbgang ist autosomal dominant.
5. Ödeme mit Distichiasis	Ödeme entwickeln sich erst nach der Kindheit. Schlüsselsymptom ist eine zusätzliche Reihe von Augenwimpern. Der Erbgang ist autosomal dominant.
6. Rezidivierende Cholestase mit Lymphödemen	Manifestation meist in der Neugeborenenperiode mit Icterus prolongatus. Später Zirrhose und Entwicklung von Fußrückenödemen. Der Erbgang ist autosomal rezessiv.
7. Intestinale Lymphangiektasie	Ödeme entwickeln sich meist bei Schulkindern, selten im Säuglingsalter. Weitere Symptome sind chronische Diarrhoe, Hypoproteinämie und Gedeihstörung. Im Blut charakteristische Lymphopenie. Der Erbgang ist autosomal dominant.
8. Ödeme bei cerebralen arterio-venösen Fisteln	Ödeme manifestieren sich in der späten Kindheit oder im frühen Jugendalter. Häufig pulmonale Hypertonie. Der Erbgang ist autosomal dominant.

B. Angeborene Störungen

1. Lymphödema praecox	Aplasie oder Hypoplasie der Lymphgefäße.
2. Turner-Syndrom	Lymphödeme an Hand- und Fußrücken bei Neugeborenen. Später Kleinwuchs, Amenorrhoe und charakteristisches Muster kleiner Anomalien.
3. Noonan-Syndrom	Der Phänotyp gleicht dem des Turner-Syndroms. Die Chromosomen sind aber normal und beide Geschlechter sind betroffen. Lymphödeme an Händen und Füßen wie beim Turner-Syndrom.
4. Idiopathischer Chylusaszites	Aszites und Ödeme.
5. Amnionbänder	Die Extremitäten sind distal der Gewebseinschnürung ödematös geschwollen.
6. Chylothorax	Der Pleuraerguß ist klinisch und radiologisch erkennbar.

7. Ödeme bei kapillären
    Hämangiomen
8. Angeborene Nagel-
    aplasie
9. Xanthomatose und
    Chylusreflux
10. TAR-Syndrom   Fußrückenödeme kommen vor.
    (Thrombozytopenie
    mit Radiusaplasie)
C. Infektionen
   1. Protozoen
      a) Filariasis   Elephantiasis durch Verschluß der Lymphgefäße. Die
                                 Filariasis kommt vor allem in tropischen Gebieten
                                 vor.
      b) Trichinose   Periorbitale und prätibiale Ödeme, Muskelschmerzen
                                 und Eosinophilie.
   2. Katzenkratzkrankheit   Schüttelfrost, Fieber und regionale Lymphknoten-
                                 schwellung.
D. Trauma   Ödeme treten auf nach Gewebsverletzungen, Ver-
                                 brennungen, Operationen und langanhaltender Kom-
                                 pression.

E. Tumoren
   1. Primärtumoren   Obstruktionen der Lymphwege durch Tumoren ver-
                                 ursachen Ödeme distal des Verschlusses.

   2. Metastasen
   3. Karzinoid   Der seltene gastrointestinale Tumor geht mit rezidi-
                                 vierender Diarrhoe und Hautrötungen einher.
   4. Retroperitoneale   Eine Reihe von Medikamenten und Krankheiten kön-
      Fibrose   nen zu Fibrose und Lymphgefäßverschluß führen.

12   Blässe

Blässe läßt zunächst an eine Anämie denken. Viel häufiger ist Blässe jedoch konstitutionell bedingt, Folge mangelnder Sonnenbestrahlung oder Ausdruck einer allergischer Diathese.

In diesem Kapitel ist Blässe in akute und chronische Formen unterteilt.

I. Chronische Blässe

A. Konstitutionelle Faktoren
    1. Familiäre Faktoren — Blässe und blondes Haar sind häufig miteinander kombiniert.
    2. Sonnenmangel — In nördlichen Ländern ist die Haut im Winter blaß.
    3. Allergische Diathese — Kinder mit Allergien oder einer atopischen Dermatitis sind häufig erstaunlich blaß. Andere klinische Zeichen der allergischen Diathese sind zum Beispiel Augenringe oder Nasenjucken.

B. Anämie — Obwohl der Laie Blässe und Blutarmut häufig gleichsetzt, ist eine Anämie keineswegs die häufigste Ursache von Blässe.

C. Entzündliche Krankheiten — Chronische Entzündungen gehen häufig mit Blässe einher. Die Blässe kann, abhängig von der Schwere der Erkrankung, verursacht sein durch mangelnde Sonnenbestrahlung oder/und durch eine Anämie. Blässe ist besonders häufig bei juveniler rheumatoider Arthritis, Entzündungskrankheiten des Darms und systemischem Lupus erythematodes.

D. Ödeme — Ödembildung, z. B. durch eine idiopathische Nephrose, geht häufig mit Blässe einher.

E. Zystische Fibrose — Kinder mit einer zystischen Fibrose sind häufig blaß. Eine Korrelation zur Schwere der Krankheit besteht nicht.

F. Juveniler Diabetes mellitus — Viele Diabetiker erscheinen blaß, unabhängig von der Güte der Stoffwechselkontrolle.

G. Urämie — Kinder mit Urämie sind blaß aufgrund der begleitenden Anämie. Weitere Symptome sind Lethargie, chronische Müdigkeit, Anorexie und Gewichtsverlust.

H.	Hypothyreose	Die Blässe ist teilweise auf die Ödeme zurückzuführen.
I.	Zoeliakie	Blässe ist ein relativ unspezifisches Symptom einer Zöliakie.
J.	Bleivergiftung	Blässe ist teilweise durch die Anämie verursacht.

II. Akute Blässe

A.	Infektion	
	1. Bakteriämie	Akute Blässe kann auf eine Bakteriämie deuten, vor allem nach Infektionen mit gramnegativen Erregern.
	2. Pyelonephritis	
	3. Subakute bakterielle Endokarditis	
B.	Schock	Periphere Vasokonstriktion führt zu auffälliger Blässe, unabhängig von der Genese des Schocks. Die periphere Durchblutung kann auch durch kardiale Minderleistung, z. B. bei einer paroxysmalen Vorhoftachykardie, gestört sein.
C.	Intrakranielle Drucksteigerung	Eine akute intrakranielle Drucksteigerung, z. B. durch Trauma und/oder Blutung, äußert sich in Kopfschmerz, Erbrechen und Blässe.
D.	Paroxysmale Störungen	
	1. Migräne	Ältere Kinder klagen über Kopfschmerzen und Sehstörungen. Kleine Kinder brauchen nur Blässe, Übelkeit und Erbrechen aufweisen.
	2. Luftanhalten	Die meisten Episoden gehen mit einer Zyanose einher. Eine blasse Form ist bei Kindern beschrieben worden, die nach dem auslösenden Ärgernis nicht schreien, sondern plötzlich blaß werden und das Bewußtsein verlieren.
	3. Psychomotorische Epilepsie	Sie beginnt selten vor dem 10. Lebensjahr. Auren mit Ängstlichkeit, Bauchschmerzen, Geruchshalluzinationen und déjà-vu-Erlebnissen leiten die Anfälle ein. Nach der Aura unterbricht das Kind alle Aktivitäten, steht still, starrt vor sich hin, wird blaß und führt kleinere Bewegungen aus. Für diese Zeit besteht eine komplette Amnesie.
	4. Benigne paroxysmale Vertigo	Rezidivierende Schwindelanfälle gehen mit Blässe, Nystagmus, Erbrechen und Schwitzen, doch ohne Bewußtseinsverlust einher.

5. Blitz-Nick-Salaam-Krämpfe	Tonische Anfälle mit Beugung des Kopfes und Streckung der Arme. Die Säuglinge werden während dieser Anfälle blaß, rot oder zyanotisch.
E. Synkope	Ausgeprägte Blässe kurz vor dem Bewußtseinsverlust.
F. Hypoglykämie	Während der hypoglykämischen Anfälle ist das Kind blaß, schwitzt, erbricht und verhält sich absonderlich.
G. Invagination	Während der anfallsartigen Bauchschmerzen ist das Kind blaß, als ob es im Schock wäre.
H. Phäochromozytom	Kopfschmerzen, Schwitzen, Blässe und Palpitationen. Die akute oder chronische Blutdruckerhöhung ist durch Ausschüttung von Katecholaminen bedingt.
I. Purpura Schönlein-Henoch	Petechien und Ekchymosen vor allem an den Beinen.
J. Hämolytisch-urämisches Syndrom	Ursache der Blässe ist eine sich entwickelnde Anämie.
K. Infantile kortikale Hyperostose (Caffey-Silverman)	Beginn meist vor dem 6. Lebensmonat mit Irritabilität, Fieber, Weichteil- und Knochenschwellungen.
L. Starke Sedierung	

13   Zyanose

Zyanose nennt man die bläuliche Verfärbung der Haut durch ungesättigtes Hämoglobin. Sie kann nur schwer quantifiziert werden. Mindestens 5 Gramm desoxygeniertes Hämoglobin sind erforderlich damit eine Zyanose auftritt. Die klinische Beurteilung muß Hauptpigmentation und Lichtquelle berücksichtigen. Die Entscheidung, ob die bläuliche Farbe peripher durch Vasokonstriktion oder zentral durch eine Untersättigung des Hämoglobins zustande kommt, kann schwer sein.

Bei der Differentialdiagnose denkt man zuerst an kardiale, pulmonale und zentralnervöse Störungen. Äußerliche Hautverfärbung, beispielsweise durch abfärbende Blue Jeans, sind auszuschließen.

I. Herzfehler

A.   Angeborene zyanotische Vitien
   1. Fallotsche Tetralogie
   2. Transposition der großen Gefäße
   3. Trikuspidalatresie
   4. Truncus arteriosus
   5. Totale Lungenvenenfehlmündung
   6. Pulmonalatresie oder schwere Stenose mit Ventrikelseptumdefekt
   7. Schwere Aortenstenose oder Atresie
   8. Ebstein-Anomalie
   9. Eisenmenger-Komplex

Ein großer Links-Rechts-Shunt durch einen Ventrikelseptumdefekt führt allmählich zu erhöhtem pulmonalem Widerstand mit Druckerhöhung im rechten Herz und zu Shunt-Umkehr.

  10. Arteriovenöser Kanal
  11. Hypoplastisches Linksherz

12. Präduktale Aorten-
    isthmusstenose
13. Pulmonalstenose mit
    offenem Foramen
    ovale

B. Verminderte Auswurflei-
    stung des Herzens
    1. Herzinsuffizienz
       a) Angeborene Vitien   Links-Rechts-Shunts wie bei einem Ventrikelseptum-
                               defekt, postduktale Aortenisthmusstenose und
                               schwere Aortenstenose können eine Zyanose verursa-
                               chen.
       b) Arrhythmie   Vor allem paroxysmale supraventrikuläre Tachykar-
                               die.
       c) Myokarditis   Meist viraler Genese, seltener nach bakteriellen Infek-
                               tionen.
       d) Endokardfibroela-
          stose
    2. Konstriktive Perikardi- Die Einflußstauung führt zu erhöhtem Venendruck
       tis   und kapillär zu vermehrter Sauerstoffausschöpfung:
                               Zyanose.
    3. Herzblock   Eine schwere Bradykardie kann die Auswurfleistung
                               so stark mindern, daß es zu einer Zyanose kommt.
    4. Vorhofmyxom   Verlegt der Tumor die Mitralöffnung kommt es zu
                               Atemnot, Bewußtseinsverlust oder Zyanose.

II. Pulmonale Störungen

A. Atemwegsobstruktion
    1. Obere Luftwege
       a) Verlegte Nasen-   Eine nasale Obstruktion z. B. durch Schleim.
          wege   Schleimhautschwellung (auch reaktiv nach Applika-
                               tion sympathikomimetisch wirkender Nasentropfen)
                               oder Choanalatresie führen beim Säugling zur Zy-
                               anose.
       b) Glossoptose   Bei Kindern mit Mikrognathie oder schlechter neuro-
                               muskulärer Kontrolle kann die Zunge zurückfallen
                               und die Luftwege verlegen.
       c) Fremdkörper
       d) Krupp   Akute oder spastische Laryngotracheitis kann zu einer
                               schweren subglottischen Schwellung führen. (s. Kapi-
                               tel 57, Stridor).

e) Rachenwandinfek-   Retropharyngeale Abszesse, Epiglottitis, Rachen-
  tionen   diphtherie mit Pseudomembranen und peritonsilläre
                               Abszesse behindern die Atmung.

f) Stimmbandläh-
  mung

g) Kehlkopfbänder
  oder -zysten

h) Angioödem

i) Tumoren   Hämangiome, Papillome und Lymphangiome.

j) Angeborene Struma

k) Gaumen- und Ra-   Schnarchen, lautes Atemgeräusch und Schlafstörun-
  chenmandelhyper-   gen werden bemerkt.
  trophie

2. Untere Luftwege

  a) Fremdkörper

  b) Aspiration   Z. B. Nahrung, Flüssigkeit, Mageninhalt, Beinahe-
                               Ertrinken.

  c) Schleimpfropf

  d) Mediastinale
    Tumoren

  e) Tracheo-ösopha-
    geale Fistel

  f) Gefäßring

  g) Bronchusstenose

B. Mechanische Beeinträchtigung der Lungenfunktion

  1. Pneumothorax, Pneu-
    momediastinum

  2. Pleuraerguß

  3. Defekte des knöcher-   Z. B. schwere Trichterbrust, multiple Rippenfraktu-
    nen Thorax   ren, asphyxierende Thoraxdysplasie und andere ange-
                               borene Kurzripp-Syndrome.

  4. Schwere Skoliose

  5. Zwerchfellhernien

  6. Lungenhypoplasie

  7. Lobäres Emphysem

  8. Lungensequestration

  9. Zystisch-adenoma-
    toide Dysplasie

  10. Abdominelle Raum-   Die Inspiration kann durch Aszites oder abdominelle
    forderung   Tumoren behindert werden. Patienten mit einer Peri-
                               tonealreizung hypoventilieren.

11. Fettsucht

Schwere Fettsucht kann die Lungenfunktion beeinträchtigen (Pickwickier-Syndrom).

C. Lungenerkrankungen
   1. Atelektase
   2. Pneumonie
   3. Asthma bronchiale
   4. Zystische Fibrose
   5. Bronchiolitis
   6. Lungenödem
   7. Allergie
   8. Bronchospasmus

Durch Chemikalien oder giftige Gase.

   9. Hyaline Membranen
   10. Lungenblutung
   11. Idiopathische Hämosiderose der Lunge
   12. Bronchopulmonale Dysplasie
   13. Lungenfibrose
   14. Alveolarproteinose
D. Erkrankung der Lungengefäße
   1. Lungenembolie
   2. Lungenthrombose
   3. Persistierender fetaler Kreislauf
   4. Sauerstoffintoxikation

III. Neurologische und muskuläre Störungen

A. Schädigungen des Zentralnervensystems
   1. Intrazerebrale Blutung
   2. Subarachnoidal- und Subduralblutung
   3. Hirnödem
   4. Meningitis und Enzephalitis
   5. Krampfanfälle
B. Medikamente

Atemzentrum oder die Atemmuskeln werden z. B. durch Narkotika, Tranquilizer, Muskelrelaxantien und Anästhetika beeinträchtigt.

C. Störungen der Atemmus-
kulatur
   1. Botulismus
   2. Muskeldystrophie   Bei fortgeschrittener Krankheit.
   3. Myasthenia gravis
   4. M. Werdnig-Hoff-
      mann
   5. Poliomyelitis
   6. Zwerchfellparese

IV. Störung der Sauerstoffkapazität des Blutes

A. Polyzythämie   Hämoglobinvermehrung führt zu einer Zyanose, da
auch das ungesättigte Hb bis auf 5 g/dl steigt.

B. Methämoglobinämie
   1. Angeboren   Mangel an Hämoglobinreduktase.
   2. Erworben   Zum Beispiel durch Nitrite, Nitrate, Benzocain, Sulfonamide und Anilinfarben.

C. Hämoglobin M   Es gibt mehrere Hämoglobin-M-Varianten. Alle verursachen eine Zyanose. Der Erbgang ist autosomal
dominant. Hämoglobin M wird elektrophoretisch
nachgewiesen. Die Zyanose ist entweder schon bei
Geburt oder nach 3–6 Monaten vorhanden.

D. Hämoglobin mit reduzier-   Sechs Varianten sind bekannt, das häufigste ist das
ter Sauerstoffbindungska-   Hämoglobin Kansas. Die Patienten haben eine arte-
pazität   rielle Hämoglobinsättigung von 60% bei einem pO_2
von 100 Torr.

V. Schock und Sepsis

A. Blutverlust
B. Septischer Schock
C. Septikämie
D. Nebenniereninsuffizienz   Die Störung kann angeboren oder erworben sein,
zum Beispiel nach Absetzen von Steroiden.

VI. Periphere Zyanose

A. Vasokonstriktion   Am häufigsten durch Kälte, seltener durch Medikamente und bei einigen Störungen des autonomen
Nervensystems (siehe auch Kapitel 98, Raynaud-Phänomen und Akrozyanose).

B. Ischämie   Arterieller Verschluß (durch Thrombus, Vasculitis,
                                disseminierte intravasale Gerinnung) oder venöse
                                Stauung führen zur Zyanose. Posttraumatisch kann
                                eine Extremität kühl, zyanotisch und leicht ödematös
                                sein (reaktive sympathische Dystrophie).

VII. Verschiedene Ursachen

A. Luftanhalten   „Wegbleiben" bei Kleinkindern kann zu schwerer
                                Zyanose führen.

B. Schreien   Erhöhter Venendruck führt zur Stauung in den Kapil-
                                laren, zu erhöhter Sauerstoffausnutzung und Zya-
                                nose.

C. Neugeborenenhypoglyk-   Hypoglykämie beim Neugeborenen geht häufig mit
    ämie   Zyanose einher.

D. Familiäre Dysautonomie   Gestörte autonome Reaktion auf Hypoxie und Hy-
                                perkapnie.

14   Ikterus

Ikterus ist eine gelbliche Verfärbung der Haut durch Ablagerung von Gallepigment infolge einer gestörten Bildung oder Elimination von Bilirubin. Es ist zwischen konjugiertem und unkonjugiertem Bilirubin zu unterscheiden. Große Mengen unkonjugierten Bilirubins weisen auf eine exzessive Bildung durch Hämolyse oder Störungen der Konjugation in der Leber hin, die konjugierte Hyperbilirubinämie auf Störungen der Elimination durch parenchymatöse Lebererkrankungen oder Obstruktion der intra- oder extrahepatischen Gallenwege.

I. Hyperbilirubinämie durch unkonjugiertes Bilirubin

A. Passagerer Neugeborenen-Ikterus

1. Physiologischer Ikterus

Definiert als ein Gesamtbilirubin von nicht mehr als 12 mg/dl und ein konjugiertes Bilirubin von nicht mehr als 1,5 mg/dl beim ausgetragenen Neugeborenen. Der physiologische Ikterus kommt durch mehrere Mechanismen zustande: Vorübergehende Hypoaktivität der Glukuronyltransferase; niedrige Leberspiegel des Y-Bindungsproteins mit verminderter Aufnahme von unkonjugiertem Bilirubin; verminderte intestinale Elimination von Bilirubin durch fehlende intestinale Flora, die konjugiertes Bilirubin zu Urobilinogen reduziert; vermehrte Freisetzung von freiem Bilirubin aus der konjugierten Form mit anschließender enteraler Resorption (beschleunigter enterohepatischer Kreislauf).

2. Brustmilch-Ikterus

Die Milch mancher Mütter enthält ein Hormon, das die Konjugation des Bilirubins verhindert. Andere Faktoren sind wahrscheinlich eine hohe Konzentration gesättigter Fettsäuren oder eine hohe Aktivität der Lipoproteinlipase in der Milch. Der Ikterus erscheint gewöhnlich nicht vor dem 4. bis 5. Lebenstag. Nach dem Abstillen fällt das Bilirubin innerhalb von 24 bis 48 Stunden ab.

3. Intestinale Obstruktion	Vor allem im Säuglingsalter führt eine Verlegung des Magen-Darm-Traktes zu einem beschleunigten enterohepatischen Kreislauf. Ursachen sind Stenosen und Atresien des Darms, Ringpankreas, M. Hirschsprung, Mekoniumpfropf, Pylorusstenose und zystische Fibrose.
4. Lucey-Driscoll-Syndrom	Mütterliches Serum enthält einen Inhibitor der Bilirubinkonjugation. Alle Kinder der Mutter sind betroffen.
B. Erhöhte Bilirubinproduktion	
1. Hämolytische Krankheiten	
a) Blutgruppeninkompatibilität	Am häufigsten im Rh- und ABO-System.
b) Erythrozytäre Enzymdefekte	Zum Beispiel Mangel an Glukose-6-Phosphat-Dehydrogenase, Fruktokinase, Pyruvatkinase und Glutathion-Peroxidase.
c) Sphärozytose	Blässe, Bauchschmerzen, Splenomegalie und gelegentliche aplastische Krisen setzen im Säuglingsalter ein.
d) Thalassämie	Blässe und Hepatosplenomegalie nach den ersten Lebensmonaten. Ikterus ist selten.
e) Sichelzellanämie	
f) Vitamin-E-Mangel	Ikterus bei Vitamin E-Mangel tritt am häufigsten bei unreifen Säuglingen mit rezidivierender Azidose auf.
g) Erworbene Störungen	Verschiedene Medikamente oder Toxine können zu einer Hämolyse führen.
– Medikamentös	
– Autoimmunkrankheiten	Verschiedene Krankheiten führen zu einer Hämolyse mit positivem Coombs-Test, z. B. virale Infektionen oder ein systemischer Lupus erythematodes.
– Infantile Pyknozytose	Blässe, Ikterus, Hepatosplenomegalie. Im peripheren Blutausstrich finden sich typische Pyknozyten.
2. Resorption von extravasalem Hämoglobin	Eine Säuglings-Hyperbilirubinämie kann durch Resorption von Hämoglobin aus Hämatomen (zum Beispiel Kephalhämatom oder subdurales Hämatom) oder sogar aus verschlucktem mütterlichem Blut entstehen.
3. Polyzythämie	Verspätetes Abklemmen der Nabelschnur oder maternal-fetale Transfusion können eine Polyzythämie verursachen.

C. Verschiedene Ursachen
  1. Sepsis   Infektionen führen zu Hämolyse und Cholestase.
  2. Hypothyreose   Icterus prolongatus kann das einzige Frühsymptom
                                einer Hypothyreose sein.
  3. Hyperthyreose
  4. Mütterlicher Diabetes
     mellitus
  5. Dehydratation
  6. Hypoxie
  7. Azidose
  8. Hypalbuminämie   Vor allem bei Früh- und Mangelgeburten.
  9. Medikamente   Sulfonamide, Azetylsalizylsäure und andere Medika-
                                mente können den Bilirubintransport beeinträchti-
                                gen.

D. Vererbte Störungen
  1. Crigler-Najjar-Syn-   Es besteht ein Mangel an hepatischer Glukuronyl-
     drom   transferase. Typ I, die autosomal rezessive Form,
                                führt im Säuglingsalter zum Tod. Bei Typ II, der
                                autosomal dominanten Form, überleben die Kinder
                                bis ins Erwachsenenalter. Er spricht auf Phenobarbi-
                                tal an.
  2. Gilbert-Syndrom   Manifestation meist in der späten Kindheit mit
                                leichtem Ikterus, Bauchschmerzen und Übelkeit. Der
                                Ikterus kann mit Phenobarbital behandelt werden.

II. Hyperbilirubinämie durch konjugiertes Bilirubin

A. Neonatale Hepatitis un-   Die neonatale Hepatitis führt zu erhöhtem konjugier-
   klarer Genese   tem Bilirubin, Appetit- und Gedeihstörung. Eine He-
                                patitis unklarer Genese (auch „Hepatitis-Syndrom"
                                genannt) darf erst nach Ausschluß bekannter Ursa-
                                chen (s. u.) diagnostiziert werden.

B. Idiopathische Cholestase
  1. Gallengangsatresie   Trotz der Fortschritte in Diagnose und Behandlung
                                können 90% der Fälle nicht korrigiert werden.
  2. Gallengangshypoplasie
  3. Zu wenig intrahepati-
     sche Gallengänge
  4. Choledochuszyste   Die klassische Trias besteht aus epigastrischen Bauch-
                                schmerzen, Ikterus und einem abdominalen Tumor
                                als Folge der zystischen Erweiterung des Ductus he-
                                paticus.

5. Syndrom der einge-dickten Galle („inspis-sated bile")	Dieses Syndrom ist heutzutage selten. Früher wurde es bei schwerer Rh-Inkompatibilität diagnostiziert. Der Ikterus wurde auf Gallenpfröpfe zurückgeführt. Nach schwerer Hämolyse wurden gelegentlich Leberzellschäden nachgewiesen.
6. Fibrosierende Pankrea-titis	Symptome sind Bauchschmerzen, Gewichtsverlust, Steatorrhoe und Glukoseintoleranz.

C. Erworbener cholestati-scher Ikterus

1. Bakterielle Infektionen	Ikterus kann Initialsymptom einer Sepsis, Pyelone-phritis und anderer bakterieller Infektionen ein-schließlich Leberabszeß und Cholangitis sein.
2. Virale Infektionen a) Infektiöse Hepatitis b) Coxsackievirus-In-fektionen c) Infektiöse Mononu-kleose	Ikterus in 5–10% der Fälle.
3. TORCH-Komplex	Eine Neugeborenenhepatitis kann durch intrauterine Toxoplasmose, Röteln, Zytomegalie und Herpes simplex-Infektion (TORCH), sowie Syphilis bedingt sein.
4. Pilzinfektionen	Die systemische Histoplasmose geht mit Leberbeteili-gung einher.
5. Parasitäre Infektionen	Toxocara canis oder T. cati kann zu Leberentzündung mit Ikterus, Hepatomegalie und schwerer Eosinophi-lie führen.
6. Chemikalien	Chlorierte Kohlenwasserstoffe führen zur Leberne-krose.
7. Medikamente	Potentielle Hepatotoxine sind Azetylsalizylsäure, Azetaminophen, Eisen, Isoniazid und Vitamin A. Erythromycin, Sulfonamide, Oxacillin, Rifampicin, Halothan und Isoniazid führen zu allergischen Leber-zellschäden. Äthanol, Steroide, Tetrazyklin und Me-thotrexat können einen Ikterus verursachen.
8. Reye-Syndrom	Die fettige Leberzelldegeneration äußert sich in einem Ikterus.
9. Chronisch aktive He-patitis	Diese bei jungen Mädchen häufigere Hepatitisform beginnt wie eine akute Hepatitis, doch verschwindet der Ikterus nicht wie erwartet. Krankheitsgefühl, Fie-ber, Gewichtsverlust und andere systemische Be-schwerden kommen vor.

D. Stoffwechsel-Störungen

1. Alpha 1-Antitrypsin-Mangel	Ikterus und Hepatomegalie treten in jedem Alter einschließlich der Neugeborenenperiode auf. Die Diagnose wird elektrophoretisch gestellt.
2. Zystische Fibrose	Die periportalen intrahepatischen Gallengänge sind verlegt.
3. Galaktosämie	Der Urin von ikterischen Säuglingen sollte immer auf reduzierende Substanzen untersucht werden. Spätere Symptome sind Erbrechen, Diarrhoe, Gedeihstörung und Katarakt.
4. Galaktokinasemangel	Hyperbilirubinämie und Katarakt sind die einzigen Symptome. Sie treten später auf als bei der Galaktosämie.
5. M. Wilson	Manifestation der Leberzellschädigung jederzeit nach dem 1. Lebensjahr. Der Coeruloplasminspiegel sollte bei jedem Kind mit einer unklaren Lebererkrankung untersucht werden.
6. Tyrosinämie	Symptome sind Erbrechen, Diarrhoe, Gedeihstörung, Rachitis, Tubulusdefekte der Nieren und Hypoglykämie.
7. Fruktose-Intoleranz	Erbrechen, Diarrhoe und Gewichtsverlust treten bei Einführung von Fruktose in die Nahrung auf.
8. M. Niemann-Pick	Hepatosplenomegalie, Gedeihstörung, neurologische Ausfälle und kirschroter Fleck am Augenhintergrund.
9. M. Wolman	Diarrhoe, Gedeihstörung, Tod im Säuglingsalter. Die Nebennieren sind verkalkt.
10. Glykogenosen	
a) Typ IV	Ursache ist ein Defekt des branching enzyme. Gedeihstörung, Ikterus und Hepatomegalie treten in den ersten beiden Lebensmonaten auf. Danach rasche Progredienz.
b) Typ III	Ursache ist ein Defekt des debranching enzyme. Typ III ist gutartiger als Typ IV. Serum-Bilirubin und Transaminasen sind erhöht.
11. Zellweger-Syndrom	Die Säuglinge haben eine hohe Stirn und Epikanthus, schwere Hypotonie, Hepatomegalie, Gedeihstörung und periartikuläre Verkalkungen.

E. Familiäre Cholestase

1. Benigne rezidivierende Cholestase	Rezidivierender Ikterus mit schwerem Juckreiz. Beginn in der frühen Kindheit.
2. Rezidivierende Cholestase mit Lymphödemen	Neugeborene haben einen Icterus prolongatus, später folgt häufig eine Zirrhose. Fußrückenödeme entwickeln sich in der Kindheit.

3. M. Byler	Fettstühle in den ersten Lebensmonaten, später Ikterus, Hepatosplenomegalie, Zirrhose. Tod im Kindesalter.
4. Syndrom von Cholestase, geistiger Retardierung und Wachstumsstörung	Symptome sind Hepatosplenomegalie, Ikterus, kurze Finger und Zehen und verdickte Haut.

F. Erbliche Ikterusformen ohne Cholestase

1. Dubin-Johnson-Syndrom	Ikterus von der Geburt an, häufig auch bei anderen Familienmitgliedern. Das Serumbilirubin übersteigt nur selten 6 mg/dl. Ein Drittel bis drei Viertel davon sind konjugiert. Allgemeinsymptome sind Schwäche, vermehrte Ermüdbarkeit, Anorexie, Übelkeit und Erbrechen. Die Biopsie zeigt pigmentierte Hepatozyten.
2. Rotor-Syndrom	Die Befunde entsprechen denen des Dubin-Johnson-Syndrom, die Hepatozyten sind aber nicht pigmentiert.
3. Gilbert-Syndrom	Leichte, wechselnde Hyperbilirubinämie bis ca. 3 mg/dl, vor allem nach Streß, Infektionen, Alkoholgenuß, wahrscheinlich autosomal rezessiv vererbt.

G. Verschiedene Störungen

1. Hyperthermie	
2. Chromosomale Aberrationen	Turner-Syndrom und Trisomie 18 disponieren zu einer Hyperbilirubinämie.
3. Überernährung	

III. Ikterus-ähnliche Hautverfärbungen

A. Karotinikterus	Eine gelblich-orange Verfärbung der Haut kann durch absorbierte Pigmente aus gelben, orange-roten oder roten Früchten und Gemüsen verursacht sein. Die Sklera ist nicht verfärbt.
B. Lycopenoderma	Eine gelbliche Hautverfärbung kann auch nach einer langandauernden Aufnahme von exzessiven Mengen roten Farbstoffes in Nahrungsmitteln, vor allem Tomaten, auftreten.
C. Medikamente	Antimalariamittel, vor allem Quinakrin verursachen eine gelbliche Verfärbung der Haut.

15   Rezidivierende Infektionen

Die meisten Kinder mit rezidivierenden Infektionen haben erfreulicherweise keine schweren Abwehrdefekte. Die Re-Infektion ist Folge einer Re-Exposition. Manchen rezidivierenden Infektionen liegen anatomische oder physikalische Besonderheiten bestimmter Organsysteme zugrunde. Ein Beispiel sind rezidivierende Pyelonephritiden bei Harnwegsobstruktion.

Immunmangelkrankheiten und Störungen der Phagozytose sind relativ selten. Sie verraten sich durch die Art der rezidivierenden Infektion. Man denke an sie bei wiederholten Infektionen mit Staphylokokken und Hämophilus influenza, Serratia mercescens oder Candida albicans. Eine Anamnese mit ungewöhnlichen Reaktionen auf Impfungen, rezidivierender Diarrhoe, Gedeihstörung und rezidivierenden Infektionen bei anderen Familienmitgliedern ist ein wichtiger Hinweis.

Kinder mit einem B-Zell-Defekt tendieren zu rezidivierenden bakteriellen Infektionen, vor allem Pneumonien und Otitis media. Defekte der zellulären Immunität disponieren zu Infektionen mit Viren, Pilzen oder Protozoen. Kinder mit einem Phagozytosedefekt haben gewöhnlich rezidivierende Pyodermien und systemische Infektionen durch Erreger mit niedriger Virulenz. Störungen des Komplementsystems äußern sich in rezidivierenden pyogenen Infektionen, manchmal mit Lupus erythematodes-ähnlichen Symptomen.

I. Physiologische Ursachen

Die bei weitem häufigste Ursache rezidivierender Infektionen ist die wiederholte Erreger-Exposition eines ansonsten gesunden Kindes. Im Durchschnitt hat ein Kind 6–8 Atemwegsinfektionen im Jahr. Die Zahl ist höher bei Kindergarten- oder Schulbesuch. Auch ältere Geschwister können Infektionen nach Hause bringen. Eingehende Untersuchungen sind in diesen Fällen nicht indiziert, vorausgesetzt die Infektionen sind nicht ungewöhnlich schwer oder langwierig.

II. Anatomische und physikalische Ursachen

A. Lungenerkrankungen
    1. Asthma bronchiale

Asthma bronchiale ist die häufigste Ursache der rezidivierenden „Pneumonie". Vermindertes Bronchiallumen und Schleimpfröpfe disponieren zu rezidivierenden Infektionen.

2. Zystische Fibrose	Rezidivierende Atemwegsinfektionen können vor den gastrointestinalen Symptomen auftreten.
3. Fremdkörper	
4. Rezidivierende Aspiration	
a) Gastroösophagealer Reflux	
b) Hiatushernien	
c) Neuromuskuläre Erkrankung	Zentralnervöse Störungen disponieren zu Infektionen durch erschwerte Speichelkontrolle und/oder abgeschwächten Hustenreflex.
d) Familiäre Dysautonomie	
e) Tracheoösophageale Fistel	
f) Gefäßring	
5. Angeborene Herzfehler	Lungenstauung disponiert zu Infektionen.
B. Harnabflußstörungen	Rezidivierende Harnwegsinfektionen werden durch Harnabflußhindernisse gefördert (z. B. Ureterstenosen, Steine, Reflux, externe Kompression der Harnwege durch chronische Obstipation usw.).
C. Störungen des Zentralnervensystems	
1. Ventrikulärer Shunt	
2. Schädelbruch	Vor allem Frakturen der Schädelbasis gehen mit Infektionen einher.
3. Mittellinien-Defekte	Teilweise mikroskopische kleine Hautsinus als abortive Manifestation einer Spina bifida disponieren zu rezidivierenden Meningitiden.
D. Stoffwechselerkrankungen	
1. Diabetes mellitus	Rezidivierende Infektionen kommen durch schlechte Durchblutung, vor allem aber durch verminderte chemotaktische Aktivität der Leukozyten zustande.
2. Galaktosämie	Kleinkinder sind besonders anfällig für Infektionen mit gramnegativen Erregern.
E. Hämatologische Störungen	
1. Sichelzellanämie	Wiederholte Milzinfarkte führen zur funktionellen Asplenie. Ursache der rezidivierenden Infekte ist wahrscheinlich ein Opsonisationsdefekt.

2. Leukämie und Lymphome	Neben anderen Faktoren spielen Leukopenie und Phagozytosestörungen eine Rolle.
3. Neoplasmen	Neoplasmen können sowohl mechanisch zu Obstruktionen, als auch zu Störungen der Leukozytenfunktion führen.

F. Hautdefekte
   1. Atopische Dermatitis   Häufig rezidivierende Hautinfektionen.
   2. Verbrennung

III. Störungen der Phagozytose

A. Chemotaxis

1. „Lazy Leukocyte"-Syndrom	Häufig rezidivierende Infektionen der oberen Luftwege, Stomatitis, Gingivitis, Otitis media, Abszesse und Furunkel durch Staphylokokken. Periphere Neutropenie und verminderte Migration der Neutrophilen, im Knochenmark normale, reife Neutrophile.
2. Familiäre Neutropenie	Rezidivierende, schwere Infektionen. Die Neutropenie kann zyklisch auftreten.
3. Job-Syndrom	Typisch sind schwere, früh auftretende Ekzeme und fast ständige Staphylokokkeninfektionen. Die Kinder haben ein grobes Gesicht mit einer breiten Nasenwurzel. IgE im Serum ist stark erhöht.
4. Chédiak-Higashi-Syndrom	Die autosomal rezessiv vererbte Störung geht einher mit partiellem okulokutanem Albinismus und einer peripheren Neutropenie. Die Leukozyten haben abnorme granuläre Einschlüsse.
5. Kartagener-Syndrom	Typisch sind chronische oder rezidivierende sinopulmonale Infektionen und Mittelohrinfektionen. Die Hälfte der Fälle hat einen Situs inversus. Die Zilien des Respirationstraktes sind unbeweglich. Die chemotaktische Aktivität der Leukozyten ist vermindert.
B. Neutropenie	Neutropenie kann ererbt, durch bestimmte Medikamente oder schwere Infektionen verursacht sein.
C. Opsonisationsdefekte	Dieser Defekt tritt nach Splenektomie und bei Sichelzellanämie auf. Neugeborene können koliforme Bakterien nicht opsonieren.

D. Defekte der Phagozytose

1. Septische Granulomatose	Die meist männlichen Patienten haben rezidivierende, eiternde und granulomatöse Läsionen. Häufigste Erreger sind Staphylokokken, E. coli, Pseudomonas und Klebsiellen. Jugendliche haben daneben schwere,

antibiotikaresistente akneiforme Läsionen und eine seborrhoische Dermatitis. Die Krankheit beginnt meist im ersten Lebensjahr. Hepatosplenomegalie, Pneumonie und Osteomyelitis sind häufig.

2. Myeloperoxidasemangel

Häufig chronische Candidiasis.

3. Leukozytärer Glucose-6-Phosphat-Dehydrogenasemangel

Die Befunde gleichen denen der chronischen Granulomatose. Die Infektionen sind aber nicht so schwer.

IV. Störungen des Komplementsystems

A. C^1q-Mangel

Die Störung tritt bei schweren Immunmangelkrankheiten auf, vor allem bei Störungen des T-Zellsystems. Klinische Befunde sind körperlicher Verfall, chronische Candidiasis und Diarrhoe. Die persistierenden Infektionen werden durch verschiedene Erreger verursacht.

B. C3- und C5-Mangel

Kinder mit C3- und C5-Mangel haben rezidivierende schwere Infektionen wie Pneumokokken-Pneumonien und Meningokokken-Meningitis.

C. C5-Dysfunktion (Leinersche Krankheit)

Der M. Leiner ist charakterisiert durch generalisierte seborrhoische Dermatitis, rezidivierende Infektionen, vor allem mit gramnegativen Keimen, Diarrhoe und Gedeihstörung.

D. C6-, C7- und C8-Mangelzustände

Charakteristisch sind familiär gehäuft auftretende Bakteriämien mit Meningokokken und Gonokokken.

V. Störungen der Antikörperproduktion

A. Transiente Hypogammaglobulinämie

Die Produktion der Immunglobuline setzt bei einigen Säuglingen erst zwischen dem 18. und 30. Lebensmonat ein. Rezidivierende Atemwegs-Infektionen und Fieber unbekannter Ursache treten auf.

B. X-chromosomale Hypogammaglobulinämie

Alle Immunglobulinklassen sind betroffen. Das lymphatische Gewebe einschließlich der Tonsillen ist hypoplastisch. Rezidivierende, schwere, lebensbedrohliche Infektionen sind nach dem 6. Lebensmonat häufig. Das klinische Bild erinnert gelegentlich an eine rheumatoide Arthritis.

C. X-chromosomale Hypo-
gammaglobulinämie mit
normalem oder erhöhtem
IgM

Das klinische Bild gleicht dem unter B. beschriebenen, das lymphatische Gewebe ist aber eher vermehrt.
Neutropenie, Thrombozytopenie, hämolytische Anämie und Lymphome sind relativ häufig vorhanden.

D. Primäre nichtgeschlechts-
gebundene Hypogamma-
globulinämie

Alle Immunglobulinklassen sind in wechselnder
Kombination betroffen, doch sind meist IgG und IgA
niedrig, IgM normal oder erhöht. Klinisch rezidivie-
rende Infektionen, Diarrhoe, Arthritis, hämolytische
Anämie, manchmal Lymphgewebshypertrophie und
Splenomegalie.

E. Transcobalaminmangel
mit
Hypogammaglobulinämie

Megaloblastische Anämie, Granulozytopenie und
Thrombozytopenie bei fehlender Antikörperproduk-
tion. Die seltene Krankheit spricht auf hohe Dosen
von Vitamin B_{12} an.

F. Isolierter IgA-Mangel

Dies ist das häufigste primäre Immunmangelsyn-
drom. Obwohl viele Kinder mit IgA-Mangel sym-
ptomfrei sind, kommen rezidivierende Infektionen
der oberen und unteren Luftwege, therapieresistentes
Asthma, chronische Diarrhoe, Autoimmunerkrankungen und Malignome vor.

G. Isolierter IgM-Mangel

Rezidivierende Bakteriämie, Meningitis und gastrointestinale Probleme sind häufig.

H. Sekundäre Immundefekte

Sie treten nach Fehlernährung, immunsuppressiver
Therapie, Proteinverlust, Enteropathie und Urämie,
nach Splenektomie und bei Lymphomen auf.

I. Ataxia teleangiectatica

Rezidivierende sinopulmonalen Infektionen mit
Bronchiektasen. Progrediente Ataxie. Teleangiektasien entwickeln sich graduell, zuerst an den Konjunktiven und den Ohren. Häufig IgA- und IgE-Mangel.

J. Wiskott-Aldrich-Syn-
drom

Die X-chromosomalrezessive vererbte Störung ist
durch rezidivierende Infektionen, Ekzeme und
Thrombozytopenie gekennzeichnet. IgM ist erniedrigt, IgA und IgE sind erhöht.

VI. Störungen der zellulären Abwehr

A. DiGeorge-Syndrom

Thymus und Nebenschilddrüsen entwickeln sich
nicht. Klinische Befunde sind kongenitale Herzfehler,
Hypertelorismus, Mikrognathie, tiefsitzende, abnormal geformte Ohren, antimongoloide Lidspalte und
Tetanie durch Hypokalzämie.

B.	Chronische mukokutane Candidiasis	Chronische Candida-Infektionen der Haut, der Nägel und der Schleimhäute treten in Kombination mit Endokrinopathien, vor allem Hypoparathyreoidismus auf.
C.	Schwere kombinierte Immundefekte	Kombinierte Defekte der T- und B-Zellen führen schon früh, meist vor dem 6. Lebensjahr, zu rezidivierenden Infektionen, Diarrhoe und Pneumonie mit Gedeihstörung. Der Erbgang ist autosomal rezessiv oder X-chromosomal rezessiv.
D.	Adenosinaminasemangel	Das klinische Bild entspricht dem eines schweren kombinierten Immundefektes. Nukleosidphosphorylasemangel führt zu ähnlichen Befunden. Die Infektionen beginnen aber erst zwischen dem 6. und 12. Lebensmonat.
E.	Nezelof-Syndrom	Bei diesem zellulären Immundefekt ist die Synthese der Immunglobuline teilweise erhalten. Die Fälle treten sporadisch auf. Rezidivierende Infektionen, Ekzeme, chronische Otitis media und Sinusitis treten auf.
F.	Immundefekt und disproportionierter Minderwuchs	Man unterscheidet mehrere Formen mit schwerem kombinierten Immundefekt, mit zellulärem oder mit humoralem Immundefekt.

VII. Medikamente

A.	Kortikoide	Rezidivierende Infektionen sind eine Komplikation der Kortikoid-Langzeittherapie.
B.	Zytostatika	
C.	Antibiotika	Therapieresistente bakterielle Infektionen können sich unter antibiotischer Langzeittherapie entwickeln.

16   Ungewöhnlicher Körpergeruch

Die Labormedizin verdrängt die Sinnesorgane als diagnostisches Werkzeug. Dies gilt vor allem für den Geruchssinn.

Bestimmte Krankheiten können zu charakteristischen Gerüchen der Haut, des Schweißes, des Urins und des Atems führen. Die meisten dieser Krankheiten sind selten.

I. Ungewöhnlicher Körper- und Uringeruch

A. Fremdkörper — Fremdkörper in der Nase verursachen einen penetrant fauligen Gestank. Bei einseitiger Nasensekretion immer an einen Fremdkörper denken. Auch Fremdkörper in der Vagina und im äußeren Gehörgang führen zu Geruchsbildung.

B. Harnwegsinfektionen — Ein Geruch nach Ammoniak weist auf Infektionen mit harnsäurespaltenden Bakterien hin.

C. Nahrungsmittel — Spargel und Knoblauch sind Beispiele für geruchsintensive Nahrungsmittel.

D. Medikamente — Verschiedene Medikamente verursachen einen strengen, „medizinischen" Geruch des Urins und gelegentlich der Haut. Ampicillin und seine Derivate riechen stechend.

E. Phenylketonurie — Der muffige Geruch nach Mäusen oder Pferden, Entwicklungsverzögerung, Hellhäutigkeit, Mikrozephalie, Ekzeme und Krampfanfälle weisen auf die Krankheit hin, sofern die Diagnose mittels screening versäumt wurde.

F. Ahornsirupkrankheit — Die Säuglinge fallen in den ersten Lebenswochen durch Appetitstörung, Erbrechen, Azidose, Krampfanfälle, Koma und den typischen Uringeruch auf.

G. Isovaleriansäure-Azidämie — Isovaleriansäure kommt durch einen Defekt des Leuzinstoffwechsels zustande und ist gekennzeichnet durch rezidivierendes Erbrechen, Azidose, Koma und einen Geruch nach Schweißfüßen. Der gleiche Geruch wurde bei einem Defekt der Azyldehydrogenase beschrieben, einer mit Appetitstörung, Erbrechen,

		Krampfanfällen, schwerer Azidose einhergehenden Erkrankung. Die Kinder sterben in den ersten Lebensmonaten.
H.	Oasthoust-Disease	Ein hefeähnlicher Geruch wird durch einen seltenen Defekt der Methioninabsorption verursacht. Die zwei beschriebenen Patienten hatten weißes Haar, Krämpfe und anfallsweise Hyperventilation.
I.	Hypermethioninämie	Drei Geschwister im Alter zwischen 2 und 8 Wochen entwickelten neben einem fischähnlichen Geruch Lethargie und Irritabilität. Alle starben innerhalb von Monaten an Infektionen.
J.	Beta-Methyl-Crotonyl-CoA-Carboxylasemangel	Bei den zwei beschriebenen Fällen traten im frühen Säuglingsalter Appetitstörung, Lethargie und ein Geruch des Urins nach Katzen auf.
K.	Stale Fish-Syndrom	Der einzige Patient hatte Sigmata eines Turner-Syndroms. Der fischähnliche Geruch wurde durch große Mengen von Trimethylamin im Urin verursacht.
L.	Rancid Butter-Syndrom	Hypermethionämie und Hypertyrosinämie wurden bei drei Geschwistern mit Appetitstörung, Irritabilität, Krampfanfällen und Koma in den ersten Lebensmonaten beschrieben. Daneben fiel ein eindringlicher Geruch nach ranziger Butter auf.
M.	Schizophrenie	Ein scharfer Körpergeruch soll bei Patienten mit Schizophrenie vorkommen, wahrscheinlich durch Trans-3-methyl-2-hexansäure im Schweiß.
N.	Skorbut	Der Schweiß soll eitrig riechen.
O.	Typhus	Ein Geruch nach frischem Brot soll vorhanden sein.
P.	Hautkrankheiten	Hautkrankheiten wie Ichthyose, Keratosis follikularis (M. Darier) oder andere Krankheiten, die mit einer Hyperkeratose einhergehen, können zu einem ungewöhnlichen Körpergeruch führen. Auch Ulcera oder andere nekrotische Läsionen oder Tumoren können einen penetrant fauligen Geruch verbreiten.
Q.	Gicht	Die (bei Kindern seltene) Gicht soll einen typischen Geruch verursachen.

II. Mundgeruch

A.	Ketoazidose	Die Ketoazidose bei azetonämischem Erbrechen, Diabetes mellitus, Salizylat-Intoxikation usw. läßt sich am fruchtigen, apfelartigen Geruch erkennen.

B.	Leberversagen	Der Foetor hepaticus bei Leberversagen erinnert an alten Fisch oder rohe Leber.
C.	Gingivitis	Zahnfleischinfektionen, verfaulende Nahrungsteilchen zwischen den Zähnen, chronische Tonsillitis und Adenoiditis verursachen schlechten Mundgeruch.
D.	Lungenabszeß	Anaerobier verursachen einen fauligen Mundgeruch.
E.	Urämie	Patienten mit einer Urämie riechen nach Ammoniak.
F.	Diphtherie	Charakteristisch ist der süßlich-faulige Geruch.

17   Vermehrte Schweißabsonderung

Die häufigsten Ursachen sind körperliche Aktivität, Streß und Fieber.

I. Physiologische Ursachen

A. Körperliche Aktivität
B. Hitze
C. Fieber
D. Emotionen — Unter seelischer Belastung schwitzt man generalisiert oder nur in Achselhöhlen, an Damm, Stirn, Handinnenflächen oder Fußsohlen.

E. Stimulation von Geruchs- und Geschmackssinn — Auf Stirn, Oberlippe und Wangen können sich beim Essen vor allem von scharf gewürzten Nahrungsmitteln Schweißtropfen bilden.

II. Infektionen

A. Entfieberung — Abfall der Körpertemperatur im Verlauf von Infektionen oder Entzündungskrankheiten führt zum Schweißausbruch.

B. Chronische Infektionen
   1. Lungentuberkulose — Nachtschweiß ist das klassische Zeichen einer aktiven Lungentuberkulose. Er ist bei Kindern selten.
   2. Brucellose — Unspezifische Symptome der akuten Infektion sind Abgeschlagenheit, leichte Muskelschmerzen, Kopfschmerzen, Fieber und Hyperhidrosis.
   3. Malaria

III. Endokrine und metabolische Störungen

A. Hypoglykämie — Symptome der Neugeborenen-Hypoglykämie sind Tremor, Schwitzen, Zyanose, schlechter Appetit und apnoische Anfälle. Bei älteren Kindern kommt es zu Blässe, Verhaltensstörungen, Schwitzen und Tachykardie.

B.	Hyperthyreose	Die Symptomatik umfaßt Abgeschlagenheit, Tremor, Tachykardie, erhöhten systolischen Blutdruck und Hyperhidrose.
C.	Akromegalie	Vermehrtes Schwitzen ist wahrscheinlich Folge beschleunigter Stoffwechselvorgänge.
D.	Phäochromozytom	Blutdruckkrisen, Kopfschmerzen, Schwitzen, Blässe und Palpitationen treten auf.
E.	Phenylketonurie	Säuglinge und Kinder mit einer unbehandelten Phenylketonurie sollen exzessiv schwitzen.

IV. Medikamente und Toxine

A.	Salizylatvergiftung	Symptome sind Fieber, Schwitzen, Erbrechen und Hyperventilation.
B.	Narkotikaentzug	An diese Möglichkeit muß bei Kindern mit Tremor, Irritabilität, vermehrtem Appetit und Schwitzen gedacht werden.
C.	Vergiftung mit Organophosphaten	Die Symptomatik hängt von der Schwere der Vergiftung ab. Exzessiver Speichelfluß, Tränensekretion und Schwitzen sind häufig, Muskelkrämpfe, Ängstlichkeit, Erbrechen, Diarrhoe und Bronchospasmus seltener.
D.	Akrodynie	Die Quecksilbervergiftung beginnt schleichend mit Reizbarkeit, Anorexie und subfebrilen Temperaturen. Es folgen generalisierte Erytheme, Gliederschmerzen, profuses Schwitzen, Photophobie und Hypotonie.
E.	Emetika	Ipecacuanha kann neben dem gewünschten Effekt einen Schweißausbruch provozieren.
F.	Insulinüberdosis	

V. Kardiovaskuläre Ursachen

A.	Herzinsuffizienz	Tachykardie, Tachypnoe, Hepatomegalie und Dyspnoe stehen im Vordergrund. Die Patienten schwitzen an Kopf und Hals.
B.	Synkopen	Synkopen können mit Blässe, Schwitzen und Ruhelosigkeit beginnen.
C.	Raynaud-Phänomen	Die betroffenen Hände und Füße sind verfärbt und schwitzen.
D.	Cluster-Kopfschmerzen	Wahrscheinlich eine Form der Migräne. Die Kopfschmerzen sind stark, dauern kurz und rezidivieren

rasch. Konjunktivale Injektion, Tränenfluß, verstopfte Nase, Gesichtsröte und Schwitzen begleiten die Anfälle.

VI. Neurologische Erkrankungen

A. Rückenmarksläsion	Querschnittsläsionen gehen mit Massenreaktionen, Spastik und Schweißabsonderung einher.
B. Gutartige paroxysmale Vertigo	Rezidivierende kurzdauernde Schwindelanfälle gehen mit Blässe, Nystagmus und oft starkem Schwitzen einher.
C. Dienzephales Syndrom	Kinder mit dienzephalen Tumoren, meist Optikusgliomen, schwitzen stark. Gedeihstörung, Nystagmus und Euphorie sind andere Symptome.
D. Subakute sklerosierende Panenzephalitis	Im Terminalstadium schwitzen die Patienten vermehrt.
E. Aurikulotemporales Syndrom	Nach Durchtrennung des N. aurikulotemporalis kann Nahrungsaufnahme zu Rötung und Schweißausbruch einer Gesichtshälfte führen.

VII. Verschiedene Ursachen

A. Lymphome	Lymphome und andere (evtl. okkulte) Tumoren gehen gelegentlich mit vermehrter Schweißabsonderung einher.
B. Allergische Diathese	Kinder mit einer atopischen Dermatitis und allergischer Reaktionslage schwitzen vermehrt.
C. Familiäre Dysautonomie	Diese seltene autosomal rezessiv vererbte Störung äußert sich mit Schluckbeschwerden, wiederholten Aspirationen und Infektionen, fehlender Tränensekretion, fleckiger Haut, Temperaturschwankungen, emotionaler Labilität, relativer Schmerzunempfindlichkeit und exzessivem Schwitzen.
D. Familiäre periodische Lähmung	Anfallsartige schlaffe Lähmung und Areflexie treten meist in der Nacht auf. Die Attacken dauern wenige Stunden. Starker Durst und Schwitzen kann den Anfällen vorausgehen.
E. Karzinoid	Das maligne Karzinoid ist bei Kindern selten. Die klassischen Symptome sind Klappenfehler des rechten Herzens, plötzliches Erröten, häufige wäßrige Stühle und asthmatische Anfälle.

F. Chediak-Higashi-Syndrom	Kardinal-Symptome sind depigmentierte Hautareale, Photophobie bei okulärem Albinismus, verminderte Tränensekretion, Hepatosplenomegalie, erhöhte Infektionsneigung und progrediente Granulozytopenie. Im Zytoplasma der Leukozyten sind grobe Einschlüsse zu sehen.
G. Verschiedene Syndrome	Kinder mit Osteogenesis imperfecta, Achondroplasie und Thrombozytopenie-Radiusaplasie schwitzen häufig vermehrt.

18   Polydipsie

Kinder, vor allem Kleinkinder, trinken relativ viel. Die echte, krankhafte Polydipsie ist im Kindesalter dagegen selten. Ihre bekanntesten Ursachen sind Diabetes mellitus und Diabetes insipidus. Die Häufigkeit der psychogenen Polydipsie (auch hysterische oder primäre Polydipsie, zwanghaftes Wassertrinken genannt) wird möglicherweise unterschätzt.

I. Diabetes mellitus

Die Polydipsie beginnt meist schlagartig und nimmt mit Gewichtsverlust und Azidose zu. Bei Polydipsie immer den Urin auf Glukose untersuchen.

II. Diabetes insipidus neurohormonalis

Durch Zerstörung der Neurohypophyse oder des Hypothalamus wird weniger antidiuretisches Hormon gebildet. Ursachen sind Histiozytose, Trauma, Infektion, Zysten, Tumoren und Leukämie. Im Durstversuch steigt die Urinosmolalität nicht adäquat. Der Diabetes insipidus neurohormonalis spricht auf Vasopressin an.

III. Nephrogener Diabetes insipidus

Die Erkrankung tritt vornehmlich bei Knaben auf. Der Erbgang ist wahrscheinlich geschlechtsgebunden, obwohl auch Mädchen betroffen sein können. Trotz hypertoner Dehydratation wird kontinuierlich Urin mit niedrigem spezifischen Gewicht ausgeschieden. Gedeihstörung, wiederholte Zustände von Dehydratation und Fieber sind häufig Erstsymptome. Vasopressin ist wirkungslos.

IV. Psychogene Polydipsie

Die Kinder trinken zwanghaft Wasser und haben meist auch andere Verhaltensstörungen. Wasserrestriktion erhöht meist die Urinosmolalität, aber die Diagnose ist schwer zu sichern.

V. Sichelzellanämie	Die Hyposthenurie soll mit dem „sludging" von Sichelzellen im Nierenmark zusammenhängen. Es wird vermehrt Wasser ausgeschieden. Die Polydipsie ist sekundär.
VI. Hyperkalzämie	Vitamin-D-Intoxikation, Malignome und andere Erkrankungen führen über eine Hyperkalzämie und Nephrokalzinose zu Hyposthenurie und Polydipsie. Anorexie, Verstopfung, Lethargie, Gedeihstörung und Nierensteine kommen vor. Bei Hyperparathyreoidismus kommt es außerdem zu rezidivierenden Knochenfrakturen und Deformierungen.
VII. Interstitielle Nephritis	Eine interstitielle Nephritis kann schleichend entstehen, Polydipsie und Polyurie können über Jahre die einzigen Symptome sein. Erst mit Entwicklung einer Hypertonie in der Adoleszenz wird die Erkrankung diagnostiziert. Bekannte Ursachen der interstitiellen Nephritis sind Analgetikaabusus, Quecksilbervergiftung, Methicillin-Reaktion, Diphenylhydantoin und Sulfonamide.
VIII. Zystinose	Unruhezustände, Wachstumsverlangsamung, Anorexie, Polydipsie, Polyurie, Obstipation und Hitzeintoleranz setzen im ersten Lebensjahr ein. Photophobie, Engelsgesicht, verminderte Pigmentation von Haut und Haaren und Glukosurie mit Hyperglykämie sind weitere Befunde.
IX. Renale tubuläre Azidose	Symptome sind Dehydratation, Obstipation und Polyurie. Bei Säuglingen kommen Erbrechen, Gedeihstörung, Anorexie und Lethargie hinzu. Laborbefunde sind hyperchlorämische Azidose, Hypokaliämie und ein alkalischer Urin mit einem niedrigen spezifischen Gewicht.
X. Nephronophtise	Polyurie und Polydipsie beginnen zwischen 2 und 6 Jahren. Kleinwuchs und Rachitis kommen hinzu. Niereninsuffizienz stellt sich später ein. Der Erbgang ist autosomal rezessiv.

XI. Bartter-Syndrom

Wachstumsverzögerung, Polydipsie und Polyurie, Obstipation und Episoden mit Fieber und Dehydratation treten vom 2. Lebensmonat an auf. Die Symptome werden durch exzessive Aldosteronsekretion mit schwerer Hypokaliämie verursacht.

XII. Phäochromozytom

Die Patienten haben eine meist paroxysmale Hypertonie. Während der Anfälle kommt es zu Kopfschmerzen, Palpitationen, Schwitzen, Erbrechen und Blässe.

XIII. Neuroblastom und Ganglioneuroblastom

Die Tumoren können Katecholamine produzieren und sezernieren. Folge sind Hypertonie, Flush, Blässe, Polydipsie, Polyurie und Diarrhoe.

19   Schlafstörungen

Schlafstörungen sind bei Kindern häufig. Meist sind sie gutartig, häufig gehen ihnen Veränderungen im Tagesablauf wie Streß, Aktivität und Aufregung voraus. Schlafstörungen aufgrund schwerer psychologischer Probleme sind bei Kindern seltener als bei Erwachsenen.

I. Durchschlafstörungen

A.	Alptraum	Das Kind erwacht durch den Traum, kann sich an ihn erinnern und ist danach orientiert. Alpträume treten häufig nach Störungen des gewohnten Tagesablaufes auf.
B.	Pavor nocturnus	Die Angstreaktion tritt vor allem bei Klein- und Schulkindern auf und äußert sich in Symptomen wie Schreien, Agitation, Halluzination, Schwitzen und Tachykardie. Das Kind erscheint wach, erkennt aber die Umgebung nicht. Die Episoden dauern wenige Minuten. Das Kind schläft wieder ein und erinnert sich nicht an den Vorfall.
C.	Schlafwandeln (Somnambulismus)	5% aller Kinder schlafwandeln. Die Augen sind offen, aber das Kind scheint die Umwelt nicht zu erkennen. Die Bewegungen sind ungeschickt. Das Kind kann sich an den nur wenige Minuten dauernden Vorfall nicht erinnern. Häufig ist eine Streßsituation vorausgegangen. Schlafwandeln kommt familiär gehäuft vor.
D.	Sprechen im Schlaf (Somnilogie)	Meist spricht das Kind im Schlaf, ohne dabei zu erwachen. Nicht selten schlafwandelt es gleichzeitig.
E.	Madenwürmer	Madenwürmer jucken besonders nachts, wenn sie aus dem Darm in die Perianalregion austreten.
F.	Asthma bronchiale	Einige Kinder erwachen durch die nächtlichen Anfälle.
G.	Nächtliche Krampfanfälle	Hinweise auf tonisch-klonische Krampfanfälle sind Inkontinenz, Zungenbiß, zerwühltes Bettzeug.

II. Vermehrtes Schlafbedürfnis

A. Depression

Depressive Kinder sind oft lethargisch und schlafen viel; ihr Schlaf ist unruhig.

B. Migräne

Nach Migräneanfällen schlafen die Patienten vermehrt.

C. Krampfanfälle

Nach Krampfanfällen schlafen die Patienten erschöpft ein. Die echte Narkolepsie ist bei Kindern selten. Sie setzt meist erst nach dem 15. Lebensjahr ein. Typisch ist eine unkontrollierbare Bewußtseinsveränderung, die gewöhnlich nur kurz dauert (weniger als 15 Minuten), häufig mit plötzlichem Verlust des Muskeltonus (Kataplexie) und Schlaf einhergeht. Auditive und visuelle Halluzinationen sind selten.

D. Schädel-Hirn-Trauma

E. Postenzephalitische Störungen

F. Medikamente

Antihistaminika, Antikonvulsiva, Analgetika, Opiate u. a. m. machen müde.

G. Erhöhter Hirndruck

H. Hypoglykämie

I. Hypothyreose

J. Obstruktion der oberen Luftwege

Vergrößerte Tonsillen, Adenoide oder eine durch Erschlaffung der Rachenmuskulatur im Schlaf zurückfallende Zunge (Glossoptosis) führen zu Schnarchen, apnoischen Anfällen und vermehrtem Schlafbedürfnis.

K. Pickwickier-Syndrom

Bei sehr dicken Menschen kommt es durch die Ateminsuffizienz zu Hyperkapnie und Schläfrigkeit.

L. Kleine-Levin-Syndrom

Diese seltene Störung ist bei Knaben über 10 Jahren beschrieben worden. Sie schliefen über Tage bis Wochen, erwachten zwischendurch und aßen viel.

III. Einschlafstörungen

A. Angst

Kinder können Einschlafstörungen haben aus Angst, weil sie überdreht sind, nach disziplinarischen Maßnahmen der Eltern oder, vor allem bei älteren Säuglingen und Kleinkindern, durch Trennungsängste.

B. Depression

C. Überstimulation

Kleinkinder brauchen Ruhe vor dem Einschlafen.

D. Neugierde   Interessante Vorgänge in der Umgebung stören das
                               Einschlafen.

E. Hyperthyreose   Dies ist eine seltene Ursache der Schlaflosigkeit.

IV. Andere Störungen

A. Einschlafmyoklonien   Einzelne generalisierte Zuckungen beim Einschlafen
                               sind normal und gutartig.

B. Apnoe   Kurze apnoische Perioden (unter 10 Sekunden) kom-
                               men bei Säuglingen häufig vor, später bei Narkolep-
                               sie oder obstruktiven Erkrankungen der oberen Luft-
                               wege. Langdauernde Apnoen im Schlaf hängen pa-
                               thophysiologisch mit dem plötzlichen Kindstod
                               (SID) zusammen.

Teil 2　Kopf

20 Kopfschmerzen

Kopfschmerzen sind eine häufige Klage in der kinderärztlichen Praxis. Die Attacken sind meist kurz, treten relativ selten, in allen Formen und Schweregraden auf. Besondere Muster der Kopfschmerzen können mit bestimmten Ursachen in Zusammenhang gebracht werden. Solche Kopfschmerzmuster zu finden, ist differentialdiagnostisch wichtig. Hierbei hilft in erster Linie die Anamnese. Es sollte nach Lokalisation, Schwere, Begleitsymptomen, Dauer, zeitlicher Bindung gefragt werden. Wer in der Familie leidet ebenfalls an Kopfschmerzen, an Migräne?

Kopfschmerzen können somatischer Ausdruck von Angst oder Streß in der Familie sein und vom Kind im Sinne einer „Symptomtradition" übernommen werden. Häufigste Kopfschmerzursache sind Infektionen. Fieber führt zu intrazerebraler Vasodilatation, die als schmerzhaft empfunden wird.

Viele Eltern denken bei Kopfschmerzen zuerst an einen Hirntumor, auch wenn sie es nicht aussprechen. Hirntumoren sind aber selten. Diese Sorge nach gründlicher Untersuchung zu zerstreuen, ist eine wichtige ärztliche Aufgabe.

I. Vaskuläre Ursachen

A. Fieber	Dilatation der Hirngefäße ist die häufigste Ursache von Kopfschmerzen, vor allem bei akuten Infektionen und chronischen Systemerkrankungen.
B. Migräne	Klassisch sind paroxysmale, einseitige Kopfschmerzen, denen eine visuelle Aura, Übelkeit und Erbrechen vorangeht, sowie eine positive Familienanamnese. Bei Kindern können allerdings andere paroxysmale Symptome im Vordergrund stehen. Sie leiden gehäuft unter Reisekrankheit. Zyklisches Erbrechen, Ataxie, Hemiparese, Bauchschmerzen und Doppeltsehen weisen eher auf andere Erkrankungen hin.
C. Hypoxie und Hyperkapnie	Beide führen zu intrazerebraler Vasodilatation.
D. Anämie	Bei schwerer Anämie führt ein kompensatorisch erhöhtes Herzminutenvolumen zu Vasodilatation.
E. Intrakranielle Aneurysmen	Ein Fünftel der Patienten geben rezidivierende Kopfschmerzen in der Anamnese an. Hirnnervenlähmun-

gen kommen vor. 25% der Patienten haben eine Aortenisthmusstenose oder Zystennieren. Massive Subarachnoidalblutungen führen meist akut zu schweren Kopfschmerzen, Verwirrtheit, Erbrechen und Bewußtseinsverlust.

F.	Arteriitis	Sie kommt beispielsweise beim systemischen Lupus erythematodes oder bei der subakuten bakteriellen Endokarditis vor.
G.	CO-Vergiftung	Kopfschmerzen und Schwindel sind Frühsymptome; bei längerer Exposition können Tachykardie, Erbrechen, dilatierte Pupillen, graue Haut und Krämpfe auftreten.
H.	Hypertonie	Die Kopfschmerzen sind beim Aufwachen vorhanden und nehmen bei körperlicher Belastung zu. Renale Ursachen ausschließen!
I.	Krampfanfälle	Kopfschmerzen treten meist postiktal auf. Gelegentlich Aura eine Migräne vortäuscht.

II. Muskuläre Ursachen: Verspannung und Streß

Die Kopfschmerzen treten meist am späten Nachmittag auf. Sie werden in die Nackenmuskeln lokalisiert und als „Druck" beschrieben. Die Schmerzen sind streßabhängig und fehlen in Erholungsphasen. Muskuläre Ursachen sind vor allem bei Jugendlichen häufig.

III. Psychische Ursachen

A.	Depression	Begleitsymptome sind Appetitverlust, Schlafstörung, Konzentrationsschwäche und fehlende Unternehmungslust.
B.	Konversion	Die Kopfschmerzen werden lebhaft geschildert und sind mit anderen somatischen Beschwerden vergesellschaftet. Die Patienten wirken relativ wenig beeindruckt.
C.	Nachahmung	Kopfschmerzen sind ein häufiger Ausdruck von Frustration oder Streß in der Familie. Ein Elternteil oder andere Familienangehörige werden imitiert.

IV. Erhöhter Hirndruck

Kopfschmerzen werden durch Dehnung schmerzsensibler Strukturen verursacht (siehe auch Kapitel 23 Erhöhter Hirndruck).

A. Hirntumor	Die Kopfschmerzen werden oft nach okzipital lokalisiert. Oft treten sie morgens beim Aufstehen auf, können aber auch den ganzen Tag anhalten. Erbrechen und Schmerzverstärkung bei Lagewechsel oder Husten entwickeln sich später. Papillenödem, Doppelsehen, Schwäche und Hörstörungen sind andere Symptome.
B. Pseudotumor cerebri	Ursachen sind exzessive Vitamin A-Aufnahme (Aknetherapie), Behandlung mit verfallenem Tetrazyklin, Hypoparathyreoidismus.
C. Absetzen von Steroiden	
D. Orale Kontrazeptiva	
E. Hydrozephalus	
F. Elektrolytstörungen	Verschiedene Störungen verursachen eine inadäquate Ausschüttung von antidiuretischem Hormon. Hyponatriämie kann mit Übelkeit, Delirium, Inkoordination und Krampfanfällen einhergehen.
G. Intoxikation	An Bleivergiftung muß gedacht werden.
H. Hirnabszeß	Vom Alter des Kindes, von Größe und Lokalisation des Abszesses hängen Symptome wie Kopfschmerzen, Fieber, Lethargie und Krampfanfälle sowie neurologische Herdsymptome ab.
I. Intrakranielle Blutungen	Epidurale Blutungen führen früher zur Bewußtseinsstörung als subdurale.

V. Extrakranielle Störungen

A. Sinusitis	Die Sinusitis kann infektiös oder allergisch bedingt sein. Schnupfen, Druckschmerzhaftigkeit der Sinus, verlegte Nasenatmung, Fieber kommen vor. Die Schmerzen sind oft retroorbital und werden durch Augenbewegungen verstärkt.
B. Zahnkrankheiten	Karies oder Abszesse äußern sich gelegentlich in Kopfschmerzen. Malokklusion oder Zähneknirschen im Schlaf (Bruxismus) machen ebenfalls Kopfschmerzen.
C. Ophthalmologische Ursachen	Kopfschmerzen können ein Frühzeichen von Glaukom oder Uveitis sein. Augenschmerzen sind häufiger Zeichen von Streß als von primären Augenerkrankungen. Brechungsanomalien sind auszuschließen.
D. Ohren-Erkrankungen	Akute und seriöse Otitis media und Mastoiditis rufen eher lokale Beschwerden hervor.

VI. Trauma

A. Commotio cerebri

B. Okzipital-Neuralgie

Kopfschmerzen können Tage bis Monate anhalten. Der Schmerz ist meist einseitig und läßt sich durch Druck auf den Hinterkopf oder den zweiten Halswirbel provozieren. Er ist Folge einer Wurzelkompression durch Fehlbildung des Gelenkspalts zwischen erstem und zweitem Halswirbel mit intermittierender Subluxation.

VII. Meningeale Reizung

A. Infektion

B. Leukämische oder metastatische Infiltration

Meningitis und Enzephalitis.

VIII. Verschiedene Ursachen

A. Allergie

Allergien können ein Spannungs-Erschöpfungs-Syndrom mit Kopfschmerzen verursachen. Milch- und andere Allergien in der Anamnese lassen an diese Möglichkeit denken. Eine Diät ohne Milch, Schokolade und Eier kann probatorisch verordnet werden.

B. Umweltfaktoren

Hitze, Luftfeuchtigkeit, Rauch und Lärm führen über Verspannungen und Muskelkontraktionen zu Kopfschmerzen.

C. Hypoglykämie

D. Verminderter Hirndruck

Nach Lumbalpunktion oder zu hohem Liquorabfluß über Shunts.

E. Hyperventilation

Schwindel, Druckgefühl über der Brust, Parästhesien an Armen und Beinen und Karpopedalspasmen treten auf.

F. Medikamente

Amphetamine können zu Kopfschmerzen, Irritabilität, Schlaflosigkeit, Appetitverlust und Gewichtsabnahme führen. Nitrate und Nitrite führen durch Vasodilation zu Kopfschmerzen.

G. Metabolische Azidose

21   Makrozephalie

Makrozephalie ist definiert als ein Kopfumfang, der unter Berücksichtigung von chronologischem und Gestationsalter, von Geschlecht, Rasse und familiären Besonderheiten mindestens 2 Standardabweichungen über dem Mittelwert liegt.

Häufigste Ursache im Säuglingsalter ist ein Hydrozephalus, die zweithäufigste wahrscheinlich der chronische Subduralerguß.

Bei älteren Kindern ist u. a. an einen chronischen Pseudotumor cerebri zu denken, wenn dort auch Hirndruckzeichen im Vordergrund der Symptomatik stehen.

Schädeldysplasien lassen sich meist durch gleichzeitig vorhandene Anomalien des übrigen Skeletts erkennen.

Makrozephalie kann auch Folge einer vermehrten Hirnmasse sein. Neben familiären oder primären Formen der Megalenzephalie müssen metabolische Störungen, neurokutane Syndrome und andere Störungen berücksichtigt werden.

I. Hydrozephalus

A. Fehlbildungen mit Obstruktion

1. Arnold-Chiarische Fehlbildung

Die Anomalie ist meist mit Spaltbildungen der Wirbelsäule verbunden und liegt ca. 40% aller Hydrozephalusfälle zugrunde. Die vergrößerten Kleinhirntonsillen sind im Foramen magnum eingeklemmt und komprimieren den vierten Ventrikel.

2. Aquaeduktstenose

Der Aquaedukt kann bei der Geburt ganz oder teilweise, selten durch eine Membran verschlossen sein. X-chromosomale Vererbung wurde beschrieben. Hereditäre Ursachen sind seltener als erworbene (siehe unten: Gliose des Aquaedukts).

3. Dandy-Walker-Zyste

Die Foramina Luschkae und Magendie sind verschlossen, der vierte Ventrikel zystisch dilatiert, das Kleinhirn atrophiert. Neben dem Hydrozephalus findet man ein vorgewölbtes Okziput, Nystagmus, Ataxie und Hirnnervenausfälle.

4. Holoprosenzephalie

Die unterbliebene Teilung der Hirnhälften geht meist mit Mittelliniendefekten des Gesichts einher. Hydrozephalus ist selten, Mikrozephalie häufig.

B. Aquaeduktgliose

Der aquaeductus cerebri ist infolge eines Entzündungsprozesses nach perinatalen Infektionen oder Blutungen verschlossen.

1. Kongenitale Infektionen

Röteln, Zytomegalie, Toxoplasmose und Syphilis kommen am ehesten in Frage.

2. Perinatale Infektionen

Intraventrikuläre Blutungen, vor allem bei hypoxischen Frühgeborenen, bei Gefäßanomalien oder nach Trauma können zu einem Verschluß des aquaeductus cerebri führen.

C. Hydrozephalus communicans

Die Liquorresorption wird durch verschiedene Störungen beeinträchtigt. Verminderte Liquorresorption ist für ca. 30% aller Hydrozephali verantwortlich.

1. Intrakranielle Blutung
2. Bakterielle oder granulomatöse Meningitis
3. Venen- oder Sinusthrombose

Erhöhter intrakranieller Venendruck führt zu einer verminderten Liquorresorption.

4. Meningeose

Selten verursachen Lymphome und Leukämie durch diffusen meningealen Befall einen Hydrozephalus.

D. Hypersekretion durch Plexuspapillom

Manifestation meist erst nach dem Säuglingsalter mit Zeichen erhöhten Hirndrucks und vermehrtem Kopfwachstum.

E. Tumoren

1. Neoplasmen

Intrakranielle Primärtumoren oder Metastasen erhöhen den Hirndruck und führen zu vermehrtem Schädelwachstum. Kopfschmerzen und Erbrechen sind Hinweissymptome.

2. Arteriovenöse Fistel

Mit zunehmender Größe der Fistel wird der Liquorfluß zunehmend behindert. Strömungsgeräusche über dem Kopf und unerklärbare Herzinsuffizienz sind Hinweissymptome.

3. Hirnabszeß

Ein Abszeß verursacht meist akute Symptome und äußert sich nicht in einer Makrozephalie.

4. Zysten

Das klinische Bild großer porenzephaler Zysten kann dem eines Hydrozephalus ähneln. Die Zysten sind meist einseitig und rufen neurologische Herdsymptome hervor.

F. Hydranenzephalie

Das Hirngewebe ist fast vollständig durch Liquor ersetzt. Säuglinge erscheinen bei Geburt normal, dann nimmt der Kopfumfang zu. Die Primitiv-Reflexe bleiben bestehen, Hypertonie, Hyperreflexie und Enthirnungsstarre stellen sich ein.

II. Pseudotumor cerebri

Verschiedene Störungen erhöhen den intrakraniellen Druck ohne Abflußbehinderung des Liquors. Bei langandauernden Störungen nimmt der Kopfumfang zu. Symptome des erhöhten Hirndrucks beherrschen das klinische Bild.

A.   Bleivergiftung

B.   Reaktion auf Medika-
     mente

Tetrazykline, Sulfonamide, Penicillin, Nalidixinsäure und orale Kontrazeptiva.

C.   Kortikoide

Während der Behandlung und nach Absetzen.

D.   Angeborene zyanotische
     Herzfehler

E.   Hypoparathyreoidismus

F.   Hyper- oder Hypovitami-
     nose A

G.   Nebennereninsuffizienz

H.   Galaktosämie

III. Intrakranielle Blutung

A.   Subdurales Hämatom

Eine Subduralblutung kann in einen Subduralerguß übergehen mit vermehrtem Schädelwachstum, evtl. Krampfanfällen und Entwicklungsverzögerung.

B.   Intraventrikuläre Blutung,
     Subarachnoidalblutung

Es handelt sich um akute Krankheitsbilder. Posthämorrhagisch kann sich durch Aquaeduktstenose oder verminderte Liquorresorption ein Hydrozephalus ausbilden.

IV. Subduralerguß

Ein chronischer Subduralerguß kann sich nach Subduralblutung oder Meningitis entwickeln. Die Computertomographie entdeckt Subduralergüsse unklarer Genese. Sind sie progredient, nimmt der Schädelumfang zu. Zeichen vermehrten Schädelinnendrucks sind tomographisch breite Rindensulci, prominenter Interhemisphärenspalt, evtl. vergrößerte Ventrikel. Nicht jeder Subduralerguß muß operativ behandelt werden. Manche bilden sich spontan zurück. Flüssigkeitsansammlungen e vacuo führen nicht zur Makrozephalie.

V. Dysplasien des Skeletts oder des Schädels

A. Achondroplasie — Dysproportionierter Minderwuchs mit Makrozephalie.

B. Osteogenesis imperfecta — Vermehrte Knochenbrüchigkeit, deformierte Extremitäten, blaue Skleren und Schaltknochen der Schädelnähte sind klassische Zeichen.

C. Rachitis — Frontale und parietale Vorwölbung des Schädels, aufgetriebene Epiphysen, deformierte Beine und rachitischer Rosenkranz.

D. Kraniosynostose — Der Kopf kann durch die Verformung vergrößert erscheinen.

E. Kleidokraniale Dysplasie — Die Schlüsselbeine fehlen oder sind hypoplastisch. Der Schädel ist bei Geburt weich, die Fontanellen groß und länger offen als normal.

F. Kraniometaphysäre Dysplasie — Zunehmende Vergrößerung des Schädels durch Hyperostose des Schädeldaches. Ausfälle der Hirnnerven sind Folge des Verschlusses der Foramina durch die Knochenhypertrophie.

G. Osteopetrose, frühmanifeste Form — Im Säuglingsalter beginnende generalisierte Knochensklerose mit Verdickung des Schädels, Entwicklungsverzögerung, Hirnnervenausfällen, Panzytopenie und gelegentlich Hydrozephalus.

H. Hyperphosphatasie — Deformierte Röhrenknochen, verdickte Schädelkalotte, erhöhte alkalische Serum-Phosphatase und ausgeprägter Kleinwuchs.

I. Marshall-Syndrom — Bei dieser seltenen Störung sind Längenwachstum und Skelettreifung beschleunigt. Andere Symptome sind Exophthalmus, blaue Skleren, psychomotorische Entwicklungsverzögerung.

J. Kraniofaziale Dysostose (Crouzon) — Dyszephalie durch vorzeitigen Schluß mehrerer Schädelnähte. Hoher, spitzer Schädel, flache Augenhöhlen mit Exophthalmus, Hypoplasie der Maxillarregion, antimongoloide Augenstellung. Autosomal dominant erbliches Krankheitsbild.

K. Robinow-Syndrom — Auch Fetal-Gesicht-Syndrom genannt wegen des unproportioniert großen Schädels. Hypoplasie des Gesichtsschädels, kurze Stupsnase, kurze Unterarme und Hypoplasie der Genitalien.

L. Pyknodysostose — Befunde sind Kleinwuchs, ausladende Stirn, verspäteter Fontanellenschluß, Osteosklerose, Schaltknochen.

VI. Megalenzephalie

A. Primäre Megalenzephalie

Eine Makrozephalie kann familiär bedingt und völlig normal sein. Messung des Kopfumfangs anderer Familienmitglieder ist Pflicht.

B. Angeborene Stoffwechsel-
    störungen

1. M. Tay-Sachs

Makrozephalie bei Kindern auftritt, die das 2. Lebensjahr überleben. Muskuläre Hypertonie, Hyperreflexie, psychomotorische Retardierung und Blindheit sind Frühzeichen.

2. Metachromatische
    Leukodystrophie

Verschiedene Formen, variabler Beginn. Zunehmender neurologischer und geistiger Verfall bei allen Formen.

3. M. Canavan (Spon-
    giöse Degeneration)

Ausgeprägte Megalenzephalie. Beginn zwischen dem 3. und 9. Lebensmonat mit Hypotonie und progredienter Demenz. Später Spastik und Blindheit.

4. M. Alexander

Der neurodegenerative Prozeß beginnt im ersten Lebensjahr mit psychomotorischer Retardierung, Krampfanfällen, Spastik und Makrozephalie.

5. Mukopolysaccharido-
    sen

Hurler- und Hunter Syndrom sind gekennzeichnet durch Demenz, Kleinwuchs, Knochendysplasie und grobe Gesichtszüge. Makrozephalie kommt auch beim Maroteaux-Lamy Syndrom vor, das ohne Demenz einhergeht.

6. G_{M_1}-Gangliosidose

Grobe Gesichtszüge, eingeschränkte Gelenkbeweglichkeit und Hypotonie von der frühen Säuglingszeit an.

7. Methylmalonazidurie

Bei der Vitamin B12-abhängigen Form kommen Mikro- oder Makrozephalie vor. Weitere Symptome sind Ernährungsschwierigkeiten, Erbrechen, Gedeihstörung im Säuglingsalter und rezidivierende metabolische Azidose.

8. Ahornsirupkrankheit

Makrozephalie ist selten. In der ersten Lebenswoche haben die Säuglinge Krampfanfälle, Streckspasmen mit Opisthotonus. Unbehandelt früher Exitus.

VII. Neurokutane Syndrome

1. Neurofibromatose

Schlüsselsymptome sind multiple café-au-lait-Flekken und Neurofibrome. Der Schädel kann infolge eines Hydrozephalus, eines intrakraniellen Tumors oder einer Megalenzephalie vergrößert sein.

2. Tuberöse Sklerose	,,White spots" gehen der Entwicklung eines Adenoma sebaceum voraus.
3. Riley-Smith-Syndrom	Hämangiome, Makrozephalie und Pseudopapillenödem sind Befunde dieser seltenen, autosomal dominant vererbten Krankheit.
4. Klippel-Trenaunay-Syndrom	Hemihypertrophie mit Hämangiomatose und Varikosis.
5. Sturge-Weber-Syndrom	Portweinnaevus des Gesichts unter Einbezug des oberen Augenlides ist assoziiert mit einer ipsilateralen zerebralen Hämangiomatose.

VIII. Anämie

Jede schwere chronische Anämie, vor allem aber die ß-Thalassämie, kann durch die Expansion des Knochenmarks zu einer Erweiterung der Kalotte und damit zur Schädelvergrößerung führen.

IX. Verschiedene Syndrome

1. Sotos-Syndrom (Zerebraler Gigantismus)	Die Kinder sind schon bei Geburt zu groß, haben große Hände und Füße, einen großen Unterkiefer und sind geistig retardiert.
2. Beckwith-Wiedemann-Syndrom	Typische Befunde sind Makroglossie, Omphalozele, Makrosomie und oft eine schwere neonatale Hypoglykämie.
3. Histiozytose	Kinder mit einem Hand-Schüller-Christian Syndrom haben gelegentlich einen großen Kopf.
4. Weaver-Syndrom	Befunde sind Makrosomie, Kamptodaktylie, eine ungewöhnliche Facies und beschleunigte Skelettreifung.

22   Mikrozephalie

Von Mikrozephalie spricht man allgemein, wenn der Kopfumfang unter Berücksichtigung von Geschlecht und Gestationsalter mehr als 2 oder 3 Standardabweichungen unter dem Altersmittel liegt. Da das Schädelwachstum vom Hirnwachstum abhängt, bedeutet Mikrozephalie meist auch Mikroenzephalie. Eine wichtige und wahrscheinlich die einzige Ausnahme ist die Kraniostenose. Je kleiner der Kopf, desto unwahrscheinlicher ist eine normale Intelligenz. Ausnahmen, die es natürlich gibt, können differentialdiagnostisch vernachlässigt werden.

Eine primäre Mikrozephalie entsteht durch eine abnorme Entwicklung des Gehirns in den ersten 7 Schwangerschaftsmonaten. Familiäre Faktoren, pränatale Infektionen, Chromosomenaberrationen, dysmorphogenetische Syndrome, anatomische Hirnschäden durch Verletzungen des Feten in der frühen Schwangerschaft, Medikamente, Toxine und metabolische Störungen sowie Kraniosynostose sind die häufigsten Ursachen. Eine sekundäre Mikrozephalie wird durch Verletzungen des wachsenden, nicht des sich entwickelnden Gehirns verursacht. Ursachen sind Anoxie, Trauma und Hypoglykämie in den letzten beiden Schwangerschaftsmonaten oder im frühen Säuglingsalter.

Die nachfolgende Liste der dysmorphogenetischen Syndrome und Chromosomenaberrationen mit Mikrozephalie ist außergewöhnlich lang. Sie ist dennoch nicht vollständig, soll vielmehr als Hilfe für die weitere Beurteilung dieser Krankheiten dienen. Viele Formen der Mikrozephalie sind selten. Der Kopfumfang von Eltern und Geschwistern muß gemessen werden, eine sorgfältige Anamnese der Schwangerschaft unter Berücksichtigung mütterlicher Infektionen, Medikamenteneinnahmen und Alkoholkonsum ist zu erheben. Bei Säuglingen ohne morphologische Anomalien oder vorzeitigen Verschluß der Schädelnähte sollten pränatale Infektionen ausgeschlossen werden.

I. Genetische oder familiäre Mikrozephalie

A. Autosomal dominante Form	Die Mikrozephalie ist meist nicht so ausgeprägt wie bei der autosomal rezessiven Form. Betroffene Kinder haben eine fliehende oder kleine Stirn, mongoloide Lidspaltenachse und große Ohren.
B. Autosomal rezessive Form	Die Kinder sind zu klein, ihre Stirn flieht, das Kinn ist hypoplastisch, Nase und Ohren sind relativ groß, die

Kopfhaut ist gerunzelt. Spastische Paraplegie, Krampfanfälle und schwere geistige Retardierung sind häufig.

II. Pränatale Infektionen

Intrauterine Infektionen wie Röteln, Zytomegalie, Toxoplasmose, Herpes simplex, Syphilis und andere können zu Mikrozephalie führen. Diagnostische Hinweise in der Neugeborenenperiode sind Thrombozytopenie, niedriges Geburtsgewicht, Hepatosplenomegalie und Ikterus. Einige Infektionen verlaufen subakut und manifestieren sich später mit psychomotorischer Retardierung, Mikrozephalie oder Schwerhörigkeit.

III. Chromosomenaberrationen

Viele Chromosomenaberrationen gehen mit einer gestörten Gehirnentwicklung einher. Phänotypische Besonderheiten helfen bei der Differentialdiagnose.

A. Down-Syndrom

Dieser häufigste Chromosomendefekt geht mit einer leichten Mikrozephalie einher.

B. Trisomie 18

Befunde sind Muskelhypertonie, Gedeihstörung, ausladender Hinterkopf, kurzes Sternum, angeborene Herzfehler und Mikrognathie.

C. Trisomie 13

Die Trias Mikrophthalmie, Lippen-Kiefer-Gaumenspalte und Polydaktylie weist auf diesen Defekt hin.

D. Cri-du-chat-Syndrom

Ein schwacher, katzenähnlicher Schrei bei einem Kind mit Mikrozephalus, Hypertelorismus, Wachstumsstörung, Mikrophthalmie und Hypotonie weist auf eine Deletion des kurzen Arms von Chromosom 5.

E. 18p-Syndrom

Niedriges Geburtsgewicht, Flügelfellbildung im Halsbereich, Lymphödeme, Schildthorax, Hypertelorismus, Ptosis, Epikanthus, Strabismus und kurze Hände sind wichtige Symptome.

F. 19q-Syndrom

Niedriges Geburtsgewicht, Mittelgesichtdysplasie, karpfenähnlicher Mund, atretischer Gehörgang, lange Fingerspitzen und Muskelhypotonie sind typisch.

G. Partielle Trisomie 11 q

Befunde sind eine kurze Nase mit langem Philtrum, Wachstumsretardierung, kleiner Penis, Mikrognathie und angeborene Herzfehler.

H. 4p-Syndrom

Psychomotorische Retardierung, Hypertelorismus, antimongoloide Lidspaltenachse, Gaumenspalte, Hakennase und karpfenähnlicher Mund.

I.	Partielle Trisomie der distalen Abschnitte von 14 q	Normales Geburtsgewicht, Muskelhyper- oder hypotonie, hohe Stirn, Epikanthus, tiefansetzende Ohren, Mikrognathie und Kamptodaktylie.
J.	Partielle Trisomie der proximalen Abschnitte von 14 q	Symptome sind niedriges Geburtsgewicht, Krampfanfälle, Muskelhypertonie, niedriger Haaransatz vorn, Hyper- oder Hypotelorismus, tiefsitzende und fehlgebildete Ohren und ein kurzer Hals.
K.	13q-Syndrom	Breite Nasenwurzel, tiefsitzende fehlgebildete Ohren, Ptosis und Mikrophthalmie sind typisch.
L.	Triploidie	Ist selten. Man findet u. a. sehr niedriges Geburtsgewicht, Kolobom und häutige Syndaktylie.
M.	Monosomie 21	Niedriges Geburtsgewicht, große Nase, breite Nasenwurzel, große und tiefsitzende Ohren, Mikrozephalie, Mikrognathie und Muskelhypertonie.
N.	Monosomie 22	Niedriges Geburtsgewicht, Krampfanfälle, Muskelhypotonie, Ptosis und Hypertelorismus.

IV. Dysmorphogenetische Syndrome

A.	Pierre-Robin-Sequenz	Die Trias Gaumenspalte, Mikrognathie und Glossoptosis kommt isoliert und als Teil anderer Syndrome vor.
B.	De Lange-Syndrom	Schwere geistige Retardierung, eine dunkle Stimme, langes Philtrum, Steckkontakt-Nase, Hirsutismus und Extremitätenfehlbildungen sind charakteristische Befunde.
C.	Cockayne-Syndrom	Die Säuglinge wirken im ersten Lebensjahr normal, fallen dann im Längenwachstum zurück. Das Gesicht ist schmal mit einer prominenten Nase und tiefliegenden Augen. Andere Symptome sind neurologische Ausfälle, Katarakt und eine Photodermatose.
D.	Smith-Lemli-Opitz-Syndrom	Gedeihstörung, Steckkontaktnase, Ptosis, Kryptorchismus und Hypospadie.
E.	Hallermann-Streiff-Syndrom	Kleinwuchs, Mikrophthalmie, Katarakt, Mikrognathie, schütteres Haar und kleine, schmale Nase.
F.	Fokale dermale Hypoplasie (Goltz-Syndrom)	Hypoplastische Hautareale mit Fettgewebsprolaps, rötliche Streifen, Papillome, schütteres Haar, deformierte Finger und Kleinwuchs.
G.	Seckel-Syndrom	Befunde sind schwerer Kleinwuchs, große Nase, tiefsitzende, fehlgebildete Ohren und luxierte Hüften.
H.	Biedl-Bardet-Syndrom	Fettsucht, geistige Unterentwicklung, Poly- und Syndaktylie, Hypogonadismus und Retinitis pigmentosa.

I.	Williams-Syndrom	Leichte Mikrozephalie, Kleinwuchs, wulstige Lippen, rauhe Stimme und Herzfehler.
J.	Fanconi-Syndrom	Hypoplastische oder fehlende Daumen, Kleinwuchs, Hyperpigmentation und später Panzytopenie sind typisch.
K.	Meckel-Gruber-Syndrom	Schlüsselsymptom ist eine hintere Enzephalozele. Weiterhin findet man Polydaktylie, Mikrophthalmie, Mikrognathie und einen kurzen Hals.
L.	Langer-Giedion-Syndrom	Leichter Mikrozephalus mit großen, abstehenden Ohren und multiplen kartilaginären Exostosen.
M.	Bloom-Syndrom	Kleinwuchs, Teleangiektasien im Gesicht, Photosensibilität und Mikrozephalus variablen Ausmaßes.
N.	De Sanctis-Cacchione-Syndrom	Wachstumsretardierung, progrediente Demenz, Lichtüberempfindlichkeit und Hypogonadismus.
O.	Johanson-Blizzard-Syndrom	Schwerhörigkeit, psychomotorische Retardierung, hypoplastische Nasenflügel und Hypothyreose sind typisch.
P.	Rubinstein-Taybi-Syndrom	Befunde sind breite Daumen und Zehen, oft mit Achsabweichung, Retardierung, Hakennase und antimongoloide Lidspaltenachse.
Q.	Prader-Willi-Syndrom	Hypotonie, Hypogonadismus, Kleinwuchs, Fettsucht, kleine Hände und Füße.
R.	Coffin-Siris-Syndrom	Befunde sind Hypotonie, leichter Mikrozephalus schütteres Kopfhaar, Hypo- oder Aplasie des fünften Fingers und der Zehennägel.
S.	Rhizomele Chondrodysplasia punctata	Proximal verkürzte Extremitäten mit getüpfelten Epiphysen im Röntgenbild, flaches Gesicht und eingezogene Nasenwurzel.
T.	Roberts-Syndrom	Schwere Extremitätenfehlbildungen (Pseudo-Thalidomid-Syndrom).
U.	Zerebrovertebrales Syndrom	Mikrognathie und Rippendefekte mit sekundärer respiratorischer Insuffizienz.
V.	Zerebrofaziales Syndrom	Flache Stirn, Katarakt, Mikrophthalmie, enge Lidspalten, große Ohren, Skoliose und Kyphose.
W.	Kraniodiaphysäre Dysplasie	Befunde sind vorzeitige Kraniosynostose, Exophthalmus, Hypoplasie des Oberkiefers, Hypertelorismus, Strabismus, Kleinwuchs und kurze Hände.
X.	Kraniofaziale Dyssynostose	Eine hohe Stirn und ein flacher, kleiner Hinterkopf werden durch den vorzeitigen Verschluß der Lambdanaht und des hinteren Teils der Pfeilnaht verursacht.

Y. Kranio-okulodentales Syndrom

Betroffene Kinder haben einen tiefen Haaransatz, eine Deviation des Naseptums, Brachydaktylie, Ptosis, Gesichtsasymmetrie und eine Hakennase.

Z. Dubowitz-Syndrom

Niedriges Geburtsgewicht, schütteres Haar, hohe fliehende Stirn, flache Supraorbitalwülste breite Nasenwurzel und Ptosis charakterisieren das Syndrom.

AA. Dyggve-Melchior-Clausen-Syndrom

Befunde sind kurzrumpfiger Kleinwuchs, vorspringendes Sternum, Faßthorax, eingeschränkte Gelenkbeweglichkeit und flache Wirbelkörper.

BB. Ektrodaktylie, Ektodermale Dysplasie Gaumenspalten (EEC-Syndrom)

Fehlende Finger oder Spalthand, Lippen-Kiefer-Gaumenspalte und schütteres Kopfhaar.

CC. Happy-Puppet-Syndrom

Betroffene Kinder haben ausfahrend-schleudernde Bewegungen, sind fröhlich, schwachsinnig und haben Krampfanfälle.

DD. Leprechaunismus

Pränatale Dystrophie, Fettgewebshypotrophie, dicke Lippen, große Augen, Hirsutismus und Vergrößerung der Genitalien.

EE. Megalocornea und Debilität

Kleinwuchs, Hypotonie, Ataxie, Krampfanfälle und vergrößerte Cornea.

FF. Mikrophthalmie-Polydaktylie

Ein oder beide Augen sind klein, die Ohren fehlgebildet, und ein rudimentärer 6. Finger ist vorhanden.

GG. Okulodentoossäre Dysplasie

Befunde sind eine schmale Nase mit hypoplastischen Nasenflügeln, Mikrocornea, Syndaktylie des vierten und fünften Fingers und Zahnschmelzhypoplasie.

HH. Optico-cochleo-dentäre Dysplasie

Optikusatrophie, Schwerhörigkeit und spastische Tetraplegie.

II. Orokraniodigitales Syndrom

Ein- oder beidseitige Lippenspalten, Daumenanomalie und Verkrümmung oder Syndaktylie der Zehen.

JJ. Osteoporose mit Pseudogliom

Rezidivierende Frakturen nach kleinen Traumen und Blindheit durch Netzhautablösung.

V. Anatomische Defekte nach frühen Schädigungen des sich entwickelnden Gehirns

A. Schizenzephalie

Die Hirnhemisphären sind symmetrisch von Spalten durchzogen. Klinisch schwere neurologische Ausfälle, psychomotorische Entwicklungsverzögerung, spastische Tetraplegie und Krampfanfälle.

B. Makrogyrie

Es finden sich nur wenige verplumpte Hirnwindungen. Neurologische Ausfälle sind meist einseitig.

C. Polymikrogyrie

Die Gyri sind vermehrt und klein. Das klinische Bild ist gekennzeichnet durch Demenz, Spastik oder Hypotonie und Hyperreflexie.

D. Corpus-callosum-Agenesie

Es gibt zwei Formen. Die eine ist charakterisiert durch Krampfanfälle, leichte bis mäßige geistige Entwicklungsstörung, Sehverlust und motorische Koordinationsstörungen. Bei der geschlechtsgebundenen Form werden Krampfanfälle und schwere Intelligenzdefekte gefunden.

E. Lissenzephalie

Der Hirnmantel ist weich, Sulci fehlen. Klinisch spastische Tetraplegie, schwere Retardierung und Krampfanfälle.

VI. Medikamente und Toxine

Medikamente und Toxine, denen die Mutter in der Schwangerschaft ausgesetzt ist, können das Hirnwachstum des Kindes beeinträchtigen.

A. Embryofetales Alkoholsyndrom

Wachstumsverzögerung, Mikrozephalie, kurze Lidspalten, Hypoplasie des Oberkiefers, schmales Lippenrot, verstrichenes Philtrum.

B. Fetales Hydantoin-Syndrom

Wachstumsverzögerung, weite Fontanellen, Hypertelorismus, hypoplastische Endphalangen.

C. Fetales Trimethadion-Syndrom

Hypoplasie des Mittelgesichts, kurze Stupsnase, breite Nasenwurzel, mongoloide Augenstellung.

D. Aminopterin-Syndrom

Kleinwuchs, Hypoplasie des Gesichts, Mikrognathie und kurze Gliedmaßen.

E. Strahlenexposition

Ionisierende Strahlung in den ersten beiden Trimestern kann das Hirnwachstum beeinträchtigen.

VII. Kraniosynostose

Der vorzeitige Nahtschluß beginnt meist schon in utero. Die Schädelform hängt davon ab, welche Nähte verschlossen sind. 10% der Fälle haben weitere Anomalien.

VIII. Angeborene Stoffwechselstörungen

A. Phenylketonurie

Unbehandelt führt die Phenylketonurie zu Demenz, Krampfanfällen und unvollständiger Pigmentierung der Haare. Die Haut ist rauh und trocken. Mausgeruch.

B. Mütterliche Phenylketon- urie	Prä- und postnatale Dystrophie, Mikrozephalie und schwere geistige Retardierung treten bei Kindern von Müttern mit Phenylketonurie auf, die in der Schwangerschaft nicht behandelt wurden.
C. Citrullinämie	Die Säuglinge sind in den ersten Monaten unauffällig, dann kommt es zu schwerem Erbrechen, Koma und Krampfanfällen. Ein fulimanter Verlauf ist die Regel.
D. Ahornsirupkrankheit	Die Kinder sterben unbehandelt in den ersten Lebenswochen. Klinische Symptome sind Opisthotonus, unregelmäßige Atmung und Krampfanfälle.
E. Hypoglyzinämie	Schwere Entwicklungsverzögerung und Krampfanfälle von Geburt an.
F. Mütterlicher Diabetes mellitus	Die Embryopathia diabetica kann mit einem Mikrozephalus einhergehen.
G. Glykogen-Synthetase- mangel	Hepatomegalie, Lethargie und geringe Gewichtszunahme sind Folgezustände der schweren neonatalen Hypoglykämie.

IX. Verschiedene Erkrankungen

A. Inkontinentia pigmenti	Die vor allem Mädchen betreffende Erbkrankheit äußert sich bei Geburt oder kurz danach in vesicobullösen, linearen, dann in verrucösen Läsionen und später in hyperpigmentierten Hautarealen. Krampfanfälle, Katarakte und Anomalien an Zähnen und Nieren kommen vor.
B. Familiäre Dysautonomie	Die Symptomatik besteht aus rezidivierender Aspiration, fehlender Tränensekretion, Fieber unbekannter Ursache, fehlenden Sehnenreflexen und Schmerzunempfindlichkeit.
C. Wiedemann-Beckwith- Syndrom	Eine Mikrozephalie kommt gelegentlich vor. Postnataler Gigantismus. Omphalozelen oder sonstige Nabelanomalien, Makroglossie und Viszeromegalie weisen auf die Diagnose hin.
D. Myotone Dystrophie	Eine Mikrozephalie ist manchmal vorhanden. Die Säuglinge sind meist hypoton, ihre Gesichtszüge starr.
E. Schwachman-Syndrom	Pankreasinsuffizienz und Leukopenie sind die wichtigsten Symptome.

X. Sekundäre Mikrozephalie

A. Meningitis
B. Geburtstrauma
C. Anoxie
D. Schwere Dehydratation
E. Hypoglykämie

Das wachsende Gehirn kann vor oder kurz nach der Geburt durch verschiedene Noxen geschädigt werden.

23 Erhöhter Schädelinnendruck

Erhöhter Hirndruck kann plötzlich auftreten und typische Symptome hervorrufen oder sich langsam, relativ asymptomatisch entwickeln. Die Symptomatik hängt vom Alter des Kindes ab. Bei einem älteren Kind mit Kopfschmerzen und Papillenödem ist die Diagnose fast sicher. Übelkeit, Erbrechen, Strabismus, Persönlichkeitsveränderungen, Lethargie und Koma können Teil des klinischen Bildes sein und sind wichtige differentialdiagnostische Hinweise. Beim Säugling, der Kopfschmerzen nicht äußern kann, stehen Unruhe, Koliken, Kopfschiefhaltung und eine gespannte Fontanelle im Vordergrund.

In diesem Kapitel werden erhöhter Hirndruck und gespannte Fontanelle zusammen abgehandelt, da eine gespannte Fontanelle des Säuglings immer auf einem erhöhten Schädelinnendruck weist.

I. Raumfordernde Prozesse

A. Hirntumor	Initialsymptome wie Kopfschmerzen und Erbrechen sind Folge des erhöhten Hirndrucks. Bei einem langsamen Tumorwachstum nimmt der Kopfumfang zu. Fokale Krampfanfälle kommen als Erstsymptom vor. Rückenmarkstumoren, selten Metastasen (vor allem des Neuroblastoms) können ebenfalls zu erhöhtem Hirndruck führen.
B. Intrakranielle Blutung	Blutungen des Neugeborenen sind meist Folge von Geburtstrauma oder Anoxie.
1. Intraventrikuläre Blutung	Motorik und Muskeltonus sind vermindert, Krampfanfälle, Anämie und eine gespannte Fontanelle treten auf.
2. Intrazerebrale Blutung	Diffuse Blutungen ins Parenchym mit sekundärem Hirnödem äußern sich ähnlich wie eine intraventrikuläre Blutung.
3. Subarachnoidalblutung	Zerreißung des Tentoriums oder der Falx cerebri bei Neugeborenen, Trauma bei Kindern jeden Alters oder ein rupturiertes Aneurysma führen zu einem akuten klinischen Krankheitsbild.
4. Subduralblutung	Änderung der Bewußtseinslage, Erbrechen, Krämpfe, Papillenödem und Netzhautblutungen treten auf. Bei Kleinkindern muß an Kindesmißhand-

lung gedacht werden. Wenn keine äußeren Trauma-
zeichen vorhanden sind, kann die Blutung allein
durch Schütteln verursacht worden sein. Das chronische subdurale Hämatom äußert sich in einer langsam
progredienten Kopfvergrößerung, Entwicklungsverzögerung, Krampfanfällen und manchmal Anämie.

C. Hirnabszeß

Die Frühsymptome sind unspezifisch, Fieber ist eher
selten. An einen Hirnabszeß ist zu denken bei angeborenen zyanotischen Herzfehlern oder primären Infektionen z. B. einer Mastoiditis, wenn zusätzlich Kopfschmerzen, Erbrechen, Krämpfe oder neurologische
Herdsymptome auftreten.

II. Hydrozephalus

Eine Vergrößerung der Ventrikel ist meist durch eine
Behinderung des Liquorabflusses bedingt. Säuglinge
sind unruhig, verweigern die Nahrung, gedeihen
nicht. Die Schädelvenen sind gestaut, der Gesichts-
schädel wirkt gegenüber dem Hirnschädel klein. Die
Fontanelle wölbt sich vor. Bei verschlossenen Schä-
delnähten treten Hirndruckzeichen auf.

III. Infektionen

A. Meningitis

Eine gespannte, vorgewölbte Fontanelle bei einem
akut erkrankten Säugling erfordert die sofortige Untersuchung des Liquors.

B. Enzephalitis

C. Röteln

Gelegentlich ist die Fontanelle gespannt.

D. Shigellose

Zentralnervöse Symptome wie Krämpfe und erhöhter Hirndruck können der Diarrhoe vorangehen.

E. Guillain-Barré-Syndrom

Eine aufsteigende Lähmung weist auf die Diagnose.

F. Poliomyelitis

G. Andere Infektionen

Verschiedene Infektionen können durch einen unbe-
kannten Mechanismus den Hirndruck erhöhen.
Hierzu gehören Otitis media, Sinusitis, Ethmoiditis,
Oberlappenpneumonie und Pyelonephritis.

IV. Endokrine Ursachen

A. Hypoparathyreoidismus

Die Hypokalzämie führt, vor allem mit Fieber zu
Krämpfen, bei älteren Kindern zu tetanischen Anfällen.

B. Pseudohypoparathyre-
    oidismus

Die Patienten sind klein und haben kleine Hände mit
Verkürzung vor allem der vierten und fünften Metakarpalknochen, ein rundes Gesicht und manchmal
intrakranielle Kalzifikationen im Röntgenbild.

C. M. Addison

Nebennereninsuffizienz ist eine seltene Ursache erhöhten Hirndrucks. Erbrechen, Muskelschwäche,
verstärkte Hauptpigmentation oder Vitiligo weisen
auf die Diagnose.

D. Hypothyreose
E. Hyperthyreose
F. Ovarielle Dysfunktion

Die Ursache des erhöhten Hirndrucks, der am häufigsten bei erwachsenen Frauen auftritt, ist unklar.

V. Kardiovaskuläre Ursachen

A. Sinusthrombose

Infektionen des Mittelohrs, des Rachens oder der
Nasennebenhöhlen, Trauma oder Tumorinvasion
verursachen Thrombosen.

B. Hypertensive Enzephalo-
    pathie

C. Herzinsuffizienz

Hirndruckerhöhung entsteht wahrscheinlich durch
den erhöhten Venendruck.

D. Obstruktion der Vena
    cava

Obstruktion durch einen intrathorakalen Tumor oder
Thrombose erhöht den Venendruck.

VI. Hämatologische Störungen

A. Polyzythämie

Polyzythämie kann zu zerebralen Infarkten und
Schwellungen oder Sinusthrombose führen.

B. Anämie

Schwere Eisenmangelanämie ist als Ursache einer
Hirndruckerhöhung beschrieben worden.

C. Leukämie

Leukämische Infiltrate des Zentralnervensystems
können den Hirndruck erhöhen.

VII. Metabolische Ursachen

A. Urämie
B. Galaktosämie
C. Hypophosphatasie

In schweren Fällen sind die Fontanellen groß und
gespannt und der Schädel weich. Anorexie, Erbrechen und Irritabilität sind andere wichtige Symptome. Die alkalische Phosphatase im Serum ist erniedrigt.

D. Osteopetrose

Osteopetrose erhöht selten den Hirndruck. Die Knochen sind verdickt und verdichtet. Makrozephalie, Hepatosplenomegalie, Panzytopenie und multiple Hirnnervenlähmungen sind diagnostische Hinweise.

E. Ahornsirup-Krankheit

F. Elektrolytstörungen

Wasserintoxikation durch inadäquate Sekretion von antiduretischem Hormon kommt bei verschiedenen Krankheitsbildern vor.

VIII. Medikamente und Toxine

A. Tetrazykline

Schon geringe Mengen von Tetrazyklinen erhöhen bei Säuglingen über einen unbekannten Mechanismus den Hirndruck. Dies kommt gelegentlich auch bei Jugendlichen vor, die Tetrazykline gegen Akne erhalten.

B. Nalidixinsäure

C. Hypervitaminose A

Hohe Dosen von Vitamin A können zur Hirndrucksymptomatik führen. Das Vitamin wird zur Therapie von Akne, Ichthyose oder anderen Hautkrankheiten verwandt.

D. Blei-Enzephalopathie

Prodromi der Bleivergiftung können übersehen werden. Bei Pica und zentralnervösen Symptomen an Blei denken.

E. Steroidentzug

F. Steroidtherapie

G. Orale Kontrazeptiva

IX. Verschiedene Ursachen

A. Kraniostenose

Multiple Synostosen, wie beim Crouzon-Syndrom, können zur Hirndruckerhöhung führen.

B. Status epilepticus

Hirnödem erhöht den Hirndruck.

C. Reye-Syndrom

D. Chronische Lungenerkrankungen

Chronische Hypoxie (Hyperkapnie?) soll pathogenetisch für den erhöhten Schädelinnendruck verantwortlich sein.

E. Fettsucht

Fettsucht kann bei Jugendlichen und Erwachsenen über einen unbekannten pathogenetischen Mechanismus den Hirndruck erhöhen.

F. Hypovitaminose A

G. Vitamin B_2-Mangel

H. Rapides Hirnwachstum
   nach Unterernährung
I. Nahrungsmittel- oder
   Medikamentenallergie
J. Kongenitale subgaleale
   Zysten über der großen
   Fontanelle

Dies kommt u. a. bei zystischer Fibrose nach Korrektur der Malabsorption vor.

24   Erweiterte große Fontanelle

Die vordere (große) Fontanelle ist zu weit, wenn die Summe des sagittalen und transversalen Durchmessers geteilt durch 2 den Wert von 3,6 cm überschreitet. Ursachen sind erhöhter Schädelinnendruck und Ossifikationsstörungen.

I. Erhöhter Hirndruck

Erhöhter Hirndruck wölbt die große Fontanelle vor und erweitert sie (siehe auch Kapitel 23 erhöhter Hirndruck).

II. Skeletterkrankungen

A. Achondroplasie

Die Achondroplasie ist charakterisiert durch kurzgliedrigen Kleinwuchs, großen Kopf mit prominenter Stirn und eingesunkener Nasenwurzel.

B. Osteogenesis imperfecta

Betroffene Kinder sind kleinwüchsig und haben multiple Knochenfrakturen. Die Skleren sind bläulich. Bei Säuglingen ist der Schädel weich, die vordere Fontanelle groß.

C. Vitamin D-Mangel-Rachitis

Neben der großen Fontanelle fallen frontale und parietale Vorwölbung auf. Die Beine sind deformiert, die Epiphysen und vorderen Rippenenden aufgetrieben.

D. Kleidokraniale Dysplasie

Symptome dieser autosomal dominant vererbten Störung sind partielle oder komplette Aplasie der Schlüsselbeine, Brachyzephalie mit vorgewölbter Stirn, Schaltknochen, verzögerter Dentition und kurzen Endphalangen.

E. Apert-Syndrom

Die autosomal dominant vererbte Kraniosynostose geht mit Syndaktylie der Finger und Zehen einher.

F. Hypophosphatasie

Diese seltene Störung ist gekennzeichnet durch metaphysäre Ossifikationsdefekte, deformierte Beine, rachitischen Rosenkranz und verspätete Dentition.

G. Pyknodysostose

Befunde sind Kleinwuchs, Osteosklerose mit vermehrter Frakturneigung, frontookzipitaler Prominenz, eine persistierende offene vordere Fontanelle

| | mit verspätetem Verschluß der Schädelnähte und Schaltknochen. |
| H. Kenny-Syndrom | Die Diaphysen sind schmal, der Markraum ist eingeengt. Hypokalzämie kommt vor. |

III. Chromosomenaberrationen

A. Down-Syndrom
B. Trisomie 13
C. Trisomie 18

IV. Endokrine Störungen

| | |
| A. Hypothyreose | Neben den weit offenen Fontanellen fallen grobe Gesichtszüge, Makroglossie, Nabelhernien, trockene Haut, Ikterus prolongatus und Verstopfung auf. |

V. Pränatale Infektionen

A. Röteln	Klassisch sind Taubheit, Mikrozephalie, angeborene Herzfehler, psychomotorische Retardierung und Katarakt.
B. Syphilis	

VI. Medikamente und Toxine

A. Fetales Hydantoin-Syndrom	Kinder von Müttern, die in der Schwangerschaft Hydantoin nahmen, weisen neben Gedeihstörung eine Reihe kleiner Anomalien auf, wie hypoplastische Nägel, Hypertelorismus und eingesunkene Nasenwurzel. Lippen-Kiefer-Gaumen-Spalten und angeborene Herzfehler kommen gehäuft vor, sind jedoch nicht durch Hydantoin bedingt.
B. Aminopterin-Embryopathie	Dieser Folsäureantagonist führt in utero zu einer schweren Hypoplasie des Gesichts- und Schädelskeletts, zu Mikrognathie und Klumpfüßen.

VII. Dysmorphogenetische Syndrome

| | |
| A. Russel-Silver-Syndrom | Pränatal beginnende Wachstumsstörung mit proportioniertem Kleinwuchs, kleinem dreieckigen Gesicht, kurzem, gekrümmten fünften Finger und gelegentlich Hemihypertrophie. |

B. Rubinstein-Taybi-Syn-
    drom

Hauptbefunde sind Kleinwuchs, breite Daumen und
große Zehen, antimongoloide Lidspaltenachse und
Kryptorchismus.

C. Hallermann-Streiff-Syn-
    drom

Das Syndrom ist charakterisiert durch Kleinwuchs,
Brachyzephalie mit fronto-parietaler Vorwölbung,
Mikrognathie, Katarakt, eine schmale, kleine Nase
und hypoplastische Zähne.

D. Zellweger-Syndrom

Schwere Hypotonie von Geburt an, hohe Stirn, fla-
cher Hinterkopf, lose Nackenhaut, Hepatomegalie
und Tod im 1. Lebensjahr.

E. Robinow-Syndrom

Leichter bis mäßiger Kleinwuchs, Makrozephalie,
Balkonstirn, Hypertelorismus, kleine Steckkontaktnase, langes Philtrum, kurze Unterarme und hypoplastische Genitalien sind die Hauptmerkmale. Der
Erbgang ist autosomal dominant.

F. Cutis laxa

Es gibt autosomal dominante und rezessive Formen.
Durch ihre lockere Gesichtshaut wirken die Patienten
alt.

G. Progerie

Vorzeitiges Altern, Alopezie, Verluste des subkutanen Fettes und Kleinwuchs.

H. VATER-Komplex

Die nachfolgenden Fehlbildungen können in verschiedenen Kombinationen auftreten: Vertebralde-
fekte, Ventrikelseptumdefekt, Analatresie, Tracheo-
oesophageale Fistel und Aplasie des Radius.

I. Opitz-Frias-Syndrom

Schluckschwierigkeiten mit rezidivierender Aspiration, Stridor, eine schwache, heisere Stimme, Hypertelorismus und Hypospadie charakterisieren das Syndrom.

VIII. Verschiedene Ursachen

A. Fehlernährung

B. Hydranenzephalie

Der schon bei Geburt große Kopf hat auch große
Fontanellen. Die Schädeldecke ist dünn. Sonographie
sichert die Diagnose.

C. Intrauterine Dystrophie

Die Neugeborenen sind zu klein für das Gestationsalter. Die Fontanellen sind groß, vor allem wenn die
Ossifikation verzögert ist.

D. Mukopolysaccharidosen

Zu große Fontanellen findet sich vor allem beim
M. Hurler. (Mukopolysaccharidose Typ I.)

25 Verzögerter Fontanellenschluß

Kapitel 24 nennt Krankheiten mit zu großen Fontanellen. Oft schließen sich die Fontanellen dabei auch spät. Diese Erkrankungen werden nicht sämtlich wiederholt.

Die vordere Fontanelle schließt sich normalerweise zwischen dem 12. und 18., frühestens mit dem 4., spätestens mit dem 26. Monat. Die meisten Krankheiten mit einem verspäteten Fontanellenschluß sind an anderen morphologischen Besonderheiten zu erkennen.

I. Erhöhter Hirndruck

Erhöhter intrakranieller Druck führt zu einer vergrößerten vorderen Fontanelle, die sich auch verspätet schließt.

II. Skeletterkrankungen

A. Achondroplasie
B. Osteogenesis Imperfecta
C. Vitamin D-Mangel – Rachitis
D. Kleidokraniale Dysostose
E. Apert-Syndrom (Akrozephalosyndaktylie)
F. Hypophosphatasie
G. Pyknodysostose
H. Kenny-Syndrom
I. Pseudomangel-Rachitis

Knochenveränderungen wie bei Mangel-Rachitis, die nicht auf eine Therapie mit Vitamin D ansprechen.
Die durch mangelnde Hydroxylierung von 25-OH-Vitamin D bedingte Krankheit wird autosomal dominant vererbt.

J. Stanescu-Syndrom

Bei dieser seltenen Skelettdysplasie kommen dünner Schädel, flache Orbitae und ein kleiner Unterkiefer vor.

III. Chromosomenaberrationen

A. Down-Syndrom
B. Trisomie 13
C. Trisomie 18

IV. Endokrine Störungen

A. Hypothyreose

V. Medikamente und Toxine

A. Fetales Hydantoinsyndrom
B. Aminopterininduzierte Fehlbildungen

VI. Dysmorphogenetische Syndrome

A. Russel-Silver-Syndrom
B. Rubinstein-Taybi-Syndrom
C. Hallermann-Streiff-Syndrom
D. Zellweger-Syndrom (Zerebrohepatorenales Syndrom)
E. Robinow-Syndrom
F. Cutis Laxa
G. Progerie
H. VATER-Komplex

I.	Aase-Syndrom	Dreigliedrige Daumen, angeborene Anämie, schmale Schultern und mäßiger Minderwuchs.
J.	Melnick-Needles-Syndrom	Klinische Befunde sind Exophthalmus, runde Bakken, Mikrognathie, schwere Bißstörungen und große Ohren.
K.	Conradi-Hünermann-Syndrom	Verzögerter Fontanellenschluß kommt bei der durch asymmetrische Verkürzung der Gliedmaßen, Skoliose, ichthyosiforme Hautveränderungen und Katarakte charakterisierten, x-chromosomal dominant erblichen Störung vor.
L.	Otopalato-digitales Syndrom	Wichtige Befunde sind prominente Stirn, Hypertelorismus, kleine Nase und Mund, breite Endphalangen, Schalleitungsschwerhörigkeit und leichte geistige Retardierung.

VII. Verschiedene Ursachen

A. Unterernährung
B. Angeborene Syphilis

Der vorzeitige Fontanellenschluß ist seltener als der verzögerte. Ist die vordere Fontanelle nach dem 4. oder 5. Monat nicht mehr tastbar, sollte nach Ursachen gesucht werden. Gelegentlich zeigt die Röntgenaufnahme, daß die Fontanelle entgegen dem Tastbefund noch offen ist. Bei tatsächlich verschlossener Fontanelle kommen folgende Differentialdiagnosen in Betracht:

I. Normalvarianten	Obwohl die Fontanellen sich durchschnittlich im 18. Lebensmonat schließen, liegt ein Verschluß schon im 4. oder 5. Monat noch im Bereich der Normalvariation. Das Kopfwachstum muß dann allerdings engmaschig überwacht werden.
II. Mikrozephalie	Ungenügende Gehirnentwicklung geht mit Mikrozephalie und frühem Schluß der Fontanellen einher. Ursachen der Mikrozephalie siehe Kapitel 22.

III. Kraniosynostose

A. Idiopathisch	
B. Hyperthyreose	Frühzeitiger Fontanellenschluß tritt bei Hyperthyreose und bei Überdosierung von Schilddrüsenhormon auf.
C. Hypophosphatasie	Die Skelettveränderungen gleichen entfernt denen bei Rachitis. Die alkalische Phosphatase im Serum ist niedrig, exzessive Mengen von Phosphoethanolamin werden mit dem Urin ausgeschieden. Die Fontanellen können sich früh oder spät schließen.
D. Rachitis	Kraniosynostose tritt bei einem Drittel der Rachitisfälle auf.
E. Hyperparathyreoidismus	Hyperkalzämie, generelle Demineralisation der Knochen und Gedeihstörung sind Hinweise auf die Erkrankung, die selten einmal mit vorzeitigem Fontanellenschluß einhergeht.

27 Parotisschwellung

Die normale Parotis ist nicht tastbar. Häufigste Ursache einer Parotisschwellung ist der Mumps. Bei rezidivierender Parotisschwellung ist eine sorgfältige Beurteilung von Menge und Art des Drüsensekretes wichtig. Sekundäre oder rezidivierende Infektionen entwickeln sich häufig bei verminderter Speichelproduktion. Eine aerogene Parotisschwellung, d. h. die Schwellung der Drüse durch in den Ausführungsgang gepreßte Luft, darf nicht mit rezidivierenden Infektionen verwechselt werden.

I. Infektionen

A. Virale
  1. Mumps   Mumps ist die häufigste und leicht erkennbare Ursache der Parotisschwellung. Die Drüse ist druckschmerzhaft, die Haut aber nicht gerötet. Ob eine Mumpsparotitis rezidivieren kann, wird diskutiert.

  2. Coxsackie A-Virus
  3. Echovirus
  4. Lymphozytäre Choriomeningitis

B. Bakterielle
  1. Akute eitrige Parotitis   Eitrige, meist staphylogene, Infektionen treten vor allem bei Neugeborenen, Säuglingen und bei Kindern mit chronisch konsumierenden Erkrankungen auf. Die Drüse ist druckschmerzhaft und gerötet; daneben können systemische Symptome vorhanden sein. Manchmal läßt sich Eiter aus dem Ausführungsgang exprimieren.

  2. Abszeß

C. Andere Infektionen
  1. Tuberkulose   Tuberkulose ist selten Ursache einer Parotitis. Der Verlauf ist nicht so akut wie bei viralen oder anderen bakteriellen Erregern.

  2. Aktinomykose   Die Schwellung ist meist das Ergebnis einer direkten Erregerinvasion aus der Umgebung.

  3. Sarkoidose   Die Parotis ist in weniger als 10% der Fälle geschwollen. Die Schwellung ist fest, schmerzlos und oft knotig.

4. Katzenkratzkrankheit	Nach Kratzwunden im Gesicht entwickeln sich in der Parotis Granulome.
5. Tularämie	Parotisschwellung und konjunktivale Nekrosen kommen bei Tularämie vor.

II. Chronische oder rezidivierende Sialadenitis

A. Nichtobstruktive inter-mittierende Sialadenitis	
1. Gutartige lymphoepi-theliale Form	Verminderter Speichelfluß und Sekretstau durch anatomische Veränderungen des Ausführungsgangs disponieren zu rezidivierenden Entzündungen. Es erkranken meist Kinder über 5 Jahren. Die Schwellung rezidiviert, kann leicht schmerzhaft sein, die Haut ist nicht gerötet. Die Diagnose wird durch eine Sialographie gesichert, die eine getüpfelte Sialektasie zeigt. Es soll sich um eine lokale Form des Sjögren-Syndroms handeln.
2. Idiopathische Form	Die Vergrößerung ist meist einseitig, geht mit leichten Schmerzen einher und dauert 1 bis 2 Wochen. Die Rezidive sistieren in der Pubertät.
3. Funktionelle Hyperse-kretion	Sehr selten.
B. Allergie	Pfropfen eosinophiler Zellen im Ausführungsgang führen zu Schwellungen. Bei vielen Patienten sind auch andere allergische Symptome vorhanden. Die Schwellung setzt plötzlich ein, dauert Stunden bis einige Tage.
C. Medikamentenüberemp-findlichkeit	Jod in Medikamenten oder Nahrung kann eine Parotisschwellung verursachen. Andere in Frage kommende Medikamente werden bei Kindern selten benutzt. Phenothiazin in großen Dosen kann eine Xerostomie (trockener Mund) und wiederholte Infektionen mit Schwellungen hervorrufen.

III. „Luft-Parotis"	Luft kann vor allem von Kindern, die an Blasinstrumenten üben oder die in Luftballons blasen in den Parotisgang gedrückt werden und eine Schwellung verursachen. Manche Kinder tun dies absichtlich zum Spaß.

IV. Tumoren

A. Hämangiome

Die Schwellung ist weich und nicht schmerzhaft. Die darüberliegende Haut kann bläulich verfärbt sein. Beim Schreien nimmt die Schwellung zu.

B. Lymphangiome

Die Schwellung ist diffuser als beim Hämangiom und nicht auf eine Speicheldrüse beschränkt.

C. Misch-Tumor

Dies ist der häufigste gutartige Tumor. Er wird als feste, schmerzlose Masse palpiert.

D. Mukoepidermoid

Dies ist der häufigste maligne Tumor. Initialsymptom ist eine feste, verschiebliche Masse innerhalb der Parotisfaszie. Schnelles Wachstum und/oder Fazialislähmung wecken den Verdacht auf Malignität.

V. Metabolische und endokrine Ursachen

A. Endokrine Ursachen

Die Parotisschwellung ist gutartig, entwickelt sich langsam, ist schmerzlos ohne Entzündungszeichen.

   1. Hypothyreose

   2. Cushing-Syndrom

Vergrößerung durch Fetteinlagerung.

B. Metabolische Störungen

   1. Diabetes mellitus

Eine Parotisschwellung ist beim kindlichen Diabetes selten.

   2. Hunger

Die Hypertrophie soll mit der Hypoproteinämie zusammenhängen.

   3. Anorexia nervosa

Bei schwerer Abmagerung hypertrophiert die Drüse.

   4. Postnekrotische Leberzirrhose

VI. Obstruktive Vergrößerung

A. Strikturen

Strikturen sind angeboren oder Folge mangelnder Mundhygiene, von Traumen, rezidivierenden Infektionen oder Konkrementen. Die Drüse schwillt beim Essen plötzlich an und ist schmerzhaft. Sekundäre Infektionen sind häufig. Sialographie ist das diagnostische Mittel der Wahl.

B. Konkremente

Konkremente sind selten. Die Symptome gleichen denen bei Strikturen. Sie treten häufiger bei Jugendlichen als bei Kleinkindern auf und können durch rezidivierende Infektionen verursacht sein.

VII. Verschiedene Ursachen

A. Zystische Fibrose

Die Parotis ist selten, die Unterkieferspeicheldrüse dagegen bei 90% der Patienten vergrößert.

B. Autoimmunerkrankungen
   1. Sjögren-Syndrom

Mund und Augen sind trocken. Die Schwellung steht in Zusammenhang mit einem intermittierenden Verschluß des Ausführungsganges durch Schleimpfröpfe oder durch rezidivierende Infektionen.

   2. Mixed Connective Tissue Disease

Kinder mit dieser Krankheit haben Symptome verschiedener Bindegewebserkrankungen.

C. Verstopfung des Ausführungsganges durch Nahrungsbestandteile.

VIII. Störungen, die eine Parotisschwellung imitieren

A. Lymphadenopathie

B. Hypertrophie des M. masseter

Eine Masseterhypertrophie kann durch Zähneknirschen oder durch Kaugummikauen verursacht sein.

28   Fazialisparese

Eine Fazialisparese ist relativ selten. Sie bedarf der diagnostischen Abklärung, um behebbare Ursachen aufzudecken. Wenige Störungen sind für die Mehrzahl der Fälle verantwortlich. Die idiopathische Fazialisparese (Bellsche Parese) macht 30–60% der Fälle aus, Traumen sind für 8–25%, Otitis media für 10% und angeborene Störungen für 5–20% verantwortlich.

I. Angeborene Ursachen

A. Angeborene Fazialisparese bei Möbius-Syndrom

Die beidseitige Aplasie der Kerne der VII. und VI. Hirnnerven fällt meist schon bei Geburt auf. Das Gesicht ist ausdruckslos, die Augen schließen nicht vollständig, Speichel fließt ständig aus dem Mund. Die Symptomatik schwankt je nach Ausdehnung der Kernaplasie.

B. Fehlbildung des Os temporale

Kann eine einseitige Parese verursachen.

C. Supranukleäre Fazialislähmung

Die Läsion kommt durch Anoxie vor oder während der Geburt zustande. Die unteren beiden Äste der Gegenseite fallen aus.

D. Hypoplasie des M. depressor anguli oris

Eine Gesichtsasymmetrie des Neugeborenen, vor allem beim Schreien, läßt an eine Fazialisparese denken. In Wirklichkeit besteht eine Aplasie oder Hypoplasie des M. depressor anguli oris. Stirnrunzeln und Augenschluß sind möglich und die Nasolabialfalten seitengleich. Begleitanomalien am Herzen, Nieren und im Bewegungsapparat kommen vor.

II. Trauma

A. Geburtstrauma

Eine Fazialisparese entsteht häufig nach peripherer Nervenkompression durch Zangenentbindung, durch das mütterliche Promontorium oder gelegentlich durch Knochenfragmente bei Schädelfraktur.

B. Gesichtstrauma

Der N. facialis wird durch Unfälle oder Geschosse verletzt.

C. Schädelfraktur

Eine Fraktur des Os temporale kann zu einer allmählich einsetzenden Parese führen. Die Cochlearisfunktion geht in der Mehrzahl der Fälle verloren.

III. Idiopathische Fälle

A. Bellsche Parese

Der genaue pathogenetische Mechanismus ist unbekannt. Diskutiert wird ein Vasospasmus der den N. facialis versorgenden Gefäße mit nachfolgendem Ödem und Funktionsverlust des Nerven. Die Parese beginnt plötzlich, geht oft mit Infektionen der oberen Luftwege einher, ist meist einseitig, komplett oder partiell. Ohrenschmerzen können als Frühsymptom, Schwindel, Geschmacksverlust und Hyperakusis je nach Lokalisation der Schädigung eintreten.

B. Melkersson-Syndrom

Diese Erbkrankheit ist gekennzeichnet durch rezidivierende, oft beidseitige Fazialisparese, familiäres angioneurotisches Ödem vor allem der Lippen und in einigen Fällen Lingua plicata.

IV. Infektionen

A. Otitis media

Eine akute Otitis media kann eine passagere Lähmung verursachen, die am besten mit Antibiotika und Myringotomie therapiert wird. Eine chronische Otitis media kann zu Vereiterung des Felsenbeins und Lähmung des VI. und VII. Hirnnerven führen. Fieber, Ohrenschmerzen und chronischer Ohrausfluß sind häufig (Gradenigo-Syndrom).

B. Guillain-Barré-Syndrom

Bis zu einem Drittel der Patienten mit einer aufsteigenden peripheren Neuropathie hat eine Fazialisparese.

C. Mastoiditis

Ist heute selten. Die Ohrmuschel ist nach vorn gedrängt, das Mastoid geschwollen und schmerzhaft.

D. Herpes zoster

Das Syndrom kommt häufiger bei Erwachsenen als bei Kindern vor und geht mit dumpfen Ohrenschmerzen und Bläschen auf dem Trommelfell, im äußeren Gehörgang oder auf den Ohrmuscheln einher.

E. Meningitis

F. Enzephalitis

Verschiedene Enzephalitiden gehen mit einer Fazialislähmung einher. Erreger sind Varizellen-, Mumps-, Röteln-, Poliomyelitis- und andere Enteroviren.

G. Osteomyelitis des Os
     temporale

H. Mumpsparotitis

I. Hirnabszeß   Eine zentrale Fazialisparese kommt vor, steht aber
                                       meist im Hintergrund der Symptomatik.

J. Verschiedene Infektionen   Infektiöse Mononukleose, Influenza, Tuberkulose,
                                       Tetanus, Trichinose und Syphilis können eine
                                       Fazialisparese hervorrufen.

K. Lyme-Arthritis   Eine komplette Fazialisparese wurde bei einigen Pa-
                                       tienten mit dieser seltenen Form der Arthritis be-
                                       schrieben.

V. Endokrine und Metabolische Störungen

A. Hypothyreose

B. Osteopetrose   Durch die Hyperostose werden Hirnnerven kompri-
                                       miert. Anämie, Blindheit und Taubheit können sich
                                       entwickeln.

C. Diabetes mellitus   Seltene Ursache.

D. Urämie

VI. Tumoren und Neoplasien

A. Akustikusneurinom   Ein Akustikusneurom verursacht selten eine Läh-
                                       mung, Hinweissymptome sind einseitig fortschrei-
                                       tender Hörverlust, einseitiges Ohrensausen, intermit-
                                       tierender Schwindel und Gangunsicherheit.

B. Hirnstammgliome   Fazialisparesen können Initialsymptom sein. Häufig
                                       Lähmung des VI. Hirnnerven mit oder ohne Kopf-
                                       schmerzen und Ataxie.

C. Leukämie

D. Metastasen   Bei Kindern kommt am ehesten ein Neuroblastom in
                                       Frage.

E. Eosinophile Granulome,   Bei Beteiligung des Mittelohres kann es zu Lähmun-
     Teratome, Hämangiome   gen kommen.
     Rhabdomyosarkome

F. Neurofibromatose

G. Tumoren der Parotis

H. Tumoren des N. facialis   Sie führen zu langsam progredienten Paresen.

VII. Verschiedene Ursachen

A. Gefäßläsionen

Thrombose oder Aneurysmen der A. carotis, der mittleren zerebralen oder pontinen Äste der Basilararterie können zu einer Lähmung führen. Bei beiden stehen aber zentralnervöse Symptome im Vordergrund.

B. Hypertonie

Seltene Ursache einer Fazialisparese.

C. Panarteriitis nodosa

D. Postiktale Parese

Die Lähmung ist von kurzer Dauer.

E. Myotone Dystrophie

Sie ist charakterisiert durch Ptosis, Maskengesicht mit allmählicher Atrophie der mimischen Muskulatur und Muskelschwäche mit Myotonie.

F. DPT-Impf-Reaktion

G. Hydrozephalus

H. Reaktion auf Medikamente

Vincristin ist das bekannteste.

I. Freeman-Sheldon-Syndrom

Maskengesicht und kleiner Mund geben den Eindruck eines ,,whistling face". Das Kinn ist gekräuselt und die Zunge klein.

J. Schwartz-Syndrom

Myotonie, Maskengesicht, eingeschränkte Gelenkbeweglichkeit und Kleinwuchs.

K. Goldenhar-Syndrom

Hemifaziale Mikrosomie, kleine oder atretische Ohren und epibulbäre Dermoide sind typische Befunde.

L. Kawasaki-Syndrom (Mukokutanes Lymphknoten-Syndrom)

Teil 3   Ohren

29 Ohrenschmerzen

Ursache des bei Kindern häufigen Ohrenschmerzes ist meist eine akute Mittelohrentzündung oder eine chronische Ansammlung von Flüssigkeit im Mittelohr. Vor allem in den Sommermonaten ist an eine Otitis externa zu denken. Verletzungen des äußeren Gehörganges oder des Trommelfells sind häufiger als angenommen: Kinder stecken alles mögliche in den Gehörgang.

I. Vom Ohr ausgehende Schmerzen

A. Außenohr

1. Otitis externa	Der infektionsbedingte Schmerz wird durch Zug an der Ohrmuschel verstärkt. Häufigster Erreger ist Pseudomonas aeruginosa.
2. Fremdkörper	Fremdkörper im äußeren Gehörgang können zu Entzündung und Schmerzen führen.
3. Trauma	Der äußere Gehörgang wird durch spitze Gegenstände, die zur Reinigung des Gehörganges verwendet wurden, oder durch Fall, Schlag und andere Traumen verletzt.
4. Cerumen	Verschluß des Gehörganges durch Cerumen kann Hörverlust und manchmal Schmerzen verursachen.
5. Phlegmone	Die Ohrmuschel schwillt akut an, wird rot und berührungsempfindlich. Oft ist eine Otitis externa vorausgegangen.
6. Furunkel, Abszeß	Furunkel und Abszesse des äußeren Gehörganges sind sehr schmerzhaft.
7. Chronisches Ekzem	Wegen des Juckreizes kratzen die Kinder; es entstehen Fissuren und Sekundärinfektionen.
8. Herpes simplex-Infektion	In Gruppen stehende Bläschen weisen auf die Diagnose.
9. Herpes zoster-Infektion	In leichten Fällen braucht das Innenohr nicht betroffen zu sein. Schmerzhafte Bläschen finden sich in der Ohrmuschel und im äußeren Gehörgang.
10. Rezidivierende Polychondritis	Rezidivierende, ein- oder beidseitige Entzündungen des Ohrmuschelknorpels führen zu Schwellung, Rötung und Erweichung der Ohrmuschel. Bei Kindern selten.

B. Mittel- und Innenohr

1. ˙Akute Otitis media — Dies ist die bei weitem häufigste Ursache von Ohrenschmerzen. Das Trommelfell ist matt, vorgewölbt und manchmal gerötet.

2. Seröser Paukenerguß — Flüssigkeit im Mittelohr verursacht intermittierenden scharfen oder dumpfen Schmerz, Hörverlust und knisternde Geräusche.

3. Barotrauma — Plötzliche Luftdruckänderungen rufen Schmerz hervor.

4. Bullöse Myringitis — Haemorrhagische Bläschen auf dem Trommelfell.

5. Verschluß der Eustachischen Röhre — Schwellung des die Eustachische Röhre auskleidenden Gewebes durch Infektion oder Allergie verhindert den Druckausgleich zwischen Mittelohr und Umgebung. Hält sie lang an, entsteht eine Otitis media.

6. Mastoiditis — Eine unbehandelte Mittelohrentzündung kann sich in die Mastoidzellen ausbreiten. Die Mastoidregion schwillt an, wird rot und empfindlich. Die Ohrmuschel wird nach außen und vorne gedrückt.

7. Idiopathische Fazialisparese — Ohrenschmerzen begleiten gelegentlich eine akute periphere Fazialisparese.

8. Neoplasmen — Tumoren sind selten die Ursache von Ohrenschmerzen. Ein embryonales Rhabdomyosarkom kann mit Ohrenschmerzen, Hörverlust und Tinnitus einhergehen.

9. Petrositis — Infektionen des Felsenbeins nach Otitis media verursachen manchmal eine Kompression und Lähmung des VI. Hirnnerven. Fazialisparesen sind seltener.

II. In das Ohr fortgeleitete Schmerzen

A. Pharyngeale Läsionen

1. Akute Pharyngitis

2. Tonsillitis — Ein peritonsillärer Abszeß führt zu Ohrenschmerzen.

3. Retropharyngealer Abszeß

4. Zustand nach Tonsillektomie oder Adenoidektomie

5. Nasopharyngeales Fibrom — Das Nasen-Rachen-Fibrom kommt vorzugsweise bei älteren Knaben vor und äußert sich in wiederholtem Nasenbluten und Verlegung eines oder beider Nasengänge.

B. Läsionen der Mundhöhle
   1. Akute Stomatitis oder
      Glossitis
   2. Zahnprobleme   Zahnabszesse oder retinierte Molaren können Ohren-
                                      schmerzen verursachen.

C. Larynx und Ösophagus
   1. Larynx-Ulcus
   2. Arthritis des Cricoary-   Selten entwickeln sich bei Kindern mit einer juvenilen
      tenoid-Knorpels   rheumatoiden Arthritis Heiserkeit, Stridor, ein Ge-
                                      fühl von ,,Kloß im Hals'' und fortgeleitete Ohren-
                                      schmerzen.
   3. Fremdkörper im Öso-   Schluckbeschwerden und Halsschmerzen sind häufi-
      phagus   ger als Ohrenschmerzen.
   4. Gastroösophagealer   Eine refluxbedingte Ösophagitis führt gelegentlich zu
      Reflux   fortgeleiteten Ohrenschmerzen.
D. Verschiedene Ursachen
   1. Mumps   Ohrenschmerzen können vor oder mit der Parotis-
                                      schwellung auftreten.
   2. Postaurikuläre Lymph-   Der Schmerz wird in die Gegend der Lymphknoten-
      adenopathie   schwellung lokalisiert.
   3. Sinusitis
   4. Akute Thyreoiditis   Die Schilddrüse ist meist vergrößert und weich.
   5. Temporomandibuläre   Schmerz bei Arthritis dieses Gelenks strahlt gelegent-
      Arthritis   lich in das Ohr aus.

Die nachfolgende Differentialdiagnostik der Schwerhörigkeit ist außergewöhnlich umfangreich. Sie soll helfen, die genaue Ursache einer Schwerhörigkeit zu finden. Eine ausführliche Liste genetisch bedingter Ursachen ergänzt die Zusammenstellung. (Quelle: Königsmark, B. W., Gorlin, R.: Genetic and Metabolic Deafness. Saunders, Philadelphia 1976.) Hereditäre Ursachen sind nach ihren Leitsymptomen geordnet, zum Beispiel Taubheit mit Anomalien des äußeren Ohres; Schwerhörigkeit mit Augenanomalie etc. 30–50% der Fälle kindlicher Schwerhörigkeit sind genetisch bedingt. Schätzungsweise ein Drittel davon geht mit anderen Anomalien einher. Eine sorgfältige Familienanamnese ist sehr wichtig. In etwa 50% ist die Taubheit erworben. Seröse und eitrige Otitis media führen meist nur zu vorübergehendem Hörverlust, chronische Infektionen dagegen auch zu irreversiblen Schäden. Nach Fraser soll Schwerhörigkeit bis zu 10% perinatal (in Verbindung mit Unreife, Zerebralparese und Hyperbilirubinämie) und zu 25% postnatal (nach Meningitis, viralen Infektionen und Schädeltrauma) erworben sein. (Fraser, G. R.: The causes of profound deafness in childhood. John Hopkins University Press, Baltimore 1976.)

I. Erworbene Schwerhörigkeit

A. Pränatal

1. Infektionen	– Röteln (häufig)
	– Zytomegalie
	– Toxoplasmose (selten)
	– Herpes simplex
	– Varizellen
	– Spirochäten (früher wichtige Ursache)
2. Medikamente	– Streptomycin
	– Chinin
	– Chloroquin
	– Trimethadion
	– Thalidomid

B. Perinatal   Gewöhnlich tritt Schwerhörigkeit zusammen mit Zerebralparese, Epilepsie, Blindheit und psychomotorischer Entwicklungsverzögerung auf.

1. Unreife   Ca. 2% der Frühgeborenen erleiden einen Hörverlust in Abhängigkeit von genetischer Disposition, perinataler Anoxie, Trauma, Medikamenten und eventuellem Lärm des Inkubators.

2. Kernikterus — Die klassischen Zeichen des Kernikterus – schriller Schrei, Opisthotonus und Spastik, später Hypotonie – entwickeln sich erst nach dem Neugeborenenalter. Schwerhörigkeit wird meist viel später entdeckt.

3. Hypoglykämie

4. Anoxie und Hypoxie

5. Trauma — Schwerhörigkeit kann durch Hämorrhagien und Schädelfrakturen hervorgerufen werden.

6. Meningitis und Enzephalitis

C. Kindheit

1. Otitis media — Ansammlung von seröser Flüssigkeit im Mittelohr ist die häufigste Ursache einer vorübergehenden Schwerhörigkeit im Kindesalter. Chronische Infektionen mit Perforation und Cholesteatombildung können das Innenohr irreversibel schädigen, Infektionen des Mastoids führen seltener zu Schwerhörigkeit.

2. Andere Infektionen
   - Mumps: meist einseitiger Hörverlust
   - Röteln
   - Poliomyelitis
   - Scharlach
   - Mononukleose
   - Varizellen
   - Herpes zoster
   - Adenoviren
   - Diphtherie
   - Influenza

3. Meningitis — Die bakterielle, auch tuberkulöse Meningitis ist eine wichtige Ursache von Schwerhörigkeit. Nach einer solchen Infektion ist immer eine Hörprüfung vorzunehmen.

4. Trauma — Eine traumatisch bedingte Blutung oder eine Durchtrennung des VIII. Hirnnerven durch Frakturen kann zu Taubheit und Schwerhörigkeit führen.

5. Medikamente — Eine Reihe von Medikamenten rufen Schwerhörigkeit hervor:
   - Streptomycin, Kanamycin, Gentamycin, Neomycin
   - Furosemid
   - Chinin
   - Nortryptylinhydrochlorid
   - Azetylsalizylsäure-Intoxikation

6. Tumoren
   a) Akustikusneurinom

Diese Tumoren treten vorwiegend bei jungen Erwachsenen auf, seltener bei Kindern. Einige können familiär bedingt sein und mit Neurofibromatose einhergehen. Eine zentrale Form der Neurofibromatose ist gekennzeichnet durch Schwerhörigkeit und café-au-lait-Flecke.

   b) Cholesteatom
   c) Meningeom
7. Verlegung des Gehörkanals

Schwerhörigkeit kommt durch Cerumen, Fremdkörper und Polypen im Gehörgang zustande.

8. Cogan-Syndrom

Die diagnostische Trias besteht aus interstitieller Keratitis, bilateraler Innenohrschwerhörigkeit und negativer Lues-Serologie. Andere systemische Befunde sind Kopfschmerzen, Arthralgien, Myalgien, Fieber, Bauchschmerzen und Aorteninsuffizienz.

9. Psychogene Schwerhörigkeit

II. Angeborene Schwerhörigkeit

A. **Schwerhörigkeit ohne assoziierte Anomalien**

In den folgenden Beschreibungen ist der Erbgang wie folgt in Klammern angegeben:
AD = Autosomal dominant
AR = Autosomal rezessiv
X = geschlechtsgebunden
XR = X-chromosomal rezessiv

– Angeborene hochgradige Schwerhörigkeit

(AD)

– Progrediente Schwerhörigkeit

(AD) Beginn in der Kindheit mit leichter Hochtonschwerhörigkeit; zunehmend mittel- bis hochgradige Schwerhörigkeit

– Einseitige Schwerhörigkeit

(AD) Meist hochgradige, selten beidseitige Schwerhörigkeit.

– Tiefton-Schwerhörigkeit

(AD) Frühzeitiger Verlust tiefer, später zunehmend auch hoher Frequenzen.

– Mittelton-Schwerhörigkeit

(AD) Progredienter Verlust von mittleren Frequenzen. Beginn in der Kindheit.

– Otosklerose

(AD) Einer der häufigsten Ursachen des Hörverlustes beim älteren Menschen. Variable Manifestation. Beginn zwischen 20 und 30 Jahren.

– Angeborene hochgradige Schwerhörigkeit

(AR)

– Frühmanifeste Innenohr- schwerhörigkeit	(AR) Zunehmend ab dem 6. Lebensjahr
– Angeborene schwere Schwerhörigkeit	(X)
– Angeborene mittelgradige Schwerhörigkeit	(X) Langsam progredient.
– M. Menière	(AD und AR) Häufig Schwindelattacken.
– Atresie des Gehörgangs und Schalleitungsschwer- hörigkeit	(AD)

B. Schwerhörigkeit in Kombination mit Anomalien des äußeren Ohres

– Ohrgrübchen mit Innen- ohrschwerhörigkeit	(AD) Etwa 20% der Patienten haben Kiemengangs- fisteln.
– Abstehende Ohren Anal- atresie, triphalangealer Daumen und Innenohr- schwerhörigkeit	(AD)
– Verdickte Ohrmuscheln mit Anomalien von Incus und Stapedius	(AD)
– Ohrmuscheldysplasie mit Schalleitungsschwerhö- rigkeit	(AD) Dysplastische Ohren mit helikalen Grübchen, präaurikulären Ohranhängen und Halsfisteln.
– Otofaziozervikales Syndrom	(AD) Eingesunkene Nasenwurzel, langes, schmales Gesicht, langer Hals, Ohrgrübchen.
– Ohrmuscheldysplasie mit Schalleitungsschwer- hörigkeit	(AD) Kleine tiefsitzende Ohrmuschel mit breiten überlappenden Helices.
– Lacrimo-auriculodento- digitales Syndrom	(AR) Löffelohren, gemischte Schwerhörigkeit, Trä- nengangsatresie, konisch geformte obere Schneide- zähne.
– Mikrotie, Meatusatresie, Schalleitungsschwerhö- rigkeit	(AR) Ein- oder beidseitige Schwerhörigkeit.
– Mikrotie, Hyperteloris- mus, Gesichtsspalten, Schalleitungsschwerhö- rigkeit	(AR) Eventuell Mikrozephalie, Intelligenzdefekt und ektopische Nieren.

C. **Schwerhörigkeit in Kombination mit Augenerkrankungen**

– Usher-Syndrom

(AR) Symptome sind Retinitis pigmentosa mit kongenitalem mäßigem bis schwerem Hörverlust und vestibulären Funktionsausfällen. Die Retinitis pigmentosa ist progredient mit Sehverlust im Alter von ca. 10 Jahren. Die Krankheit soll für 10% aller Fälle von hochgradiger Schwerhörigkeit verantwortlich sein.

– Refsumsche Krankheit

(AR) Retinitis pigmentosa, Polyneuropathie und Ataxie treten auf. Schwerhörigkeit entwickelt sich in der Hälfte der Fälle. Das Sehvermögen bleibt bis zum zweiten Jahrzehnt normal.

– Alström-Syndrom

(AR) Symptome sind Fettsucht, Sehverlust durch atypische Retinadegeneration und progrediente Innenohrschwerhörigkeit. Nystagmus und progredienter Sehverlust beginnen im ersten Lebensjahr. Katarakte entwickeln sich im zweiten Jahrzehnt.

– Sattelnase, Myopie, Katarakt, Schwerhörigkeit

(AD) Die Myopie ist bei der Geburt vorhanden.

– Myopie, Hörverlust, periphere Neuropathie und Skelettanomalien

(AD) In die Extremitäten einschießende Schmerzen, verminderte Gelenkbeweglichkeit, Ataxie und Katarakte. Häufig Atrophie der Haut und des subkutanen Fettgewebes.

– Cockayne-Syndrom

(AR) Progrediente neurologische Ausfälle, Kleinwuchs, Gelenkkontrakturen, Verlust an subkutanem Gewebe, Akrozyanose und eingesunkene Augen, häufig Katarakte.

– Marshall-Syndrom

(AD) Myopie, Katarakt und Sattelnase mit Innenohrschwerhörigkeit.

– Retinitis pigmentosa, progrediente Tetraparese, geistige Retardierung und Innenohrschwerhörigkeit

(AR?)

– Biedl-Bardet-Syndrom

(AR) Symptome sind Retinitis pigmentosa, Fettsucht und Polydaktylie.

– Familiäre Korneadegeneration, gestörter Kalziummetabolismus, Hörverlust

(AR)

– M. Norrie

(X) Linsentrübung, Irisatrophie, Gliaproliferation der Retina, Katarakt, Mikrophthalmie und leichte bis

schwere geistige Retardierung. Leichter Hörverlust
tritt in einem Drittel der Fälle auf.

– Keratokonus, blaue Skle-   (AR)
ren, Bänderschlaffheit und
Schalleitungsschwerhö-
rigkeit

– Progrediente externe   (AR)
Ophthalmoplegie, Pig-
mentdegeneration der Re-
tina, kardiale Leitungsde-
fekte und gemischte
Schwerhörigkeit

– Kryptophthalmie-Syn-   (AR) Syndaktylie der Finger und Zehen, Kolobome
drom und gemischte   der Nasenflügel und Urogenitalfehlbildungen, Anala-
Schwerhörigkeit   tresie.

– Myopie, blaue Skleren,   (AD)
marfanoider Habitus und
Innenohrschwerhörigkeit

– Myopie, sekundärer Tele-   (AR) Hypertelorismus, hohe Stirn und Katarakte sind
kanthus und angeborene   charakteristisch.
Innenohrschwerhörigkeit

– Optikusatrophie, Ataxie   (XR)
und progrediente Innen-
ohrschwerhörigkeit

– Optikocochleodentale De-   (AR) Beginn von progredientem Sehverlust und spa-
generation   stischer Tetraplegie im Säuglingsalter.

– Irisdysplasie, okulärer Hy-   (AD) Betroffene Kinder haben birnenförmige Pupil-
pertelorismus, psychomo-   len und eine Muskelhypotonie.
torische Retardierung und
Innenohrschwerhörigkeit

– Angeborene Korneadys-
trophie und progrediente
Innenohrschwerhörigkeit

– Retinaveränderungen,   (AR)
Muskelatrophie, geistige
Retardierung und Schwer-
hörigkeit

– Retinitis pigmentosa,   (AD)
Nystagmus, hemiplegi-
sche Migräne und Innen-
ohrschwerhörigkeit

– Optikusatrophie, Hörver-   (AR)

lust, Juveniler Diabetes
mellitus

– Familiärer Hörverlust,
Polyneuropathie und Op-
tikusatrophie

– Weil-Marchesani-Syn-
drom

Verlangsamte motorische Entwicklung und progrediente Gangstörung. Sehverlust in der dritten Dekade.
(AR) Brachydaktylie, kleine sphärische Linsen, Kleinwuchs, gelegentlich Hörverlust.

D. **Schwerhörigkeit in
    Kombination mit Ske-
    letterkrankungen**

– Proximaler Sympha-
langismus und Hörverlust

– M. Crouzon (Kraniofa-
ziale Dysostose)

(AD) Ankylose der proximalen interphalangealen
Gelenke und Leitungsschwerhörigkeit.
(AD) Kraniale Synostosen, Exophthalmus, Hakennase, kleine Maxilla und Hypertelorismus. Ein Drittel
der Patienten hat einen Hörverlust.

– Treacher-Collins-Syn-
drom (Mandibulofaziale
Dysostose)

– Otopalatodigitales Syn-
drom

(AD) Mikrotie, Meatusatresie, eingekerbte untere
Augenlider, Hypoplasie der Backenknochen und der
Mandibula.
(XR) Symptome sind Schalleitungsschwerhörigkeit,
Boxergesicht, prominente supraorbitale Wülste, Hy-
pertelorismus, eine flache Nasenwurzel, generalisierte
Knochendysplasie und Gaumenspalte.

– Langer-Giedion-Syndrom

– Apert-Syndrom

– Orofaziodigitales Syn-
drom II

(AD) Knollennase, geistige Retardierung, Exostosen,
selten Schwerhörigkeit.
(AD) Symptome sind Kraniosynostose und Syndak-
tylien der Hände und Füße.
(AR) Lippenspalte, gelappte und knotige Zunge,
breite Nasenwurzel, Hypoplasie der Mandibula,
Polydaktylie, Syndaktylie, Schalleitungsschwerhörigkeit.

– Dysplasia epiphysaria capitis femoris, schwere
Myopie und Innenohr-
schwerhörigkeit

– Tibiaaplasie und angeborene Schwerhörigkeit

– Breite Endphalangen, abnormale Facies und Innen-
ohrschwerhörigkeit

– Kraniodiaphysäre Dysplasie

(AR)

(AR)

Die Gesichtsform ist charakterisiert durch Hypertelorismus, eine große Nase mit einer hohen Brücke und
vorstehende Oberlippe.
(AR) Massive generalisierte Hyperostose mit Sklerose, vor allem des Gesichts und des Schädels.

– Osteopetrose	(AR) Röntgenbilder zeigen abnormal dichte Knochen („Marmorknochen"). Knöcherne Einengung der Nervendurchtrittstellen führt zu Paresen der Hirnnerven. Panzytopenie ist die Folge der Einengung des Markraumes.
– Frontometaphysäre Dysplasie	(XR) Betonte Supraorbitalwülste, Schwerhörigkeit
– Multiple Synostosen und Schalleitungsschwerhörigkeit	(AD) Progrediente proximale Symphalangie aller Finger.
– Hyperostosis corticalis generalisata	(AR) Generalisierte periostale Hyperplasie des Skeletts, vor allem des Schädels, der Mandibula, der Klavikula und der Rippen. Einengung der kranialen Foramina führt zu Schwerhörigkeit. Beginn in der Pubertät.
– Sklerosteose	(AR) generalisierte Osteosklerose und Hyperostose der Schädeldecke, der Mandibula, der Klavikula und des Beckens.
– Ektrodaktylie, ektodermale Dysplasie, Spaltbildung und gemischte Schwerhörigkeit	(AD) Spalthand, Spaltfuß, Lippen-Kiefer-Gaumen-Spalte.
– Metaphysäre Dysplasie Typ Jansen	(AR) Dies ist eine Form des kurzgliedrigen Minderwuchses mit Schalleitungsschwerhörigkeit.
– Kniest-Syndrom	(AD) Symptome sind dysproportionierter Minderwuchs, eingesunkene Nasenwurzel, Gaumenspalte und aufgetriebene Knie.
– Klippel-Feil-Syndrom, Abduzensparese mit eingesunkenem Bulbus und Innenohrschwerhörigkeit	(AD)
– Distale Arthrogrypose und Innenohrschwerhörigkeit	(AD)
– Hereditäre Hyperphosphatasie	Progrediente Skelettdeformierung. Die Serumspiegel der sauren und alkalischen Phosphatase sind erhöht.
– Hereditäre Arthro-Ophthalmopathie (Stickler-Syndrom)	(AD) Knöcherne Auftreibung der Knöchel, Knie und Handgelenke. Die Gelenke sind überstreckbar, ihre Beweglichkeit ist nach Ruhe eingeschränkt. Kongenitale Myopie und Gaumenspalten bei 50% der Fälle. Gemischte Schwerhörigkeit bei 15%.
– Osteogenesis imperfecta	(AD und AR) Vermehrte Knochenbrüchigkeit, weiße

– Kongenitale spondyloepiphysäre Dysplasie

oder blaue Skleren (90%), schlaffe Bänder und oft
Dentinogenesis imperfecta.
(AD und AR) Kurzer Stamm und proximale Extremitäten, verminderter Muskeltonus, Watschelgang
und Myopie bei Jugendlichen, gelegentlich Gaumenspalten und Schalleitungsschwerhörigkeit.

– Multiple Synostosen, Mit-
ralinsuffizienz, Schalleitungsschwerhörigkeit

(AD) Verschmelzung der Wirbel und Handwurzel-
knochen.

– Knorpelkalzifizierung,
Brachytelephalangie, mul-
tiple periphere Pulmonal-
stenosen und gemischte
Schwerhörigkeit (Keutel-
Syndrom)

(AR)

– Karpale und tarsale Anomalien, Gaumenspalte,
Oligodontie und Stapesfi-
xation

(AR) Dorsiflexion der Halluces und Fusion der Fuß-
knochen.

– Hypoplasie der oberen
Extremität, kardiale Ar-
rhythmie, Ohrmuschel-
dysplasie und einseitige
Schalleitungsschwer-
hörigkeit

(AD)

– Kraniometaphysäre Dys-
plasie

(AD oder AR) Röntgenbefunde sind Hypertelorismus, verdicktes und dichtes Schädeldach, Kompression der Hirnnerven, metaphysäre Verbreiterung der
langen Röhrenknochen.

– Camurati-Engelmann-
Syndrom

(AD) Diaphysäre Hyperostose, Muskelschwäche,
Watschelgang, Beinschmerzen, Schwerhörigkeit.

– Kleidokraniale Dysplasie

(AD) Die Klavikel fehlen oder sind hypoplastisch.
Andere Befinde sind später Fontanellenschluß, Kleinwuchs und gelegentlich Schwerhörigkeit.

– Diastrophische Dysplasie

(AR) Kleinwuchs, Klumpfuß und zystische Massen in
den Ohrmuscheln.

– Fanconi-Syndrom

(AR) Hypoplasie des Radius, Hyperpigmentation
und Panzytopenie.

E. **Schwerhörigkeit in
Kombination mit Stö-
rungen von Haut und
Haaren**

– Waardenburg-Syndrom	(AD) Dieses Syndrom soll für 2% aller Fälle angeborener Schwerhörigkeit verantwortlich sein. Symptome sind Heterochromie (25%), weiße Haarsträhne, laterale Verlagerung des medialen Augenwinkels und des Tränenpünktchens, breite Nasenwurzel (75%) und kongenitale ein- oder beidseitige mittel- bis schwergradige Schwerhörigkeit.
– Leopard-Syndrom	(AD) Sommersprossenartige Hautveränderungen. Hörverlust in der Hälfte der Fälle, angeborene Herzfehler (Pulmonalstenose oder subvalvuläre Stenose), Wachstumsretardierung und gelegentlich Hypogonadismus, verspätet einsetzende Pubertät und Kryptorchismus.
– Okulokutaner Albinismus und angeborene Innenohrschwerhörigkeit	(AR)
– Albinismus	(AR)
– Fleckige Depigmentierung und angeborene Innenohrschwerhörigkeit	(AR) Partielle Depigmentation von Kopfhaar, Brust und Armen mit hyperpigmentierten Flecken in den depigmentierten Arealen.
– Fleckige Depigmentierung, Ataxie und Innenohrschwerhörigkeit	(AD)
– Vitiligo, Muskelatrophie, Achalasie und angeborene Innenohrschwerhörigkeit	(AD)
– Pigmentanomalien und angeborene Schwerhörigkeit	(X) Die Kinder sind Albinos bei Geburt, bekommen aber später Flecken mit vermehrter Pigmentation.
– Atypische Erythrokeratoderma, periphere Neuropathie und angeborene Innenohrschwerhörigkeit	
– Generalisierte Hyperkeratose, einseitige Alopezie und angeborene Innenohrschwerhörigkeit	
– Anhydrosis und progrediente Innenohrschwerhörigkeit	(AD)
– Keratopachydermie, digitale Einschnürungen und Innenohrschwerhörigkeit	(AD) Hyperkeratose von Handinnenflächen, Fußsohlen, Knien und Ellbogen; ringförmige Furchen entstehen um die Finger und Zehen.

– Verdickte Knöchel, Leukonychie und gemischte Schwerhörigkeit	(AD)
– Onychodystrophie, konische Zähne und Innenohrschwerhörigkeit	(AD) Die Nägel sind klein und haben Fissuren.
– Onychodystrophie, triphalangeale Daumen und angeborene Innenohrschwerhörigkeit	(AD) Finger- und Zehennägel sind rudimentär ausgebildet.
– Onychodystrophie, triphalangeale Daumen und Großzehen, geistige Retardierung, Anfälle und angeborene Innenohrschwerhörigkeit	(AR)
– Onychodystrophie und angeborene Innenohrschwerhörigkeit	(AR oder AD)
– Atopische Dermatitis und Innenohrschwerhörigkeit	(AD?) Das Haar ist kurz, trocken, brüchig und erscheint unter dem Mikroskop gedreht.
– Spärliches Haar, Kamptodaktylie und Innenohrschwerhörigkeit	(AR)
– Zentraler Typ des M. Recklinghausen	(AD) Gelegentlich Café-au-lait-Flecke. Hörverlust durch Neurome des N. acusticus entwickeln sich im zweiten oder dritten Lebensjahrzehnt.

F. **Schwerhörigkeit in Kombination mit Nierenkrankheiten**

– Alport-Syndrom	(AD) Progrediente Nephritis mit Hämaturie und Proteinurie, beginnend in der ersten oder zweiten Dekade. Schwerhörigkeit erst im 2. Lebensjahrzehnt. Veränderungen der Linsen sind beschrieben. Dieses Syndrom soll für 1% aller Fälle angeborener Schwerhörigkeit verantwortlich sein.
– Urogenital- und Ohrfehlbildungen	Symptome sind renale Hypoplasie, Fehlbildungen der inneren Geschlechtsorgane und des Mittelohres.
– Urtikaria, Amyloidose, Nephritis und Hörverlust (Muckle-Wells-Syndrom)	(AD) Der Hörverlust ist progredient.
– Charcot-Marie-Tooth-	(AD?) Distale Muskelatrophie und Nephropathie

Syndrom, Nephritis und Innenohrschwerhörigkeit

sind mit Proteinurie, Hämaturie und progredientem Hörverlust kombiniert.
(AR)

– Schwere Hypertonie, Nierenversagen, abnormale Steroidproduktion. Hypogenitalismus und Innenohrschwerhörigkeit

– Makrothrombozytopathie, Nephritis und Innenohrschwerhörigkeit

(AD)

– Infantile tubuläre Azidose und angeborene Innenohrschwerhörigkeit

(AR)

– Juvenile tubuläre Azidose mit langsam progredienter Innenohrschwerhörigkeit

(AR)

– Nierenerkrankung, Hyperprolinurie, Ichthyosis und Innenohrschwerhörigkeit

(AD)

– Nierenerkrankung, digitale Anomalien und Schalleitungsschwerhörigkeit

(X oder AR)

G. **Schwerhörigkeit in Kombination mit Erkrankungen des Zentralnervensystems**

– Akustikusneurinome und neurale Schwerhörigkeit

(AD) Symptome entwickeln sich meist in der zweiten oder dritten Dekade. Möglicherweise eine Form des M. Recklinghausen.

– Sensible radikuläre Neuropathie und Schwerhörigkeit

(AD) Progrediente periphere Sensibilitätsausfälle, einschießende radikuläre Schmerzen und neuraler Hörverlust setzen im zweiten oder dritten Lebensjahrzehnt ein.

– Photomyoklonus, Schwerhörigkeit, Diabetes mellitus und Nephropathie

Myoklonische Anfälle und Schwerhörigkeit in der dritten Dekade.

– Schwerhörigkeit, geistige Retardierung, Ataxie und Hypogonadismus (Richards-Rundel-Syndrom)

(AR)

- Ataxie, Oligophrenie,   (AR)
  Myokardsklerose und In-
  nenohrschwerhörigkeit
- Ataxie, geistige Retardie-   (AR)
  rung und Innenohr-
  schwerhörigkeit
- Ataxie, Hyperurikämie,   (AD)
  Niereninsuffizienz und In-
  nenohrschwerhörigkeit
- Ataxie, abgeschwächte   (AR)
  Sehnenreflexe und progre-
  diente Innenohrschwerhörigkeit
- Myoklonus-Epilepsie,   (AR)
  Ataxie und Innenohr-
  schwerhörigkeit
- Progrediente sensible   (AR)
  Neuropathie, fehlende
  Magenmotilität, Divertikulitis und schwere kindli-
  che Innenohrschwerhörigkeit
- Bulbopontine Parese mit   (AR) Die progrediente Bulbärparalyse wird von Fa-
  progredienter Innenohr-   zialisschwäche, Dysphagie und Dysarthrie begleitet.
  schwerhörigkeit
H. **Schwerhörigkeit bei**
   metabolischen und en-
   dokrinologischen Er-
   krankungen.
- Pendred-Syndrom   (AR) Die Patienten sind meist von Geburt an schwer-
                                 hörig. In der Pubertät entwickelt sich eine diffuse
                                 Struma. Dieses Syndrom soll für 1% aller vererbten
                                 Fälle von Schwerhörigkeit verantwortlich sein.
- Struma, erhöhtes protein-   (AR)
  gebundenes Jod, multizen-
  trische epiphysäre Ossifikation und Schwerhörig-
  keit
- Johanson-Blizzard-Syn-   Dieses Syndrom wird nur beim weiblichen Ge-
  drom   schlecht gefunden; Symptome sind Hypoplasie der
                                 Nasenflügel, Hypothyreose, Kleinwuchs, Malabsorp-
                                 tion, fehlende bleibende Zähne und Innenohrschwer-
                                 hörigkeit.

– Primordialer Minderwuchs, erhöhter STH-Spiegel, geistige Retardierung und angeborene Schwerhörigkeit	(AR)
– Hypothalamohypophysärer Minderwuchs und Innenohrschwerhörigkeit	(AR) Kleinwuchs und Hypogonadismus.
– Mukopolysaccharidosen	(AR und XR)
– Mannosidose	(AR) Progrediente Entwicklung von groben Gesichtszügen, aufgetriebenem Bauch, Debilität, rezidivierenden Luftwegsinfektionen, Makroglossie, Innenohrschwerhörigkeit.
– Chronische Laktazidose, metabolische Myopathie, Wachstumsverzögerung und Innenohrschwerhörigkeit	(AR)
– Progrediente Lipodystrophie des Gesichts und der Arme, multiple Knochenzysten und Schalleitungsschwerhörigkeit	(AR)
– M. Wilson	(AR)

I. **Verschiedene Ursachen**

– Kardioauditives Syndrom von Jervell und Lange-Nielsen	(AR) Dieses Syndrom ist charakterisiert durch Taubstummheit, ein verlängertes QT-Intervall mit Stokesschen Anfällen und plötzlichen Tod. Anfälle von Bewußtlosigkeit beginnen mit 3–5 Jahren.
– Otodentale Dysplasie	(AD) Die bleibenden Zähne brechen verspätet durch, die Prämolaren fehlen.
– Sichelzellanämie	(AR)
– Turner-Syndrom	Schwerhörigkeit kommt selten vor.
– Noonan-Syndrom	Turner-Phänotyp mit normalen Chromosomen.
– Goldenhar-Syndrom	Mikrotie, hemifaziale Mikrosomie, Wirbelkörperfehlbildungen charakterisieren das nicht-erbliche Syndrom.
– Frontonasale Dysplasie	Hypertelorismus, mediane Gesichtsspalte, Gaumenspalte.
– De Lange-Syndrom	

31   Tinnitus

Tinnitus – abnormes Ohrgeräusch (Ohrensausen, Ohrklingen) – ist im Kindesalter selten. Der nichtpulsatile Tinnitus ist ein stetiges Geräusch, der pulsatile hingegen rhythmisch, oft synchron mit dem Pulsschlag. Die bei weitem häufigste Ursache des Tinnitus ist Hörverlust.

I. Nonpulsativer Tinnitus

A. Hörverlust

Tinnitus kann das erste Symptom einer beginnenden Schwerhörigkeit, speziell der Innenohrschwerhörigkeit sein. Meist gehen zunächst hohe Frequenzen verloren. Dies kann nur durch audiometrische Untersuchung aufgedeckt werden.

B. Trommelfellperforation

C. Physiologischer Tinnitus

In extrem stillen Räumen hören manche Menschen Geräusche in den Ohren.

D. Medikamente

Ototoxische Medikamente, die auch zu Tinnitus führen, sind u. a. Kanamycin, Gentamycin, Streptomycin, Neomycin und Chinin. Tinnitus ist ein Zeichen von Salizylat-Intoxikation und wurde manchmal zur Ausdosierung von Salizylat bei der Therapie chronischer Erkrankungen wie Arthritis benutzt. Arsenvergiftung führt durch Zerstörung der Cochlea zu Tinnitus.

E. Lärm

Ein plötzlicher lauter Knall oder langanhaltender lauter Hintergrundlärm können zu Tinnitus führen. Der Tinnitus ist Warnzeichen für einen sich entwickelnden Hörverlust.

F. Anfallskrankheiten

Ohrgeräusche können Teil einer Aura sein.

G. Migräne

In seltenen Fällen leiten Ohrgeräusche die Kopfschmerzphase der Migräne ein.

H. Akustikusneurinom

Tinnitus kann einem Hörverlust vorangehen oder ihn begleiten. Ohrensausen und Hörverlust sind einseitig.

I. M. Menière

Die Anfälle sind gekennzeichnet durch Vertigo, verzerrtes Hören und oft einen röhrenden Tinnitus,

Nausea und Erbrechen sind häufige Begleiterscheinungen.

J. Funktioneller Tinnitus — Geräusche können ohne objektivierbare Ursache auftreten. Wenn die Beschreibung der Geräusche zu bizarr ist, sollte man an ein psychiatrisches Problem denken.

K. Hypoxie und Ischämie — Episoden verminderter Blut- und Sauerstoff-Versorgung der Zellen des Cortischen Organs führen zu Tinnitus.

L. Labyrintherschütterung — Tinnitus kann einem Schädeltrauma folgen.

M. Störungen im Temporomandibulargelenk — Erkrankungen des Temporomandibulargelenks äußern sich in Ohrengeräuschen.

II. Pulsatiler Tinnitus

A. Seröse Otitis media — Schalleitungsschwerhörigkeit durch Flüssigkeitsansammlung oder chronische Mittelohrinfektion sind die häufigsten Ursachen des pulsatilen Tinnitus.

B. Cerumen — Verschluß des äußeren Gehörganges durch Cerumen oder Fremdkörper kann zu Tinnitus führen.

C. Fremdkörper — Haar, Sandkörner oder Steine und andere Fremdkörper können am Trommelfell kratzen und so Ohrgeräusche hervorrufen.

D. Physiologische Ursachen — Kompression der Ohren durch ein Kopfkissen kann den äußeren Gehörgang verschließen und einen pulsatilen Tinnitus hervorrufen.

E. Offene Eustachische Röhre — Dies ist eine seltene Ursache bei Kindern. Die Tuba Eustachii bleibt vor allem bei aufrechter Haltung offen, und Luft strömt während der Einatmung in das Mittelohr. Mit einem Stethoskop, das auf den äußeren Gehörgang gesetzt wird, kann das Atemgeräusch gehört werden. Ursachen sind plötzlicher Gewichtsverlust, Adhäsionen im Nasopharyngealbereich nach Adenoidektomie und Parese des V. Hirnnerven.

F. Glomustumor — Dieser gutartige, aber lokal invasive Tumor entwickelt sich im Mittelohr aus Gewebe, das histologisch dem des Karotiskörpers gleicht. Das früheste Symptom ist pulsatiler Tinnitus.

G. Intrakranielle arteriovenöse Fistel — Das Geräusch läßt sich mit dem Stethoskop hören.

H. Hypertonie — Pulsatile Ohrgeräusche treten parallel zum Blutdruckanstieg auf.

I. Aberrierende A. carotis interna

Bei dieser seltenen angeborenen Anomalie liegt die Arterie der medialen Wand des Mittelohres an und kann als bläuliche Masse hinter dem Trommelfell gesehen werden.

J. Läsionen der A. carotis

Turbulenzen in der A. carotis durch Läsionen oder schwere Stenosen können zu Tinnitus führen.

K. Gaumenmyotonus

Die Gaumenmuskeln können sich rhythmisch kontrahieren und dabei ein klickendes Geräusch produzieren. Das Klicken hört man mit dem Stethoskop über dem Gehörgang.

L. Funktioneller Tinnitus

Teil 4 Augen

32   Periorbitale Ödeme

Periorbitale Ödeme weisen auf lokale oder systemische Störungen. Begleitende Lokalbefunde oder systemische Zeichen zeigen den Weg zur Ursache der Schwellung. Viele Störungen, die in anderen Körperregionen Ödeme hervorrufen, bewirken auch eine Schwellung des periorbitalen Gewebes.

I. Entzündliche Ursachen

A. Dakryozystitis
Die Schwellung ist am stärksten am nasalen Lidrand ausgeprägt.

B. Chalazion (Hagelkorn)
Die Schwellung geht von den Meibomschen Drüsen des Lidrands aus.

C. Erysipel
Dies ist eine sich schnell ausbreitende periorbitale Entzündung von Haut und Subkutis durch Infektionen mit Streptokokkus A. Die Kinder haben Fieber und andere Infektionszeichen.

D. Orbitale und periorbitale Phlegmone
Fieber, Rötung, Schmerz, Exophthalmus und verminderte extraokuläre Muskelaktivität sprechen für eine Orbitalphlegmone. Die Entzündung geht oft vom Sinus ethmoidalis aus.

E. Herpes zoster
Bläschen sind auf Dermatome beschränkt und überschreiten die Mittellinie nicht. Ist die Cornea mitbetroffen, bleibt meist eine schwere Hornhautschädigung zurück.

F. Pocken
Das Ödem entsteht sekundär nach lokaler Autoinokulation.

G. Milzbrand
Die Schwellung ist schmerzlos. Es entsteht ein Ulcus mit zentralem Schorf. Tierkontakt in der Anamnese.

H. Syphilis

I. Konjunktivitis
Bakterielle, virale und chemische Ursachen.

J. Tularämie
Die Schwellung ist meist einseitig und mit kleinen weiß-gelblichen Nekrosen in der oberen Konjunktivalfalte verbunden. Parotisschwellung. In der Anamnese Kaninchenkontakt.

K. Katzenkratzkrankheit
Präaurikuläre Lymphknotenschwellung, Katzenkontakt.

L. Iridozyklitis

Die akute Form geht mit Augenschmerzen, Lichtempfindlichkeit, ziliärer Injektion, Miosis und periorbitaler Schwellung einher.

M. Kontaktdermatitis

Hautrötung, meist mit Juckreiz und Schuppung. Meist sind auch andere Hautareale befallen.

N. Sinusitis

Eventuell Druckschmerzhaftigkeit über den Nasennebenhöhlen, aber auch stille Infektion.

O. Sinusthrombose

Akutes Krankheitsbild mit periorbitaler Schwellung und Exophthalmus. Ausgangspunkt möglicherweise Infektion im Gesichtsbereich.

P. Larvenbefall

Die Schwellung nimmt mit dem Wachstum der Fliegenlarve zu.

Q. Zahnabszeß

Zahnschmerzen müssen nicht vorhanden sein. Meist ist der erkrankte Zahn berührungsempfindlich. Das Röntgenbild sichert die Diagnose. Die Schwellung wechselt.

II. Nichtentzündliche Ursachen

A. Angioneurotisches Ödem
   1. Hereditäre Form

Die Schwellung wird häufig durch ein Trauma ausgelöst. Nach ähnlichen Ereignissen in der Familie und früheren Schwellungen der Extremitäten, Bauchschmerzen oder Larynxödem sollte gefahndet werden.

   2. Medikamente

Schwellung nach Gabe von Antibiotika, Aspirin, Barbituraten oder anderen Medikamenten.

   3. Nahrungsmittelallergie
   4. Andere Allergene

Inhalative und Kontaktallergene kommen in Frage.

B. Serumkrankheit

Symptome sind Urtikaria, Arthritis oder Arthralgie und Fieber.

C. Parasitäre Fremdproteine

Der intestinale Befall kann unbekannt sein. Der Stuhl sollte in verdächtigen Fällen auf Eier und Parasiten untersucht werden.

D. Akutes Glaukom

Symptome sind Schmerzen, Photosensibilität, gesteigerte Tränensekretion, trübe, große Cornea.

III. Systemische Erkrankungen

A. Nierenerkrankungen

Ursachen sind eine Glomerulonephritis und Nephrosen.

B. Schilddrüsenerkrankungen

Leicht gedunsene Lider sind ein häufiges Merkmal erworbener Hypothyreosen. Die Hyperthyreose kann von einem Exophthalmus begleitet sein, der ein Ödem vortäuscht.

C. Herzerkrankungen

Die Schwellung des lockeren periorbitalen Bindegewebes ist ein Frühzeichen der Herzinsuffizienz.

D. Kollagenosen

Schwellung vor allem bei Dermatomyositis, Lupus erythematodes und Sklerodermie.

E. Infektionskrankheiten
   1. Mononukleose
   1. Röteln
   3. Diphtherie
   4. Scharlach
   5. Trichinose

Die periorbitale Schwellung ist ein Frühsymptom. Weitere Befunde sind Muskelschmerzen und Eosinophilie.

   6. Rocky Mountain
      Spotted Fieber
   7. Malaria
   8. Trypanosomiasis
   9. Filariasis

IV. Traumatische Ursachen

A. Verletzung

Anamnese und Verletzungszeichen sichern die Diagnose.

B. Insektenstich

An der Biß- oder Einstichstelle ist eine Papel vorhanden.

C. Fremdkörper

Corneaschmerz und Tränenfluß sind meist vorhanden.

V. Tumoren und maligne Erkrankungen

A. Neuroblastom

Metastasen bevorzugen die Orbita. Ekchymosen und Exophthalmus sind meist vorhanden.

B. Leukämie

Hinweise sind Splenomegalie, Lymphadenopathie und Blässe.

C. Neurofibromatose

Café-au-lait-Flecke und die Familienanamnese weisen auf diese Möglichkeit.

D. Hämangiome
E. Lymphangiome

VI. Verschiedene Ursachen

A. Melkersson-Rosenthal-Syndrom
Es ist gekennzeichnet durch rezidivierende Gesichts- und Lidödeme, Lingua plicata und Fazialisparese.

B. Vasoziliäres Syndrom (Charun-Syndrom)
Einseitiges Lidödem, Konjunktivitis, laufende Nase und in einigen Fällen Keratitis. Schmerzen sind immer vorhanden.

C. Cutis laxa
Die schlaffe Haut des Oberlides kann über den Lidrand hängen und ein Ödem vortäuschen.

D. Subkutanes Emphysem
Es entsteht nach Sinusfrakturen. Palpatorisch Knistern.

33   Ptosis

Die (im Kindesalter nicht häufige) Ptose kann Teilsymptom vielfältiger Krankheiten sein. Die sorgfältige Untersuchung des Kindes liefert weitere diagnostische Merkmale. Wichtig ist das Manifestationsalter der Ptose. Eine Reihe von Krankheiten, die mit Ptose einhergehen sind angeboren. Photographien aus dem Säuglingsalter können hilfreich sein. Eine positive Familienanamnese weist auf genetische Ursachen hin.

I. Kongenitale Ptosis

A.	Hereditär	Autosomal dominant vererbt, meist beidseitig, eventuell mit Schwäche des M. rectus superior.
B.	Traumatisch	Eine einseitige Ptosis kann Folge eines Geburtstraumas oder einer intrakraniellen Läsion des III. Hirnnerven sein.
C.	Marcus-Gunn-Phänomen	Autosomal dominant vererbte Störung. Das herabhängende Augenlid hebt sich bei Öffnung des Mundes oder seitlichem Verschieben des Kinns. Ursache soll eine fehlgeleitete Kreuzinnervation des N. oculomotorius und des N. pterygoideus sein.
D.	Hereditäre externe Ophthalmoplegie	Die extraokulären Augenmuskeln sind gelähmt. Andere Befunde sind beidseitige Ptosis, Krämpfe, Ataxie, psychische Störungen und Retinitis pigmentosa.
E.	Möbius-Syndrom	Meist bilaterale Fazialisparese und Lähmung des 6. Hirnnerven. Das Gesicht ist ausdruckslos. Ptosis ist nicht immer vorhanden.
F.	Syndrome und Chromosomenaberrationen	
	1. Chromosomale Aberrationen	Turner-Syndrom, Trisomie 18, Deletion am kurzen Arm von Chromosom 4 oder 18 und am langen Arm von Chromosom 13.
	2. Medikamente in der Fetalperiode	Alkohol, Hydantoin und Trimethadion.
	3. Hereditäre Syndrome	Aarskog-Syndrom, familiäre Blepharophimosis, Dubowitz-Syndrom, Freeman-Sheldon-Syndrom, Schwartz-Syndrom, Pachydermoperiostosis, Saethre-Chotzen-Syndrom, Crouzon-Syndrom, Apert-

Syndrom, Smith-Lemli-Opitz-Syndrom, Panzytämie
Fanconi, Noonan-Syndrom und Kraniookulodentales
Syndrom.

4. Syndrome unklarer   Coffin-Siris-Syndrom und Rubinstein-Taybi-Syn-
   Ätiologie   drom.

II. Neuromuskuläre Störungen

A. Migräne

Einseitige Ptosis oder komplette Lähmung des dritten
Hirnnerven werden bei ophthalmoplegischer Migräne beobachtet. Die Lähmung dauert gewöhnlich
nur wenige Stunden, kann bei wiederholten Anfällen
aber auch für Wochen, Monate oder für immer bestehen bleiben.

B. Myasthenia gravis

Ptosis ist das häufigste Merkmal. Weitere Befunde
sind Doppeltsehen, Fazialisschwäche, Heiserkeit,
Schwäche der Arme und Beine, Lähmung der äußeren Augenmuskeln und respiratorische Beschwerden.
Die Schwäche steigert sich im Laufe des Tages.

C. Myotone Dystrophie

Eine angeborene Ptosis kann als Erstsymptom dem
Befall anderer Muskeln oder einer generalisierten
Myotonie (d. h. der fehlenden Entspannung der willkürlichen Muskulatur) vorausgehen. Das charakteristisch eingefallene Gesicht ist auf eine Atrophie der
Gesichtsmuskulatur zurückzuführen. Bei Säuglingen
wecken Hypotonie, Ateminsuffizienz, schwache
Saugreflexe, Zwerchfellhochstand und Arthrogrypose den Verdacht auf eine myotone Dystrophie.

D. Hydrozephalus

Neben Ptosis sind eine vorgewölbte Stirn, ein großer
Kopfumfang und eine gespannte Fontanelle vorhanden, gelegentlich eine ein- oder beidseitige Lähmung
des 6. Hirnnerven.

E. Schädigung des N. oculomotorius

Trauma, intrakranielles Aneurysma, Diabetes mellitus und andere Krankheiten können den III. Hirnnerven schädigen und zu Augenmuskellähmung und
Ptosis führen. Das Auge blickt nach außen und unten,
Adduktion und Elevation sind gestört.

F. Dermatomyositis

Zusätzlich zu den Hautveränderungen und der Muskelschwäche kann eine Myositis der Lidheber zu einer
Ptosis führen.

G. Okuläre Muskeldystrophie

Das autosomal dominant vererbte Krankheitsbild
manifestiert sich meist erst im Erwachsenenalter mit-

Doppeltsehen, Ptosis, Strabismus und Schwäche der Gesichtsmuskulatur, vor allem der oberen Gesichtshälfte.

H. Myotubuläre (zentronukleäre) Myopathie

Charakteristisch sind Ptose und Schwäche der äußeren Augenmuskeln. Eine fortschreitende Schwäche der Muskeln des Schulter-Becken-Gürtels und der Halsmuskulatur tritt vor allem während akuter Luftwegserkrankungen auf, kann aber auch schon bei Geburt vorhanden sein.

I. Horner-Syndrom

Es ist charakterisiert durch leichte Ptose, Miosis, Enophthalmus und Anhydrose im Gesicht (durch die Beteiligung der zervikalen sympathischen Ganglien).

III. Vergiftung

A. Botulismus

Die Ptose ist ein Frühzeichen. Fortschreitende neurologische Symptome sind unscharfes Sehen, verminderte Pupillenreaktion, Doppeltsehen, Schluckbeschwerden, Atembeschwerden und Parese.

B. Blei, Arsen, Kohlenmonoxid, Dichlordiethylsulfid

Ptosis kann Teil des klinischen Bildes sein.

IV. Läsionen des Augenlides

Lokale Entzündungen, Ödem, Gerstenkörner, Tumoren, Konjunktivalnarben, Amyloidablagerung oder Traumen können eine Ptose hervorrufen.

V. Tumoren

A. Orbitatumoren

Primäre oder metastatische Orbitatumoren können zur Ptosis führen. Differentialdiagnostisch müssen Neurofibromatose, Hämangiome, Neuroblastome und Rhabdomyosarkome berücksichtigt werden.

B. Pinealom

Klassisches Symptom ist die vertikale Blickparese. Eine bilaterale Ptose kann schon vorher bestehen. Später entwickeln sich Hirndrucksymptome.

VI. Angeborene Stoffwechselstörungen

A. Karnitin-Mangel

Diagnostisch wegweisend ist eine mypopathische Fazies mit Ptosis bei erhaltener Aktivität der extraokulären Augenmuskeln. Andere Befunde sind proximal

		betonte, progrediente Muskelschwäche und gestörte Leberfunktion.
B.	Abetalipoproteinämie	Die Krankheit manifestiert sich im Alter von 1–2 Monaten mit einem aufgeblähten Abdomen und Steatorrhoe. Mit 7–8 Jahren haben sich Ataxie, Muskelschwäche und unbeholfener Gang eingestellt. Die Sehschärfe nimmt ab, die Muskeldehnungsreflexe verschwinden, Störungen des Vibrations- und Lagesinns und Nystagmus entwickeln sich.
C.	M. Tangier	Merkmale sind Hepatosplenomegalie, gelblich-orange Verfärbung der vergrößerten Tonsillen und periphere Neuropathie. Ptosis kann vorhanden sein.

VII. Verschiedene Ursachen

A.	Cutis laxa	Hautfalten können eine Ptosis vortäuschen.
B.	M. Addison	
C.	M. Cushing	
D.	Thiamin-Mangel	Beginn in der Säuglingszeit mit Anorexie, Erbrechen, Lethargie, Blässe, Ptosis, Ödemen und Herzinsuffizienz.

34 Strabismus

Einen Strabismus haben ca. 3% aller Kinder. Es gibt verschiedene Typen, benannt nach der Richtung der abnormalen Augenbewegung: Esotropie (einwärts), Exotropie (auswärts), Hypertropie (aufwärts), Hypotropie (abwärts). Bei Kindern herrscht der konkomitierende, nicht paretische Strabismus vor, bei Erwachsenen der nicht-konkomitierende paretische Strabismus.

Wahrscheinlich die Hälfte aller kindlichen Strabismusfälle ist vererbt. Die genaue anatomische Ursache ist unbekannt. Nachfolgend werden die Strabismusformen unterteilt in drei Hauptgruppen: angeboren, erworben und syndromatisch.

I. Angeborener Strabismus

A. Pseudostrabismus
Bei kleinen Kindern und Neugeborenen kann eine breite, flache Nasenwurzel mit Epikanthus fälschlich den Eindruck eines Strabismus erwecken. Der Lichtreflex einer Lichtquelle ist aber symmetrisch auf der Cornea abgebildet.

B. Echter angeborener Strabismus
Die nicht-paralytische Esotropie oder Exotropie wird schon vor dem 6. Monat bemerkt. Die Ursache ist unklar.

C. Duane-Syndrom
Diese erbliche Störung manifestiert sich mit einer verminderten Abduktionsfähigkeit eines oder beider Augen. Die Lidspalte wird weiter beim Abduktionsversuch, enger bei Adduktion.

D. Möbius-Syndrom
Diese seltene Störung ist gekennzeichnet durch eine Hypoplasie oder Agenesie verschiedener Hirnnervenkerne. Neben einer Parese des VI. und VII. Hirnnerven kommen verschiedene andere Fehlbildungen vor.

E. Strabismus fixus
Bei dieser seltenen Störung sind die beiden M. recti mediales kontrakt. Eine Abduktion über die Mittellinie hinaus ist nicht möglich.

F. Beidseitige Heberschwäche
Dies ist eine angeborene Schwäche beider M. recti superiores und M. obliqui inferiores. Das Auge kann nicht nach oben gedreht werden.

G. Angeborene familiäre
Ophthalmoplegia ext.

Autosomal dominant vererbte beidseitige Ptosis mit partieller oder kompletter Paralyse der äußeren Augenmuskeln. Die Kinder laufen mit angehobenem Kinn herum.

H. Angeborene Okulomotoriuslähmung

Die meist einseitige Lähmung äußert sich in Ptosis, Hypotropie und Exotropie. Die Lähmung soll familiär gehäuft vorkommen.

I. Schädigung des ZNS

Hypoxische, vaskuläre und infektiöse Schäden des sich entwickelnden Gehirns können zu Strabismus, Mikrozephalus und Zerebralparesen führen.

II. Erworbener Strabismus

A. Akkomodationsstrabismus

Der Strabismus tritt bei Akkomodation auf. Ursache kann eine Hyperopie oder ein hohes Akkomodations-Konvergenz-Verhältnis oder beides sein. Refraktionsfehler sind häufig. Dieser Strabismus entwickelt sich meist zwischen 1½ und 4 Jahren, kann aber auch angeboren sein. Unbehandelt ist eine Amblyopie zu befürchten.

1. Verletzungen der Orbita

Frakturen der Orbitalknochen können die Muskeln einklemmen und in ihrer Bewegungsfreiheit behindern. Das Auge erscheint eingesunken, die Lidspalte ist verengt.

2. Schädeltrauma

C. Beeinträchtigtes foveales Sehen

Augenkrankheiten wie zum Beispiel eine Katarakt verhindern foveales Sehen und verursachen einen Strabismus.

D. Tumoren

Primäre Orbitatumoren und Metastasen können einen Strabismus verursachen. Exophthalmus und Blutungen an Retina, Konjunktiven und Lidern sind Tumorhinweise. Ein weißer Pupillen-Reflex ist Zeichen eines Retinoblastoms. Intrakranielle Tumoren können über einen erhöhten Schädelinnendruck zur Optikusatrophie oder einseitig durch Einklemmung des N. opticus zu einem Strabismus führen.

E. Erhöhter Schädelinnendruck

Erhöhter intrakranieller Druck kann die Hirnnerven schädigen. Viele Kinder mit Hydrozephalus haben eine Lähmung des VI. Hirnnerven.

F. Neuromuskuläre Störungen

1. Myasthenia gravis	Augenbeschwerden wie intermittierende Ptosis, Ophthalmoplegie und Fazialisschwäche, sind Frühsymptome.
2. Okuläre Myopathie	Die progrediente symmetrische externe Ophthalmoplegie mit Ptose kann sich in jedem Lebensalter manifestieren. Manchmal ist auch die Fazialismuskulatur betroffen. Meistens ist die Familienanamnese positiv.
3. Multiple Sklerose	Sie beginnt selten in der Kindheit. Neurologische Ausfälle schreiten zu Beginn rasch fort, können sich aber anfänglich auch schnell wieder zurückbilden.
4. Guillain-Barré-Syndrom	
5. Botulismus	Frühsymptome sind Ptose, Doppeltsehen und Schluckbeschwerden.
G. Gefäßstörungen	
1. Hirnblutung	
2. Ophthalmoplegische Migräne	Strabismus ist selten. 6–24 Stunden nach einem Migräneanfall tritt eine Okulomotoriuslähmung auf.
H. Infektionen	Strabismus kommt bei Enzephalitis, Meningitis (bakteriell und tuberkulös), Masern, Diphtherie, Poliomyelitis und Infektionen mit anderen Enteroviren vor. Eine Orbita-, nicht aber eine periorbitale Phlegmone beeinträchtigt meist die volle Augenbeweglichkeit. Gradenigo-Syndrom ist eine Abduzens-Lähmung bei Otitis media. Sie entsteht durch Kompression des N. abducens am Felsenbein.
I. Medikamente und Toxine	Strabismus ist beschrieben worden nach Vergiftungen mit Blei und anderen Schwermetallen oder nach Behandlung mit trizyklischen Antidepressiva.
J. Verschiedene Ursachen	
1. Endokrine Störungen	Eine okuläre Myopathie kann bei Thyreotoxikose und Diabetes mellitus auftreten. Beides ist aber bei Kindern selten.
2. Stoffwechselstörungen	Während eines hypoglykämischen Anfalls kann ein Kind schielen.
3. Zyklische Esotropie	Die Esotropie kommt und geht im 48-Stunden-Zyklus. Krampfanfälle, Persönlichkeitsveränderungen, Schläfrigkeit und Polyurie sind bei einigen Patienten beobachtet worden.
4. Angeborene Stoffwechselstörungen	Strabismus tritt häufig bei M. Hurler, M. Niemann-Pick und M. Gaucher auf.

III. Dysmorphie-Syndrome mit Strabismus

Albright-Osteodystrophie
Apert-Syndrom
Cri-du-Chat-Syndrom
Down-Syndrom
Fanconi-Syndrom
Fetales Alkohol-Syndrom
Fetales Hydantoin-Syndrom
Goltz-Syndrom
Hemifaziale Mikrosomie
Incontinentia Pigmenti
Biedl-Bardet-Syndrom
Marfan-Syndrom
Noonan-Syndrom
Onychodystrophie und Taubheit
Osteopetrose
Pierre-Robin-Sequenz
Prader-Willi-Syndrom
Pseudohypoparathyreoidismus
Rubinstein-Taybi-Syndrom
Smith-Lemli-Opitz-Syndrom
Williams-Syndrom
Trisomie 18
Turner-Syndrom
18 p⁻-Syndrom
18 q⁻-Syndrom
5 p⁻-Syndrom

Strabismus ist ein Symptom unter vielen. Ursache ist manchmal eine anatomische Anomalie der Orbita, in den meisten Fällen ist die Ätiologie aber unbekannt.

35 Nystagmus

Nystagmus ist definiert als unwillkürlich auftretende, rhythmische Bewegungen des Auges. Der Nystagmus kann pendelnd, ruckartig, vertikal, rotatorisch und horizontal sein. Diese Unterscheidungen helfen bei der Lokalisation der Ursprungsläsion. Häufigste Ursachen sind Störungen des zentralen Sehens, Medikamente, Erbfaktoren und Störungen des Vestibularapparates. Neoplasmen, vor allem solche des Hirnstamms, müssen differentialdiagnostisch immer ausgeschlossen werden.

I. Okuläre Ursachen

Nystagmus kann eine Folge schlechten zentralen Sehens sein. Ist ein Kind blind geboren oder wird es in den ersten 2–3, seltener bis zu 6, Lebensjahren blind, bekommt es gewöhnlich einen Nystagmus. Später erworbene Sehstörungen führen nur dann zu einem Nystagmus, wenn die Makula betroffen ist.

A. Kongentiale Optikusatrophie
B. Früh einsetzende Optikusatrophie
C. Chorioretinitis
D. Aniridie
E. Kolobom
F. Makuladefekte
G. Kortikale Blindheit
H. Albinismus
   1. generalisiert autosomal dominant vererbt.
   2. okulär

X-chromosomal rezessiv vererbt. Die Knaben haben helle Haut und Haare, verminderte Sehschärfe, Photophobie und Nystagmus.

I. Angeborene Katarakte
J. Achromatopsie

Autosomal rezessiv vererbt. Befunde sind schlechter Visus, ausgeprägte Photophobie und Nystagmus.

II. Medikamente und Toxine

A. Antikonvulsiva   Barbiturat- und Hydantoin-Intoxikationen sind die
                                      häufigsten Ursachen eines Nystagmus.

B. Antihistaminika
C. Alkohol
D. Bleiintoxikation
E. Codein
F. Salyzylate
G. Bromide
H. Nikotin
I. Chinin

III. Kongenitaler Nystagmus

A. Hereditärer Nystagmus   Häufig ist die Familienanamnese positiv. Der autoso-
                                     mal dominant oder x-chromosomal rezessiv vererbte
                                     Nystagmus tritt entweder bei Geburt oder kurz da-
                                     nach auf. Er ist horizontal und kann mit Kopfschau-
                                     keln einhergehen. Mit dem Alter bessert er sich.

B. Latenter Nystagmus   Diese Form tritt oft kombiniert mit Strabismus auf,
                                     ist aber bei der Untersuchung nur erkennbar, wenn
                                     ein Auge abgedeckt ist. Er muß in Erwägung gezo-
                                     gen werden, wenn das binokuläre Sehen eines Kindes
                                     viel besser ist als das monookuläre.

C. Angeborener myokloni-   Dieser horizontale Nystagmus ist in einer Blickrich-
    scher Nystagmus   tung besonders ausgeprägt. Der Nystagmus kann das
                                     Sehen beeinträchtigen, so daß das Kind den Kopf in
                                     die Position des geringsten Nystagmus dreht.

IV. Spasmus nutans

                                     Diese recht unklare Störung beginnt zwischen dem 4.
                                     und 18. Lebensmonat. Sie ist gekennzeichnet durch
                                     die Trias Nystagmus, Kopfwackeln und Schiefhals.
                                     Diese Zeichen brauchen nicht alle gleichzeitig vor-
                                     handen zu sein; sie verschwinden meist innerhalb von
                                     Monaten und spätestens mit dem 2. Lebensjahr.
                                     Wichtig ist die Suche nach anderen neurologischen
                                     Symptomen, die auf ein intrakranielles Neoplasma
                                     hinweisen.

V. Störungen des Vestibularapparates

A. Trauma — Die häufigste Ursache ist der Schädelbasisbruch, besonders bei Frakturen des Felsenbeins. Schwindel ist ein häufiges Begleitsymptom.

B. Labyrinthitis — Die Labyrinthitis ist selten Ursache eines Nystagmus bei Kindern, kann aber einer Otitis media folgen. Schwindel ist meist vorhanden.

C. Benigne paroxysmale Vertigo — Kurze, aber rezidivierende Schwindelanfälle können mit Nystagmus einhergehen. Sie beginnen meist vor dem 5. Lebensjahr. Nach dem Anfall erscheint das Kind normal.

D. Tumoren — Neoplasmen des Hirnstamms oder des oberen Rükkenmarkes können die N. vestibulares und deren Tractus beeinträchtigen und so einen Nystagmus hervorrufen.

E. Arnold-Chiarische Fehlbildung — Bei einem Defekt vom Typ I treten die Symptome erst in später Kindheit oder Adoleszenz auf. Symptome sind Kopfschmerzen, Halsschmerzen und Ataxie.

F. Basilare Impression — Diese Skelettmißbildung wird autosomal dominant vererbt. Druck auf die Medulla oblongata und das obere Rückenmark führt zu eingeschränkter Beweglichkeit des Halses, zunehmender Beinschwäche, Kopfschiefhaltung. Der Hals ist kurz. Manchmal wird ein Nystagmus gesehen.

VI. Andere neurologische Störungen

A. Enzephalitis

B. Tuberkulöse Meningitis

C. Akute zerebelläre Ataxie — Sie beginnt akut mit einer Stammataxie, die auf die Extremitäten übergreift. Die Ursache ist unklar. Man vermutet eine Beziehung zu viralen Infekten.

D. Hirntumoren — Tumoren können einen Nystagmus hervorrufen. Erhöhter Hirndruck, Kopfschmerzen, Erbrechen, Doppeltsehen, Strabismus und Papillenödem sind häufig vorhanden.

E. Neurodegenerative Prozesse — Genannt seien Friedreichsche Ataxie, Pelizaeus-Merzbachersche Krankheit, Ataxia teleangiectatica, metachromatische Leukodystrophie und Multiple Sklerose.

F. Ataktische Form der Zere-
    bralparese

Hypotonie, Nystagmus, Dysmetrie und ein breitbei-
niger Gang sind die wichtigsten Symptome.

G. Augenmuskellähmung

Nystagmus kann im betroffenen Auge auftreten,
wenn die Blickrichtung den paretischen Muskel in
Anspruch nimmt.

H. Zerebellärer Abszeß

Dysmetrie und erhöhter Hirndruck sind die häufigsten Symptome.

I. Epidurales Hämatom

Ursache ist meist ein schwerer Schlag auf den Kopf.
Zunehmende Bewußtseinstrübung, Kopfschmerzen,
Erbrechen, Nackensteife und in manchen Fällen sind
Nystagmus, Ataxie und Hirnnervenparesen.

VII. Verschiedene Störungen

A. Hyperpipecolacidämie

In den wenigen Fällen wurden Hepatomegalie und
Hypotonie beschrieben. Ein horizontaler Nystagmus
tritt gewöhnlich mit dem 1. Lebensjahr auf.

B. Hypervalinämie

Psychomotorische Retardierung, rezidivierendes
Erbrechen und Nystagmus werden beobachtet.

C. Syndrom des zitternden
    Kinns

Diese angeborene Krankheit ist gekennzeichnet durch
anfallsweises Zittern des Unterkiefers. Nystagmus
kann dabei auftreten.

D. Skorpionbiß

VIII. Physiologischer Nystagmus

A. Optokinetischer Nystag-
    mus

Durch das Gesichtsfeld wandernde Objekte führen zu
Nystagmus („Eisenbahn-Nystagmus").

B. Vestibulärer Nystagmus

Körperdrehung oder Irritation des Ohres mit war-
mem oder kaltem Wasser rufen Nystagmus hervor.

C. Endstellungsnystagmus

Nystagmus bei extremem Seitwärtsblick.

IX. Opsoklonus

Opsoklonus ist gekennzeichnet durch nichtrhyth-
mische, unregelmäßige, häufig in Salven auftretende,
rasche Augenbewegungen. Dieser spezielle Typ des
Nystagmus ist bei Kleinkindern häufig Symptom
eines Neuroblastoms. Bei Erwachsenen und älteren
Kindern kann er u. a. als Folge einer postinfektiösen
Enzephalopathie gesehen werden.

Katarakt oder Linsentrübung ist seltener ein pädiatrisches Problem, als differentialdiagnostisches Merkmal jedoch wichtig. Eine große Anzahl Syndrome gehen mit Katarakt einher. Eine Zusammenarbeit zwischen Augenarzt und Kinderarzt erleichtert die Diagnostik.

In der Mehrzahl der Fälle sind Katarakte vererbt oder sporadisch und nicht mit anderen Störungen verknüpft. Syndromhafte Katarakte sind nachfolgend nach dem Zeitpunkt ihres Auftretens gruppiert. Häufig überlappen sich allerdings die Altersgruppen.

I. Vererbung	10–25% aller angeborenen Katarakte sollen vererbt sein, meistens autosomal dominant. Diese Katarakte treten isoliert auf.
II. Sporadisches Auftreten	Ein Drittel aller kongenitalen Katarakte treten sporadisch auf. Auch sie sind nicht mit anderen systemischen Störungen vergesellschaftet.
III. Pränatale Infektionen	Katarakte können bei Geburt vorhanden sein oder sich im ersten Lebensjahr entwickeln.
A. Röteln	Eine Rötelninfektion der Mutter ist die häufigste Ursache. Begleitsymptome sind Mikrozephalie, Schwerhörigkeit und angeborene Herzfehler.
B. Varizellen	Mütterliche Varizellen im ersten Schwangerschaftsdrittel führen selten zu niedrigem Geburtsgewicht, Hirnrindenatrophie mit zerebralen Anfällen und narbigen Hautläsionen der Kinder.
C. Herpes simplex, Toxoplasmose, Zytomegalie	Folgeerscheinungen dieser Infektionen sind Wachstums- und geistige Retardierung, Hydrozephalus, Mikrozephalus, intrazerebrale Verkalkungen, Chorioretinitis, Ikterus, Hepatosplenomegalie und Petechien.
IV. Postnatale Infektionen	Katarakte sind als Folgen von Masern, Poliomyelitis, Grippe, Hepatitis, Mononukleose, Syphilis und Windpocken beobachtet worden.

V. Katarakt bei Unreife

Bei untergewichtigen Neugeborenen kann eine Katarakt in der zweiten Lebenswoche auftreten. Innerhalb von 4 Monaten bildet sie sich wieder zurück.

VI. Primär persistierender hyperplastischer Glaskörper

Meist einseitiger Defekt; diagnostisch wichtig ist der weiße Pupillenreflex.

VII. Syndromhafte Katarakte, bei der Geburt manifest

A. Hallermann-Streif-Syndrom

Katarakt ist ein Hauptsymptom dieser durch schmale, kleine Nase, Mikrognathie und schütteres Haar gekennzeichneten Störung.

B. Norrie-Syndrom

Bei dieser x-chromosomal-rezessiven Störung sind Mikrognathie, Retinodysplasie und Katarakt häufig mit geistiger Retardierung und manchmal mit Schwerhörigkeit vergesellschaftet.

C. Smith-Lemli-Opitz-Syndrom

Katarakte sind manchmal vorhanden. Schlüsselsymptome sind Mikrozephalie, aufgestülpte Nase, Ptose, Mikrognathie und bei Knaben Kryptorchismus und Hypospadie.

D. Zerebro-oculo-fazio-skeletäres Syndrom

Die Störung ist gekennzeichnet durch Mikrozephalie, fliehende Stirn, Katarakt, Mikrophthalmie, große Ohren, Skoliose, Hüftluxation und Beugekontrakturen.

E. Trisomie 13

Katarakt ist selten bei dieser Chromosomen-Aberration, die mit Mikrozephalie, Lippenspalten, Galea-Defekten, apnoischen Phasen, Polydaktylie und Herzfehlern einhergeht.

F. Trisomie 18

Auch bei dieser Trisomie sind Katarakte eher ungewöhnlich. Symptome sind ein vermindertes Geburtsgewicht, tiefsitzende Ohren, Mikrognathie, kurzes Sternum und Herzfehler.

G. Treacher-Collins-Syndrom

Antimongoloide Augenstellung, maxilläre Hypoplasie, Ohrmuscheldysplasien und Schwerhörigkeit sind die wichtigsten Symptome. Katarakt ist eher ungewöhnlich.

H. Rubinstein-Taybi-Syndrom

Breite Daumen und große Zehen mit antimongoloider Augenstellung und eine schnabelförmige Nase sind die häufigsten Symptome. Katarakt ist selten.

I. Goldenhar-Syndrom

Ohrmuscheldysplasie, maxilläre Hypoplasie, großer

Mund und manchmal epibulbäre Dermoide sind vorhanden. Katarakt ist eher ungewöhnlich.

J. Kraniosynostosen · Katarakte wurden beim Apert-Syndrom und Crouzon-Syndrom gesehen.

VIII. Syndromhafte Katarakte, die bei Geburt vorhanden sind oder erst später auftreten.

A. Down-Syndrom · Spaltlampenmikroskopisch werden Katarakte relativ häufig gefunden.

B. Turner-Syndrom · Schätzungsweise ⅓ der Patienten entwickeln zu irgendeinem Zeitpunkt eine Katarakt. Schlüsselbefunde sind Kleinwuchs, Pterygium colli, Herzfehler und Lymphödeme der Hände und Füße beim Neugeborenen.

C. Noonan-Syndrom · Der Phänotyp ähnelt dem des Turner-Syndroms, die Chromosomen sind normal. Der Herzfehler (meist Pulmonalstenose) betrifft das rechte Herz, im Unterschied zu links gelegenen Defekten beim Turner-Syndrom.

D. Galaktosämie · Erbrechen, Diarrhoe, Ikterus, Gedeihstörung und Katarakte charakterisieren die Krankheit.

E. Galaktokinasemangel · Katarakt ist die einzige klinische Manifestation. Sie ist selten bei Geburt vorhanden, entwickelt sich in den ersten Lebensjahren.

F. Lowe-Syndrom · Hypotonie, Hyporeflexie, Kleinwuchs, geistige Retardierung, Katarakt, renale tubuläre Azidose, Proteinämie und Aminoazidurie.

G. Conradi-Hünermann-Syndrom · Symptome sind asymmetrische Verkürzung der langen Röhrenknochen, eine eingesunkene Nasenwurzel und kalkspritzerartige epiphysäre Verkalkungen.

H. Inkontinentia pigmenti · Das Krankheitsbild tritt vor allem bei Mädchen auf. Es ist gekennzeichnet durch lineare vesikobullöse Läsionen bei Geburt, die verrukös werden, dann abflachen und später durch Hyperpigmentation ersetzt werden. Krampfanfälle und Zahnanomalien kommen vor.

I. Zerebrohepatorenales Syndrom · Schwere Muskelhypotonie im Neugeborenenalter, schmale Fazies, Hepatomegalie und Herzfehler. Die Patienten sterben meist im 1. Lebensjahr.

J. Marinesco-Sjögren-Syndrom · Debilität, Ataxie und Katarakt sind die Hauptsymptome.

K. Anhidrotische ektoder-   Das Erscheinungsbild ist gekennzeichnet durch
    male Dysplasie   schütteres Haar, fehlende Zähne und fehlende
                               Schweißsekretion.

L. Shafer-Syndrom   Disseminierte Hyperkeratose der Hautfollikel, Retar-
                              dierung, Kleinwuchs, Mikrozephalie, narbige Alope-
                              zie, verdickte Finger- und Fußnägel und angeborene
                              Katarakt charakterisieren das Krankheitsbild.

M. Clouson-Syndrom   Dieses Syndrom ist gekennzeichnet durch verdickte,
                              dyskeratotische Handinnenflächen und Fußsohlen,
                              Hyperpigmentation über den Knöcheln, Ellbogen
                              und Achselhöhlen, schütteres Haar, fehlende oder
                              dysplastische Nägel, geistige Retardierung und Klein-
                              wuchs.

IX. Katarakt mit Beginn im frühen Säuglingsalter

A. Retrolentale Fibroplasie
B. Neonatale Hypokalzämie
C. M. Nieman-Pick   Icterus prolongatus, vergrößertes Abdomen und psy-
                              chomotorische Retardierung, später Krampfanfälle,
                              Muskelhypotonie, eine kirschrote Makula und Hepa-
                              tospenomegalie, häufig Katarakt.

D. Mannosidose   Dieser Defekt ist gekennzeichnet durch Makroglos-
                              sie, Hepatosplenomegalie, Hypotonie bei Geburt, re-
                              zidivierende Infekte und Linsentrübung.

E. Oto-okulo-muskulo-ske-   Seltenes Krankheitsbild mit früher Schwerhörigkeit,
    letäres Syndrom   Katarakt, Muskelatrophie und Kleinwuchs.

X. Katarakt mit Beginn in der späten Säuglings- oder Kleinkindzeit

A. Retinoblastom   Die Katarakt entwickelt sich sekundär.
B. Aniridie   Die Iris fehlt ganz oder teilweise, eine Katarakt tritt
                              bei ⅔ der Fälle auf. Aniridie kommt gehäuft mit
                              Wilms-Tumor, Hemiatrophie und Anomalien des
                              Urogenitaltrakts vor. Die Hälfte der Patienten mit
                              Deletion am Chromosom 11 (p 13) hatte einen
                              Wilms-Tumor.

C. Cockayne-Syndrom   Beginn der Symptomatik nach dem 1. Lebensjahr mit
                              Kleinwuchs, neurologischen Ausfällen, photosensi-
                              bler Dermatitis, Schwerhörigkeit und Katarakt.

D. Rothmund-Thomsen-   Das klinische Bild besteht aus einer ungewöhnlichen
    Syndrom   Hautatrophie, Teleangiektasien, Alopezie, Nagel-
                              und Zahndefekten.

E.	M. Refsum	Es wird eine periphere Neuropathie mit motorischer Schwäche, zerebellärer Ataxie und Retinitis pigmentosa gefunden. Einige Kinder entwickeln eine Ichthyose und fast die Hälfte eine Katarakt. Das Liquorprotein ist erhöht.
F.	Osteopetrose	Osteosklerose, Hepatosplenomegalie, Panzytopenie und früher Tod. Selten Katarakt.
G.	Stickler-Syndrom	Symptome sind eine Hypoplasie des Mittelgesichts, Myopie, ein marfanoider Habitus, Prominenz der großen Gelenke und in seltenen Fällen Katarakt.
H.	Angeborene Retinadegeneration (Leber)	Der schlechte Visus wird kurz nach der Geburt bemerkt. Die Pupillenreflexe sind minimal oder gar nicht vorhanden. Nystagmus, Katarakt, Strabismus treten auf. Die Funduskopie zeigt fleckige Pigmentdegeneration und Optikusatrophie.
I.	Alström-Syndrom	Es sind bisher erst 3 Fälle berichtet worden mit Fettsucht, Nystagmus, Photophobie, zunehmender Visusverlust und Katarakt.

XI. Katarakte mit Manifestation in später Kindheit oder Jugend

A.	Diabetes mellitus	
B.	Hypoparathyreoidismus	Klinisch finden sich Myalgien, Tetanie, trockene Haut, fleckige Alopezie und gelegentlich erhöhter Hirndruck.
C.	Pseudohypoparathyreoidismus	Die Kinder haben eine kurze, untersetzte Statur, ein rundes Gesicht, kurze Hände und die charakteristisch verkürzten 4. und 5. Metakarpalia.
D.	Myotone Dystrophie	Bei diesem autosomal dominant vererbten Leiden werden Myotonie, Muskelatrophie, Maskengesicht gefunden. Katarakte bei der Spaltlampenuntersuchung.
E.	X-chromosomale Ichthyose	
F.	Alport-Syndrom	Familiäre Nephritis, Innenohrschwerhörigkeit, später eventuell Katarakt,
G.	Prader-Willi-Syndrom	Symptome umfassen Muskelhypotonie, Kleinwuchs, Debilität, kleine Hände und Füße und später Fettsucht. Katarakte sind selten.
H.	Marshall-Syndrom	Sattel-Nase, Myopie und eine späte Katarakt.
I.	Zerebrotendinöse Xanthomatose	Symptome sind langsam fortschreitende zerebelläre Ataxie, Myoklonien oder Spastik, Sehnenxanthome und beidseitige Katarakt.

J.	Basalzell-Naevus-Syndrom	Kieferzysten, Wirbelkörperdefekte und gelegentlich Katarakte werden gefunden. Multiple Basalzellkarzinome entwickeln sich in der Jugend und später.
K.	Weil-Marchesani-Syndrom	Kleinwuchs, Myopie, ektopische Linsen, Sphärophakie und Brachydaktylie.
L.	Nagel-Patella-Syndrom	Die Patellae fehlen, die Nägel sind dystroph oder hypoplastisch, renale Störungen entwickeln sich später.
M.	M. Fabry	Anfälle brennenden Schmerzes in Händen und Füßen beginnen in der Kindheit, Angiektasien der Haut werden mit ungefähr 10 Lebensjahren bemerkt, eine Linsentrübung kann sich entwickeln.
N.	M. Wilson	Katarakt entwickelt sich selten. Das initiale klinische Bild kann auf eine Hepatitis, eine hämatolytische Anämie, portale Hypertension oder Dystonie hinweisen.
O.	Marfan-Syndrom	Eine Katarakt kann sich als Folge der dislozierten Linse entwickeln.
P.	Homozystinurie	Das klinische Bild dieser Aminoazidurie ähnelt dem eines Marfan-Syndroms. Eine Katarakt entwickelt sich auch hier als Folge der dislozierten Linse.
Q.	Werner-Syndrom	Krankheitsbeginn meist in früher Jugend mit Zeichen des vorzeitigen Alterns. Katarakte entwickeln sich später.
R.	Habituelles Kopfschlagen	Eine Assoziation von habituellem Kopfschlagen und Katarakten ist berichtet worden.
S.	Retinitis pigmentosa	Diese Störung tritt isoliert oder im Rahmen von Syndromen auf. Ein fortschreitender Verlust des Nachtsehens und ein eingeschränktes Gesichtsfeld sind die ersten Symptome. Katarakte können sich entwickeln.

XII. Katarakte ohne spezifisches Manifestationsalter

A.	Atopische Dermatitis	Eine vordere subkapsuläre Katarakt ist häufig bei Kindern mit Ekzemen. Sie sind selten von Bedeutung.
B.	Trauma	
C.	Glaukom	Katarakt kann sich bei erhöhtem intraorbitalen Druck entwickeln.
D.	Netzhautablösung	
E.	Ionisierende Strahlung	

F. Endophthalmitis   Eitrige Entzündungen der verschiedenen Augenab-
                                    schnitte können eine Katarakt verursachen.

G. Hämolytische Anämie   Katarakte sollen selten bei hereditärer Sphärozytose
                                    und Glukose-6-Phosphat-Dehydrogenase-Mangel
                                    auftreten.

H. Sklerodermie

I. Biedl-Bardet-Syndrom   Katarakte sind selten. Symptome sind geistige Retar-
                                    dierung, Fettsucht, Unterentwicklung der sekundä-
                                    ren Geschlechtsmerkmale, Polydaktylie und Retinitis
                                    pigmentosa.

J. Katarakte nach intraokulä-   Eine Katarakt kann sich als Folge intraokulärer Ent-
    ren Entzündungen   zündungen entwickeln, z. B. bei juveniler chronischer
                                    Polyarthritis, Tuberkulose, Sarkoidose, Syphilis,
                                    Behçet-Syndrom und Vogt-Koyanagi-Syndrom.

XIII. Medikamentös induzierte Katarakt

A. Kortikosteroide   Langdauernde Behandlung mit systemischen Korti-
                                    kosteroiden resultiert fast immer in einer hinteren
                                    subkapsulären Linsentrübung.

B. Chlorpromazin   Die Katarakt ist nach Absetzen des Medikamentes
                                    reversibel.

C. Ergotamin

D. Vitamin D in toxischer
    Dosis

E. Andere   Eine Katarakt wurde nach Ingestion von Triparanol,
                                    Dinitrophenol und Naphthalin beobachtet.

37 Anisokorie

Eine Anisokorie kann physiologisch oder Ausdruck einer Krankheit des Auges oder des Zentralnervensystems sein. Im Einzelfall ist es schwierig zu entscheiden, ob die größere oder die kleinere Pupille normal ist. Begleitsymptome sind wichtig, und gewöhnlich ist ein opthalmologisches Konsil zur vollständigen Beurteilung notwendig.

I. Physiologische Ursachen

A.	Familiär	Eine Form der Anisokorie ist autosomal dominant vererbt. Andere Familienmitglieder sollten untersucht werden.
B.	Sporadisch	Eine leicht ausgeprägte Anisokorie ist physiologisch.
C.	Anisometropie	Bei unterschiedlicher Sehschärfe hat das stärker myope Auge eine größere Pupille.

II. Augenkrankheiten

A.	Amblyopie	Die Unfähigkeit zu binokulärer Fusion führt allmählich zur Unterdrückung eines Bildes. Die Pupillen können dann ungleich erscheinen.
B.	Iritis	Entzündungen der Iris, des Ziliarkörpers oder des Uvealtraktes bewirken eine verminderte Reaktivität der Iris und damit eine Anisokorie.
C.	Contusio oculi	Die Pupille kann erweitert sein.
D.	Hornhautabschürfung	
E.	Keratitis	Entzündungen der Cornea bewirken eine Vasodilatation am Limbus und eine korneale Injektion. Häufigste Ursache ist Herpes simplex.
F.	Katarakt	Alle Trübungen der Cornea, der Linse oder des Glaskörpers können zu Anisokorie führen.
G.	Glaukom	Die Pupillenweite wechselt in Abhängigkeit vom Augeninnendruck. Die Cornea ist vergrößert und manchmal milchig, das Auge ist lichtempfindlich, die Tränensekretion ist vermehrt.
H.	Erblindung	Blindheit und Anisokorie können die gleiche Ursache haben.

III. Störungen im Zentralnervensystem

A. Horner-Syndrom

Dieses Syndrom ist durch die Trias Miosis, Ptosis und Enophthalmus gekennzeichnet. Die betroffene Gesichtshälfte schwitzt weniger. Die Pupille verengt sich bei Lichteinfall, dilatiert aber im Dunkeln nicht vollkommen. Bei Kindern ist ein Geburtstrauma des Plexus brachialis die häufigste Ursache. In diesen Fällen kann die Iris vermindert pigmentiert sein. Folgende Läsionen rufen ein Horner Syndrom hervor: Tumoren, Hämorrhagien, Syringomyelie, traumatische Schäden der Halswirbelsäule, Halsrippen und vergrößerte Halslymphknoten, mediastinale Läsionen zum Beispiel durch Tumoren, Aortenaneurysma oder Schilddrüsenadenome.

B. Hutchinson-Pupille

Ursache der Pupillenerweiterung ist eine Kompression des N. oculomotorius, meist durch einen supratentoriellen Tumor oder ein Hämatom. Das Bewußtsein trübt mit zunehmendem Hirndruck ein.

C. Adie-Pupille

Die Pupille reagiert langsam oder gar nicht auf Licht, verzögert auf Nahakkomodation. Charakteristisch ist die Konstriktion nach Applikation von Methacholin-Chlorid. Eine Adie-Pupille tritt bei Frauen bis zum 30. Lebensjahr aus ungeklärten Gründen auf, manchmal in Kombination mit einem verminderten Patellar- und Achillessehnenreflex, weiterhin bei Läsionen des Ganglion ciliare, meist nach Virus-Infektion, zum Beispiel durch Varizellen oder Herpes zoster, und bei familiärer Dysautonomie (Riley-Day-Syndrom).

D. Enzephalitis

Anisokorie kann während einer Infektion des Zentralnervensystems auftreten. Die Pupillen sind gewöhnlich eng.

E. Epilepsie

Selten wird postiktal eine einseitige Mydriasis beobachtet.

F. Multiple Sklerose

G. Schädeltrauma

Die Beobachtung des Pupillenspiels gibt nach schweren Schädel-Hirn-Verletzungen Auskunft über die Bewußtseinslage und umschriebene Läsionen.

38   Proptosis und Exophthalmus

Häufigste Ursache eines akuten Exophthalmus im Kindesalter ist die Orbitalphlegmone. Bei langsam progredientem Exophthalmus muß an eine intraorbitale Raumforderung gedacht werden. Neben der Anamnese und der körperlichen Untersuchung stehen heute Computertomographie und NMR als wichtiges diagnostisches Hilfsmittel zur Verfügung.

I. Infektionen

A. Orbitaphlegmone

Die Infektion ist meist Folge einer akuten Ethmoiditis. Sie kann aber auch durch ein Trauma oder die Ausbreitung eines anderen Infektionsherdes hervorgerufen sein. Die häufigere periorbitale Phlegmone führt nicht zum Exophthalmus. Die Funktion der äußeren Augenmuskeln ist bei der orbitalen, nicht aber bei der periorbitalen Phlegmone beeinträchtigt.

B. Osteomyelitis der Orbita
C. Orbitale Tuberkulose

II. Endokrine Ursachen

A. Hyperthyreose

Hyperthyreose ist eine relativ häufige Ursache des Exophthalmus. Frauen sind häufiger betroffen als Männer. Die Basedowsche Struma tritt in jedem Alter auf, auch schon bei der Geburt. Tachykardie, Nervosität, Unruhezustände und Tremor sind klinische Befunde.

III. Neoplasien

A. Primäre Tumoren der Orbita
    1. Dermoidzyste

Dies ist der häufigste benigne Tumor der Orbita. Er ist angeboren, kann sich aber in jedem Alter bemerkbar machen, ist eventuell von außen sichtbar.

    2. Rhabdomyosarkom

Das Rhabdomyosarkom ist der häufigste maligne Tumor der Orbita, an den bei jedem sich rasch entwickelnden Exophthalmus gedacht werden muß.

3. Optikusgliom   Ein Optikusgliom kann mit Exophthalmus und ein-
                                   seitigem Visusverlust einhergehen.
4. Teratom   Der Tumor ist schon bei Geburt vorhanden.
5. Retinoblastom   Exophthalmus ist selten. Ein weißer Pupillenreflex
                                   und Strabismus sind häufig.
6. Tränendrüsentumor   Tumoren der Tränendrüsen sind extrem selten Ursa-
                                   che eines Exophthalmus.
7. Juveniles Xanthogra-   Die für diesen Tumor charakteristischen gelben
   nulom   Hautknötchen werden merkwürdigerweise selten be-
                                   obachtet, wenn der Tumor in der Orbita lokalisiert
                                   ist.

B. Metastasen und primär
   extraokuläre Tumoren
   1. Neuroblastom   Neuroblastommetastasen müssen bei jedem kleinen
                                   Kind bedacht werden, das mit oder ohne Exophthal-
                                   mus spontan ein Augenlidhämatom entwickelt.
   2. Neurofibromatose   Die Haut muß sorgfältig nach Café-au-lait-Flecken
                                   untersucht werden. Das Auge kann pulsieren. Gliome
                                   des N. opticus sind häufig.
   3. M. Hodgkin
   4. Lymphome
   5. Sarkommetastasen
   6. Juveniles Nasen-Ra-   Dieser lokal invasive Tumor äußert sich meist mit
      chen-Fibrom   Nasenbluten und/oder verlegten Nasenwegen.

IV. Vaskuläre Störungen

A. Hämangiome   Intraorbitale, kavernöse Hämangiome wachsen in
                                   den ersten Lebensjahren und bewirken einen Exoph-
                                   thalmus.
B. Lymphangiome   Der Tumor läßt sich meist nicht komprimieren.
C. Thrombose des Sinus ca-   Es handelt sich um ein akutes Krankheitsbild: Die
   venosus   Augenlider sind ödematös geschwollen, es finden sich
                                   eine Ophthalmoplegia externa und eine ziliare Injek-
                                   tion.
D. Sturge-Weber-Syndrom   Das Gesichtshämangiom kann Orbitastrukturen mit
                                   einbeziehen und ein Glaukom oder einen Exophthal-
                                   mus hervorrufen.
E. Karotis-Sinus cavernosus-   Eine Fistel zwischen der A. carotis und dem Sinus
   Fistel   cavernosus äußert sich in Exophthalmus, Ophthal-
                                   moplegie, sekundärem Glaukom, Retinaödem und
                                   einseitigen Kopfschmerzen.

V. Skelettanomalien

A. Kraniostenose

Eine prämature Nahtsynostose kann eine flache Orbita und so einen Exophthalmus hervorrufen, beispielsweise beim Apert- und Crouzon-Syndrom.

B. Kraniometaphysäre Dysplasie

Knochenhypertrophie der Orbita führt zu Exophthalmus und Optikusatrophie durch Verschluß des opticus canalis.

C. Infantile kortikale Hyperostose

Beginn vor dem 6. Lebensmonat. Ein Weichteilödem über dem betroffenen Knochen weist auf die Diagnose hin.

D. Osteopetrose

Osteosklerose und Hyperostose können die Orbita einengen. Panzytopenie, Hepatosplenomegalie.

E. McCune-Albright-Syndrom

Schlüsselsymptome sind fibröse Dysplasie des Knochens, pigmentierte Hautareale und eine Pubertas praecox. Einseitiger Exophthalmus tritt selten auf.

F. Rachitis
G. Hypertelorismus

Bei schwerem Hypertelorismus scheinen die Augen hervorzutreten.

H. Enzephalozele

Hirnsubstanz dringt durch einen Defekt im Orbitadach in die Augenhöhle ein.

VI. Hämorrhagien

Folgende Zustände können einen Exophthalmus aufgrund einer intraorbitalen Blutung erzeugen:

A. Skorbut
B. Leukämie

Exophthalmus auch durch zelluläre Infiltrationen.

C. Hämophilie
D. Trauma

Frakturen des Orbitabodens führen zu Exophthalmus, Doppeltsehen und Oberkieferschmerzen.

VII. Syndrome mit Exophthalmus

A. Incontinentia pigmenti

Eine Raumforderung in der Orbita ist eine der zahlreichen Manifestationen dieser primär durch Hautläsionen charakterisierten Krankheit.

B. Möbius-Syndrom

Beidseitige Fazialisparese.

C. Progerie
D. Turner-Syndrom
E. Seckel-Syndrom
F. Leprechaunismus
G. Leopard-Syndrom
H. Pyknodysostose

VIII. Verschiedene Ursachen

A. Angeborener Hydroze-
    phalus

B. Histiozytose   Exophthalmus kann der einzige Befund sein ohne
                                    Diabetes insipidus, ohne sichtbare Knochenläsionen.

C. Fremdkörper in der Or-
    bita

D. Kollagenosen   Exophthalmus tritt bei Periarteriitis nodosa und sy-
                                    stemischem Lupus erythematodes auf.

E. Sarkoidose   Orbitale Granulome können zu einem Exophthalmus
                                    führen.

F. Zystische Fibrose   Einseitiger Exophthalmus ist als ein Frühzeichen der
                                    zystischen Fibrose berichtet worden.

G. Myasthenia gravis

H. Akrodynie   Bei Quecksilbervergiftungen überschatten Hypoto-
                                    nie, Irritabilität, Photophobie, rezidivierende Ery-
                                    theme und profuses Schwitzen den Exophthalmus,
                                    wenn dieser überhaupt auftritt.

Visusverlust und Blindheit

Obwohl der Visus im allgemeinen vom Augenarzt beurteilt wird, sollte der behandelnde Kinderarzt einen Überblick über die Ursachen von Visusverlust und Blindheit haben. Anamnese und körperliche Untersuchung können wertvolle Hinweise zur Diagnose liefern. Die folgende Zusammenstellung zeigt allgemeine Kategorien des Visusverlustes auf.

I. Akuter Visusverlust

A. Trauma

Ursache des Sehverlustes sind meist Hinterhauptstraumen. Er tritt plötzlich auf und bildet sich innerhalb von Stunden zurück.

B. Migräne

Die Umgebung wird verschleiert oder verzerrt wahrgenommen. Flimmerskotome, kompletter, Minuten bis zu Stunden dauernder Visusverlust können auftreten. Kopfschmerzen, Übelkeit und Erbrechen sind häufig, aber nicht immer vorhanden. Vereinzelt treten Augenmuskellähmungen auf. Die Anfälle neigen zu Rezidiven.

C. Arterielle Hypotonie

Hypotone Anfälle können mit zeitweiligem Sehverlust, evtl. mit Bewußtseinsverlust einhergehen. Häufiger sind Benommenheit und Schwächegefühl.

D. Erhöhter Schädelinnendruck

Vorübergehender Sehverlust oder Sehunschärfe dauern gewöhnlich weniger als eine halbe Minute. Der Visusverlust kann durch plötzlichen Lagewechsel oder Aufregung ausgelöst und von Lichtblitzen begleitet sein.

E. Hysterische Sehstörungen

Meistens wird über ein Tunnelskotom geklagt, wobei der Gesichtsfeldverlust durch scharfe Grenzen markiert ist, die sich lange Zeit nicht verändern. Völlige Erblindung ist seltener. Sie ist gekennzeichnet durch plötzlichen Beginn, normalen Pupillenreflex und normalen Fundus.

F. Arteriovenöse Fistel

Der Sehverlust ist einseitig und kurzdauernd.

G. Zerebrale Embolie

Luftembolien treten bei Operationen am Herzen und Thorax auf, sowie bei neurochirurgischen Eingriffen an den venösen Sinus. Koma, Krampfanfälle, Halbseitenlähmung und Sehverlust werden beobachtet. Fettemboli können über den Lungenkreislauf das Gehirn erreichen. Symptome sind Dyspnoe, Tachypnoe und neurologische Ausfälle.

H. Neuritis N. optici

Ein- oder beidseitige Optikusneuritis ist eine relativ häufige Ursache einer plötzlichen Erblindung. Papille und Retinagefäße sind gestaut. Gelegentlich werden Schmerzen oberhalb des Auges angegeben. Einer Optikusneuritis können zugrunde liegen:

1. Akute Meningitis
2. Enzephalitis
3. Medikamente oder Toxine
    a) Bleiintoxikation
    b) Chloramphenicolintoxikation
4. Multiple Sklerose

Eine plötzliche Erblindung ist auch bei Kindern manchmal das erste Symptom einer multiplen Sklerose. Sie kann begleitet sein von Gangstörung, Parästhesien und Dysästhesien. Der Krankheitsverlauf ist durch Remissionen und Exazerbationen gekennzeichnet. Die Papille ist normal.

5. Neuromyelitis

Sehveränderungen oder Symptome einer Querschnittsmyelitis treten zusammen mit verschiedengestaltigen Exanthemen auf.

I. Metabolische Störungen

Über plötzliche kortikale Blindheit ist bei Hypoglykämie berichtet worden.

II. Angeborene Blindheit

A. Dysplasien
1. Retinaaplasie

Pupillenreflexe fehlen.

2. Angeborene Optikusatrophie

Wird autosomal rezessiv vererbt. Manifestation bei Geburt oder kurz danach mit Nystagmus.

3. Angeborener Hydrozephalus
4. Hydranenzephalie

Entwicklungsverzögerung und Blindheit werden in den ersten Lebensmonaten erkannt. Diagnose mittels Schädelsonographie.

5. Porenzephale Zysten

Die Zysten können auch das Sehzentrum einbeziehen.

6. Okzipitale Enzephalozele

B. Perinatale Anoxie oder
    Hypoxie

C. Pränatale Infektionen

„TORCH"-Infektionen können Blindheit bei Geburt oder Sehverlust im späteren Leben hervorrufen.

III. Angeborene Katarakt

Dichte Katarakte beeinträchtigen die Sehfähigkeit.

IV. Optikusatrophie

A. Chronisches subdurales
    Hämatom

B. Neurodegenerative Er-
    krankungen

Optikusatrophie ist angeborener oder erworben. Symptome sind u. a. Krampfanfälle, vergrößerter Kopfumfang, Erbrechen, Entwicklungsverzögerung. Eine große Anzahl neurodegenerativer Erkrankungen geht mit Optikusatrophie, Retinitis pigmentosa und anderen ophthalmologischen Zeichen einher:

    1. M. Tay-Sachs

In den ersten Lebensmonaten treten Hyperakusis und Irritabilität auf. Verzögerte psychomotorische Entwicklung und vermindertes Sehvermögen folgen etwa ab dem 6. Lebensmonat.

    2. M. Krabbe

Der Verlauf ist ähnlich dem des M. Tay-Sachs: Manifestation im 4.–6. Lebensmonat, motorische Entwicklungsverzögerung und fortschreitender Verfall. Am Ende des 1. Lebensjahres sind die Patienten meist vollständig blind.

    3. M. Canavan

Degeneration der weißen Hirnsubstanz führt im 1. Lebensjahr zu Muskelhypotonie, Krampfanfällen schwerer psychomotorischer Retardierung, vergrößertem Kopfumfang und abnehmender Sehkraft.

    4. Metachromatische
       Leukodystrophie

Neurodegenerative Symptomatik nach normaler psychomotorischer Entwicklung in den ersten Lebensjahren. Die Optikusatrophie tritt meist erst spät im Verlauf der Krankheit auf.

    5. Menkes-Syndrom

Frühe Manifestation von Krampfanfällen, anfallsweiser Hypothermie, schwerer psychomotorischer Retardierung und auffallend dünnem, kurzem, depigmentiertem Haar.

    6. Behr-Syndrom

Knaben erkranken zwischen 3 und 11 Jahren mit Tonuserhöhung der Extremitätenmuskulatur, Hyperreflexie, leichter Ataxie und Blasenentleerungsstörungen.

    7. M. Sandhoff

Symptomatik wie beim M. Tay-Sachs, doch zusätzliche Hepatosplenomegalie und Skelettveränderungen.

8. Lebersche Optikus-
   atrophie

Die progrediente zentrale Blindheit kann sich in jedem Lebensalter manifestieren. Am Beginn der
Krankheit ist der Augenhintergrund unauffällig. Optikusatrophie und veränderte Retinapigmentierung
werden erst später sichtbar.

9. Neuronale Ceroid-Li-
   pofuszinose

Charakteristisch sind plötzlich auftretende, therapie-
resistente Krampfanfälle und psychomotorischer Abbau. Eine Optikusatrophie kommt später im Krankheitsverlauf hinzu.

10. Infantile neuroaxonale
    Dystrophie

Das autosomal rezessiv vererbte Krankheitsbild manifestiert sich im späten Säuglingsalter. Die Kinder
verlernen zu laufen, die Sprachentwicklung bleibt
aus, und Muskelhypertonie oder -hypotonie entwikkeln sich. Später kommen Nystagmus und Visusverlust hinzu.

11. Infantile Optikusatro-
    phie

Autosomal dominant vererbt. Neben fortschreiten-
dem Sehverlust im Schulalter sind häufig zentrale
Skotome vorhanden.

C. Neoplasmen
   1. Optikusgliom

Der Tumor führt zur Druckatrophie des II. Hirnnerven. Es kommt zu Einschränkung des Gesichtsfeldes
und einseitigem Sehverlust.

   2. Kraniopharyngeom

Kompression des Chiasma opticum bewirkt einen
Sehverlust. Gesichtsfeldeinschränkungen sind die frühesten Befunde.

   3. Andere Hirntumoren

Sehstörungen können auch bei anderen Tumoren in
Abhängigkeit von deren Lokalisation auftreten.

D. Gefäßschäden

Einseitige Blindheit kann die Folge einer Kompression des N. opticus durch ein intrakranielles Aneurysma sein.

E. Hyperostose
   1. Frühmanifeste Osteo-
      petrose

Bei dieser autosomal rezessiv vererbten Krankheit
bewirkt eine generalisierte Knochensklerosierung
eine Verengung der Hirnnervendurchtrittsstellen.
Nervenkompression führt zu Fazialisparesen, Strabismus, Blindheit und Taubheit, Einengung des Knochenmarkraums zu schwerer Anämie und Hepatosplenomegalie.

   2. Kraniodiaphysäre Dys-
      plasie

Die Verdickung der Schädelknochen bewirkt eine
progrediente Verunstaltung des Gesichts. Lähmungen der Hirnnerven entstehen durch ossäre Kompression.

V. Retrolentale Fibroplasie	Je nach Ausmaß der Gefäßneubildung, Retinaablösung, Glaskörper-Strangbildung, Retinavernarbung wird das Sehvermögen bis zur völligen Erblindung beeinträchtigt. Risikosäuglinge müssen regelmäßig auf Frühzeichen untersucht werden.
VI. Angeborener Nystagmus	Die Sehschärfe kann durch den Nystagmus beeinträchtigt sein.
VII. Chorioretinitis	Jede pränatale Infektion kann eine Chorioretinitis und demzufolge eine Visusminderung hervorrufen. Toxoplasmose wird als häufigste Ursache angegeben.

VIII. Makuladegeneration

A. Neuronale Ceroid-Lipofuszinose	Bei der spätinfantilen und juvenilen Form treten Makuladegeneration und Sehverlust vor der Neurodegeneration mit Demenz und Parese auf.
B. Familiäre Makuladegeneration	Autosomal dominant vererbt. Allmählicher Verlust des zentralen Gesichtsfelds im zweiten Lebensjahrzehnt. Das periphere Gesichtsfeld bleibt über Jahre bis zur vollkommenen Erblindung erhalten.
IX. Glaukom	Ein Glaukom mindert das Sehvermögen. Symptome sind Photophobie und vermehrte Tränensekretion. Die Cornea vergrößert sich und trübt später ein.
X. Retinitis pigmentosa	Die zunehmende Pigmentablagerung in der Retina ist meist begleitet von einem Verlust an Blutgefäßen und einer Optikusatrophie. Nachtblindheit ist oft das erste Symptom des über Jahrzehnte fortschreitenden Prozesses. Viele familiäre Störungen können zu Retinitis pigmentosa führen, darunter:
A. Abetalipoproteinämie	Steatorrhoe und Akanthozytose der Erythrozyten sind Frühsymptome, Ataxie und Retinitis treten später auf.
B. Biedl-Bardet-Syndrom	Auffallende Merkmale sind Kleinwuchs, Fettsucht, geistige Retardierung, Hypogonadismus und Polydaktylie.

C. Refsum-Krankheit   Leitsymptome sind Ichthyosis, unsicherer Gang, Po-
                                 lyneuritis und Schwerhörigkeit.
D. M. Usher   Hauptsymptome sind Retinitis pigmentosa und
                                 Schwerhörigkeit.

XI. Andere Neurodegenerative Erkrankungen

A. M. Schilder   Zunehmender Sehverlust geht mit spastischer Hemi-
                                 parese, Krampfanfällen und Intelligenzverlust einher.
B. Subakute nekrotisierende   Die Krankheit beginnt im Säuglingsalter mit Ent-
    Enzephalopathie (Leigh-   wicklungsstillstand, Fütterungsschwierigkeiten, Er-
    Syndrom)   brechen, Krampfanfällen und Ataxie.
C. Progressive multifokale   Generalisierter Verfall der zerebralen und motori-
    Leukoenzephalopathie   schen Funktionen gehen mit großen motorischen An-
                                 fällen einher. Die Kinder sterben meist 1 Jahr nach
                                 Krankheitsbeginn. Eine Beziehung zu Infektionen
                                 mit Papovavirus wird diskutiert.
D. Progressive infantile kor-   Die Krankheit beginnt in den ersten 6 Lebensjahren
    tikale Atrophie   mit verlangsamter Entwicklung, Krampfanfällen,
                                 Spastik und zentraler Blindheit.

XII. Uveitis

Entzündungen des Uvealtraktes (Iris, Ziliarkörper
und Choroidea) verlaufen akut und chronisch. Bei
chronischer Uveitis können die Symptome diskret
und spät auftreten – dies gilt vor allem für den
Sehverlust –, während bei akuter Uveitis Schmerz,
Photophobie und erhöhte Tränensekretion im Vordergrund stehen. Einige wichtige Ursachen sind:

A. Toxoplasmose
B. Juvenile chronische Poly-   Eine chronische Iridozyklitis tritt am häufigsten bei
    arthritis   jungen Mädchen mit oligoartikulärer Arthritis und
                                 antinukleären Antikörpern auf.

C. Sarkoidose
D. M. Bechterew   Meist akute Iridozyklitis.
E. Periphere Uveitis   Der pathogenetische Mechanismus ist unbekannt,
                                 aber die periphere Form ist eine häufige Ursache der
                                 Uveitis bei Kindern. Die Krankheit beginnt meist
                                 zwischen dem 6. und 10. Lebensjahr.

XIII. Verschiedene Ursachen

A. Retinoblastom

Autosomal dominant vererbt, jedoch in den meisten Fällen Folge einer Spontanmutation. Der Tumor tritt ein- oder beidseitig auf. Die häufigsten Symptome sind ein weißer Pupillenreflex und Strabismus.

B. Netzhautablösung

Trauma ist die häufigste Ursache bei Kindern.

C. Medikamente

Medikamente und Toxine können das Sehvermögen beeinträchtigen, zum Beispiel Methanol, Streptomycin, Chinin, Isoniazid, Thallium, Arsen und Penicillamin.

Teil 5 Nase

Nasenbluten (Epistaxis) kommt bei Kindern häufig vor. Meist blutet es nur kurz und eine ärztliche Behandlung ist nicht erforderlich. Ursache ist ein leichtes Trauma. Kleinere Verletzungen, z. B. beim Naseputzen oder Nasebohren, können allerdings auch schwerere Blutungen erzeugen. Trockene Luft, eine allergische Rhinitis oder eine Venenstauung disponieren zur Blutung. Das Ausmaß des Blutverlustes wird meist überschätzt. Der althergebrachte feuchte Lappen oder der Eisbeutel im Nacken bringen eine Blutung nicht zum Stehen. Es ist viel wirkungsvoller, einfach die Nase zuzuhalten. Erstaunlicherweise ist diese einfache Maßnahme dem Laien weitgehend unbekannt.

Kleine Verletzungen und Entzündungen der Nasenschleimhaut sind die häufigsten Ursachen einer Epistaxis. Infektionen und die selten verantwortlichen Gerinnungsstörungen rufen meist zusätzlich Symptome hervor, an denen sie erkannt werden können.

I. Trauma und Entzündung

A.	Verletzung	Die bei weitem häufigste Ursache des Nasenblutens ist ein Trauma, sei es durch direkten Schlag, Reiben oder Manipulationen mit dem Finger.
B.	Niedrige Luftfeuchtigkeit	Trockene Luft, wie sie vor allem im Winter häufig vorkommt, führt zur Krustenbildung in der Nasenöffnung. Beim Reiben oder Naseputzen entstehen dann Verletzungen der oberflächlichen Blutgefäße.
C.	Allergische Rhinitis	Eine chronische allergische Rhinitis führt zur Erweiterung der oberflächlichen Gefäße und disponiert zur Blutung.
D.	Fremdkörper	Einseitige blutig tingierte Nasensekretion sollte an Fremdkörper denken lassen.
E.	Nasenseptumdeviation	Die Umleitung des Luftstromes kann zu einer lokalen Irritation der Schleimhäute führen.

II. Infektionen

Schnupfen kann Nasenbluten auslösen. Husten und Niesen bringen die gestauten Gefäße zum Platzen. Die unten aufgeführten Infektionen gehen häufiger mit Nasenbluten einher als andere.

A. Streptokokkeninfektionen

Chronische Infektionen des Nasenrachenraums mit β-hämolysierenden Streptokokken äußern sich in Rhinitis, generalisierter Lymphadenopathie und subfebrilen Temperaturen.

B. Scharlach
C. Rheumatisches Fieber
D. Infektiöse Mononukleose
E. Keuchhusten

Nasenbluten tritt am ehesten bei einem Hustenanfall auf.

F. Masern
G. Windpocken
H. Diphtherie

Serös-blutiges Nasensekret ist ein Frühzeichen.

I. Andere

Nasenbluten kommt gehäuft vor bei Malaria, Typhus, Psittakose und Syphilis.

III. Blutungsstörungen

A. Thrombozytopenie

Nasenbluten ist ein häufiger Befund bei Thrombozytopenie (siehe Kapitel 108). Eine Leukämie ist auszuschließen.

B. Gerinnungsstörungen

Gerinnungsstörungen führen seltener zu Nasenbluten als eine Thrombozytopenie.

   1. Medikamente

Aspirin erhöht die Blutungsneigung.

   2. M. Willebrand

Rezidivierendes Nasenbluten, vor allem nach Einnahme von Aspirin, kann das erste Symptom eines M. Willebrand sein.

   3. Lebererkrankungen

Verminderung der Gerinnungsfaktoren.

C. Urämie

Nierenversagen erhöht die Blutungsneigung.

IV. Tumoren

A. Adenoide Vegetationen

Die vergrößerte Rachenmandel verlegt den hinteren Nasenrachenraum und erklärt so eine chronische Rhinitis. Begleitende Blutungen sind meist minimal.

B. Polypen

Entzündete Nasenpolypen können bluten. Allergien oder zystische Fibrose führen bevorzugt zu Polypen.

C. Angiofibrom (Nasen-Rachen-Fibrom)

An diesen Tumor des Nasenrachenraums ist bei männlichen Adoleszenten zu denken, die wegen schweren und rezidivierenden Nasenblutens und zunehmend behinderter Nasenatmung zum Arzt kommen.

D. Lymphoepitheliom | Dieser seltene Tumor des Nasenrachenraums verursacht eine einseitige, schmerzhafte zervikale Lymphadenopathie, Nasenbluten und einen Tortikollis.

V. Gefäßanomalien

A. Erhöhter Venendruck
1. Anstrengung | Schwere muskuläre Arbeit mit Überanstrengung kann eine Blutstauung, einen erhöhten Venendruck und spontanes Nasenbluten zur Folge haben.
2. Obere Einflußstauung | Eine obere Einflußstauung erhöht den Druck in den Nasenvenen.
3. Mitralstenose | Schwere Stenosen erhöhen den Venendruck.
4. Arteriovenöse Lungenfistel | Die Symptome hängen von der Größe des arteriovenösen Shunts ab. Dyspnoe, Zyanose, Hämoptyse, Nasenbluten und eine verminderte körperliche Belastbarkeit sind häufig, generalisierte Teleangiektasien der Haut und Schleimhäute seltener.

B. Hypertonie | Systemischer Bluthochdruck ist eine seltene Ursache des Nasenblutens, obwohl er häufig differentialdiagnostisch erwogen wird.

C. M. Osler | Nasenbluten ist das häufigste Erstsymptom. Die Zahl der Teleangiektasien in Haut und Schleimhaut nimmt mit dem Alter zu.

D. Hämangiom | Hämangiome in der Nase sind selten.

VI. Verschiedene Ursachen

A. Veränderungen des Luftdrucks | Nasenbluten tritt in großen Höhen häufig auf.

B. β-Thalassämie | Nasenbluten ist häufig bei der Cooley-Anämie.

C. Menstruation | Mädchen haben gelegentlich Nasenbluten während der Menstruation. Der Mechanismus ist unbekannt.

Teil 6   Mund- und Rachenhöhle

41   Makroglossie

Makroglossie, die Vergrößerung der Zunge, wird verursacht durch Tumoren, Infiltrate, Speichersubstanzen, Muskelhypertrophie oder Ödem. Die Zunge scheint nur vergrößert, wenn der Mund im Verhältnis zu klein ist. In diesem Kapitel sind Krankheiten, die mit Makroglossie einhergehen, nach dem Manifestationsalter geordnet.

I. Makroglossie bei Geburt

A. Down-Syndrom — Die Zunge muß nicht vergrößert sein, aber der Mund ist so klein, daß sie vortritt.

B. Hypothyreose — Makroglossie ist ein häufiges Symptom bei angeborenem Kretinismus. Die Neugeborenen sind schläfrig und trinkfaul. Sie können ein Gesichtsödem, niedrige Temperaturen und einen prolongierten Ikterus haben. Grobe Gesichtszüge werden mit zunehmendem Alter auffälliger.

C. Beckwith-Wiedemann-Syndrom — Makroglossie, Omphalozele oder Nabelhernie, Makrosomie, neonatale Hypoglykämie, schnelles postnatales Wachstum, Viszeromegalie und Kerbenohren sind in wechselnder Kombination und Vollständigkeit vorhanden.

D. Hemihypertrophie — Angeborene Hemihypertrophie kann mit Vergrößerung einer Zungenhälfte einhergehen.

E. Idiopathische muskuläre Makroglossie — Abgesehen von der Makroglossie ist das Kind unauffällig.

F. Robinow-Syndrom — Auffällige Symptome sind Makrozephalie, erweiterte vordere Fontanelle, vorgewölbte Stirn, Hypertelorismus, kleine Stupsnase, kurze Unterarme und ein kleiner Penis. Der kleine Mund erweckt den Eindruck einer Makroglossie.

G. Generalisierte Gangliosidose — Die wichtigsten Merkmale sind grobe Gesichtszüge, pränatal beginnende Wachstumsretardierung, Muskelhypotonie, eingesunkene Nasenwurzel, Hypertrophie der Alveolarkämme und Gelenkkontrakturen.

II. Makroglossie, die nach der Neugeborenenzeit auftritt

A. Hämangiolymphangiom

Die Zunge wird zunehmend größer und tritt aus dem Mund hervor. Die Oberfläche ist meist unregelmäßig gefurcht. Die Vergrößerung kann auch schon bei Geburt vorhanden sein.

B. Hämangiom

Die Vergrößerung durch den wachsenden Gefäßtumor wird in den ersten Lebensmonaten bemerkt.

C. Rhabdomyosarkom

Umschriebene Proliferation von Muskelgewebe verursacht eine Vergrößerung der Zunge. Der Tumor ist tastbar.

D. Neurofibromatose

Die Zahl der Café-au-lait-Flecken und der kutanen Neurofibrome nimmt mit dem Alter zu.

E. Mukopolysaccharidosen

Bei Typ I (M. Hurler) und II (M. Hunter) finden sich grobe Gesichtszüge, Skelettdysplasie, Demenz, breite Klauenhände, Hepatosplenomegalie, Hernien, Kyphose, Hypertrophie der Alveolarkämme und Makroglossie. Bei Typ I-S (Scheie-Syndrom) entwickeln sich die groben Gesichtszüge langsamer mit breitem Mund, vollen Lippen, Prognathismus, Hirsutismus, Hornhauttrübung, eingeschränkter Gelenkbeweglichkeit und gelegentlicher Makroglossie. Der Typ VI (Maroteaux-Lamy-Syndrom) beginnt in den ersten Lebensjahren. Symptome sind Wachstumsverzögerung, grobe Gesichtszüge, eine große Nase, dicke Lippen, ein prominentes Sternum, Nabelhernien, Kornealtrübung, Hepatosplenomegalie und gelegentlich Makroglossie.

F. M. Pompe

Die wichtigsten Befunde sind eine schwere Muskelhypotonie, Kardiomegalie mit früher Herzinsuffizienz und Schwierigkeiten beim Schlucken und Atmen. Die Kinder sterben meist im ersten Lebensjahr.

G. Syndrom der multiplen Schleimhautneurinome

Die Gesichtszüge werden mit dem Alter zunehmend gröber, Lippen und Augenlider dicker und die Zunge knotig. Ein medulläres Schilddrüsenkarzinom entwickelt sich.

H. Mukolipidose II

Die Hypertrophie der Alveolarkämme erweckt den Eindruck einer Makroglossie. Die Symptomatik ähnelt dem M. Hurler, die Mukopolysaccharidausscheidung im Harn ist aber normal.

I. Mannosidose

Diese Speicherkrankheit verursacht folgende Symptome: zunehmende Vergröberung der Gesichtszüge,

| | | Muskelhypotonie, Linsentrübung und geistige Retardierung. |

J. Aspartyl-Glukosaminurie   Die Kinder sind bei Geburt unauffällig. Nach etwa 4 Monaten kommt es zu Diarrhoe und rezidivierenden Atemwegsinfektionen. Eine psychomotorische Entwicklungsverzögerung wird nach einem Jahr erkennbar. Der Bauch ist aufgetrieben, später entwickeln sich grobe Gesichtszüge.

K. Primäre Amyloidose   Eine Makroglossie entwickelt sich in etwa einem Drittel der Fälle im Erwachsenenalter.

L. Pachyonychia congenita   Keratose der Handinnenflächen und Fußsohlen, verdickte Finger- und Zehennägel. Die Zunge erscheint durch einen dicken weißlichen Belag vergrößert.

M. M. Sandhoff   Dieser angeborene Stoffwechseldefekt gleicht klinisch dem Tay-Sachs-Syndrom. Makroglossie ist beschrieben worden, steht aber nicht im Vordergrund des klinischen Bilds.

III. Makroglossie, die schlagartig einsetzt

A. Angioneurotisches Ödem
B. Infektionen
C. Wespenstich
D. Blutung

42   Halsschmerzen

Halsschmerzen sind meist durch eine bakterielle oder häufiger eine virale Infektion bedingt. Daneben führen eine Reihe anderer Faktoren zu Schleimhautreizungen und Schmerzen, wie Allergien, niedrige Luftfeuchtigkeit, Rauch und Fremdkörper.

I. Infektionen

A. Tonsillopharyngitis

1. Bakteriell

Die primär bakterielle Tonsillitis wird durch drei Organismen verursacht: β-hämolysierende Streptokokken der Gruppe A, Corynebacterium diphtheriae und Neisseria gonorrhoeae. An eine Gonokokkenpharyngitis muß bei Jugendlichen oder jungen Erwachsenen mit unregelmäßig begrenzten Ulzerationen im Mund oder Rachenraum gedacht werden. Bei Diphtherie ist die Schleimhaut von grau-weißen Membranen bedeckt, es kommt zu einer regionalen Adenopathie und leichtem Fieber. Sie beginnt meist schleichend.

2. Viral

Die meisten Rachenentzündungen werden durch akute virale Infektionen verursacht. Die häufigsten Erreger sind Herpes simplex, Influenza, Coxsackievirus und Epstein-Barr Viren. Bei der Herpangina, die durch das Coxsackievirus verursacht wird, sind kleine Bläschen auf der vorderen Gaumenfalte zu sehen. Bei der Hand-Fuß-Mund-Krankheit treten flache Geschwüre im Mund und Bläschen an Händen und Füßen auf.

3. Mykoplasmen

Mykoplasmeninfektionen als Ursache einer Rachenentzündung sind häufiger als angenommen.

B. Peritonsillarabszeß oder -phlegmone

Dieser eitrige Prozeß ist gewöhnlich Folge einer sich ausbreitenden Tonsillitis durch Streptokokken der Gruppe A. Es kommt zu starken Rachenschmerzen und Schluckbeschwerden. Die Uvula ist durch den Abszeß nach einer Seite verdrängt.

C. Retropharyngealer
    Abszeß
Er führt zu starken Schmerzen im Rachen und
Schluckbeschwerden mit Speichelfluß. Der Kopf
wird nach hinten geneigt gehalten.

D. Epiglottitis
Die akute Epiglottitis wird meist durch Haemophilus
influenzae verursacht. Atemnot, Schluckstörung mit
Speichelfluß, zervikale Lymphknotenschwellung.

E. Infektkrupp
Viral bedingte Erkrankung mit bellendem Husten
und Stridor.

F. Pseudokrupp
Symptomatik wie Infektkrupp, jedoch kein Fieber,
keine Infektsymptomatik. Allergisch? Exogen?

G. Laryngitis
Heiserkeit steht im Vordergrund.

H. Nekrotisierende ulzerative
    Stomatitis (Plaut-Vincent-
    Angina)
Die Tonsillen können bei dieser Infektion mit einbezogen sein. Geschwüre, bröckliges und blutendes
Zahnfleisch und eine gelbliche Pseudomembran über
den betroffenen Geweben sind richtungweisende Befunde.

I. Mundsoor
Candidainfektionen verursachen selten Schmerzen.

II. Chronische Pharyngitis

Die Halsschmerzen sind meist leichter als bei einer
der oben beschriebenen Infektionen. Die Patienten
klagen eher über Halskratzen und Hustenreiz. Die
hintere Rachenwand ist gerötet und hat durch die
Hypertrophie des Lymphgewebes ein pflasterstein-
ähnliches Aussehen.

A. Rezidivierende Anfälle
    einer akuten Pharyngitis

B. Reizstoffe
Chronische Entzündungen werden durch Staub,
Rauch oder sehr trockene Luft verursacht.

C. Allergie
Chronische retronasale Sekretabsonderung reizt die
Pharynxwand.

III. Trauma

A. Überanstrengung
Exzessives Schreien, Singen oder ähnliches führt zu
Halsschmerzen und Heiserkeit.

B. Fremdkörper
Plötzlich auftretende Halsschmerzen können durch
einen Fremdkörper verursacht sein. Er führt zu
Schluckbeschwerden und Speichelfluß.

C. Verbrennung
Der Rachen wird durch heiße Speisen, Säuren oder
Laugen verletzt.

D. Rauch
Rauch von Zigaretten oder Feuer reizt den Rachen.

IV. Trockene Rachenschleimhaut

Mund und Rachen trocknen durch dauernde Mundatmung bei infektiöser oder allergischer Rhinitis oder Hypertrophie der Adenoide aus. Niedrige Luftfeuchtigkeit im Winter fördert die Austrocknung.

V. Andere Ursachen

A.	Neutropenie	Zyklische Neutropenie oder Neutropenie durch Medikamente oder Leukämie können schmerzhafte Mundgeschwüre oder diffuse Entzündungen hervorrufen.
B.	Thyreoiditis	Schilddrüsenentzündungen führen zu Kloßgefühl oder Schmerzen. Die Schilddrüse ist vergrößert und druckschmerzhaft.
C.	Herpes zoster	Die Bläschen sind meist im Gesicht lokalisiert, doch können sie auch Mund und Rachen befallen.
D.	Letales Mittellinien-granulom	Diese Krankheit ist bei Kindern selten. Sie ist gekennzeichnet durch destruierende fortschreitende Geschwüre am Gaumen, der Zungenbasis oder im Mundrachenraum. Es handelt sich um eine Vaskulitis, die auch Lungen und Nieren betrifft.
E.	Pharynxkarzinom	Dies ist vor allem eine Krankheit des mittleren oder hohen Alters, ist aber auch bei Jugendlichen beschrieben worden. Die klassische Trias besteht aus Schluckschmerzen, in die Ohren ausstrahlende Schmerzen und Heiserkeit.

43   Dysphagie

Der scheinbar einfache Schluckakt erfordert ein komplexes neuromuskuläres Zusammen-
spiel. Er beginnt mit dem Saugakt, beziehungsweise der Aufnahme von Nahrung in den
Mund, und befördert die Speise in den Magen. Andere Mechanismen verhindern, daß feste
oder flüssige Nahrung in die Luftröhre gelangt. Der Schluckakt wird durch eine Reihe von
Krankheiten gestört.

In diesem Kapitel sind die Ursachen einer Dysphagie in zwei Hauptgruppen unterteilt,
Erkrankungen des Mundrachenraumes und des Ösophagus.

I. Erkrankungen des Mundrachenraumes

A. Mechanische Probleme
   1. Gaumenspalte
   2. Choanalatresie
   3. Makroglossie   Eine Makroglossie wird durch Zysten, Hämangiome
                              oder Lymphangiome und andere Störungen hervor-
                              gerufen (siehe auch Kapitel 41, Makroglossie).
   4. Temporomandibuläre   Eine Ankylose des Temporomandibulargelenks ist
      Ankylose   angeboren oder durch Entzündungen verursacht.
   5. Mikrognathie   Eine starke Mikrognathie kann die Nahrungsauf-
                              nahme beeinträchtigen.

   6. Rachendivertikel
      a) Angeboren   Das Divertikel sitzt meist an der hinteren Wand des
                              Hypopharynx.

      b) Seitliches Divertikel
      c) Pulsionsdivertikel
      d) Traumatisches
         Pseudodivertikel
   7. Fremdkörper
   8. Zungen- oder Rachen-
      tumoren
   9. Zysten des Kehlkopfs
      oder der Epiglottis
B. Infektionen
   1. Infektionen der Mund-   Infektionen des Zahnfleisches, der Zunge, der Tonsil-
      höhle   len und der Wangenschleimhaut können den Schluck-
                              akt beeinträchtigen.

2. Epiglottitis

Symptome dieser akuten, lebensbedrohlichen Infektion sind Speichelfluß, Stridor, Fieber und Bevorzugung einer aufrechten Sitzposition.

3. Retropharyngealer Abszeß

Kinder mit Retropharyngealabszeß halten den Kopf überstreckt.

4. Peritonsillärer Abszeß

Die Uvula ist nach einer Seite gedrängt.

5. Zervikale Lymphadenitis

6. Guillain-Barré-Syndrom

Eine aufsteigende Lähmung bei der postinfektiösen Polyneuritis kann auch die Schluckmuskulatur befallen.

7. Diphtherie

Pseudomembranen oder Neurotoxin rufen Schluckstörungen hervor.

8. Tetanus

Muskelspasmen verhindern das Schlucken.

9. Botulismus

Das Toxin lähmt die Schluckmuskulatur.

10. Poliomyelitis

Die poliomyelitische Bulbärparalyse ist seit der Einführung der Impfung selten geworden.

C. Neuromuskuläre Störungen

1. Entwicklungs-verzögerung

Saug- und Schluckakt können sich bei Frühgeborenen und geistig schwerbehinderten Kindern verzögert entwickeln. Gelegentlich kommt dies auch bei normalen Kindern vor.

2. Zerebralparese

Schädigungen des Zentralnervensystems stören die Koordination des Schluckaktes.

3. Hirnnervenlähmungen

Zentrale oder periphere Schädigungen des V., VII. und IX. bis XII. Hirnnerven stören den Schluckakt.

a) Gaumensegelparese

Die Lähmung des N. vagus führt beim Schlucken zu Regurgitation in die Nase.

b) Möbius-Syndrom

Fazialisparese und Bulbärparalyse führen u. a. zu Maskengesicht und Schluckstörungen.

4. Arnold-Chiarische Fehlbildung

Verlagerung von Hirnstamm und Kleinhirn durch das Foramen magnum führt zu einem Hydrozephalus. Stridor und Schluckbeschwerden können sich entwickeln.

5. Syringomyelie

Abhängig von der Lokalisation des Defekts sind bulbäre Symptome vorhanden. Verlust der Schmerz- und Temperatursensibilität an den Händen und im Gesicht ist häufig ein Frühzeichen.

6. Krikopharyngeale Inkoordination

Die Störung ist meist schon bei Geburt erkennbar. Muskelspasmen stören den Schluckakt, führen zu Erbrechen, Aspiration und Regurgitation in die Nase.

D. Muskuläre Störungen
    1. M. Werdnig-Hoff-   Eine schwere Muskelhypotonie interferiert mit dem
        mann   Schluckakt.
    2. Myasthenie   Schluckbeschwerden, Ptosis und Strabismus sind
                                  Frühzeichen.
    3. Myotone Dystrophie   In der Neugeborenenperiode stehen Saugschwäche
                                  und Atemnot im Vordergrund. Die allgemeine Mus-
                                  kelschwäche entwickelt sich später.
    4. Dermatomyositis
    5. Dystonia musculorum   Die unwillkürlich ablaufenden Körperbewegungen
        deformans   können irrtümlich für ein psychisches Problem gehal-
                                  ten werden.

E. Verschiedene Störungen
    1. Angioneurotisches   Schleimhautschwellungen beeinträchtigen Schlucken
        Ödem   und Atem.
    2. Familiäre   Die Nahrungsaufnahme ist früh gestört und führt zu
        Dysautonomie   Erstickungsanfällen und Aspiration. Weitere Sym-
                                  ptome sind verzögerte Entwicklung, Muskelhypoto-
                                  nie, relative Schmerzunempfindlichkeit, verminderte
                                  Tränensekretion, Fehlen der Papillae fungiformes der
                                  Zunge, Temperaturlabilität und emotionale Labilität.
    3. Prader-Willi-Syndrom   Eßschwierigkeiten sind Ausdruck der frühmanifesten
                                  Muskelhypotonie. Weitere Symptome sind Kleinwuchs,
                                  Debilität, Kryptorchismus und später Fettleibigkeit.
    4. Zerebrohepatorenales   Die Säuglinge sind hypoton und haben eine typische
        Syndrom   Fazies mit einer hohen Stirn.
    5. Chorea Sydenham   Eßschwierigkeiten und choreatische Hyperkinesen
                                  können Ausdruck einer Chorea sein.
    5. Vitaminmangel
        a) Pellagra
        b) Skorbut
    7. Stevens-Johnson-   Schleimhauterosionen in Ösophagus und Mundra-
        Syndrom   chenraum verursachen Schluckbeschwerden.
    8. Akrodynie   Quecksilbervergiftung verursacht einen generalisier-
                                  ten rötlichen Ausschlag, Muskelhypotonie, Extre-
                                  mitätenschmerzen und Eßschwierigkeiten.
    9. Krikopharyngeale   Trauma der hinteren Rachenwand kann zu Spasmen
        Spasmen   dieser Muskelgruppe führen.
    10. Chronisch juvenile   Bei Beteiligung des Gelenks zwischen Ring- und
        Polyarthritis   Stellknorpel kommt es gewöhnlich zu Stridor, Hei-
                                  serkeit und Atembeschwerden, Schluckbeschwerden
                                  können folgen.

11. M. Gaucher	Opisthotonus, Bulbärparalyse, Stridor, Strabismus und spastische Lähmungen kommen vor.

II. Ursachen im Ösophagus

A. Obstruktionen	
1. Tracheoösophageale Fistel	Hustenanfälle durch Aspiration von Sekret treten nach der Geburt auf.
2. Ösophagusstrikturen	Ätzmittel, eine Refluxösophagitis oder Fremdkörperingestion verursachen Strikturen.
3. Verschluckte Fremdkörper	Diese Möglichkeit muß immer bei einer plötzlich einsetzenden Dysphagie in Betracht gezogen werden.
4. Kompression von außen	
a) Gefäßring	Meist ist die Trachea stärker eingeengt als der Ösophagus. Ursächlich kommen u. a. die folgenden Anomalien in Betracht: abnormaler Abgang der rechten A. subclavia, doppelter Aortenbogen und Rechts-Aorta.
b) Duplikation des Ösophagus	
c) Tumoren im Mediastinum	
d) Zwerchfellhernien	
e) Schilddrüsenektopie	
f) Thyreoiditis	
g) Angeborenes Ösophagusdivertikel	
5. Tumoren des Ösophagus	Es gibt Hamartome, Leiomyome, Neurinome, Papillome und Lipome im Ösophagus.
6. Leukämische Infiltrate	Brustschmerzen und Dysphagie sind häufige Beschwerden.
B. Psychische Faktoren: Globus hystericus	Die Patienten klagen über einen Kloß im Hals und Schluckbeschwerden. Vermehrter Speichelfluß fehlt.
C. Entzündungen	
1. Candidiasis	Patienten unter Immunsuppression, mit einem Hypoparathyreoidismus oder Nebenniereninsuffizienz haben ein höheres Risiko.
2. Mediastinitis	
3. Perforation des Ösophagus	

D. Veränderte Motilität

   1. Achalasie — Die Kardia ist verengt, der Ösophagus dilatiert. Es resultieren Schluckbeschwerden und Aufstoßen nach Mahlzeiten.

   2. Gastroösophagealer Reflux — Erbrechen, rezidivierende spastische Bronchitiden, Aspiration, Husten, und Gedeihstörung weisen auf die Diagnose. Die Dysphagie kann durch eine Ösophagitis verursacht sein.

   3. Ösophagusspasmus — Der Spasmus steht in Zusammenhang mit Streß, zu schnellem Essen oder Reflux. Starker substernaler Schmerz, intermittierende Dysphagie und Regurgitation werden in der Anamnese angegeben.

   4. Chagas-Krankheit — In der chronischen Phase der Trypanosomiasis kann es zu kardialen Überleitungsstörungen und einer Dilatation des Ösophagus kommen.

E. Verschiedene Ursachen

   1. Kollagenosen

      a) Sklerodermie — Die veränderte Motilität des Ösophagus ist eine relativ häufige systemische Komplikation der Sklerodermie.

      b) Dermatomyositis

      c) Sjögren-Syndrom

      d) M. Behçet

   2. Hyperkaliämie — Mit der Muskellähmung kann vorübergehend eine Dysphagie auftreten.

   3. Hypertrophie der Ösophagusmuskulatur — Die Ursache der umschriebenen oder generalisierten Hypertrophie ist unbekannt.

   4. Hirntumoren — Die kortikalen motorischen Zentren oder die den Saug- und Schluckakt kontrollierenden motorischen Neurone der Medulla oblongata können mitbetroffen sein.

   5. Demyelinisierende Krankheiten

   6. Epidermolysis bullosa congenita — Läsionen des Mundes oder des Ösophagus beeinträchtigen den Schluckakt.

   7. Lesch-Nyhan-Syndrom — Neben choreoathetoiden Bewegungen und schweren Selbstverstümmelungen kommen Schluckbeschwerden vor.

   8. M. Wilson — Die Schluckkoordination ist gelegentlich beeinträchtigt.

   9. Opitz-Frias-Syndrom — Schluckstörungen mit rezidivierenden Aspirationen können im Säuglingsalter zum Tode führen. Hypertelorismus, Hypospadie, anhaltender Stridor und Heiserkeit weisen auf die Diagnose hin.

44　Hypersalivation

Ptyalismus oder gesteigerter Speichelfluß ist physiologisch bei der Zahnung. Er begleitet häufig Infektionen des Mundrachenraumes. Akut beginnender Speichelfluß mit respiratorischen, gastrointestinalen und zentralnervösen Symptomen weist auf eine Vergiftung mit Organophosphaten hin.

Sabbern bei Störungen des Zentralnervensystems oder muskulären Erkrankungen beruht nicht auf einer gesteigerten Speichelproduktion (d. h. einem Ptyalismus im strengen Sinn); diese Patienten können normale Mengen von Speichel nicht schlucken und lassen ihn aus dem Mund laufen.

I. Physiologische Faktoren

A.	Zahnung	Die Gingivitis bei der Zahnung verursacht einen vermehrten Speichelfluß.
B.	Reizantwort	Essen oder allein der Geruch bestimmter Nahrungsmittel, vor allem scharfer oder stark gewürzter Speisen, stimulieren den Speichelfluß.
C.	Übelkeit	Durch Übelkeit wird der Speichelfluß stimuliert. Dies trifft auch für die Morgenübelkeit in der Schwangerschaft zu.
D.	Rauchen	Rauchen stimuliert den Speichelfluß.

II. Pathologische Zustände

A.	Läsionen des Mund- und Rachenraums	Jede Entzündung des Mundrachenraumes, ob chemisch oder infektionsbedingt, verursacht einen vermehrten Speichelfluß. Bei einigen dieser Krankheiten fließt infolge der Schluckbeschwerden auch Speichel aus dem Mund ab. Ursachen sind Gingivostomatitis, Aphten, Zahnkaries, Tonsillitis, retropharyngeale Abszesse, Epiglottitis und Fremdkörper.
B.	Obstruktion im Ösophagus	Der Speichelfluß ist nur scheinbar vermehrt. Bei Neugeborenen muß in erster Linie an eine Ösophagusatresie gedacht werden, im späteren Säuglingsalter und in der Kindheit an einen Fremdkörper.

C. Systemische
Erkrankungen

   1. Zentralnervöse und muskuläre Ursachen

Bei neurologischen Erkrankungen wie der Zerebralparese, Demyelinisierungsprozessen, Chorea, Enzephalitis, sowie bei einer Reihe von Myopathien und Bulbärparalyse ist die Schluckkoordination gestört. Speichel fließt aus dem Mund.

   2. Tollwut
   3. Familiäre Dysautonomie

Speichelfluß aus dem Mund ist ein weniger wichtiges Symptom als z. B. Dysphagie, rezidivierende Pneumonien, Fieber, orthostatische Beschwerden, Schmerzunempfindlichkeit.

III. Medikamente und Chemikalien

Zahlreiche Substanzen stimulieren den Speichelfluß, zum Beispiel Jodid, Histamin, Pilokarpin, Azetylcholin, Methacholin, Nikotinsäure, Sympathikomimetika, Quecksilberverbindungen und Organophosphate. An eine Vergiftung mit Organophosphatverbindungen muß bei pötzlich beginnendem Schwitzen, Speichelfluß, Tränenfluß, Husten, Atemnot, Erbrechen, Diarrhoe, Schwäche, Krampfanfällen und Koma gedacht werden. Die Symptome der Akrodynie (Quecksilbervergiftung) sind Unruhe, Muskelhypotonie, Photophobie, ein generalisierter rosa Ausschlag und schmerzhafte Extremitäten. Auch Vergiftungen mit Pilzen, Arsen und Thallium stimulieren die Speichelbildung.

IV. Emotionaler Streß

Freudige Erregung oder gelegentlich auch andere Streßformen können die Speichelbildung anregen!

Durch die Verminderung der Speichelproduktion wird der Mund trocken (Xerostomie). Xerostomie wird meist durch Mundatmung oder eine leichte Dehydratation durch Fieber oder körperliche Aktivität ausgelöst. Medikamente oder psychogene Störungen spielen eine Rolle.

I. Physiologische Ursachen

A. Körperliche Aktivität

B. Dehydratation

Die Mundschleimhaut ist oft trockener als man es bei dem Grad der Dehydratation erwarten würde.

C. Fieber

D. Mundatmung

Mundatmung kann Gewohnheit sein, ist aber meist die Folge einer verlegten Nasenatmung durch Hypertrophie der Adenoide, Allergie oder Infektionen der oberen Atemwege.

II. Medikamente

Xerostomie wird durch folgende Medikamente verursacht: Atropin, Belladonna, Antihistaminica, Amphetamine, Phenothiazin, Opiate, Ergotamin und Phenylbutazon. Ein trockener Mund kann Hinweis auf Drogenabhängigkeit sein.

III. Pathologische Ursachen

A. Entzündung der Speicheldrüsen

Die Entzündung kann durch Mumps, Sarkoidose oder Tuberkulose bedingt sein.

B. Störungen des Zentralnervensystems

Multiple Sklerose ist eine extrem seltene Ursache der Mundtrockenheit.

C. Sjögren-Syndrom

Die Störung ist gekennzeichnet durch Xerostomie und trockene Augen (Keratokonjunktivitis sicca). Sie kommt isoliert oder bei Autoimmunkrankheiten, meist bei der rheumatoiden Arthritis vor. Die Speicheldrüsen können vergrößert sein.

D. Neoplasmen

Primäre Tumoren der Speicheldrüsen und Metastasen behindern den Speichelfluß.

E. Verschluß der Speichel-
    gänge

Ein verminderter Speichelfluß kann die Folge eines Gangverschlusses durch Steine, Tumoren, Entzündungen oder Narben sein.

F. Verschiedene Ursachen
    1. Vitamin A-Mangel

Trockene Augen, Nachtblindheit und Photophobie sind relativ häufige, ein trockener Mund ist dagegen ein seltenes Symptom der Hypovitaminose A.

    2. Hypothyreose
    3. Urämie
    4. Diabetes insipidus

Die Xerostomie ist wahrscheinlich die Folge des Flüssigkeitsverlustes.

    5. Botulismus

Zunehmende Schwäche, Ophthalmoplegie und Schluckbeschwerden sind wichtigere Symptome.

IV. Psychogene Ursachen

Der Mund ist häufig bei akutem Streß oder bei Angst trocken. Chronische Trockenheit weist eher auf eine Hysterie oder eine Depression hin.

V. Angeborene Störungen

A. Idiopathische Xerostomie

Bei dieser seltenen Störung wird die Mundschleimhaut glasig und verhornt.

B. Anhidrotische
    ektodermale Dysplasie

Schütteres Haar, vermindertes Schwitzen, eine trockene Nase, Zahnanomalien und dünne, depigmentierte Haut sind typische Merkmale der ektodermalen Dysplasie.

46   Heiserkeit

Heiserkeit ist das wichtigste Symptom einer Kehlkopferkrankung. Sie ist meist Folge von Veränderungen der Stimmbänder und/oder ihrer Beweglichkeit. Säuglinge können durch anatomische Anomalien oder Stimmbandlähmung heiser sein. Bei Kindern zwischen einem und vier Jahren ist an Kehlkopfpapillome zu denken. Im Schulalter sind Stimmbandknötchen nach Überanstrengung der Stimme die bei weitem häufigste Ursache.

I. Infektionen

A.	Akute Laryngitis	Der Laryngitis geht oft eine Infektion der oberen Luftwege voraus. Die Heiserkeit setzt plötzlich ein.
B.	Laryngotracheitis, Laryngotracheobronchitis	Die Erkrankung beginnt mit Heiserkeit oder bellendem Husten, dann folgt der Stridor [Krupp]. Der Pseudokrupp beginnt dagegen akut und wird nicht durch eine Infektion der oberen Luftwege eingeleitet.
C.	Retronasaler Schnupfen	Kinder mit akutem oder chronischem retronasalem Schnupfen durch eine Infektion der oberen Luftwege, Sinusitis oder Allergien erwachen oft mit einer heiseren Stimme.
D.	Epiglottitis	Die Stimme klingt eher gedämpft als heiser. Schluckbeschwerden, Speichelfluß, Halsschmerzen, Stridor entwickeln sich akut und sind progredient.
E.	Kehlkopfdiphtherie	3–4 Tage vor Beginn der Kehlkopfsymptomatik beginnt eine Infektion der oberen Luftwege, oft mit schleimig-blutigem Nasensekret. Auf Rachenhinterwand und Tonsillen legen sich Membranen.
F.	Tuberkulose	Die Stimmbänder werden durch tuberkulöse Knötchen deformiert.
G.	Tetanus	

II. Trauma

A.	Stimmbandknötchen	Kinder überbeanspruchen ihre Stimmbänder gerne durch Schreien oder Singen. Kleine Blutungen auf den Stimmbändern werden durch Bindegewebsknötchen ersetzt, Heiserkeit tritt auf.

B. Sicca-Syndrom

Bei zystischer Fibrose, ektodermaler Dysplasie oder Kollagenosen mit mangelnder oder abnormaler Sekretion von Schleim und Speichel wird die Stimme heiser. Vorübergehend können trockene Luft, Antihistaminika oder Laxantien das Gleiche bewirken. Das Symptom läßt sich durch einen Schluck Wasser beheben.

C. Fremdkörper

Heiserkeit nach einen plötzlichen Hustenanfall kann durch einen inhalierten Fremdkörper bedingt sein.

D. Stimmbandblutungen

Sie treten selten bei Gerinnungsstörungen auf, häufiger nach Traumen, z. B. bei Intubationsversuchen.

E. Kehlkopffraktur

Frakturen entstehen durch Sturz, Autounfall, durch gespannte Leinen oder Strangulationsversuche. Heiserkeit und Husten sind sofort danach vorhanden, Atemnot und Dysphagie häufig.

F. Heiserkeit nach Intubation

Nach einer Endotrachealintubation kommt es zu Heiserkeit und bei kleinen Kindern zu Stridor.

G. Abnormaler Arytenoid-
knorpel

Der Arytenoidknorpel kann traumatisch oder angeboren luxiert sein und so zu Heiserkeit und Stridor führen.

III. Tumoren

A. Kehlkopfpapillome

Diese Tumoren treten am häufigsten zwischen einem und vier Jahren auf. Heiserkeit und Stimmverlust sind erste Zeichen. Wenn die Tumoren wachsen und den Luftweg einengen, kommt es zu Luftnot. Die Papillome sind nicht bösartig, können aber durch die Obstruktion lebensbedrohlich werden. Die Diagnose muß bei persistierender Heiserkeit erwogen werden.

B. Stimmbandpolypen

Polypen entwickeln sich nach langer Überbeanspruchung der Stimme oder Trauma. Die Heiserkeit kann intermittierend verschwinden.

C. Hämangiome

Diese Tumoren treten am ehesten in den ersten beiden Lebensjahren auf. Eventuell finden sich zusätzlich Hauthämangiome.

D. Kehlkopfkarzinom

Ein Kehlkopfkarzinom ist im Kindesalter selten. Dagegen sollte es bei jedem Erwachsenen mit einer über 2 bis 3 Wochen dauernden Heiserkeit laryngoskopisch ausgeschlossen werden.

IV. Neurologische Erkrankungen

A. Stimmbandlähmung — Eine ein- oder beidseitige Stimmbandlähmung äußert sich bei Säuglingen eher in Stridor, Atemnot und Eßschwierigkeiten als in Heiserkeit. Bei älteren Kindern ist Heiserkeit dagegen das Hauptsymptom. Als Ursachen kommen u. a. in Frage:

    1. Fehlbildungen des Zentralnervensystems — Das Arnold-Chiari-Syndrom kann mit Heiserkeit einhergehen.

    2. Aberrierende Gefäße — Ein doppelter Aortenbogen oder ein abnormaler Abgang der A. subclavia komprimiert den N. laryngeus recurrens.

    3. Linksherzversagen — Heiserkeit entsteht durch Druck einer dilatierten linken A. pulmonalis auf den N. laryngeus recurrens.

    4. Histoplasmose — Vergrößerte Hiluslymphknoten können den N. laryngeus recurrens komprimieren und so Heiserkeit verursachen.

B. Bulbär-Poliomyelitis — Andere Lähmungen weisen auf die Diagnose.

C. Thiamin-Mangel (Beriberi) — Hyperästhesie, Areflexie und Heiserkeit nur bei Säuglingen sind Frühzeichen. Ödeme, Tachykardie und Kardiomegalie kommen häufig vor.

V. Allergische Reaktionen

A. Angioneurotisches Ödem — Heiserkeit und Ödeme im Mundrachenraum sind Warnzeichen einer drohenden Obstruktion der Luftwege.

VI. Anatomische Anomalien

A. Kehlkopfband — Stridor und ein schwacher Schrei sind häufige Befunde bei dieser angeborenen Anomalie.

B. Laryngomalazie — Durch angeborene Knorpelschwäche kollabieren Kehlkopf und Trachea bei Inspiration. Stridor tritt vor allem in aufrechter Position auf.

VII. Hysterie

Akut auftretende, im Kindesalter seltene Form der Heiserkeit. Die Stimmbänder werden beim Sprechen nicht geschlossen, sind es aber beim Husten.

VIII. Verschiedene Ursachen

A. Hypothyreose

Unbehandelte Säuglinge haben eine rauhe, heisere Stimme.

B. Hypokalzämie

Bei Tetanie durch Hypokalzämie kommt es zu einem heiseren Schrei und Stridor.

C. M. Farber

Heiserkeit und Stridor treten in den ersten Lebenswochen auf. Knoten sind in der Haut tastbar. Die Gelenke sind schmerzhaft und geschwollen, Leber und Milz vergrößert. Geistiger Abbau setzt ein.

D. M. Gaucher

Bei der akuten, infantilen Form finden sich pseudobulbäre Lähmung mit Strabismus, Schluckschwierigkeiten, Kehlkopfspasmus, Entwicklungsverzögerung und Hepatosplenomegalie.

E. Lipoproteinose

Schwere Heiserkeit, ein häufiges Frühsymptom, ist durch die Lipidablagerungen auf den Stimmbändern bedingt. Zunge und Lippen sind verdickt. Auf der Haut entwickeln sich Papeln und Gebiete mit atrophischer Narbenbildung.

F. Mukolipidose II

Die Patienten haben grobe Gesichtszüge, ähnlich denen des M. Hurler, schwere Skelettveränderungen, psychomotorische Retardierung und häufige Atemwegsinfektionen.

G. Amyloidose

Die Ablagerung von Amyloid auf den Stimmbändern verursacht Heiserkeit.

H. De Lange-Syndrom

Die Stimme ist rauh und heiser. Hirsutismus, eine auffällige Fazies und Verkürzung der Extremitäten sind andere Symptome.

I. Williams-Syndrom

Symptome sind ein elfenähnliches Gesicht, Gedeihstörung und eine metallisch klingende Stimme.

J. Arthritis des Krikoarytaenoidgelenkes

Selten ist bei einer juvenilen rheumatoiden Arthritis das Gelenk zwischen Ring- und Schildknorpel betroffen. Symptome sind Stridor, Kloßgefühl und ins Ohr ausstrahlende Schmerzen.

47   Vorzeitiger Zahnausfall

Die bleibenden Zähne lockern sich und fallen aus. Obwohl Trauma die häufigste Ursache ist, kann das Symptom wichtige Hinweise auf bestimmte Krankheiten geben.

I. Trauma

Verletzung ist die häufigste Ursache von vorzeitigem Verlust oder Lockerung der Zähne. An Kindesmißhandlung muß gedacht werden, wenn noch andere verdächtige Zeichen vorhanden sind und die Verletzung unzureichend erklärt wird.

II. Endokrine und metabolische Ursachen

A. Jugendlicher Diabetes mellitus

B. Hypoparathyreoidismus

Tetanie, Hyperreflexie und Krampfanfälle sind Folge der Hypokalzämie. Die Zähne brechen spät durch und fallen früh aus.

C. Hypophosphatasie

Klinisches Bild und radiologische Befunde erinnern entfernt an eine Rachitis. Frühzeitiger Zahnverlust ist ein wichtiges Zeichen. Die alkalische Serumphosphatase ist erniedrigt. Im Urin wird Phosphoethanolamin gefunden.

D. Akromegalie

Bei schnell wachsendem Unterkiefer lockern sich die Zähne.

III. Hämatologische Störungen

A. Leukämie

Das Zahnfleisch ist geschwollen und leukämisch infiltriert, die Zähne lockern sich.

B. Zyklische Neutropenie

Mit der Neutropenie, die alle 21 Tage auftritt, stellen sich Mundgeschwüre ein. Sekundär lockern sich die Zähne.

IV. Infektionen und Entzündungen

A. Osteomyelitis

Osteomyelitis des Unter- oder Oberkiefers kann zu Zahnverlust in dem befallenen Gebiet führen.

B. Juvenile Periodontitis

Die Periodontitis ist die häufigste Ursache des Zahnverlustes überhaupt. Zerstörungen des Knochens mit Zahnverlust nach mangelnder Mundhygiene und daraus folgender chronischer Periodontitis ist bei Kindern selten.

C. Noma

Progressive Infektionen durch Spirochäten treten bei debilen Patienten auf. Gangränöse Geschwüre entwickeln sich und breiten sich über das Zahnfleisch und die Wangenschleimhaut aus.

V. Vergiftungen

A. Akrodynie

Quecksilbervergiftung macht die Kinder unruhig, irritabel und hyperton. Sie schwitzen stark, es entwickeln sich Hautausschläge in Form von Erythemen an den Extremitäten und im Gesicht. Photophobie und Haarverlust sind häufig, die Zähne gehen nur in schweren Fällen verloren.

B. Arsenvergiftung

Symptome einer chronischen Arsenvergiftung sind langsam zunehmende Schwäche, Anorexie, intermittierendes Erbrechen, Diarrhoe oder Obstipation, gerötete Augen und Stomatitis.

VI. Dysmorphie-Syndrome

A. Down-Syndrom

Früher Zahnverlust ist die Folge häufig auftretender periodontaler Erkrankungen.

VII. Verschiedene Störungen

A. Skorbut

Das Zahnfleisch ist geschwollen und leicht verletzlich. Die Extremitäten sind durch subperiostale Blutungen schmerzhaft. An der Haut treten Petechien auf.

B. M. Gaucher

Bei der chronischen (Erwachsenen-) Form wird der Zahnverlust von Splenomegalie, Knochenschmerzen, Gelenkschwellungen und pathologischen Frakturen überschattet.

C. Familiäre Dysautonomie

Die Symptome weisen auf eine Störung des autonomen Nervensystems hin. Die Körpertemperatur schwankt. Die Tränensekretion stagniert. Es kommt zu orthostatischen Beschwerden, Schmerzunempfindlichkeit und rezidivierenden Lungeninfektionen.

		Zähneknirschen ist für frühen Zahnverlust verantwortlich.
D.	Histiozytose	Zahnfleischschwellung und Zahnverlust sind häufig bei M. Hand-Schüller-Christian, kommen aber auch beim M. Letterer-Siwe vor.
E.	Papillon-Lefèvre-Syndrom	Wichtigste Symptome dieses seltenen Syndroms sind Hyperkeratose der Handinnenflächen und Fußsohlen und Zerstörung der periodontalen Fasern mit frühzeitigem Zahnverlust. Das Zahnfleisch ist rot, geschwollen und leicht verletzlich.
F.	Akatalasämie	Ursache dieser seltenen Störung ist ein Katalasemangel im Blut. Sie tritt am häufigsten in Japan auf. Die ersten Symptome sind schmerzhafte Geschwüre am Zahnfleisch. Gangrän des Kiefers und Atrophie folgen, die Zähne lockern sich allmählich und fallen aus.

48   Verspätete Zahnung

Die ersten Zähne brechen normalerweise zwischen dem 6. und 7. Lebensmonat durch. Mit 2 Jahren sollte das Milchgebiß vollständig sein. Zahlreiche Krankheiten stören die normale Zahnentwicklung. Fehlende Zahnung mit einem Jahr wird allgemein als verzögert angesehen, kann aber noch normal sein.

I. Normalvarianten

Der erste Zahn bricht bei einigen Kindern erst nach dem ersten Geburtstag durch.

II. Endokrine und metabolische Ursachen

A.   Hypothyreose

Verspätete Zahnung ist eine Manifestation der angeborenen Hypothyreose. Andere Zeichen stehen allerdings im Vordergrund.

B.   Hypophyseninsuffizienz

Bei angeborener Hypophyseninsuffizienz ist die Zahnung verzögert. Auch der Zahnwechsel ist verspätet, manchmal bleibt er aus.

C.   Hypoparathyreoidismus

Bei primärem Hypoparathyreoidismus kann die Dentition verzögert sein. Die Zähne gehen auch leicht wieder verloren. Hauptsymptome sind Tetanie, Hyperreflexie und Krampfanfälle durch die Hypokalzämie. Andere Zeichen sind Diarrhoe, trockene, schuppige Haut, brüchige Fingernägel, Alopezie und rezidivierende Candidainfektionen.

D.   Pseudohypoparathyreoidismus

Hypokalzämie ist auch bei dieser Krankheit wichtigstes Symptom. Der Phänotyp ist geprägt durch Kleinwuchs, Rundgesicht, Fettsucht, geistige Retardierung und kurze Metakarpalia und Metatarsalia. Beim Pseudopseudohypoparathyroidismus sind die Serumspiegel von Kalzium und Phosphat normal.

E.   Vitamin D-Mangel-Rachitis

Eine Mangelrachitis braucht sich nicht vor dem Ende des ersten Lebensjahres zu manifestieren. Sie äußert sich mit Stirnhöcker, verbreiterten Handgelenken und Knöcheln, dem rachitischen Rosenkranz (Verdickung der kostochondralen Verbindungen) und verspätetem Fontanellenschluß. Die Zeichen einer Vitamin-D-resistenten Rachitis sind weniger stark ausgeprägt. Crura vara können das erste Zeichen sein.

III. Chromosomenanomalien

A. Down-Syndrom

Die ersten Zähne erscheinen nicht vor dem zweiten Geburtstag. Der Zahnwechsel ist ebenfalls verspätet.

IV. Erbleiden

A. Achondroplasie

Der Erbgang ist autosomal dominant. Die meisten Fälle werden durch eine Spontanmutation verursacht.

B. Kleidokraniale Dysplasie

Symptome sind Makrozephalie mit einer erweiterten vorderen Fontanelle, hypo- oder aplastischen Schlüsselbeinen und verspäteter Zahnung. Der Erbgang ist autosomal dominant.

C. Ektodermale Dysplasie

Es sind verschiedene Typen der ektodermalen Dysplasie beschrieben worden. Die Haare sind spärlich, die Nägel hypoplastisch, die Haut ist dünn und trocken. An- oder Hypodontie mit abnormal geformten Zähnen kommen vor.

D. Treacher-Collins-Syndrom

Häufig verspätete Zahnung. Die Fazies ist auffällig durch Hypoplasie der Wangenknochen, antimongoloide Lidspaltenachse, Ohrmuscheldysplasie und hypoplastischen Unterkiefer. Der Erbgang ist autosomal dominant.

E. Osteopetrose

Knöcherne Einengung der Foramina der Schädelbasis verursachen Lähmungen der Hirnnerven. Panzytopenie ist Folge der Obliteration des Knochenmarkraums.

F. Amelogenesis imperfecta

Dieser vererbte Defekt ist gekennzeichnet durch dünnen oder fehlenden Zahnschmelz und braune Zähne, die sich früh abnutzen.

G. Gardner Syndrom

Verspätete Zahnung kann das einzige Zeichen im ersten Lebensjahrzehnt sein. Die anderen Zeichen – Polyposis des Kolon, epidermale oder Talgzysten und Osteome – treten erst im zweiten Jahrzehnt in Erscheinung. Der Erbgang ist autosomal dominant.

H. Gingivafibromatose

Hyperplastische Gingiva kann die Zähne überwuchern und so eine verspätete Zahnung vortäuschen.

I. Dubowitz-Syndrom

Befunde sind Kleinwuchs, psychomotorische Retardierung, leichte Mikrozephalie, verkürzte Lidspalten, Mikrognathie, ekzematöse Hautveränderungen und verspätete Zahnung.

J. Ellis-van-Creveld-Syndrom (Chondroektodermale Dysplasie)

Typisch sind kurzgliedriger Kleinwuchs, Polydaktylie, Herzfehler und Anomalien an Nägeln und Zähnen. Der Erbgang ist autosomal rezessiv.

K. Incontinentia pigmenti

Linear angeordnete verruköse oder bullöse Läsionen sind im Säuglingsalter vorhanden. Sie verschwinden, und es erscheint eine fleckige oder wirbelförmig angeordnete Hyperpigmentierung. Defekte an Zähnen, Augen, Nägeln, Haaren und dem Zentralnervensystem sind häufig. Die Krankheit ist beim männlichen Geschlecht in utero letal.

L. Osteogenesis imperfecta

Verspätete Zahnung und Dentinogenesis imperfecta kommen bei einigen Typen der Osteogenesis imperfecta vor.

M. Goltz-Syndrom

Hypoplastische Hautareale und subkutane Fettgewebshernien, Syndaktylie, dystrophe Nägel, Strabismus, Zahnanomalien und eine verspätete Zahnung kennzeichnen die fokale dermale Hypoplasie.

N. M. Hunter

Bei dieser geschlechtsgebundenen Krankheit entwikkeln sich die groben Gesichtszüge langsamer als beim M. Hurler.

O. Progerie

Die seltene Störung ist gekennzeichnet durch die vorzeitige Alterung der Körpergewebe.

V. Infektionen

A. Angeborene Röteln
B. Angeborene Syphilis

VI. Andere Ursachen

A. Schwere Erkrankungen

Jede schwere Erkrankung kann Entwicklung und Wachstum beeinträchtigen und so zu einer verspäteten Zahnung führen.

Teil 7   Hals

49   Nackensteife

Plötzlich beginnende Nackensteife mit oder ohne Fieber bedeutet »Meningitis« bis zum
Beweis des Gegenteils. Nach Ausschluß einer Stauungspapille ist eine Lumbalpunktion
durchzuführen. Der Liquor muß auf Zellen, Organismen, Protein und Zucker untersucht
werden. Eine Kultur ist anzulegen. Nackensteife ist aber nicht immer Folge einer infektiösen
meningealen Reizung. Anamnese und körperliche Untersuchung können auf andere Ursachen hinweisen. Eine negative Lumbalpunktion sollte die Aufmerksamkeit in andere
Richtungen lenken. Die Ursachen der Nackensteife sind in 6 Gruppen unterteilt: Infektionen, Gefäßanomalien, Neoplasien, Erkrankungen des Knochens oder der Muskeln, metabolische Störungen und Intoxikationen. Auch ein Tortikollis kann mit einer Nackensteife
einhergehen (siehe auch Kapitel 50, Tortikollis).

I. Infektionen

A. Meningitis

Die meningeale Reizung ist Folge einer Infektion
durch Bakterien, Viren, Mykobakterien, Pilzen oder
Protozoen. Bei den drei letztgenannten verläuft die
Infektion eher schleichend oder chronisch, während
sie bei den anderen eher schlagartig, ja dramatisch
beginnt. Die Liquoruntersuchung ist entscheidend.
Bei nichtbakteriellen und nichtviralen Infektionen
sind Spezialfärbungen oder eine Kultur zur Diagnose
erforderlich.

B. Enzephalitis

Die Erreger sind die gleichen wie bei einer Meningitis. Die Erkrankung beginnt plötzlich oder protra-
hiert. Fieber, Kopfschmerzen, Ataxie, Sensibilitätsausfälle, Krampfanfälle und Koma weisen auf die
Diagnose.

C. Zervikale Lymphadenitis

Eine akute Adenitis nach einer Pharyngitis oder anderen Infektionen kann zu Nackensteife führen. Die
Schwellung ist schmerzhaft. Der Liquor ist normal.
Nackensteife tritt eher bei Adenitis der hinteren als
der vorderen Lymphknoten auf.

D. Pneumonie

Nackensteife kann das Initialsymptom einer Oberlappenpneumonie sein, noch bevor auskultatorische Befunde vorliegen.

| E. | Retropharyngealer Abszeß | Dysphagie, Speichelfluß und gedämpfte Stimme lassen an die Diagnose denken. Der Hals wird häufig überstreckt gehalten. Es kann zu einer atlantoaxialen Subluxation kommen. |

E. Retropharyngealer Abszeß

Dysphagie, Speichelfluß und gedämpfte Stimme lassen an die Diagnose denken. Der Hals wird häufig überstreckt gehalten. Es kann zu einer atlantoaxialen Subluxation kommen.

F. Epiglottitis

Rasch progredientes, toxisches Krankheitsbild mit Rachenrötung, Dysphagie, Speichelfluß, Atemnot und leiser Stimme, das durch Nackensteifigkeit eine Meningitis vortäuschen kann. Eine Lumbalpunktion könnte in diesem Fall aber zu einer Katastrophe führen.

G. Guillain-Barré-Syndrom

Die Erkrankung ist gekennzeichnet durch eine akute, aufsteigende, motorische Lähmung, oft mit sensiblen Ausfällen und Hirnnervenlähmungen kombiniert. Die Sehnenreflexe sind vermindert oder gar nicht auslösbar. Leichte meningeale Reizerscheinungen sind vorhanden.

H. Akute zerebelläre Ataxie

Plötzlich oder schleichend setzt eine Stammataxie ein. Die Krankheit tritt am häufigsten bei Kindern zwischen einem und vier Lebensjahren auf. Leichte oder gar keine Nackensteife.

I. Osteomyelitis

Subfebrile Temperaturen und langsam zunehmende Schmerzen bei Bewegungen des Halses können die einzigen Initialsymptome sein.

J. Andere häufige Infektionen

Die folgenden Infektionen verursachen manchmal Nackensteifigkeit: Tonsillitis, Otitis media, Pyelonephritis, Mumps, Hepatitis, Shigellosen.

K. Poliomyelitis

Die Erkrankung beginnt mit meningealen Reizerscheinungen.

L. Tetanus

Es tritt eine generalisierte Muskelstarre mit Spasmen auf. Trismus (Kieferklemme) ist das klassische Zeichen. Krampfanfälle kommen vor.

M. Hirnabszeß

Die Symptome hängen vom Alter des Kindes, der Lokalisation und Größe der Läsion ab. Anfangs stehen Kopfschmerzen, Fieber und Krampfanfälle im Vordergrund. Zeichen eines erhöhten Hirndrucks herrschen meist vor.

N. Trichinose

Periorbitale Ödeme, Muskelschmerzen, Kopfschmerzen, Fieber, Splitterblutungen an den Nägeln und Eosinophilie geben diagnostische Hinweise.

O. Epiduraler Spinalabszeß

Erste Zeichen sind Rückenschmerzen mit umschriebener Schmerzhaftigkeit. Es folgen Nackensteifigkeit, Fieber und Kopfschmerzen, dann eine schlaffe Lähmung mit Sensibilitätsverlust kaudal der Läsion.

P. Weniger
    häufige Infektionen

1. Lymphozytäre
    Choriomeningitis

Die Infektion beginnt akut mit Fieber, Kopfschmerzen, Erbrechen, Photophobie und Bauchschmerzen. Der Liquor zeigt eine vor allem aus Lymphozyten bestehende Pleozytose.

2. Chagaskrankheit

Intermittierendes Fieber, leichte Ödeme, eine Lymphadenopathie, Hepatosplenomegalie, Urtikaria und Verhaltensstörungen weisen auf diese Krankheit hin.

3. Kryptokokkose

Zur Diagnose sind Spezialfärbungen des Liquors erforderlich.

4. Leptospirose

Konjunktivitis, Ikterus, Albuminurie und eine aseptische Meningitis weisen auf die Infektion hin.

5. Malaria

II. Gefäßanomalien

A. Subarachnoidalblutung

Die Reizung der Hirnhäute äußert sich in Unruhezuständen, schweren Kopfschmerzen, Erbrechen, Bewußtlosigkeit und möglicherweise Koma.

B. Aneurysma

Tritt eine Subarachnoidalblutung auf, entwickelt sich eine Nackensteifigkeit. Nur selten kündigt sich die Massenblutung durch rezidivierende Episoden von Kopfschmerzen und Meningismus an.

C. Fehlbildung der
    Vena galeni

Die Kinder haben Hirnnervenlähmungen, Nystagmus, Ataxie, Schwindel und Persönlichkeitsveränderungen. Gefahr der Subarachnoidalblutung.

D. Sinusthrombose

Lokale Infektionen, Trauma, Sepsis, Dehydratation und Hyperkoagulabilität führen zu Thrombosen, kenntlich an schlagartig einsetzenden Krampfanfällen, Hemiparese, Lethargie, Koma und anderen neurologischen Zeichen.

III. Neoplasien

A. Meningeosis leucaemica

Die Hirnhäute werden meist in der Remission infiltriert. Symptome sind u. a. zunehmende Kopfschmerzen, Übelkeit, Erbrechen, Papillenödem und Lähmung des VI. Hirnnerven.

B. Tumoren der hinteren
    Schädelgrube

Nackensteifigkeit weist darauf hin, daß sich der Tumor durch das Foramen magnum in den oberen Wirbelkanal ausgebreitet hat. Der Kopf wird häufig

		schief gehalten. Kopfschmerzen und Erbrechen können über lange Zeit die einzigen Symptome sein, bevor es zu Koordinationsstörungen, Strabismus und Ataxie kommt.
C.	Hirnstammtumoren	Typisch ist die Trias Hirnnervenlähmungen, (vor allem des VII., IX. und X. Nerven), Pyramidenbahnzeichen (mit Störung des Gangbildes und der Haltung) und Kleinhirnsymptome (Ataxie, Nystagmus). Gelegentlich Nackensteifigkeit.
D.	Tumoren des 3. Ventrikels	Initialsymptom des Pinealoms ist eine Ptosis. Vertikale Blickparese ist charakteristisch. Nackensteifigkeit, Zeichen erhöhten Hirndrucks und Ataxie kommen vor.
E.	Osteoid-Osteom	Dieser Tumor kann in den Halswirbeln auftreten. Nächtliche Schmerzen, die unter Gabe von Azetylsalizylsäure nachlassen, sind typisch. Das Röntgenbild zeigt von einer Sklerose umgebene Aufhellungen.
F.	Eosinophiles Granulom	Auch dieser Tumor kann in der Halswirbelsäule auftreten und zu Halsschmerzen und Nackensteife führen. Im Röntgenbild sind ausgestanzte Läsionen zu sehen.

IV. Störungen der Muskeln oder Knochen

A.	Subluxation, Luxation, Fraktur	Dislokationen und Frakturen der Halswirbelsäule führen zu Nackensteifigkeit. Ein plötzlich auftretender Tortikollis, selbst ohne ein Trauma in der Anamnese, sollte auf diese potentiell gefährliche Läsion hinweisen.
B.	Myositis und Fibromyositis	Ein steifer Hals kann durch kalten Luftzug oder Liegen in ungewöhnlicher Haltung verursacht sein. Die Nackenmuskeln sind verspannt und schmerzhaft.
C.	Wirbelanomalien	Angeborene Blockwirbel äußern sich in Bewegungseinschränkungen. Sie sind nicht schmerzhaft und können im Röntgenbild nachgewiesen werden.

V. Metabolische Störungen

A.	Infantiler Typ des M. Gaucher	Die Krankheit wird meist in den ersten 6 Lebensmonaten diagnostiziert. Opisthotonus, Strabismus, erhöhter Muskeltonus, Retardierung, Splenomegalie, Kehlkopfspasmus und Krampfanfälle treten auf.

| B. | Ahornsirupkrankheit | Nackensteifigkeit und Opisthotonus treten in den ersten Lebenstagen auf. Krampfanfälle und ein erhöhter Muskeltonus lassen an einen neonatalen Tetanus denken. Der Urin hat einen charakteristischen Geruch. |
| C. | Kernikterus | Ikterus, Unruhe, ein schriller Schrei und Opisthotonus lassen diese Störung vermuten. |

VI. Intoxikationen

A.	Phenothiazin	Eine idiosynkratische Reaktion oder eine Überdosis können zu Nackensteifigkeit, Tortikollis, Opisthotonus, Trismus, einer okulogyrischen Krise, Zahnradphänomen und anderen Symptomen führen. Das Bewußtsein ist meist klar.
B.	Strychnin	Strychninvergiftung führt zu extremer, oft intermittierender, sehr schmerzhafter Muskelstarre bei voll erhaltenem Bewußtsein.
C.	Bleivergiftung	

VII. Verschiedene Ursachen

| A. | Juvenile chronische Polyarthritis | Die Halswirbelsäule ist selten schon zu Anfang befallen. Fieber und Leukozytose weisen auf eine Infektion hin. Die Diagnose wird mit der Erkrankung anderer Gelenke klar. |
| B. | Spinnenbiß | Der Biß der „Schwarzen Witwe" führt zu Muskelspasmen vor allem im Rücken, in den Schultern und Waden. Schwere Bauchschmerzen treten auf. |

50   Tortikollis

Tortikollis heißt Schiefhals. Einige der unten aufgeführten Krankheiten gehen sowohl mit Schiefhals als auch mit Nackensteife einher.

Ein Tortikollis kann harmlos sein. Ein leichtfertiger Umgang mit diesem Symptom ist allerdings nicht angebracht, da auch eine Subluxation oder Dislokation eines Wirbels vorliegen kann. In diesen Fällen können Manipulationen am Hals zur Kompression des Rückenmarks mit allen schweren Folgen führen. Eine Röntgenaufnahme ist indiziert, vor allem, wenn neben dem Tortikollis auch Schmerzen und Muskelspasmen vorliegen. Für die Differentialdiagnose sind Alter, Traumaanamnese, vorausgegangene Infektionen und begleitende systemische Symptome wichtig.

I. Angeborener Tortikollis

A.   Muskulär

Der genaue pathogenetische Mechanismus ist unbekannt. Wahrscheinlich führt eine Blutung mit nachfolgendem Hämatom zur Fibrose und Verkürzung des M. sternocleidomastoideus. Die Häufigkeit ist nach Steißlagen und schweren Zangengeburten erhöht. Der Kopf ist nach der betroffenen Seite geneigt, das Kinn zur entgegengesetzten Seite gedreht. Das Hämatom kann manchmal im Muskel als Tumor getastet werden, nach 2 bis 6 Monaten ist er verschwunden.

B.   Wirbelanomalien

Fehlende Segmentation der Wirbel, Hemivertebrae und das Klippel-Feil-Syndrom können mit Tortikollis einhergehen. Ein Röntgenbild der Halswirbelsäule führt zur Diagnose. Beim Klippel-Feil-Syndrom ist neben der Wirbelfusion auch die Anzahl der Halswirbel reduziert. Der Hals sitzt den Schultern auf. Man findet häufig auch eine Sprengelsche Deformität (Hochstand der Skapula).

II. Trauma

A.   Subluxation

Das Trauma kann so minimal sein, daß es in der Anamnese nicht erwähnt wird. Eine Subluxation kann schon bei einer plötzlichen Halsdrehung auftreten.

B. Luxation   Atlantoaxiale Instabilität kommt bei verschiedenen
                             Knochendysplasien und bei der chronischen juvenilen
                             Polyarthritis vor. Sie disponiert zur Dislokation.
C. Frakturen   Wirbel- oder Klavikulafrakturen führen zu Tortikol-
                             lis.

III. Infektionen

A. Tortikollis nach Infektio-   Eine spontane Subluxation kann eine Woche nach
    nen der oberen Luftwege   einer Infektion der oberen Luftwege auftreten. Kinder
                                  zwischen 6 und 12 Jahren sind am häufigsten betrof-
                                  fen.
B. Pharyngitis   Eine stärkere Weichteilschwellung kann eine Instabi-
                              lität zwischen C1 und C2 auslösen.
C. Retropharyngealer   Fieber, Schluckbeschwerden und Speichelfluß sind
    Abszeß   typisch.
D. Zervikale   Eine umschriebene entzündliche Reizung des M. ster-
    Lymphadenopathie   nocleidomastoideus führt gelegentlich zu Spasmen.
E. Tuberkulose   Wirbel oder Weichteile können betroffen sein.
F. Osteomyelitis   Meist stehen Schmerzen im Vordergrund.
G. Pneumonie   Typischerweise ist der Oberlappen betroffen. Husten,
                              Tachypone und Fieber sind häufige Befunde.

IV. Tumoren

A. Intraspinale Tumoren   Diese Tumoren führen meist zu Rückenschmerzen
                              und Schmerzen bei der Beugung des Halses. Spasti-
                              sche Parese, pathologische Reflexe und Sensibilitäts-
                              verluste treten auf.
B. Tumoren der hinteren   Kopfschmerzen, Übelkeit und Erbrechen sind zwar
    Schädelgrube   typischere Befunde, ein Tortikollis ist jedoch nicht
                              selten über lange Zeit das einzige Symptom.
C. Osteoid-Osteom   Nächtliche Schmerzen, die durch Azetylsalizylsäure
                              erleichtert werden, sind typisch.
D. Eosinophiles Granulom   Wirbelerosionen können Symptome verursachen.

V. Neurogener Tortikollis

A. Poliomyelitis   Umschriebene Paresen sind für die abnorme Kopfhal-
                              tung verantwortlich.
B. Dystonia musculorum   Betroffene Kinder winden und drehen sich.
    deformans

C. Kernikterus

Die Neugeborenenanamnese ist der Schlüssel zur Diagnose. Taubheit oder Choreoathetose können vorhanden sein.

D. Chorea Huntington

Choreatiforme Bewegungen setzen meist erst im Erwachsenenalter ein. Der Erbgang ist autosomal dominant.

E. M. Wilson

Dystone Bewegungen sind vorhanden. Bei Inspektion der Iris fällt der Kayser-Fleischer-Ring auf.

F. Neuritis des N. accessorius

Der Nerv kann am Hinterrand des oberen Drittels des M. sternocleidomastoideus getastet werden und ist dort schmerzhaft.

VI. Okulärer Tortikollis

A. Schwäche des N. obliquus superior

Bei Lähmung des N. trochlearis kann es im Bemühen, Doppelbilder zu vermeiden, zu Tortikollis kommen.

B. Angeborener Nystagmus

VII. Verschiedene Ursachen

A. Myositis oder Fibromyositis

Dies ist ein blumiger Name für den häufigen steifen Hals durch kalten Luftzug. Die Halsmuskulatur ist verspannt und schmerzhaft.

B. Fibrodysplasia ossificans progressiva

Die Symptome dieser seltenen Erkrankung setzen meist vor dem 10. Lebensjahr ein. Harte Knoten sind in der Muskulatur tastbar. Der Großzeh ist verkürzt.

C. Juvenile chronische Polyarthritis

Bei Befall der Halswirbelsäule kommt es zu einer Subluxation zwischen Atlas und Axis.

D. Spasmus nutans

Kopfwackeln, Kopfneigung und Nystagmus sind typische Befunde. Die Störung beginnt vor dem 6. Lebensmonat.

E. Paroxysmaler Tortikollis

Er beginnt zwischen dem 2. und 8. Lebensmonat. Die Anfälle dauern wenige Stunden bis zu drei Tagen und werden von Blässe, Erbrechen und Agitiertheit begleitet. Eine Migräne sollte differentialdiagnostisch erwogen werden.

F. Refluxösophagitis

Schiefhals bei Hiatushernien wird Sandifer-Syndrom genannt.

G. Medikamenten-induzierter Tortikollis

Phenothiazine können okulogyrische Krisen, Dystonie, Opisthotonus oder Trismus verursachen. Bei nicht zu großer Überdosis ist der Patient noch bei Bewußtsein.

H. Bänderschwäche

Die Ligamenta transversaria können durch Langzeittherapie mit oralen Steroiden geschwächt werden. Subluxation oder Dislokation können bei minimalem Trauma auftreten.

I. Funktioneller Tortikollis

Er ist bei Kindern selten.

J. Kalzifikation der Zwischenwirbelscheiben

Bei dieser seltenen Störung unbekannter Ätiologie ist die Körpertemperatur leicht erhöht. Umschriebener Druckschmerz und Muskelspasmen sind vorhanden. 1 bis 2 Wochen nach Beginn der Erkrankung treten im Röntgenbild flockige Kalkherde des Nucleus pulposus auf.

Teil 8   Thorax

51   Brustschmerzen

Brustschmerzen sind im Kindesalter seltener als Bauch- oder Gliederschmerzen, werden von Eltern und Kindern aber häufig als Zeichen einer schweren Erkrankung angesehen. In einer Studie von Driscoll et al. über Brustschmerzen bei ambulanten Kindern, vermuteten die Hälfte der Kinder und Eltern, daß Herzprobleme die Ursachen dieses Syndroms wären (Pediatrics 57 (1976) 648–651). Keiner der 42 Patienten hatte jedoch kardiale Probleme. Bei 20 Patienten gingen die Schmerzen von der Brustwand aus (Kostochondritis 10, Husten und Bronchitis 6, Muskelschmerzen und Trauma je 2). Die Brustschmerzen von 45% der Patienten wurden nach einer gründlichen körperlichen, anamnestischen und labormäßigen Untersuchung als „idiopathisch" eingestuft. Die Zahl von 10 Patienten mit Kostochondritis ist ungewöhnlich hoch. Brustschmerzen weisen beim Erwachsenen häufig auf eine ernstzunehmende Grunderkrankung, beim Kind nur selten.

Bei der Beurteilung von Brustschmerzen können andere Symptome Hinweise auf die Ätiologie geben oder zumindest die diagnostischen Möglichkeiten eingrenzen.

I. Läsionen der Brustwand

A.	Stumpfes Trauma	Der Schmerz ist auf das Gebiet der Weichteilverletzung oder der Rippenfraktur beschränkt oder an der Knochen-Knorpelgrenze lokalisiert. Anamnese und Verletzungsspuren auf der Haut sichern die Diagnose.
B.	Muskelkater	Eine sorgfältige Anamnese vorangegangener Aktivitäten gibt entscheidende Hinweise.
C.	Trauma durch Hustenanfälle	Protrahierte oder schwere Hustenanfälle, z. B. durch Asthma bronchiale, Keuchhusten oder Bronchitis können Muskelschmerzen und gelegentlich Rippenfrakturen verursachen.
D.	Kostochondritis (Tietze-Syndrom)	Ein oder zwei Knorpelknochenübergänge sind geschwollen und schmerzhaft. Die Ursache ist unbekannt. Schmerzen und Schwellung können Monate andauern.
E.	Herpes zoster	Der Schmerz ist auf einzelne Dermatome beschränkt und kann Tage vor dem Erscheinen der Hautbläschen auftreten.

F. Tumoren oder Infiltratio-   Begrenzte Schwellung oder Schmerzen in der Brust-
    nen   wand ohne eindeutige Ursache indizieren eine Rönt-
                                    genaufnahme.
G. Juvenile chronische Poly-   Die Sternoklavikulargelenke sind selten als erste be-
    arthritis   troffen. Pleuritische Brustschmerzen sind aber häufig.
H. Trichinose   Die Kombination von Muskelschmerzen, periorbita-
                                    len Ödemen und Eosinophilie lassen an diese Dia-
                                    gnose denken.

II. Kardiovaskuläre Störungen

A. Perikarditis   Der präkardiale Schmerz ist dumpf, verstärkt sich bei
                                    Inspiration und strahlt manchmal in die linke Schulter
                                    aus. Viren sind in den meisten Fällen verantwortlich,
                                    Kollagenosen, vor allem systemischer Lupus erythe-
                                    matodes und juvenile chronische Polyarthritis sind
                                    seltenere Ursachen.
B. Myokardischämie   Sie ist bei Kindern sehr selten, es sei denn, ein Herz-
                                    fehler liegt vor.
C. Chronischer pulmonaler   Brustschmerzen können nach Anstrengungen auftre-
    Hochdruck   ten.
D. Mitralklappenprolaps   Diese Möglichkeit sollte bei Kombination eines spät-
                                    systolischen Geräuschs über der Herzspitze mit
                                    Brustschmerzen erwogen werden. Die Krankheit ist
                                    viel häufiger als früher angenommen.
E. Aortenstenose   Schwere Stenosen führen zu einer verminderten Ko-
                                    ronardurchblutung und Schmerzen.
F. Pulmonalstenose   Eine schwere Stenose kann vor allem bei körperlicher
                                    Anstrengung zu Brustschmerzen führen.
G. Aortenaneurysma   Bei Kindern treten zuerst Brust- oder Rückenschmer-
                                    zen auf. Ein Aortenaneurysma kommt u. a. vor beim:
    1. Marfan-Syndrom   Arachnodaktylie, Linsenluxation, Kielbrust, Skoliose.
    2. Ehlers-Danlos-   Unterschiedliche Manifestation je nach Typus mit
       Syndrom   den Hauptsymptomen überstreckbare Gelenke und
                                    überdehnbare Haut.
H. Verschluß der A. pulmo-   Lungenembolie oder Lungeninfarkt verursachen
    nalis   akute Brustschmerzen und Angst.
I. Rheumatisches Fieber   Präkardiale Schmerzen können im Krankheitsverlauf
                                    vorkommen. Die Jones-Kriterien müssen zur Dia-
                                    gnose erfüllt sein.
J. Sichelzellanämie   Brustschmerzen werden wahrscheinlich durch Gefäß-
                                    verschlüsse verursacht.

| K. | Arrhythmien | Brustschmerzen und/oder Unwohlsein können während einer supraventrikulären Tachykardie, einer ventrikulären Tachykardie oder jeder anderen Arrhythmie durch Beeinträchtigung des koronaren Blutflusses auftreten. |

III. Veränderungen der Lungen und der Pleura

A.	Pleuritis	
	1. Pneumonie	Begleitpleuritiden verursachen durch Aneinanderreiben der Pleurablätter während der Inspiration stechende Brustschmerzen.
	2. Primäre Infektionen	Die Pleuraoberfläche kann auch bei minimaler Lungenbeteiligung entzündet sein. Die Schmerzen werden durch Inspiration verstärkt.
	3. Bornholmsche Krankheit	Der Schmerz ist scharf, stechend und inspiratorisch stärker (Teufelsgriff). Erreger ist in ein Coxsackie-B-Virus.
	4. Familiäres Mittelmeerfieber	Bauchschmerzen sind häufiger als Brustschmerzen, aber jede Serosaoberfläche kann betroffen sein. Der Schmerz ist scharf, dauert wenige Tage an und neigt zu Rezidiven. Die Familienanamnese ist wichtig.
	5. Familiäres angioneurotisches Ödem	Brustschmerzen kommen vor, häufiger sind rezidivierende Schwellungen der Extremitäten, gelegentlich auch der Zunge und der Luftwege.
B.	Pneumothorax	Brustschmerzen können bei einem Spontanpneumothorax oder als Folge eines Pneumothorax z. B. bei Asthma bronchiale oder Trauma auftreten.
C.	Zwerchfellreizung	Zwerchfellreizung führt meist zu Schulterschmerzen, da der mittlere und vordere Teil des Zwerchfells vom N. phrenicus innerviert werden. Eine Milzruptur ist die klassische Ursache für Schmerzen in der linken Schulter, wogegen die rechte Zwerchfellhälfte durch subphrenische Abszesse, einen Leberabszeß, einen Tumor oder eine Perihepatitis bei Fitz-Hugh-Curtis-Syndrom (Gonokokkeninfektion) gereizt wird.
D.	Pneumomediastinum	Suprasternales Knistern tritt auf.
E.	Asthma	Brustschmerzen entstehen durch Muskelschmerzen, Pneumothorax oder Pneumomediastinum, Angst oder Hypoxie.
F.	Tracheitis	Entzündungen der Trachea können zu substernalen Brustschmerzen führen.

G. Präkardiale Stiche

Über plötzliche, kurz andauernde präkardiale Schmerzen wird häufig geklagt. Die Ätiologie ist unbekannt.

H. Interstitielle Pneumonie

Dyspnoe nach Anstrengungen ist das erste Zeichen, gefolgt von einem trockenen, nichtproduktivem Husten. Später kommt es zu Anorexie und Gewichtsverlust. Die Brustschmerzen sind pleuritisch bedingt.

IV. Störungen im Ösophagus

A. Fremdkörper

Der Schmerz nimmt gewöhnlich beim Schlucken zu.

B. Achalasie

Achalasie verursacht eine Ösophagitis mit substernalem Brennen, das sich im Liegen verstärkt.

C. Ulzerationen und Strikturen

Schmerzen und Schluckbeschwerden sind die Hauptsymptome.

V. Psychogene Faktoren

A. Hyperventilation

Engegefühl und Schmerzen in der Brust, Benommenheit, Kopfschmerzen, Parästhesien der Akren und Spasmen an Händen und Füßen sind Symptome einer Hyperventilation.

B. Konversionsneurose

Angst und Streß können zu Brustbeschwerden führen, vor allem wenn ein Familienmitglied Brustschmerzen durch eine Herzkrankheit hat.

C. Simulation

D. Globus hystericus

Schluckbeschwerden werden als ,,Kloß im Hals" beschrieben und gehen häufig mit Schmerzen einher.

VI. Neurologische Krankheiten

A. Rückenmarkskompression

Brustschmerzen sind durch Kompression von Rückenmark oder Nervenwurzeln durch Tumoren oder Abszesse oder nach einem Zusammenbruch eines Wirbelkörpers verursacht.

VII. Extrathorakaler, übertragener Schmerz

A. Cholezystitis

Im Kindesalter selten.

B. Pankreatitis	Die Schmerzen werden überwiegend ins Epigastrium, manchmal aber auch substernal lokalisiert.
C. Hiatushernie	Die substernalen Schmerzen sind gewöhnlich im Liegen stärker und vorwiegend durch die begleitende Ösophagitis bedingt.
D. Peptisches Ulkus	

52 Gynäkomastie

Eine Gynäkomastie, Hypertrophie von Brustdrüsengewebe, ist bei männlichen Neugeborenen und Jugendlichen nicht ganz selten. In beiden Altersgruppen bildet sie sich meist wieder zurück. Bei Neugeborenen verschwindet sie immer, während sie bei 90% der Jugendlichen 1 bis 2 Jahre bestehen bleibt. Gelegentlich kann die Brust so stark und so lange vergrößert sein, daß psychische Probleme erwachsen. In einigen Fällen muß das Brustdrüsengewebe operativ entfernt werden.

In diesem Kapitel sind die Ursachen einer Gynäkomastie nach dem Zeitpunkt ihres Auftretens unterteilt. Eine dritte Gruppe führt Störungen auf, die eine Gynäkomastie nur vortäuschen.

1. Beginn während oder nach der Pubertät

A. Adoleszenz	Schätzungsweise 70% aller Knaben entwickeln während der Adoleszenz eine mehr oder minder ausgeprägte Gynäkomastie. Hauptmanifestationsalter ist zwischen 13 und 15 Jahren. Die Vergrößerung kann ein- oder beidseitig sein. Generell hält die Gynäkomastie 1 bis 2 Jahre, bei 10% der Fälle auch 3 bis 4 Jahre an. Pathologische Ursachen einer Gynäkomastie sind selten.
B. Klinefelter-Syndrom	Bei etwa einem Drittel der Patienten mit dieser Chromosomenstörung (XXY-Karyotyp) entwickelt sich während der Pubertät eine deutliche Gynäkomastie. Vor der Pubertät ist der Phänotyp wenig auffällig. Einige Kinder sind geistig retardiert. Die kleinen Hoden fallen vor der Pubertät nicht auf. Nach der Pubertät sind eunuchoider Habitus, schütteres Gesichtshaar und feminine Haarverteilung vorhanden.
C. Hodentumoren	Zwischenzelltumoren können Feminisierung und Gynäkomastie hervorrufen. Auch Chorionkarzinome kommen in Frage. Sie sind gekennzeichnet durch hohe Gonadotropinspiegel im Urin. Beide Tumoren führen zu einer einseitigen Vergrößerung der Hoden.
D. Nebennierenrindentumoren	Feminisierende Nebennierentumoren und Tumoren, die zu einer frühen isosexuellen Reifung mit Gynäko-

mastie führen, sind durch erhöhte Serumspiegel von Östrogenen und erhöhte Ausscheidung von 17-Ketosteroiden gekennzeichnet. Die Hoden bleiben klein.

E. Familiäre Gynäkomastie
    1. Reifenstein-Syndrom   Typisch sind Hodenhypoplasie und -sklerose, Gynäkomastie und Hypospadie verschiedenen Grades.
    2. Kallmann-Syndrom   Gynäkomastie, Anosmie und Hodenatrophie. Konduktorinnen können eine Anosmie haben.
    3. Gynäkomastie mit Hypogonadismus und kleinem Penis   Hyperprolaktinämie und Galaktorrhoe sind charakteristisch.
    4. Gynäkomastie ohne Hypogonadismus
F. Chromophobe Hypophysenadenome
G. Medikamente   Verschiedene Medikamente sollen eine Gynäkomastie hervorrufen, darunter Digitalis, Spironolakton, Reserpin, Phenothiazin, Alphamethyldopa, östrogenhaltige Präparate, Meprobamat, Hydroxyzin, anabole Steroide, Androgene und menschliches Choriogonadotropin. Auch Marihuana soll zu einer Brustvergrößerung führen.

H. Hermaphroditismus verus   Gynäkomastie bei einem Knaben mit einseitigem Kryptorchismus weist auf einen echten Hermaphroditismus hin.

I. Leberkrankheiten   Gynäkomastie kann bei Leberzirrhose oder Leberkarzinom auftreten.

II. Beginn vor der Pubertät

A. Neugeborenengynäkomastie   Sie ist häufig und wird durch den transplazentaren Übertritt von mütterlichem Östrogen verursacht.
B. Idiopathische Gynäkomastie   Die seltene Störung ist familiär und bildet sich meist innerhalb eines Jahres zurück. Sie ist nur durch Ausschluß anderer Defekte zu diagnostizieren.
C. Hodentumoren   Einseitige Hodenvergrößerung ist das erste Symptom.
D. Nebennierenrindentumoren   Feminisierende Tumoren beschleunigen Wachstum und Knochenalter. Schamhaare können vorhanden sein. Hoden und Penis sind altersentsprechend groß.
E. Adrenogenitales Syndrom   Gynäkomastie ist bei 11-Hydroxylasemangel beschrieben worden.

F.   Pubertas praecox

Gynäkomastie ist Teilsymptom der vorzeitigen Geschlechtsentwicklung.

G.   Medikamente

Die gleichen Medikamente wie oben können auch vor der Pubertät eine Gynäkomastie hervorrufen.

H.   Ektoper Gonadotropin-
     sezernierender Tumor

I.   Leberzirrhose

III. Pseudogynäkomastie

Die Brust muß nicht durch eine Hyperplasie des Brustdrüsengewebes vergrößert sein. Folgende Krankheiten können eine Gynäkomastie vortäuschen:

A.   Fettsucht

B.   Tumoren

Lipome, Hämangiome, Lymphangiome, Neurofibrome oder Karzinome können in der Brust lokalisiert sein.

C.   Infektionen

Phlegmone oder Abszesse führen zur Schwellung.

D.   Fettnekrose

Nach Trauma der Brust.

53   Atemwege: Husten

Kinder husten viel. Meist sind akute Infektionen der oberen Luftwege und allergische
Rhinitis mit postnasalem Tröpfeln verantwortlich. Die Mehrzahl der in diesem Kapitel
genannten Krankheiten führt zu chronischem Husten, der Wochen dauert oder wiederholt
auftritt.

Husten ist ein schützender Reflex: er entfernt eingeatmete Substanzen und vermehrtes
Sekret, bzw. Exsudat, die sich in den Luftwegen ansammeln. In einigen Fällen wird Husten
durch äußeren Druck auf die Luftwege verursacht.

I. Infektionen

A.	Infektion der oberen Luft- wege	Der banale Schnupfen wird durch verschiedene Viren verursacht. Husten wird durch eine Rachenentzündung, postnasales Tröpfeln und andere Mechanismen ausgelöst.
B.	Bronchitis	Eine Entzündung der Bronchien wird meist durch Viren verursacht, aber auch durch Mykoplasmen, Pertussis, Tuberkulose und sekundäre bakterielle Infektionen. Leitsymptom ist trockener Husten, der sich später löst und produktiv wird.
C.	Pneumonie	Auch die Mehrzahl der Pneumonien wird durch Viren verursacht. Bakterielle Lungenentzündungen nehmen eher einen akuten und fulminanten Verlauf, manchmal ohne Husten. Mykoplasmen, Chlamydien und andere Organismen kommen als Erreger ebenfalls in Frage.
D.	Bronchiolitis	Bronchiolitis ist eine Krankheit des kleinen Säuglings und wird vor allem durch RS-Virus verursacht, Tachypnoe, Pfeifen und Husten sind typisch.
E.	Krupp	Der Krupp hat zahlreiche, u. a. infektiöse Ursachen. Inspiratorischer Stridor und bellender Husten stehen im Vordergrund.
F.	Sinusitis	Sinusitiden gehen häufig mit schleimiger Nasensekretion und postnasalem Tröpfeln einher. Die im Hypopharynx angesammelten Sekrete werden abgehustet.
G.	Pertussis	Der anfallsweise Stakkatohusten bei Pertussis kann

		viele Wochen andauern. Das inspiratorische Juchzen kann bei kleinen Kindern fehlen.
H.	Pleuritis	Umschriebene Brustschmerzen, die sich bei Inspiration verschlimmern, sind häufiger als Husten.
I.	Masern	Das klinische Bild besteht aus Husten, Schnupfen, Konjunktivitis, Fieber und dem Hautausschlag. Bei atypischen Masern sind die pulmonalen Befunde auffälliger als der Hautausschlag.
J.	Tuberkulose	Die meisten Fälle von Tuberkulose verlaufen asymptomatisch. Anhaltendes Fieber und Gewichtsverlust sollten an eine Tuberkulose denken lassen. Der klassische bitonale Husten und expiratorischer Stridor sind selten.
K.	Pilzinfektion	Histoplasmose, Kokzidioidomykose und andere Pilzinfektionen der Lunge können zu chronischem Husten führen.
L.	Parasitenbefall	Larva migrans führt während der pulmonalen Einwanderungsphase zu Husten und spastischer Atmung. Askariden können bei ihrer Aszension vom Ösophagus zum Hypopharynx aspiriert werden und Hustenanfälle auslösen.
M.	Psittakose	Husten ist selten. Fieber, Krankheitsgefühl, Myalgien und Schüttelfrost sind unspezifische Symptome.
N.	Q-Fieber	

II. Allergie

		Bei chronischem Husten muß differentialdiagnostisch immer eine Allergie erwogen werden.
A.	Rhinitis	Akute oder chronische Rhinitis sind häufige Ursachen von Husten. Klinische Zeichen einer Allergie sind Augenringe, Nasenreiben und Dennies-Linien (Quere Falten im Unterlid).
B.	Asthma	Asthmaanfälle können vor dem exspiratorischen Keuchen mit Husten beginnen.
C.	Atelektasen	Bei Asthma rufen Schleimpfröpfe Atelektasen hervor.
D.	Überempfindlichkeitsreaktionen	Inhalierte Allergene lösen rezidivierende oder chronische Entzündungen mit Husten und anderen respiratorischen Symptomen aus.
E.	Allergische bronchopulmonale Aspergillose	Diese Krankheit kann mit chronischem Asthma verwechselt werden. Subfebrile Temperaturen, Giemen, Eosinophilie und flüchtige Lungeninfiltrate werden gefunden.

III. Reizstoffe aus der Umwelt

A. Trockene Luft	Dies ist eine häufig übersehene Ursache des Hustens, vor allem in Wintermonaten. Trockene Zimmerluft führt zu Reizhusten oder zu exzessiver Sekretion von Schleim, der abgehustet wird.
B. Dämpfe, Rauch	Kaminrauch, Dämpfe von Chemikalen oder Farben usw. reizen die Luftwege.
C. Rauchen	Die Luftwege werden durch aktives oder passives Rauchen gereizt.

IV. Aspiration

A. Fremdkörper	Die meisten Fremdkörper verursachen unmittelbar nach ihrer Inhalation einen akuten Hustenanfall. Kleine Partikel wie Samen oder Gräser können durch chronische Reizung das klinische Bild eines Asthma bronchiale oder einer Pneumonie vortäuschen. Andere Befunde hängen von Größe, Lage und Art des aspirierten Fremdkörpers ab.
B. Gastroösophagealer Reflux	Bei Säuglingen und kleinen Kindern werden rezidivierende Hustenanfälle, obstruktive Bronchitiden oder Pneumonien durch Aspiration von Mageninhalt ausgelöst.
C. Neuromuskuläre Erkrankungen	Kinder mit neuromuskulären Erkrankungen oder einer mangelnden Koordination der Schluckmuskulatur aspirieren vor allem während des Fütterns. Der Husten ist feucht und oft produktiv.

V. Angeborene anatomische Störungen

A. Tracheoösophageale Fistel	In den meisten Fällen setzt der Husten durch Aspiration von Speichel und Nahrung kurz nach der Geburt ein.
B. Lobäres Emphysem	Husten, spastisches Atemgeräusch, Atemnot, Tachypnoe und Tachykardie treten auf.
C. Bronchogene Zysten	Bronchogene Zysten sind meist asymptomatisch; gelegentlich entleeren sie sich in die Bronchien und führen zu Husten.
D. Lungensequestration	Rezidivierende Lungeninfektionen, Fieber und Husten treten auf.

E. Blutgefäßanomalien   Kompression von Trachea oder Bronchien verursacht
                               Husten, der oft metallisch klingt.

F. Trachealstenose

VI. Zystische Fibrose

Eine zystische Fibrose sollte bei jedem Kind mit chronischem Husten differentialdiagnostisch erwogen werden, vor allem wenn gleichzeitig gastrointestinale Symptome vorhanden sind.

VII. Einengung der Luftwege

A. Mediastinale Tumoren   Stridor oder spastisches Atemgeräusch entstehen
                               durch Kompression der Luftwege. Ein metallisch
                               klingender Husten tritt auf, wenn der Tumor auf den
                               N. laryngeus recurrens drückt.

B. Mediastinale Lymphade-   Die Luftwege können durch vergrößerte Hilus-
    nitis   lymphknoten komprimiert sein.

C. Lungentumoren   Lungentumoren sind im Kindesalter sehr selten, Hu-
                               sten, Atemnot und Zeichen einer obstruktiven Bron-
                               chitis sind die häufigsten Symptome.

D. Hämangiome   Gleichzeitig vorhandene Hautangiome sind ein Hin-
                               weis auf die Diagnose.

E. Papillome der Bronchien   Atemnot und Stridor sind die häufigsten Symptome.

VIII. Psychogene Ursachen: Habitueller Husten

Anamnestisch wird häufig Schulangst berichtet. Der Husten tritt nicht während des Schlafs auf und wird nicht durch körperliche Anstrengung, Infektionen und Temperaturänderungen beeinflußt. Es sind keine systemischen Symptome vorhanden.

IX. Verschiedene Ursachen

A. Stimulation des N. auricu- Stimulation des R. auricularis N. vagi im äußeren
    laris N. vagi   Gehörgang durch Cerumen oder Fremdkörper ist
                                eine seltene Ursache von Husten.

B. Linksherzinsuffizienz   Andere Insuffizienzzeichen stehen im Vordergrund.

C. Verlängerte Uvula   Eine verlängerte Uvula kann die Rachenwand berüh-
                                ren und Husten auslösen.

D. Konkremente der Tonsil-   Weißliche Klumpen vertrockneten Sekrets können
    len   sich in den Krypten der Gaumenmandeln ansammeln.

		Sie werden beim Schlucken losgerissen und abgehustet.
E.	Bronchiektasen	Bronchiektasen sollten bei einem Kind mit chronischem Husten, persistierenden Atelektasen und streifigen Verdichtungen im Thoraxröntgenbild in Erwägung gezogen werden. Sie treten u. a. nach Fremdkörperaspiration, bei zystischer Fibrose und Immunmangelkrankheiten auf.
F.	Sarkoidose	Beidseitige Hilusdrüsenvergrößerung.
G.	Lungenembolie	Embolien sind im Kindesalter selten. Husten und Atemnot setzen akut ein.
H.	Streß–Asthma	Körperliche Anstrengung kann asthmoide Zustände mit chronischem Husten auslösen. Lungenfunktionstests sichern die Diagnose.
I.	Syndrom der unbeweglichen Zilien	Die konstitutionelle Dysfunktion der Zilien ruft eine Trias von produktivem Husten, Sinusitis und Otitis hervor. Bei der Hälfte der Fälle wurde ein Situs inversus gefunden. Infertilität bei betroffenen Knaben.

54   Atemwege: Dyspnoe

Normalerweise atmet man nicht bewußt. Der dyspnoische Patient spürt dagegen, daß er atmen muß; ihm ist unwohl dabei und er hat Schwierigkeiten beim Luftholen. Dyspnoe ist gleichzeitig eine Beschwerde und ein Befund: ältere Kinder können anamnestisch über Dyspnoe klagen, ansonsten ist sie objektiv erkennbar.

Die Ursachen der Dyspnoe sind zu zahlreich, um sie alle aufzuzählen. In diesem Kapitel sind einige wenige wichtige Beispiele für jede größere Gruppe angegeben. Die Unterteilung basiert auf den pathophysiologischen Mechanismen. Nicht immer muß eine Dyspnoe pulmonal bedingt sein. Zum Beispiel können sich Entzündungen des Zentralnervensystems, vor allem Meningitis und Enzephalitis, zunächst in dyspnoischen Zuständen äußern. Auch eine Azidose kann als primäre Lungenerkrankung fehlgedeutet werden.

Wichtig ist die Unterscheidung zwischen inspiratorischem und exspiratorischem Stridor. Der erstere weist auf eine Erkrankung der oberen oder großen Luftwege hin, der letztere eher auf einen pathologischen Prozeß in den kleineren Luftwegen des unteren Respirationstraktes.

I. Beeinträchtigung des Gasaustausches

A. Lungeninfektionen — Der Gasaustausch ist bei viralen, bakteriellen, mykobakteriellen oder Pilzpneumonien beeinträchtigt, die Inspiration behindert.

B. Aspiration — Gastroösophagealer Reflux, tracheoösophageale Fisteln, Beinahe-Ertrinken und Mekoniumaspiration führen zu Gewebsalterationen mit Störungen des Gasaustausches.

C. Atelektase

D. Zystische Fibrose

E. Lungenödem — Herzinsuffizienz, allergische Reaktionen der Lunge, Einatmen von Rauch, und chemische Pneumonien sind einige der häufigeren Ursachen.

F. Lungenfibrose — Chronische Lungenentzündungen durch Inhalantien, reinen Sauerstoff oder künstliche Beatmung oder ein Mangel an alpha-Antitrypsin führen zu einer Fibrose und, daraus folgend, einem alveolär-kapillären Block.

G. Idiopathische pulmonale   Rezidivierende intraalveoläre Blutungen führen zu
    Hämosiderose   Anfällen von Dyspnoe, Zyanose, Husten und Häm-
                              optyse.

II. Behinderung des Lufteintrittes

A. Bronchokonstriktion
    1. Asthma
    2. Bronchiolitis
B. Obstruktion der oberen
    Luftwege
    1. Krupp   (Siehe Kapitel 57, Stridor).
    2. Fremdkörper   Dyspnoe, Husten und andere pulmonale Symptome
                              beginnen plötzlich.

    3. Epiglottitis
    4. Hypertrophie der Ra-
        chen- oder Gaumen-
        mandeln
C. Kompression der Lunge
    1. Pneumothorax oder
        Pneumomediastinum
    2. Tumoren   Wenn Zysten, Teratome, vergrößerte Lymphknoten
                              durch Malignome oder andere mediastinale verdrän-
                              gende Prozesse groß genug sind, vermindern sie das
                              Inspirationsvolumen.
    3. Zwerchfellhochstand   Die Lunge kann durch ein hochstehendes Zwerchfell
                              komprimiert werden, z. B. durch Aszites, raumfor-
                              dernde Prozesse oder durch eine Zwerchfellhernie.
    4. Pleuraerguß   Pleuraergüsse, Empyeme, Hämothorax oder andere
                              Flüssigkeitsansammlungen komprimieren die Lunge.
D. Emphysem   Bei Säuglingen ist eher an ein angeborenes lobäres
                              Emphysem zu denken als an ein generalisiertes Em-
                              physem (wie bei Erwachsenen).

E. Störungen des Brustkorbs
    1. ,,Weicher Thorax"   Es kann kein Unterdruck erzeugt und dadurch auch
                              keine Luft eingesogen werden.

    2. Gipsschalen
    3. Thoraxdysplasien   Angeborene Kurzripp-Syndrome beeinträchtigen die
                              Lungenfunktion.

F. Extreme Fettleibigkeit
G. Schmerzhaftes Atmen

1. Rippenfraktur
2. Pleuritis
3. Peritonitis

III. Kardiovaskuläre Probleme

A. Angeborene Herzfehler — Dyspnoe ist das auffälligste Symptom bei Herzfehlern mit rechts-links shunt und Hypoxie.

B. Herzinsuffizienz — Tachykardie, Tachypnoe, Hepatomegalie und Dyspnoe sind die frühesten Zeichen.

C. Arrhythmie — Die Minderung der kardialen Auswurfleistung führt zur Kreislaufinsuffizienz. Paroxysmale supraventrikuläre Tachykardie kann intermittierende Episoden von Atemnot verursachen.

D. Sonstige Herzerkrankungen
   1. Perikarditis — Schlüsselsymptome sind Dyspnoe und Brustschmerzen.
   2. Myokarditis — Meist durch eine virale Infektion bedingt. Diagnose mittels EKG.

E. Lungenembolie — Embolien sind im Kindesalter relativ selten. Plötzlich einsetzende Atemnot, Angst, Husten und manchmal Brustschmerzen lassen an diese Diagnose denken.

IV. Mangelnde Sauerstoffversorgung des Gewebes

A. Schock — Trauma, Sepsis oder Blutungen können zum Schock führen.

B. Anämie
C. Körperliche Aktivität — Überbelastung ist eine physiologische Ursache von Atemnot.

D. Höhe
E. Kohlenmonoxidvergiftung
F. Methämoglobinämie — Eine Reihe von Medikamenten und Chemikalien können Hämoglobin oxydieren und damit die Sauerstoffbindungskapazität vermindern.

V. Störungen des Zentralnervensystems

A. Azidose — Das Atemzentrum wird durch Änderungen der Wasserstoffionenkonzentration gesteuert. Dyspnoe ist

Leitsymptom u. a. bei diabetischer Ketoazidose, Dehydratation, angeborenen Stoffwechselstörungen und Salizylatvergiftung.

B. Entzündungen des Zentralnervensystems

   1. Meningitis

Kinder mit einer infektiösen Entzündung des Zentralnervensystems sind oft dyspnoisch.

   2. Tumoren

   3. Blutungen

VI. Neuromuskuläre Erkrankungen

A. Muskeldystrophie
B. Guillain-Barré-Syndrom
C. Werdnig-Hoffmannsche Krankheit
D. Poliomyelitis
E. Myasthenia gravis
F. Hypokaliämie
G. Vergiftung mit Organophosphaten
H. Zwerchfellähmung

VII. Psychogene Ursachen

A. Angst
B. Schmerzen
C. Hyperventilationssyndrome

VIII. Verschiedene Ursachen

A. Hyperthyreose
B. Fieber

55 Atemwege: Hyperpnoe

Hyperpnoe ist definiert als eine vermehrte Atemtiefe. Viele der unten aufgeführten Krankheiten gehen gleichzeitig auch mit Polypnoe einher. Oft ist mehr als ein pathophysiologischer Mechanismus für die Hyperpnoe verantwortlich.

I. Hyperthermie

A. Fieber

B. Überwärmung — Beschleunigte und vertiefte Atmung unterstützen die Wärmeabgabe.

II. Metabolische Azidose

A. Dehydratation — Wasserverlust, z. B. durch eine schwere Diarrhoe, führt zu einer verminderten Gewebs- und Nierenperfusion und damit zur erhöhten Produktion und Retention von H-Ionen.

B. Hunger — Der katabole Gewebestoffwechsel führt zu einer vermehrten Produktion von H-Ionen.

C. Diabetische Ketoazidose — Dies ist wahrscheinlich die bekannteste Ursache eines katabolen Gewebestoffwechsels mit metabolischer Azidose und Hyperpnoe.

D. Medikamente und Toxine — Eine Reihe von Substanzen kann zu metabolischer Azidose führen.

   1. Salizylat — Bei akuter Salizylatvergiftung kommt es nach einer vorübergehenden respiratorischen Alkalose zu einer metabolischen Azidose. Hyperpnoe ist ein wichtiges Intoxikationszeichen bei langandauernder Salizylattherapie.

   2. Paraldehyd — Der Atemgeruch ist typisch.

   3. Ammoniumsalze

   4. Dinitrophenol

   5. Methanol

   6. Äthylenglykol

   7. Respiratorische Stimulantien — Z. B. Aminophyllin, Epinephrin und Nikethamid.

| E. | Chronische Niereninsuffi-
zienz | Die Ausscheidung von Wasserstoffionen ist gestört. |

E. Chronische Niereninsuffi-
   zienz   Die Ausscheidung von Wasserstoffionen ist gestört.

F. Renale tubuläre Azidose   Bei dem distalen Typ bleibt der Urin trotz einer
                                 systemischen Azidose basisch.

G. Angeborene Stoffwechselstörungen
   1. Glykogenose Typ I   Es entwickelt sich eine schwere Hepatomegalie. Die
                                 rezidivierende Laktazidose kann zum Tode führen.
   2. Galaktosämie   Erbrechen, Diarrhoe, Ikterus und Hepatomegalie tre-
                                 ten in der Neugeborenenperiode auf.
   3. Ketotische Hypergly-
      zinämie
   4. Methylmalonazidämie
   5. Isovalerinazidämie   Typischer Geruch nach Schweißfüßen.
   6. Laktazidose   Kinder mit rezidivierender Laktazidose zeigen Anfälle
                                 von Ataxie, Lähmung des N. oculomotorius, Mus-
                                 kelschwäche und Zeichen eines motorischen Abbaus.
   7. Zystinose   Meist sind Zeichen einer Rachitis vorhanden.

III. Hypoxämie

A. Schwere Anämie
B. Schock und Hypotonie
C. Herzinsuffizienz
D. Angeborene zyanotische
   Herzfehler
E. Wilson-Mikity-Syndrom   Dieses Syndrom ist eine Form der Ateminsuffizienz
                               bei unreifen Neugeborenen. Im Röntgenbild sind ty-
                               pische Lungenveränderungen zu sehen. Hyperpnoe
                               und thorakale Einziehungen verschwinden langsam.

IV. Neurogene Hyperpnoe

A. Hypoglykämie
B. Enzephalitis   Die Stimulation des Atemzentrums führt sekundär
                               zur respiratorischen Alkalose.

C. Gramnegative Sepsis
D. Hirninfarkt
E. Akute Salizylatvergiftung   Zunächst respiratorische Alkalose, dann metabolische
                               Azidose.

V. Verschiedene Ursachen

A. Psychogene Ursachen

Angst und Hysterie gehen oft mit Hyperventilation einher. Andere Symptome sind Kopfschmerzen, Engegefühl in der Brust, Schwindel und Parästhesien an den Extremitäten.

B. Reflektorische Hyper-
ventilation
1. Schmerzen
2. Kälteschock der Haut
3. Blasenfüllung
4. Lungengefäßverschluß

Zum Beispiel durch eine Lungenembolie

5. Pneumothorax

Bluthusten ist für Kinder, Eltern und Arzt ein alarmierendes Symptom. In den meisten Fällen liegt die Blutungsquelle im Mundrachenraum und kann bei gründlicher Untersuchung gefunden werden. Echte Hämoptyse pulmonalen Ursprungs geht meist von Bronchiektasen, aspirierten Fremdkörpern oder Lungeninfektionen aus.

I. Infektionen

A.	Bronchiektasen	Abgehustetes Sputum ist blutig tingiert. Rezidivierendes Fieber und Zeichen einer Pneumonie sind häufig. In chronischen Fällen werden Trommelschlegelfinger gefunden.
B.	Zystische Fibrose	Hämoptyse ist selten, kann aber bei älteren Patienten mit Bronchiektasen auftreten. Hämoptyse ist ein schlechtes prognostisches Zeichen, da es auf eine fortschreitende Lungenerkrankung hinweist. Der Blutverlust kann massiv sein.
C.	Pneumonie	Das Sputum kann bei bakteriellen – vor allem durch Pneumokokken ausgelösten – und viralen Pneumonien rostig-braun verfärbt sein.
D.	Lungentuberkulose	Ein Tuberkulin-Test sollte bei allen Kindern mit Hämoptyse gemacht werden. Gewichtsverlust, Nachtschweiß, intermittierendes Fieber und Husten lassen an eine Tuberkulose denken.
E.	Lungenabszeß	Eiter und Sputum sind häufig mit Blut vermischt.
F.	Keuchhusten	Das Sputum ist nach schweren Hustenanfällen häufig mit Blutfäden durchsetzt.
G.	Influenza	In schweren Fällen kann sich eine hämorrhagische Tracheobronchitis entwickeln.
H.	Aspergillose	Chronische Lungenerkrankungen disponieren zu Pilzbefall. Eventuell entwickelt sich eine nekrotisierende Pneumonie mit Kavernenbildung. Im Sputum können Hyphen gefunden werden.
I.	Kokzidioidomykose	Die meisten Fälle verlaufen asymptomatisch, doch gelegentlich entwickeln sich leichte respiratorische Symptome mit Fieber, trockenem Husten, Krank-

		heitsgefühl, Anorexie und Myalgien. Das Sputum ist in seltenen Fällen blutig tingiert.
J.	Blastomykose	Bei Lungenbefall bestehen leichte respiratorische Symptome mit subfebrilen Temperaturen, Brustschmerzen und Reizhusten. Im weiteren Verlauf kommt es zu Fieber, Gewichtsverlust, Nachtschweiß und Hämoptyse.
K.	Hämorrhagisches Fieber	Dies ist eine Gruppe von Krankheiten, die weltweit vorkommen und durch Arthropoden übertragen werden. Einige Formen gehen mit schwerem Krankheitsgefühl, Thrombozytopenie, Pneumonie und Hämoptyse einher.
L.	Paragonimiasis	Diese Krankheit ist in Teilen von Afrika und Mittel- und Südamerika auch als endemische Hämoptysis bekannt. Eine chronische Lungeninfektion durch Trematoden geht mit Husten und Hämoptyse einher.

II. Trauma

A.	Lungenkontusion	Stumpfe oder penetrierende Traumen der Brustwand können auch die Lunge verletzen und eine Hämoptyse auslösen.
B.	Fremdkörper	Aspirierte Fremdkörper können durch Einriß oder chronische Entzündung der Tracheobronchialschleimhaut Hämoptyse verursachen.

III. Kardiovaskuläre Ursachen

A.	Lungenembolie	Eine Embolie tritt bei einer subakuten bakteriellen Endokarditis oder bei peripherer Venenthrombose auf. Die Symptome hängen von der Größe des Embolus, der Zahl der Embolien und der Schwere der Läsion ab. Dyspnoe, Blässe, Zyanose und Brustschmerzen mit einem schockähnlichen Erscheinungsbild sind vorhanden.
B.	Multiple pulmonale Teleangiektasien	Dieser Zustand kann Teil einer hereditären hämorrhagischen Teleangiektasie (Rendu-Osler-Syndrom) sein. Die Familienanamnese ist wichtig, da die Krankheit autosomal dominant vererbt wird.
C.	Rupturierte arteriovenöse Fistel	Die Auswirkung der Ruptur hängt von der Größe der Fistel ab. Trommelschlegelfinger, Polyzythämie und Zyanose sind eventuell vorhanden. Die Läsion kommt beim Rendu-Osler-Weber-Syndrom vor.

D. Mitralstenose	Dyspnoischer Anfälle oder Lungenödem führen zu Bluthusten. Wenn eine Bronchialvene oder eine parahiläre Vene rupturiert, blutet es stark.
E. Endokardfibroelastose	Hämoptyse ist ein Spätsymptom des Linksherzversagens.
F. Nekrose der A. pulmonalis	Der systemische Lupus erythematodes und die Periarteriitis nodosa können Lungengefäße befallen und Blutungen hervorrufen.

IV. Tumoren

A. Bronchogene Zysten	
B. Enterogene Zysten	Enterogene Zysten können im Thorax liegen. Die Symptome hängen von der Größe und der Lage der Zyste ab und schließen rezidivierende Lungeninfektionen, Brustschmerzen und Hämoptysis ein.
C. Mediastinalteratome	Magenschleimhaut im Teratom kann Sekrete produzieren, die in das Lungenparenchym penetrieren.
D. Bronchialkarzinom	Kommt selten im Kindesalter vor.

V. Verschiedene Ursachen

A. Sichelzellanämie	Lungeninfarkte durch Embolien der Gefäße mit Sichelzellen sind beschrieben worden.
B. Gerinnungsstörung	
C. Primäre Lungenhämosiderose	Chronische pulmonale Symptome wie Husten, Dyspnoe, spastische Atmung, Hämoptysis, charakteristische Veränderungen im Röntgenbild und eine Eisenmangelanämie kennzeichnen diese seltene Erkrankung.
D. Lungenblutung	Hypoxämische Frühgeborene sind besonders gefährdet.

VI. Blutungen ohne Beteiligung der Lunge

Erkrankungen der oberen Luftwege, die mit Blutungen einhergehen, sind auszuschließen. Sie täuschen eine Hämoptyse vor.
A. Nasenbluten
B. Trauma des Mund- und Rachenraumes
C. Akute Tonsillitis
D. Gingivitis

57 Atemwege: Stridor

Stridor ist ein rauhes Geräusch während der In- oder Exspiration. Es kann hoch- oder niederfrequent sein. Stridor ist Zeichen einer Obstruktion zwischen Pharynx und den großen Bronchien. Er erfordert sofortige Aufmerksamkeit und diagnostische Abklärung. Zwischen einem akut auftretenden und einem chronischen Stridor ist zu unterscheiden. Die folgenden Hinweise können bei der Beurteilung hilfreich sein. Leise Stimme, Heiserkeit oder Aphonie sind eher Zeichen einer Obstruktion im Larynxbereich. Ein inspiratorischer Stridor wird durch eine Einengung der oberen Luftwege verursacht, während exspiratorischer Stridor eher die Folge einer Schädigung der unteren Luftwege ist. Wenn das Kind den Hals überstreckt hält, muß an eine exogene Kompression der Luftwege gedacht werden.

In der folgenden Zusammenstellung sind die Ursachen des Stridors in akute und chronische Krankheiten unterteilt. Begleitsymptome erleichtern die Differentialdiagnose.

I. Akute Ursachen des Stridor

A.	Laryngotracheitis	Der durch eine Virusinfektion bedingte Krupp ist die häufigste Ursache des akuten Stridors. Nach einer Infektion der oberen Luftwege entwickeln sich überwiegend nachts inspiratorischer Stridor, bellender Husten und Heiserkeit. Der Begriff Laryngotracheobronchitis sollte für Infektionen der tieferen Atemwege reserviert bleiben, die meist bakteriell sind und auf einen viralen Krupp folgen.
B.	Pseudokrupp	Auch ohne vorausgegangene Infektion der oberen Luftwege oder Fieber kommt es manchmal zu rezidivierenden Stridoranfällen. Betroffene Kinder sind meist älter als solche mit einer akuten Laryngotracheitis.
C.	Fremdkörperaspiration	Inspiratorischer Stridor tritt auf, wenn der Fremdkörper sich subglottisch oder noch höher festgesetzt hat. Exspiratorischer und inspiratorischer Stridor sind bei einer tiefer liegenden Obstruktion vorhanden. Ein plötzlicher Hustenanfall mit nachfolgendem Stridor und Atemnot weisen auf einen Fremdkörper hin.

D.	Verschluckter Fremdkörper	Stridor kann auftreten, wenn der Fremdkörper im zervikalen Ösophagus eingeklemmt ist. Speichelfluß, Dysphagie, Anorexie ohne Infektionszeichen fallen auf.
E.	Epiglottitis	Eine Epiglottitis beginnt schlagartig mit Fieber, Schluckbeschwerden, Speichelfluß, leise-gedämpfter Stimme. Das Kind ist akut krank, möchte aber am liebsten sitzen. Stridor ist selten.
F.	Angioneurotisches Ödem	Eine akute Schwellung der oberen Luftwege führt zu alarmierender Atemnot und Stridor. Fieber ist meist nicht vorhanden. Gesicht, Zunge und/oder Rachen sind geschwollen.
G.	Verätzung	Stridor wird durch die Schwellung im Mundrachenraum verursacht. Speichelfluß, Verätzungsspuren in der Mundschleimhaut und die anamnestische Angabe einer Verätzung sind wichtige Hinweise.
H.	Trauma	Sturz, Verkehrsunfall, Verletzungen durch Wäscheleinen und Schläge können zu einer Kehlkopffraktur führen. Heiserkeit und Husten sind die ersten Symptome, Hautemphysem, Atemnot und Dysphagie treten auf.
I.	Peritonsillärer Abszeß	Stridor ist Spätzeichen eines Ödems des Hypopharynx. Frühzeichen sind Halsschmerzen, Dysphagie, Speichelfluß und Schwierigkeiten beim Öffnen des Mundes. Die Uvula weicht von der Mittellinie ab.
J.	Retropharyngealer Abszeß	Stridor wird durch die Schwellung der Rachenschleimhaut ausgelöst. Es kommt zu Speichelfluß und Dysphagie. Der Hals wird überstreckt gehalten.
K.	Diphtherie	Die Schleimhautmembranen, vor allem im Kehlkopf, engen die Luftwege ein und Stridor tritt auf. Fieber, Heiserkeit oder Aphonie, ein seröses oder blutigseröses Nasensekret und vergrößerte Halslymphknoten sind weitere Diphtheriezeichen.
L.	Hypokalzämische Tetanie	Der hypokalzämisch bedingte Stridor ist mit Rückgang der Rachitis selten geworden. Andere Symptome sind Spasmen der Hände und Füße, Tremor, Irritabilität, Zuckungen und Krämpfe.
M.	Kehlkopfaplasie	Bei einem Neugeborenen mit einer erschwerten Inspiration, Zyanose und Einziehungen der Brust sollte an eine schwere Stenose des Kehlkopfs gedacht werden. Eine Aplasie ist nicht mit dem Leben vereinbar, wenn nicht sofort tracheotomiert wird.

II. Chronische Ursachen des Stridors

A. Stridor congenitus — Dieser Zustand wird auch Laryngomalazie genannt. Er soll durch eine Unreife des Kehlkopfgerüstes verursacht sein. Bei Inspiration kollabieren die Wände und Stridor entsteht. Er ist in Rückenlage verstärkt. Die Stimme ist normal. Im Lauf des ersten Lebensjahres verschwinden die Symptome. Eine Laryngoskopie sollte zur Sicherung der Diagnose durchgeführt werden.

B. Schlaffe Epiglottis — Die Epiglottis kann in den Kehlkopf zurückfallen und dadurch zu einem partiellen Verschluß führen. Der Stridor wird im Liegen stärker.

C. Subglottische Stenose — Stridor ist von Geburt an vorhanden, Atembeschwerden treten aber nur bei einer zusätzlichen Infektion der oberen Luftwege mit Schwellung oder vermehrter Schleimproduktion auf.

D. Stimmbandlähmung — Die Lähmung kann bei Geburt vorhanden sein oder sich erst später entwickeln. Die beidseitige Stimmbandlähmung führt zu einer hochfrequenten, heiseren Stimme und zu Atemnot. Sie weist gewöhnlich auf eine Verletzung des Hirnstammes oder eine Fehlbildung des Zentralnervensystems hin. Einseitige Lähmung kann durch eine Einklemmung des N. laryngeus reccurens durch mediastinale Tumoren oder aberrierende große Gefäße oder einen doppelten Aortenbogen ausgelöst sein. Die Lähmung beim Arnold-Chiari-Syndrom tritt schlagartig auf.

E. Partielle Stimmbandfusion — Ein schwacher Schrei und Stridor fallen auf. Die Laryngoskopie läßt die fehlende Trennung der vorderen Stimmbandanteile erkennen.

F. Gefäßring — Gefäßanomalien wie ein doppelter Aortenbogen oder ein abnormer Abgang der A. subclavia können zur Regurgitation von Nahrung, zyanotischen Anfällen und in- oder exspiratorischem Stridor führen. Manchmal wird der Hals überstreckt gehalten.

G. Mikrognathie — Bei schweren Defekten, z. B. der Pierre-Robin-Sequenz fällt die Zunge so weit zurück, daß es zum Stridor kommt.

H. Abnormale Funktion des Arytenoidknorpels — Der Arytenoidknorpel kann bei Geburt oder durch Trauma verschoben sein. Heiserkeit und Stridor treten auf.

I.	Kehlkopfpapillome	An Kehlkopfpapillome ist bei jedem Kind zu denken, das heiser ist und Atembeschwerden hat. Stridor tritt gelegentlich auf.
J.	Chronische Kehlkopf-stenose	Nach einer Intubation kommt es häufig durch die Bildung von Granulomen oder Knorpelhypertrophie zu Stenosen. Sie können sich aber auch nach Infektionen, Traumen, Verbrennungen und Bestrahlungen entwickeln.
K.	Trachealstenose	A- oder hypoplastische Knorpelspangen der Trachea führen zu einem Verschluß. Extrathorakal gelegene Stenosen führen zu einem inspiratorischen, intrathorakale Stenosen zu in- und exspiratorischem Stridor.
L.	Tonsillenhypertrophie	Die Tonsillen können so stark vergrößert sein, daß die supraglottischen Luftwege eingeengt werden. Der Stridor ist beim Schlafen besonders ausgeprägt. Pulmonale Hypertonie und Herzinsuffizienz können folgen.
M.	Kompression von außen	Zungenzysten, Teratome der Tonsillen, nasopharyngeale Angiofibrome und zystische Hygrome engen die supraglottischen Luftwege ein.
N.	Ektopes Schilddrüsenge-webe	Eine Zungengrundstruma oder eine Zyste des Ductus thyreoglossus können einen partiellen Verschluß verursachen.
O.	Zysten oder Teratome des Mediastinums	Brustschmerzen, Hustenreiz, Atemnot und Stridor stellen sich ein.
P.	Bronchial- oder Ösophaguszysten	Die Symptome weisen auf eine Bronchialstenose hin: Husten, Giemen, zunehmende Atemnot, Stridor und Zyanose.
Q.	Innere Laryngozele	Die Stimme ist gedämpft und ein Stridor ist vorhanden. Die Schleimhauttasche liegt zwischen den echten und falschen Stimmbändern.
R.	Hämangiome	Diese Tumoren vergrößern sich langsam im ersten Lebensjahr und verursachen eine zunehmende Obstruktion. Eventuell sind kutane Hämangiome vorhanden.
S.	Makroglossie	Die Zunge kann so stark vergrößert sein, daß sie den Hypoparynx einengt.
T.	M. Farber	Heiserkeit und Stridor treten während der ersten Lebenswochen auf. Knoten sind in der Haut tastbar, die Gelenke sind schmerzhaft geschwollen, die Leber ist vergrößert und ein neurodegenerativer Prozeß setzt ein.

U. Kokzidioidomykose

Es ist ein Fall mit einer subglottischen Infektion beschrieben worden.

V. Chronische juvenile Polyarthritis

Befall des Krikoarytenoidgelenkes führt zu Stridor
und Atemnot.

W. Opitz-Frias-Syndrom

Die Patienten haben Schluckstörungen, oft mit wiederholter Aspiration, Hypertelorismus und Hypospadie. Stridor und Heiserkeit sind lebenslang vorhanden.

Atemwege: Pfeifen, Keuchen, verlängertes Exspirium

Die alte Rede ,,nicht jedes Keuchen ist Asthma" ist vielleicht überholt. Trotzdem ist mancher Arzt durch ein anscheinend asthmatisches Kind getäuscht worden, bei dem später erhöhtes Chlorid im Schweiß oder ein Fremdkörper in der Trachea nachgewiesen wurde. Manchmal können in- und exspiratorische Geräusche nicht unterschieden werden, beide können auch gleichzeitig auftreten. Was sich wie Keuchen anhört, kann auch Stridor, Schnarchen, Seufzen oder nur geräuschvolles Atmen sein.

Die keuchende, ,,spastische" Atmung ist melodiös und exspiratorisch betont. Stridor dagegen ist ein rauheres, auch inspiratorisches Geräusch.

I. Häufige Ursachen

A. Asthma

Asthma ist die häufigste Ursache eines betonten und verlängerten Exspiriums. Rezidivierende Anfälle von Atemnot, festsitzender Husten, Emphysem, (erkennbar an dem vergrößerten antero-posterioren Durchmesser des Brustkorbs) und ein Janitscharen-Konzert von Giemen, Pfeifen, Rasseln, Brummen, usw. sind typisch. In der Familie wird häufig über atopische Reaktionen berichtet. Die Anfälle werden durch verschiedene Allergene, Infektionen, körperliche Aktivität, Nahrungsmittel und manchmal durch psychische Faktoren ausgelöst.

B. Bronchiolitis

Ein betontes Exspirium wird häufig bei viralen Infektionen der unteren Luftwege gefunden. Häufigster Erreger ist das RS-Virus. Fieber kann, muß aber nicht vorhanden sein. Tachypnoe und Einziehungen des Brustkorbs sind häufig. Die Bronchiolitis ist am häufigsten bei Säuglingen unter 6 Monaten und ungewöhnlich bei Kindern über 18 Monaten.

C. Aspiration
   1. Fremdkörper

Husten, Stridor oder obstruktives Atemgeräusch setzen schlagartig ein. Die Symptome hängen von Art, Größe, Lokalisation des Fremdkörpers und Größe des

2. Gastroösophagealer Reflux	Patienten ab. Die Geräusche können einseitig betont sein. Sekundärinfektionen können auftreten. Auch führen Fremdkörper im Ösophagus durch Kompression der Trachea zur keuchend obstruktiven Atmung. Vor allem im Säuglingsalter führt Aspiration bei Reflux zu rezidivierenden obstruktiven Bronchitiden und täuscht Asthma vor. Erbrechen muß nicht vorausgegangen sein. Die Inzidenz ist bei geistig Behinderten größer. Hiatushernien werden gefunden, selten Ösophagusstenosen.
3. Schluckstörungen	Familiäre Dysautonomie, Bulbärparalyse und Gaumenspalten disponieren zur Aspiration.
D. Zystische Fibrose	Kinder mit zystischer Fibrose haben häufig ein betontes und verlängertes Expirium, manchmal auch Asthma. Nach anderen Zeichen einer zystischen Fibrose sollte gesucht werden: chronischer Husten, rezidivierende Atemwegsinfektionen, persistierende Lungenveränderungen im Röntgenbild, Steatorrhoe und Gedeihstörung. Ein Schweißtest sollte veranlaßt werden.
E. Obstruktive Bronchitis	Infektionen durch Viren, seltener durch Bakterien, Protozoen oder Pilze rufen die sogenannte obstruktive Bronchitis hervor. Veränderungen des Röntgenbildes, das klinische Bild einer Infektion und fehlendes Ansprechen auf Bronchodilatatoren sind gewisse Hilfen zur Unterscheidung von Asthma.
F. Gefäßring	Die Anomalie verursacht gewöhnlich früh respiratorische Symptome wie Reizhusten, Atemnot, Stridor (sehr viel häufiger als Keuchen) und rezidivierende Infektionen. Die Symptome verschlechtern sich oft nach dem Füttern. Schluckbeschwerden können bestehen. Der Hals wird manchmal überstreckt gehalten. Ein doppelter Aortenbogen und aberrierende Aa. subclaviae sind die häufigsten Anomalien.

II. Weniger häufige Ursachen der Spastik

A. Angeborene Obstruktionen	
1. Tracheal- oder Bronchialstenosen	Stridor ist häufiger bei Tracheal-, Keuchen bei Bronchialstenosen. Rezidivierende Infektionen der tiefen Atemwege folgen.

2. Bronchomalazie	Die Bronchien kollabieren bei der Expiration und verursachen Husten, spastische Atmung und Atemnot sowie rezidivierende Infektionen.
3. Tracheobronchomalazie	Diese Störung kann mit Cutis laxa einhergehen. Rezidivierende Infektionen und obstruktive Symptome treten auf.
4. Lobäres Emphysem	Tachypnoe tritt in der frühen Säuglingszeit auf. Manchmal kann über dem betroffenen Lungenlappen ein verschärftes Exspirium gehört werden.
5. Sequestration	Sie führt zu rezidivierenden Infektionen, manchmal mit Hämoptysis.
B. Alpha 1-antitrypsinmangel	Respiratorische Symptome treten meist erst im Erwachsenenalter auf. Gelegentlich kommt es zu Husten und Spastik.
C. Larvenbefall	Toxocaralarven können in die Lunge einwandern und ein asthmaähnliches Bild verursachen. Die Kinder haben häufig eine Hepatomegalie, Anorexie, Anämie und charakteristische Eosinophilie.
D. Allergische (nichtasthmatische) Lungenerkrankungen	Als Ursachen kommen u. a. organische Staubteilchen, Chemikalien, Medikamente (zum Beispiel Azetlysalizylsäure) und Pilze (Aspergillose und Candida) in Frage. Sie sind häufiger bei Erwachsenen.
E. Tumoren	
1. Tracheal- und Bronchialtumoren	Die Symptome hängen von der Lokalisation und Größe des Tumors ab. Husten, verstärktes Atemgeräusch und rezidivierende Infektionen stehen im Vordergrund. Hämangiome am Hals und auf der Brust können ein Hinweis auf Hämangiome im Respirationstrakt sein. Externe Kompression der Luftwege durch Zysten, Lymphome und andere mediastinale Tumoren kann zu Atemnot, Brustschmerzen, Stridor, Husten und betontem Atemgeräusch führen.
2. Karzinoid	Spastische Atmung, Diarrhoe und plötzliche Hautrötung treten auf.
F. Herzkrankheiten	Kompression der Bronchien durch ein vergrößertes Herz führt zu Stenoseatmung und anderen Symptomen. Eine Herzinsuffizienz ist u. a. an Hepatomegalie, Kardiomegalie, Tachykardie und Tachypnoe zu erkennen.
G. Verschiedene Ursachen	
1. Tracheoösophageale Fistel	Eine H-Fistel ist eine seltene Ursache einer rezidivierenden Pneumonie oder obstruktiven Atmung.

2. Kollagenosen	Vor allem der systemische Lupus erythematodes, können die Lungen befallen. Pneumonie, Pleuritis, Husten, Hämoptyse, Atemnot und manchmal betontes Exspirium treten auf.
3. Idiopathische Lungen-hämosiderose	Anfälle von Husten, spastischer Atmung, Atemnot und Hämoptyse werden beobachtet. Eine Anämie ist immer vorhanden.
4. Bronchopulmonale Dysplasie	Es handelt sich um eine Beatmungsfolge.
5. Immunmangel-Syndrome	Betroffene Kinder können rezidivierende Lungeninfektionen mit spastischer Komponente haben.
6. Fibröse Mediastinitis	Eine Beteiligung des Tracheobronchialtraktes führt zur Obstruktion. Auch der Ösophagus kann eingeengt sein.

III. Zustände mit Atemgeräuschen, die Giemen vortäuschen

A. Infektionen

1. Laryngotracheobron-chitis	Inspiratorischer Stridor ist das Schlüsselsymptom. Selten wird bei Beteiligung des unteren Respirationstraktes auch ein verlängertes, betontes Exspirium gehört.
2. Andere Kruppformen	Obstruktion der oberen Luftwege z. B. durch Pseudokrupp, Epiglottitis, Diphtherie und retropharyngeale Abszesse verursachen eher einen Stridor als Keuchen.
3. Pertussis	Der ,,keuchende" Husten dürfte kaum mit Asthma verwechselt werden.
B. Obstruktion der oberen Luftwege	Vergrößerte Gaumen-oder Rachenmandeln, Stenosen oder Atresie der Choanen, Polypen, Kehlkopfpapillome, Stimmbandlähmungen, Tetanie, Zungengrundstruma und allergisches Ödem verursachen Stridor oder rauhes Atemgeräusch.
C. Angeborene Fehlbildungen der Lunge	Dyspnoe, Tachpnoe und Zyanose sind Symptome bei Hypoplasien, Zysten oder arteriovenösen Fisteln.
D. Verschiedene Ursachen	
1. Halsverletzung	Die Kompression der Trachea verursacht eher Stridor als Keuchen.
2. Hysterie	Scheinbare Atembeschwerden beim Hyperventilationssyndrom sollten nicht mit Atemwegs-Obstruktion verwechselt werden.
3. Salizylatintoxikation	Für eine Salizylatvergiftung ist tiefe, schnelle Atmung typischer als ein betontes, verlängertes Exspirium.

Über das Blutdruckverhalten bei Kindern und Jugendlichen sind in den letzten Jahren eine Reihe von guten Übersichten erschienen. Ohne auf die Details von Untersuchung und Interpretation des Blutdrucks einzugehen, sei an einige methodische Voraussetzungen einer exakten Blutdruckmessung erinnert. Die Blutdruckmanschette muß breit genug sein, d. h. mindestens zwei Drittel des Oberarms bedecken. Sie muß den gesamten Oberarm umfassen. Eine zu schmale Manschette führt zu einem fälschlich hohen Blutdruckwert. Wird im Sitzen gemessen, ist der Arm in Herzhöhe aufzustützen. Angst, Erregung und andere psychische Faktoren, Wärme, körperliche Aktivität erhöhen den Blutdruck. Mehrfachmessungen sind unerläßlich, manchmal im vertrauten häuslichen Milieu.

Etwa 13% aller Schulkinder haben bei der ersten Blutdruckmessung einen Wert, der über der altersbezogenen 95-Perzentile liegt. Dieser Prozentsatz sinkt bei wiederholten Messungen drastisch ab. In großen Untersuchungsserien haben nur 1% aller normal erscheinenden Kinder einen erhöhten Blutdruckwert. Viele von ihnen sind übergewichtig.

Je jünger ein Kind und je schwerer die Hypertonie, desto größer ist die Wahrscheinlichkeit, daß die Blutdruckerhöhung pathologisch, d. h. Folge eines Krankheitsprozesses ist. Diese Prozesse sind nachfolgend nach Organsystemen gegliedert. Diagnostische Hinweise auf die Art des Prozesses sind kurz aufgeführt. Meist sind keine weiteren Symptome vorhanden – die Hypertonie wird durch Routineuntersuchungen gefunden. Gelegentlich findet man relativ unspezifische Symptome wie Kopfschmerzen, Unruhezustände, Krampfanfälle, Persönlichkeitsveränderungen, Bewußtseinsveränderungen, Polyurie, Polydipsie, Gewichtsverlust usw.

I. Verschiedene, relativ häufige Ursachen

A. Falsche Manschettengröße   Dies war früher die häufigste „Hypertonie-Ursache“. Die Fehlerquelle ist leicht zu vermeiden.

B. Angst   Der Besuch beim Arzt, die Angst vor der Spritze, die ungewohnte Umgebung sind heute wohl die geläufigste Ursache eines scheinbar erhöhten Blutdrucks. Wiederholte Messungen, evtl. zu Hause, schließen die Fehlerquelle aus.

C. Adipositas   Der erhöhte Oberarmumfang führt zu fälschlich hohen Blutdruckwerten und erklärt eine Blutdruckerhöhung zumindest teilweise. Dieses Wissen darf nicht

		dazu führen, echte Krankheitssymptome zu überse-hen. Mit Gewichtsabnahme normalisiert sich der Blutdruck.
D.	Essentielle Hypertonie	Auch bei eingehender Untersuchung finden sich keine Hinweise auf eine umschriebene Ursache der Hypertonie. Die Diagnose wird am häufigsten bei Jugendlichen, insbesondere bei solchen mit Überge-wicht, gestellt.
E.	Immobilisierung	Immobilisierung nach orthopädischen oder chirurgi-schen Eingriffen, vor allem bei Gipsverbänden oder zervikaler Traktion können den Blutdruck erhöhen.

II. Nierenerkrankungen

A.	Pyelonephritis	Parenchymatöse Nierenerkrankungen, vor allem die akute und chronische Pyelonephritis, sind die häufig-sten renalen Ursachen einer Hypertonie. Die chroni-sche Pyelonephritis kann symptomarm verlaufen. Eine oder beide Nieren können erkrankt sein.
B.	Einseitige Erkrankungen des Nierenparenchyms	Neben einer Pyelonephritis kommen obstruktive Harnwegserkrankungen, kongenitale Nephropa-thien, Infarkte, und traumatische Veränderungen in Frage.
C.	Veränderungen der Nierenarterien	Stenose, Aneurysma, Arteriitis, Fisteln, fibromusku-läre Dysplasie, Thrombosen der Nierenarterien füh-ren zu Hypertonie. Auskultatorisch sind eventuell Stenose- oder Fistelgeräusche zu hören. Café-au-lait-Flecke weisen auf eine Neurofibromatose hin. Unspe-zifische Symptome sind Kopfschmerzen, Polyurie, Polydipsie und Wachstumsverzögerung.
D.	Akute Glomerulonephritis	Nach Pyelonephritis und Nierenarterienstenosen sind akute Glomerulonephritiden die dritthäufigste renale Hypertonieursache. Ödeme, Hämaturie, Oligurie sind relativ spezifische, Kopfschmerzen, Anorexie, Krankheitsgefühl unspezifische Krankheitssym-ptome. Nach vorausgegangenen Streptokokkener-krankungen sollte gefragt werden. Krampfanfälle und Herzinsuffizienz treten als seltene Komplikation auf.
E.	Andere Nephritiden	Proteinurie, Hämaturie, Leukozyturie, und Zylinder weisen auf die Diagnose hin, die letztendlich nur mittels Nierenbiopsie gesichert werden kann (siehe Kapitel 76, Hämaturie).

F. Purpura Schoenlein-Henoch	Auf die Erkrankung weist das charakteristische grobfleckige Exanthem der Streckseiten der unteren Extremitäten. Bauchschmerzen, Arthritis und Weichteilschwellungen kommen vor.
G. Nierentrauma	Anamnese, Hämaturie und Sonographie führen zur Diagnose.
H. Hydronephrose	Eine akute Hydronephrose kündigt sich gelegentlich durch Erbrechen an. Die vergrößerte Niere ist eventuell zu palpieren.
I. Familiäre Nephritis	Rezidivierende Hämaturie besonders bei interkurrenten Infekten, eventuell Schwerhörigkeit und Nierenerkrankungen in der Familie sind diagnostische Hinweise.
J. Hämolytisch-urämisches Syndrom	Das Syndrom äußert sich klinisch häufig in länger anhaltenden Durchfällen und auffälliger Blässe. Blutausstriche zeigen u. a. Akanthozyten. Eine akute Niereninsuffizienz kann sich entwickeln.
K. Nierenvenenthrombose	Klinische Symptome sind oft Fieber, Hämaturie, Oligurie und Nierentumor.
L. Nierensteine	Sie führen zu Nierenkoliken und Hämaturie, bei Ureterobstruktion eventuell Erbrechen.
M. Nephrotisches Syndrom	Charakteristisches Befundmuster: Ödeme, Proteinurie, Hypalbuminämie und Hypercholesterinämie. Histologisch findet man am häufigsten ,,minimalchange"-Läsionen.
N. Nierenhypoplasie	Einseitige Hypoplasie der gesamten Niere als angeborene, segmentale Vernarbung oder als erworbene Störung nach chronischer Pyelonephritis.
O. Wilms-Tumor	Leitsymptom ist ein abdomineller Tumor, seltener Bauchschmerzen oder Hämaturie. Zwei Drittel der Patienten sind jünger als 3 Jahre.
P. Neuroblastom	Wechselnde Symptomatik: Hypertonie kommt bei 10 bis 50% der Fälle vor.
Q. Akutes Nierenversagen	
R. Zystennieren	Die infantile Form führt im ersten oder zweiten Jahrzehnt zum Nierenversagen. Die Nieren sind palpatorisch vergrößert, und die Leber ist ebenfalls von Zysten durchsetzt. Die Störung wird autosomal rezessiv vererbt. Die adulte, autosomal dominant erbliche Form manifestiert sich im Alter von 30–40 Jahren mit Zeichen der Niereninsuffizienz.

S. Nierentuberkulose

Leukozyturie ohne Keimnachweis sollte an eine Nierentuberkulose denken lassen.

T. Strahlennephritis

U. Retroperitoneale Fibrose

V. Reninproduzierende
    Tumoren

Symptome sind u. a. Polyurie, Polydipsie, Enuresis und eine hypokaliämische Alkalose.

W. Liddle-Syndrom

Es handelt sich um ein wahrscheinlich autosomal dominant erbliches Krankheitsbild mit hypokaliämischer Alkalose, Hypertonie, Polyurie, Polydipsie und Hyposthenurie.

III. Endokrinologische Erkrankungen

A. Adrenogenitales Syndrom

    1. 17-Hydroxylase-
       Mangel

Seltene Form des AGS mit Hypogonadismus, fehlender Entwicklung der sekundären Geschlechtsmerkmale, Pseudohermaphroditismus bei Knaben und Amenorrhoe bei Mädchen.

    2. 11-β-Hydroxylase-
       Mangel

Virilisierung und Wachstumsbeschleunigung.

B. Cushing-Syndrom

Charakteristische Befunde sind Adipositas, Mondgesicht, Büffelnacken, Wachstumsverzögerung, Akne, Hirsutismus, Striae, gerötete Wangen und arterielle Hypertonie.

C. Phäochromozytom

Der Tumor äußert sich in Blutdruckkrisen mit Schwitzen, Wallungen, Tachykardie und Kopfschmerzen. Manchmal ist die Familienanamnese positiv; zuweilen liegt eine Neurofibromatose oder eine multiple Endokrinopathie (Sipple-Syndrom) vor.

D. Hyperthyreose

Der systolische Blutdruck ist erhöht. Weitere diagnostische Hinweise sind Gewichtsverlust, Nervosität, Tremor, Tachykardie, vermehrtes Schwitzen und Exophthalmus.

E. Primärer Hyperaldosteronismus

Das klinische Bild umfaßt u. a. periodische Muskelschwäche, Parästhesien, Tetanie, Wachstumsverzögerung, Polyurie, Polydipsie. Das Serum-Natrium ist erhöht, Kalium erniedrigt, pCO_2 ebenfalls hoch.

F. Primärer Hyperparathyreoidismus

Die klinische Symptomatik dieser ungewöhnlichen Störung wird durch die Hyperkalzämie bestimmt mit Muskelschwäche, Anorexie, Übelkeit, Erbrechen, Obstipation, Polyurie, Polydipsie, Gewichtsverlust und Fieber. Gefahr der Nephrokalzinose mit Hypertonie.

G. Diabetes mellitus

Eine chronische Nephropathie ist bei Kindern selten – sie tritt nach mindestens 10jähriger Diabetesdauer auf.

IV. Herz-Kreislauf-Erkrankungen

A. Aortenisthmusstenose

Charakteristisch sind fehlende Fußpulse und Blutdruckdifferenz zwischen Armen und Beinen.

B. Offener Ductus Botalli

Hinweise sind Maschinengeräusch, erhöhter systolischer Blutdruck und weite Blutdruckamplitude.

C. Arteriovenöse Fistel

Der systolische Druck ist erhöht, gelegentlich auch die Herzfrequenz.

D. Polyzythämie

E. Anämie

Der Blutdruck kann bei schwerer Anämie erhöht sein.

F. Subakute und akute bakterielle Endokarditis

G. Leukämie

H. Pseudoxanthoma elasticum

Gelbliche Papeln an Hals, in den Achselhöhlen, um den Nabel und in der Leistengegend nehmen mit dem Alter zu. Augenhintergrunduntersuchungen zeigen sogenannte angoid streaks und Blutungen. Später entwickelt sich eine systemische Gefäßerkrankung.

I. Takayashu-Krankheit

Bei der ätiologisch unklaren Erkrankung der großen Blutgefäße kommt es zu Gefäßverschlüssen mit entsprechendem Ausfall der Pulse.

V. Neurologische Erkrankungen

A. Erhöhter Schädelinnendruck

Ein Hirnödem nach Trauma, Gefäßprozeß, Meningitis, Enzephalitis oder bei Pseudotumor cerebri kann zur Blutdruckerhöhung führen.

B. Poliomyelitis

C. Guillain-Barré-Syndrom

Charakteristisch ist die aufsteigende Lähmung.

D. Familiäre Dysautonomie

Neben der Hypertonie findet man u. a. fehlende Tränensekretion und Papillae fungiformes der Zunge, verminderte Schmerzempfindung, rezidivierendes Erbrechen, seelische Labilität.

VI. Medikamentös induzierte Hypertonie

A. Sympathikomimetika   In Betracht kommen in erster Linie Nasen- und Augentropfen, Phenylephrin, Ephedrin, Isoproterenol, Adrenalin, Amphetamine und Methylphenidat.

B. Kortikoide

C. Orale Kontrazeptiva

D. Ergotaminpräparate

E. Phenzyklidin

F. Lakritz   Nur bei exzessivem Genuß.

G. Reserpinüberdosierung

VII. Verschiedene Ursachen

A. Verbrennung

B. Kollagenosen   Systemischer Lupus erythematodes, Sklerodermie, Dermatomyositis, Panarteriitis nodosa.

C. Schwermetallvergiftung   Blei- und Quecksilbervergiftung.

D. Hyperkalzämie   Sie kann idiopathisch oder sekundär bei Metastasen oder Sarkoidose auftreten.

E. Stevens-Johnson-Syndrom   Es handelt sich um die schwere bullöse Form des Erythema multiforme mit Beteiligung der Schleimhäute.

F. Hypernatriämie

G. Sichelzellanämie

H. Neoplasmen   Z. B. Rhabdomyosarkom.

I. Tuberöse Sklerose   Symptome sind u. a. ,,white spots'', Café-au-lait-Flecke, Adenoma sebaceum und Krampfanfälle. Autosomal dominant vererbtes Krankheitsbild.

J. Akute intermittierende Porphyrie

K. M. Fabry   Das Angiokeratoma corporis diffusum ist charakterisiert durch rötlich-blaue oder schwarze Angiokeratome, die man meist im unteren Abdominalbereich und am Skrotum findet, selten jedoch vor dem Schulalter. Schmerzattacken, Parästhesien, rezidivierende Fieberschübe und Proteinurie sind andere klinische Symptome.

L. Amyloidose

Die Synkope ist definiert als ein plötzlicher und rasch vorübergehender Bewußtseinsverlust. Sie wird meist durch eine verminderte Durchblutung des Gehirns oder Anoxie verursacht. Wenn sie länger als 20 Sekunden dauert, können klonische Zuckungen auftreten, die eine Epilepsie vortäuschen.

Die Anamnese ist wichtig zur Ermittlung der Ereignisse, die die häufige vasovagale Synkope auslöst. Rezidivierende Episoden bedürfen einer Abklärung des kardialen und zentralnervösen Systems. Die hysterische Ohnmacht ist gekennzeichnet durch ihr dramatisches Erscheinungsbild und die anscheinend fehlende Besorgnis auf Seiten des Kindes.

I. Vasovagale Synkope	Sie ist die häufigste Ursache der plötzlichen Ohnmacht. Oft wird in der Familienanamnese über Synkopen berichtet. Sie treten vor allem bei Jugendlichen auf. Ein einzelner Anfall ist kein Anlaß, an psychische Ursachen zu denken. Die Anfälle werden meist durch Faktoren wie Schmerzen, Aufregung, Hunger, Erschöpfung, langes Stehen, Hitze, Anblick von Blut oder Blutverlust provoziert. Häufige Prodromi sind Benommenheit, Schwindel, kalter Schweiß und Blässe.
II. Hysterische Ohnmacht	Die Ohnmacht dient dazu, Aufmerksamkeit auf sich zu lenken. Dem oft dramatischen Geschehen gehen keine Prodromi voraus. Sie kann sich mehrfach wiederholen. Nur selten zeigen sich die Kinder von dem Anfall berührt. Sie sind meist viel länger als bei einer vasovagalen Synkope nicht ansprechbar.

III. Kardiovaskuläre Ursachen
A. Angeborene Herzfehler
  1. Schwere Aortenstenose
  2. Schwere Pulmonalstenose
	Insgesamt sind diese nur für einen kleinen Prozentsatz aller Synkopen verantwortlich.

 3. Fallotsche Tetralogie
 4. Truncus arteriosus
 5. Transposition der
 großen Gefäße

B. Arrhythmien

 1. Paroxysmale supra-
 ventrikuläre Tachykar-
 die

 2. Adams-Stokes-Anfälle

Ein kompletter atrioventrikulärer Block verursacht Bewußtseinsverlust.

 3. Familiäre paroxysmale
 ventrikuläre Tachykardie

 4. Mitralklappenprolaps

Ein Mitralklappenprolaps ist meist symptomlos. Gelegentlich treten Arrhythmien oder retrostenale Schmerzen auf. Ein spätsystolisches Geräusch über der Herzspitze oder ein mittelsystolischer Klick sind diagnostische Hinweise. Ein Prolaps kann auch bei Marfan-Syndrom, „straight back"-Syndrom, subvalvulärer Aortenstenose oder einem Ostium secundum-Defekt des Vorhofseptums vorkommen.

 5. Kardioauditives Syn-
 drom (Jervall-Lange-
 Nielsen-Syndrom)

Die Ohnmachtsanfälle setzen im Säuglingalter oder in der Kindheit ein. Meist gehen Emotionen oder körperliche Anstrengung voraus. Der Anfall kann leicht, schwer oder sogar tödlich sein. Wahrscheinlich wird er durch Kammerflimmern verursacht. Im Elektrokardiogramm zeigen sich hohe T-Wellen und ein verlängertes QT-Intervall. Hochgradige Innenohrschwerhörigkeit ist ein Teil dieses autosomal rezessiv vererbten Syndroms.

 6. QT-Syndrom ohne
 Schwerhörigkeit

Synkopen beginnen gewöhnlich in der frühen Kindheit und können leicht, flüchtig oder schwer sein mit längerer Bewußtlosigkeit und evtl. Todesfolge. Die Hälfte der von dieser autosomal dominant vererbten Erkrankung Betroffenen stirbt vor Erreichen des Jugendalters. Die Anfälle werden meist durch Aufregung oder körperliche Anstrengung ausgelöst.

C. Primärer pulmonaler
 Hochdruck

D. Karotissinussynkopen

Die Anfälle scheinen mit einem hyperaktiven Karotissinusreflex in Zusammenhang zu stehen, der zu einer Verlangsamung der Herzfrequenz und zu arterieller Hypertonie führt.

E. Orthostase

Plötzliches Aufstehen aus liegender Position führt zu Benommenheit oder Bewußtseinsverlust.

F. Myxom im linken Vorhof

Ein gestieltes Myxom kann die Ausflußbahn des linken Vorhofes blockieren. Es ruft wechselnde Herzgeräusche hervor. Der Tumor kommt u. a. bei tuberöser Sklerose vor.

IV. „Wegbleiben"

Manche Kleinkinder schreien sich bei Ärger oder Frustration weg und können synkopale Anfälle erleiden, eventuell mit muskulären Zuckungen, die von den Eltern für Krampfanfälle gehalten werden. Zwei Arten des „Wegbleibens" sind beschrieben: (1) Zyanose nach Schreien und (2) plötzliche Blässe und Kollaps ohne vorausgegangenes Schreien.

V. Hyperventilation

Langanhaltende Hyperventilation, sei sie willkürlich oder unwillkürlich (bei emotionalem Streß) führt zu Benommenheit, Schwäche, Spasmen an Händen und Füßen und Beklemmung. Bei niedrigem pCO_2 treten Synkopen auf. Eine gefährliche Form der willkürlichen Hyperventilation wird von Schwimmern vor Wettkämpfen geübt. Sie können unter Wasser bewußtlos werden und ertrinken.

VI. Epilepsie

Vor allem atonische Anfälle können Synkopen vortäuschen.

VII. Verschiedene Ursachen

A. Husten

Langandauernde Hustenanfälle können den intrathorakalen Druck erhöhen, den venösen Rückstrom zum Herzen und das Herzzeitvolumen vermindern und so eine Synkope verursachen.

B. Miktion

Eine seltene Form der Synkope tritt während des Wasserlassens auf.

C. Parazentese

Synkopen treten nach zu schneller Drainage von Flüssigkeit aus dem Pleuraraum, der Peritonealhöhle oder der Blase auf.

D. Kleinhirn- oder Stammhirntumoren

Synkopen stellen sich bei Kindern mit diesen Tumoren nach Husten oder Anstrengung ein.

E. Nebennereninsuffizienz   Schwäche, Benommenheit und Bewußtlosigkeit treten bei Nebennierenrindeninsuffizienz vor allem nach
Absetzen der oralen Steroide auf.

F. Schwere Anämie

G. Medikamente   Einige Antihypertensiva führen zu Orthostase und
Bewußtlosigkeit. Antihistaminika verursachen oft
Schwindel und manchmal Synkopen.

Teil 9   Abdomen

61   Aufgetriebenes Abdomen

Ein aufgetriebener Leib ist vieldeutig. Diagnostisch wichtig sind Anamnese und körperliche Untersuchung. Tritt die Auftreibung plötzlich auf mit Erbrechen und Bauchschmerzen, muß an Darmverschluß oder Peritonitis gedacht werden. Ein abdomineller Tumor, Visceromegalie oder Aszites sind relativ leicht zu erkennen und eröffnen jeweils verschiedene diagnostische Möglichkeiten.

I. Allgemeine Ursachen

A.	Haltungsfehler	Eine verstärkte Lendenlordose durch Muskelhypotonie, Bindegewebsschwäche oder physiologischerweise beim Kleinkind, erwecken den Anschein eines aufgetriebenen Abdomens.
B.	Exzessive Nahrungsaufnahme	Säuglinge, aber auch ältere Kinder können so viel essen, daß der Bauch aufgetrieben wird.
C.	Aerophagie	Durch falsche Fütterungstechnik, durch Schnuller, durch Kaugummikauen und während Aufregung und Streß werden große Luftmengen geschluckt. Tympanischer Klopfschall und vermehrter Luftabgang sind hinweisende Symptome.
D.	Chilaiditi-Syndrom	Symptome dieser seltenen Krankheit sind Schmerzen im rechten oberen Quadranten nach Luftschlucken.
E.	Mangelernährung	Atrophierte Extremitäten kontrastieren zum aufgetriebenen Abdomen.
F.	Chronische Obstipation	Die Obstipation wird durch die Anamnese diagnostiziert. Bei hartem Stuhl können im linken unteren Quadranten Kotballen palpabel sein. Die rektale Untersuchung ist Pflicht. Gelegentlich zeigt eine Röntgenaufnahme des Abdomens massive Kotballen, die nicht palpabel waren.

II. Darmverschluß

In den meisten Fällen setzt die Symptomatik akut ein. Erbrechen, Schmerzen und Stuhlverhalten, sowie ein aufgetriebener Leib lenken die Aufmerksamkeit in Richtung eines Darmverschlusses.

A. Störungen beim Neugeborenen

    1. Duodenalatresie — Kurz nach der ersten Fütterung oder nach Aufnahme von Amnionflüssigkeit, schon früher kommt es zu Erbrechen. Das Erbrochene kann gallig sein. Das Epigastrium ist vorgewölbt.

    2. Gastrointestinale Atresie oder Stenose — Der zeitliche Beginn hängt von der Höhe des Verschlusses ab. Meistens setzen die Symptome aber in den ersten beiden Tagen ein. Mekonium kann die Stenose passieren.

    3. Analatresie

    4. Tracheoösophageale Fistel — Husten und Regurgitation schaumigen Speichels sind häufiger als ein geblähter Bauch.

    5. Mekoniumileus — Bis zu 25% der Kinder mit einer zystischen Fibrose haben in der Neonatalperiode einen Mekoniumileus.

    6. Mekoniumperitonitis — Sehr häufig ist die Peritonitis Folge einer intestinalen Atresie oder eines Mekoniumileus. Die Säuglinge wirken krank, haben ein stark geblähtes Abdomen, Flankenödeme, Ödeme der Genitalien und erweiterte Bauchwandvenen.

    7. Nekrotisierende Enterokolitis — Gefährdet sind vor allem Neugeborene mit Perinatalschäden. Frühzeichen sind Erbrechen, Lethargie, Temperaturinstabilität, Apnoe und ein aufgetriebener Bauch.

    8. M. Hirschsprung — Erbrechen, ein aufgetriebenes Abdomen und Obstipation sind Frühzeichen. Die Erkrankung kann sich jedoch auch spät manifestieren.

    9. Magenperforation — Erbrechen, Nahrungsverweigerung, Atemnot, Zyanose und ein aufgetriebenes Abdomen sind Symptome einer Magenperforation.

B. Krankheiten mit einem späteren Beginn

    1. Inkarzerierte Hernien — Am häufigsten sind Leistenhernien inkarzeriert.

    2. Invagination — Kolikartige Bauchschmerzen, aufgetriebener Leib und ein walzenartiger Bauchtumor lassen an der Diagnose wenig Zweifel.

    3. Malrotation mit Volvulus — Bauchdeckenspannung und Schock folgen rasch aufeinander.

    4. Bezoar — Haare, Gemüsereste und Kasein agglutinieren und führen zum Darmverschluß. Der Leib ist gespannt und vorgewölbt, im Epigastrium ist der Bezoar evtl. zu tasten.

    5. Intestinale Tumoren — Bei Kindern selten.

III. Abdominale Resistenzen

A. Neoplasien
    1. Wilms-Tumor
    2. Neuroblastom   Bei kleinen Kindern können Lebermetastasen den Bauch auftreiben.

    3. Lebertumoren   Hepatome, Hämangiome oder Abszesse können groß genug sein, um den Bauch vorzuwölben.

    4. Lymphome
    5. Ovarialtumoren   Bauchschmerzen sind durch die Torsion des Ovarialstiels verursacht.

B. Speicherkrankheiten   Vergrößerung von Leber und Milz treiben den Bauch auf. Siehe auch Kapitel 64 und 65, Hepatomegalie und Splenomegalie.

    1. M. Tay-Sachs
    2. M. Gaucher
    3. Glykogenspeicherkrankheiten
    4. Mukopolysaccharidosen

C. Pankreaszysten   Völlegefühl im linken oberen Quadranten oder im Epigastrium gehen mit Aszites einher. Bauchtrauma in der Anamnese.

D. Erkrankungen der Gallenblase
    1. Choledochuszyste   Oft Trias von Bauchschmerzen, Resistenz im rechten oberen Quadranten und Ikterus.

    2. Hydrops   Die akute Schwellung der Gallenblase geht mit Bauchschmerzen und einer Vorwölbung des rechten oberen Quadranten einher.

E. Zysten im Peritoneum, Mesenterium oder Omentum   Die zunehmende Vorwölbung des Bauches ist meist das einzige Symptom.

F. Amyloidose   Primäre und sekundäre Amyloidose können die Leber stark vergrößern.

G. Störungen des Urogenitaltraktes
    1. Hydronephrose
    2. Gefüllte Blase
    3. Zystenniere   Bei der infantilen Form kann die Vorwölbung des Abdomens das einzige Zeichen sein.

    4. Schwangerschaft   Bei postpubertären Mädchen mit einer Vorwölbung des unteren Abdomens sollte immer an eine Schwangerschaft gedacht werden.

     5. Hydrometrokolpos   Ein nicht perforiertes Hymen oder eine Vaginalatresie
                                       führt zu massiver Vergrößerung des Uterus durch
                                       aufgestaute Sekrete und Blut.

H.   Anteriore Meningozele

IV. Aszites

Vorgewölbte Flanken, gedämpfter Klopfschall und eine Flüssigkeitswelle sind Zeichen eines Aszites. Siehe auch Kapitel 62, Aszites.

V. Infektionen und Entzündungen

A.   Peritonitis
     1. Bakteriell   Starke Bauchschmerzen und abgeschwächte oder fehlende Darmgeräusche sind Symptome einer Peritonitis.
     2. Gallig   Galle im Bauchraum löst schweres Krankheitsgefühl, Bauchschmerzen, Fieber und Schock aus. Der Leib ist aufgetrieben.
     3. Tuberkulös   Die tuberkulöse Peritonitis beginnt meist schleichend ohne Schmerzen oder Druckempfindlichkeit.

B.   Bauchabszeß

C.   Botulismus   Nausea, Erbrechen, verschwommenes Sehen, Doppeltsehen und Völlegefühl, später Schwäche und Appetitlosigkeit setzen einige Stunden oder erst Tage nach der Aufnahme des Toxins ein.

D.   Amöbiasis   Ein großer Leberabszeß wölbt den rechten oberen Quadranten oder den ganzen Bauch vor. Diarrhoe, Bauchschmerzen und Wachstumsretardierung gehören zum klinischen Bild.

E.   Malaria   Hepatosplenomegalie kann den Bauch vorwölben.

F.   M. Crohn   Ein aufgetriebener Bauch kann neben Gewichtsverlust, Fieberschüben oder -kontinua, Anorexie und intermittierender Diarrhoe vorhanden sein.

G.   Colitis ulcerosa   Diarrhoe und Bauchschmerzen sind die häufigsten Symptome. Ein aufgetriebenes Abdomen findet sich erst im Rahmen eines toxischen Megakolons mit Stuhlverhalten und Darmerweiterung.

H.   Angeborene Zytomegalie

VI. Endokrine und metabolische Störungen

A.   Hypothyreose   Der Bauch ist vorgewölbt, häufig mit einer Nabelhernie.

B. Rachitis

Ein vorgewölbtes Abdomen ist Folge der Muskelhypotonie bei Rachitis.

VII. Malabsorption

A. Zöliakie

Symptome einer floriden Gluten-Enteropathie sind Gedeihstörung, chronische Diarrhoe, Muskelatrophie, Dysphorie und Anorexie, sowie ein vorgewölbtes Abdomen.

B. Zystische Fibrose

Der Bauch kann bei Kindern mit Steatorrhoe und Gedeihstörungen oder zusammen mit rezidivierenden Bauchschmerzen und intermittierendem Subileus aufgetrieben sein.

C. Abetalipoproteinämie

In den ersten Lebensmonaten ist das Wachstum verzögert, im ersten Lebensjahr kommen Steatorrhoe und ein aufgetriebener Bauch hinzu. Ataxie und Schwäche entwickeln sich später.

VIII. Verschiedene Ursachen

A. Hypokaliämie

Sie kann zu Ileus mit Erbrechen und Blähbauch führen.

B. β-Thalassämie

Während des ersten halben Lebensjahres sind Blässe, Unruhe, Anorexie, Fieber und ein vergrößertes Abdomen durch die Hepatosplenomegalie Teil des klinischen Bildes.

C. Kohlenhydrat-Intoleranz

Symptome sind Blähbauch mit kolikartigen Bauchschmerzen.

D. Skorbut

Die Auftreibung des Bauches ist eine spätere Manifestation des Vitamin C-Mangels.

E. Beriberi

Thiamin-Mangel manifestiert sich mit einer peripheren Neuropathie, Enzephalopathie und Herzversagen.

F. Fehlende Bauchmuskulatur

Das ,,prune belly"-Syndrom geht mit Anomalien des Harntrakts einher.

G. Pneumoperitoneum

Magen- oder Darmperforation führen zu freier Luft im Abdomen. Eine Peritonitis bildet sich rasch aus.

H. Beckwith-Wiedemann-Syndrom

Makroglossie, Visceromegalie und Omphalozele oder Nabelhernie lassen an dieses Syndrom denken.

I. Chloramphenicolintoxikation

Das Syndrom des ,,grauen Babys" tritt bei Säuglingen nach Chloramphenicolüberdosierung auf. Es entwickelt sich ein schockähnliches Bild mit einem aufgetriebenen Bauch.

62　Aszites

Aszites ist die intraperitoneale Ansammlung von Flüssigkeit. Es gibt generell drei Ursachen: 1. Ein verminderter onkotischer Druck des Blutplasmas, 2. ein Verschluß der Venen oder des lymphatischen Abflusses, und 3. eine Irritation des Peritoneums durch Infektion, Trauma oder Neoplasie. Oft wirken mehrere Mechanismen zusammen.

In diesem Kapitel sind die Krankheiten mit Aszites in vier Gruppen unterteilt: Krankheiten in der Neonatalperiode und später auftretende Aszitesformen mit plötzlichem, subakutem und schleichendem Beginn.

I. Neugeborenenperiode

A. Erkrankungen des Urogenitaltrakts

　1. Verschluß mit Perforation

Im Aszites wird Urin gefunden. In einigen Fällen ist die Perforationsstelle schwer zu lokalisieren. Urethralklappen, einseitige Ureterstenosen und Atresie der Urethra sind Ursachen.

　2. Hydrometrokolpos

Das klinische Bild täuscht einen Aszites vor, wenn der Uterus durch Sekret stark aufgetrieben ist. Die Sekrete können in die Peritonealhöhle übertreten und tatsächlich zu einem Aszites führen.

　3. Rupturierte perinephritische Zyste

　4. Angeborene Nephrose

Eine kongenitale Nephrose ist selten und äußert sich in Ödemen und Aszites.

　5. Nierenvenenthrombose

Vergrößerte Nieren, Oligurie und Hämaturie sind frühe Befunde. Später kann sich ein Aszites ausbilden.

B. Peritonitis

　1. Mekoniumperitonitis

Neugeborene mit einer pränatalen Darmperforation sind meist akut krank mit Tachypnoe, stöhnender Atmung und Zyanose. Die Bauchwandvenen sind dilatiert. Seltener verläuft die Krankheit oligosymptomatisch mit aufgetriebenem Bauch und Hydrozelen. Eine postnatale Darmperforation führt zu einem akuten Krankheitsbild. Röntgenaufnahmen zeigen Luftsicheln und Flüssigkeitsspiegel.

2. Gallige Peritonitis

Neugeborene erkranken selten und sind weniger akut betroffen als ältere Kinder. Fluktuierender Ikterus, acholische Stühle, Leistenhernien und ein aufgetriebener Bauch sind diagnostische Hinweise.

3. Akute bakterielle Peritonitis

Es handelt sich um ein akutes Krankheitsbild nach akuter Appendizitis, Perforation von Hohlorganen, Darmgangrän, Trauma und Septikämie.

C. Chylusaszites

Die Ätiologie wird selten geklärt. Die Kinder wirken nicht krank. Der Aszites ist durch eine hohe Fettkonzentration milchig. Er beginnt schleichend und kann mit Pleuraerguß und Lymphödemen der Extremitäten einhergehen.

D. Störungen, die zu Hydrops führen.

1. Erythroblastosis fetalis

Meist infolge einer Rh-Inkompatibilität entwickeln sich Aszites und Anasarka. Selten liegt eine Inkompatibilität im ABO-System zugrunde.

2. Herzinsuffizienz

Pränatale Ursachen sind u. a. vorzeitiger Verschluß des foramen ovale und supraventrikuläre Tachykardie.

3. Anomalien des peripheren Kreislaufs

Arteriovenöse Fisteln, Hämangioendotheliome, Thrombosen der Nabel- oder Chorionvene, fetofetale und feto-maternale Transfusionen können Hydrops und Aszites hervorrufen.

4. Fetale Infektionen

In Frage kommen Zytomegalie, Toxoplasmose, angeborene Hepatitis, angeborene Syphilis, Leptospirose und Chagas-Krankheit.

5. Neoplasien

An Chorionangiome der Plazenta, Chorionkarzinome in situ und fetale Neuroblastomatose ist zu denken.

6. Verschiedene Ursachen
   a) Thalassämie
   b) mütterlicher Diabetes mellitus
   c) Letale Chondrodysplasien
   d) Lymphangiektasen der Lunge
   e) Rupturierte Ovarialzysten
   f) Zystische adenoma-

toide Lungendys-
plasie

g) Angeborene Stoff-
wechselanomalien

Hydrops wurde u. a. bei Sialidose und Gm_1-Ganglio-
sidose beobachtet.

II. Akuter Beginn

A. Akute bakterielle Peritonitis

Schlagartiger Beginn schwerer Bauchschmerzen mit
Fieber und einem aufgetriebenen Bauch, Aszites oder
Exsudat sprechen für die Diagnose. Kinder mit einer
Nephrose sind prädisponiert.

B. Gallige Peritonitis

Galleübertritt in die Peritonealhöhle führt zu einem
akuten, schweren Krankheitsbild mit aufgetriebenem
Abdomen, Druckschmerzhaftigkeit, Fieber und
Schock.

C. Akute hämorrhagische
Peritonitis

Hinweise sind eine bläuliche Verfärbung periumbili-
kal oder in den Flanken. Ein hämorrhagischer Pleuraerguß kann zusätzlich vorhanden sein.

D. Budd-Chiari-Syndrom

Der Bauchumfang nimmt plötzlich zu. Bauchschmerzen, Hepatomegalie und seltener Splenomegalie und Ikterus treten auf. Der Verschluß der V. hepa-
tica kann durch Hepatome, Hypernephrom, Leukämie, Sichelzellanämie, entzündliche Erkrankungen
des Darmes und allergische Vaskulitiden bedingt sein.

E. Akute Glomerulonephritis

Aszites ist selten und meist von anderen Symptomen
überschattet.

III. Subakuter Beginn mit anderen Symptomen

A. Zirrhose

Aszites entwickelt sich im Verlauf einiger Krankheiten, die aus anderen Symptomen diagnostiziert werden.
Eine Leberzirrhose ist die Hauptursache des Aszites
nach der Neonatalperiode. Sie manifestiert sich meist
als portale Hypertension mit Splenomegalie, Ösophagusvarizen, Hämatemesis und Aszites. Die Ursache
der Zirrhose ergibt sich evtl. aus der Anamnese. Der
Aszites entwickelt sich schleichend oder subakut.

1. Verschluß der Gallen-
wege

a) Gallengangsatresie

Beim Neugeborenen prägen Verschlußikterus mit
Vergrößerung von Leber und Milz das klinische Bild.
Später kommen Wachstumsretardierung und Aszites
hinzu.

b) Choledochuszyste

Frühzeichen sind Bauchschmerzen, Ikterus und Resistenz im rechten oberen Quadranten.

c) Zystische Fibrose

Eine biliäre Zirrhose tritt spät im Krankheitsverlauf auf.

d) Aszendierende
   Cholangitis

e) Steine, Tumoren

Steine und Tumoren sind seltene Ursachen eines Verschlusses der Gallenwege. Sie können bei langer Dauer zu Zirrhose führen.

2. Infektionen
   a) Leberentzündungen

Hepatitis A, B, non-A-non-B, Röteln, Coxsackie, Zytomegalie, Herpes simplex, Toxoplasmose, Syphilis, neonatale Hepatitis aus anderen Gründen, aufsteigende Cholangitis führen sämtlich zu einer chronischen Hepatitis mit Zirrhose. An eine chronisch-aktive Hepatitis läßt klinisch ein rezidivierender oder über 4 Wochen und länger andauernder Ikterus, evtl. mit Arthritis, Fieber, Erythema nodosum, Lethargie und Hepatosplenomegalie denken.

   b) Colitis ulcerosa
   c) Regionale Enteritis
3. Vaskuläre Ursachen
   a) Konstriktive Perikarditis

Zeichen einer Herzerkrankung müssen nicht vorhanden sein. Hepatomegalie und Dyspnoe nach körperlicher Belastung treten vor dem Aszites auf. Die Leber ist weich.

   b) Herzinsuffizienz

Aszites kommt bei Kindern mit einer chronischen Rechtsherzinsuffizienz vor. Ursachen sind Pulmonalstenose, Trikuspidalatresie und pulmonaler Hochdruck.

   c) Hereditäre hämorrhagische Teleangiektasien

Teleangiektasien der Haut gehen mit solchen der Leber einher. Durch den arteriovenösen Shunt entwickelt sich eine Leberzirrhose.

4. Genetische und metabolische Störungen
   a) M. Wilson

Neurologische, hämatologische oder gastrointestinale Symptome weisen auf die Diagnose. Zirrhose mit Aszites oder Hämatemesis sind ein Frühsymptom sein.

   b) Alpha$_1$-Antitrypsin-Mangel

Neugeborene haben manchmal einen verstärkten Ikterus, ältere Kinder eine Zirrhose.

   c) Galaktosämie

Frühsymptome sind Erbrechen, Ikterus, Hepatosplenomegalie, Gedeihstörung und Corneatrübung.

d) Glykogenspeicher- krankheit Typ IV	Hepatomegalie und verminderter Muskeltonus gehen den Zeichen einer Zirrhose voraus.
e) Tyrosinämie	Säuglinge mit der akuten Form erkranken in den ersten 6 Lebensmonaten mit Erbrechen, Diarrhoe, Hepatosplenomegalie, Ödemen, Aszites und Gedeihstörung. Ikterus kommt in der Hälfte der Fälle vor. Bei der chronischen Form kann die Zirrhose das erste Zeichen sein.

5. Medikamente

a) Venenverschluß- krankheit	Zirrhose, Splenomegalie und Aszites treten nach Einnahme von Giften, z. B. dem sog. ,,Busch-Tee'' der karibischen Inseln auf.
b) Hepatotoxische Medikamente	Methotrexat und ähnliche Verbindungen können zu Aszites führen.

B. Nierenerkrankung

1. Lipoidnephrose	Ödeme, Proteinurie, Hypoproteinämie und Hypercholesterinämie kennzeichnen die Lipoidnephrose. Aszites kann vorkommen.

2. Chronisches Nieren-
   versagen

C. Malignome
   1. Leukämie
   2. M. Hodgkin

3. Granulosazelltumoren des Ovars	Aszites ist manchmal Teil des bei jungen Mädchen auftretenden Symptomkomplexes von prämaturer Thelarche, Pubarche, beschleunigtem Längenwachstum und intermittierenden vaginalen Blutungen.
D. Systemischer Lupus erythematodes	Ist die Serosa mitbetroffen, kann es in seltenen Fällen zu Aszites kommen.

E. Kwashiorkor

F. Vaskulitis	Das Krankheitsbild beginnt mit Schmerzen, Nausea, aufgetriebenem Abdomen, Erbrechen, Diarrhoe und Gewichtsverlust.

IV. Schleichender Beginn

A. Pankreatitis	Bauchschmerzen sind das häufigste Symptom. Sie brauchen nicht akut und schwer zu sein wie beim Erwachsenen, und der Aszites bildet sich langsam aus. Trauma, z. B durch Kindesmißhandlung kann zu einer chronischen Pankreatitis führen.

B.   Eiweißverlustenteropathie

Eine Reihe von Krankheiten führen zur Eiweißverlustenteropathie mit chronischer Diarrhoe und
krampfartigen Bauchschmerzen.

C.   Intraperitoneale Tumoren

Diese Tumoren können einen Verschluß der Vena
cava oder der Lebervenen verursachen, sich in der
Peritonealhöhle absiedeln oder in die Leber metasta-
sieren. In allen Fällen kommt es zu Aszites.

D.   Tuberkulöse Peritonitis

Sie beginnt oligosymptomatisch mit subfebrilen
Temperaturen.

E.   Chylusaszites

Ein aufgetriebenes Abdomen ist meist der einzige
Befund. Ursache des Chylusaszites ist eine Verletzung, ein Verschluß oder eine Anomalie des Ductus
thoracicus.

V. Scheinbarer Aszites

A.   Zysten des Omentums
      oder des Mesenteriums
B.   Zoeliakie
C.   Megakolon

63 Bauchschmerzen

Bauchschmerzen sind ebenso häufig wie unspezifisch. In der folgenden Zusammenstellung werden rezidivierende und akute Bauchschmerzen unterschieden. Beide Gruppen überschneiden sich natürlich, einzelne Rezidive können zum Beispiel akut erscheinen und umgekehrt können akute Bauchschmerzen auch wiederkehren.

Es werden häufige, weniger häufige und seltene Ursachen unterschieden. Traumatisch bedingte akute Bauchschmerzen sind gesondert aufgeführt. Diagnostisch entscheidend ist die Anamnese. Besonders zu fragen ist nach auslösenden Faktoren und systemischen Symptomen.

I. Rezidivierende Bauchschmerzen

A. Häufige Ursachen

1. Nabelkoliken

Bis zu 20% aller Kinder, vor allem zwischen 5 und 12 Lebensjahren, haben chronische Bauchschmerzen. Die Ursache ist unbekannt. Die Schmerzen sind schlecht lokalisierbar, die Kinder zeigen meist auf den Bauchnabel. Sie dauern normalerweise weniger als eine Stunde, meist nur Minuten. Die Kinder legen sich hin und sind blaß. Lassen die Schmerzen nach, ist es als wäre nichts geschehen. Appetit und Wachstum sind nicht beeinträchtigt. Andere Familienangehörige haben häufig ähnliche Beschwerden.

2. Laktoseintoleranz

Ein Drittel aller Kinder mit sog. Nabelkoliken soll eine Laktoseintoleranz haben. Blähungen und krampfartige Bauchschmerzen nach Laktoseaufnahme kommen besonders in Bevölkerungsgruppen mit hoher Laktoseintoleranzinzidenz (Neger, Orientalen, Indianer) gehäuft vor.

3. Psychogene Bauchschmerzen

Bauchschmerzen sind oft ein Signal: hinter ihnen kann der Wunsch stecken, nicht in die Schule gehen zu müssen, oder sie können ein unbewußter Ruf nach Beachtung oder Hilfe sein, z. B. bei Mißhandlung oder Vernachlässigung. Sie sind eine geläufige Reaktion auf Streß. Es ist Aufgabe des Arztes die Situation zu ergründen, auf die das Kind durch sein Symptom Bauchschmerzen aufmerksam macht.

4. Allergisches Anspannungs-Erschöpfungssyndrom

Bauchschmerzen sind das Hauptsymptom dieses wenig verstandenen Symptomenkomplexes. Ursache sollen Nahrungsmittelallergien sein. Kopfschmerzen, Irritabilität, Lethargie und Beinschmerzen können die Bauchschmerzen begleiten.

5. Obstipation

Chronische Obstipation kann zu unbestimmten, rezidivierenden Bauchschmerzen durch Kolonspasmus führen. Die Ursache der Obstipation ist durch Ernährungsanamnese, rektale Untersuchung und evtl. weiterführende Maßnahmen abzuklären.

6. Irritables Kolon

Bauchkrämpfe treten gehäuft bei Streß auf. Andere Familienmitglieder sind evtl. auch betroffen. Die Stuhlfrequenz ist erhöht, die Stuhlkonsistenz wechselt.

7. Dysmenorrhoe

Diese recht diffuse Störung ist bei Jugendlichen und jungen Erwachsenen sehr häufig. Das Unwohlsein beginnt mit Einsetzen einer regelmäßigen Ovulation und scheint an die Freisetzung endometrialer Prostaglandine gekoppelt zu sein.

8. Mittelschmerz

Ovulationsschmerzen in der Mitte des Zyklus treten häufig nur einseitig auf, vor allem rechts. Der Bauch ist berührungsempfindlich. Abwehrspannung und sogar eine Leukozytose werden manchmal gefunden.

B. Weniger häufige Ursachen

1. Magen- oder Duodenalulkus

Nur die Hälfte der Kinder mit einem peptischen Ulkus zeigt das klassische Bild mit brennenden epigastrischen Schmerzen, die durch Fasten verstärkt und durch Nahrungsaufnahme oder Antazida gemildert werden. Leitsymptome sind Erbrechen und gastrointestinale Blutungen.

2. Parasiten

Parasiten machen nur selten Beschwerden, obwohl sie häufig für Bauchschmerzen verantwortlich gemacht werden. Dies gilt insbesondere für die Askaridiasis. Bei sehr starkem Parasitenbefall treten gelegentlich krampfartige Bauchschmerzen mit Abgeschlagenheit, Lethargie, Blähungen, Diarrhoe, Völlegefühl und Anorexie auf.

3. Aerophagie

Das Kind hat vermehrt Blähungen und stößt häufig auf. Exzessives Kaugummikauen ist eine Ursache. Bei Schmerzen im rechten oberen Quadranten ist an ein Chilaiditi-Syndrom zu denken, d. h. an ein zwischen Leber und Zwerchfell interponiertes Kolon, das bei starker Luftfüllung Schmerzen bereitet.

4. Entzündliche Darmerkrankungen

Regionale Enteritis und Colitis ulcerosa sind zu Beginn symptomarm. Diarrhoe, Blutung, Gewichtsverlust, Fieber, Anämie, Wachstumsretardierung treten im Verlauf der Erkrankung auf.

5. Sichelzellanämie

Abdominelle Krisen und andere Gefäßverschlußsyndrome treten auf.

6. Harnwegserkrankungen

Chronische Pyelonephritis, Hydronephrose, Ureterozelen und andere Störungen des Urogenitaltraktes gehen mit rezidivierenden Bauchschmerzen einher.

7. Tumoren

Alle intraabdominellen raumfordernden Prozesse, zum Beispiel Splenomegalie, Hepatomegalie, Ovarialzysten, Teratome, Bezoare, Wilms-Tumor und Neuroblastom können Bauchschmerzen hervorrufen. Sorgfältige Palpation des Abdomens ist Pflicht.

8. Hiatushernie

Sie führt zu epigastrischen oder retrosternalen Schmerzen. Reflux von Mageninhalt in den distalen Ösophagus verursacht „Herzbrennen", das im Liegen zunimmt. Ein Torsionsspasmus des Halses ist ein weiterer Hinweis auf eine Hiatushernie (Sandifer-Syndrom).

9. Medikamente

Die Diagnose ist meist leicht. In Frage kommen vor allem Azetylsalizylsäure, Antibiotika, Antikonvulsiva und Bronchodilatatoren.

10. Kollagenosen

Bauchschmerzen treten nicht selten bei juveniler rheumatoider Arthritis und systemischem Lupus erythematodes auf.

C. Seltene Ursachen

1. Migräne

Ob rezidivierende Bauchschmerzen eine Variante oder Wesensbestandteil der Migräne sind, ist unbekannt. Zyklisches Erbrechen kommt vor.

2. Abdominale Epilepsie

Die Differentialdiagnose gegenüber der Migräne ist schwierig.

3. Familiäres Mittelmeerfieber

Diese Krankheit ist gekennzeichnet durch kurzdauernde Anfälle fieberhafter Peritonitis, Pleuritis oder Synovitis. Der Erbgang ist autosomal rezessiv.

4. Hereditäres angioneurotisches Ödem

Rezidivierende anfallsartige Bauchschmerzen werden häufig von Schwellungen an den Extremitäten und gelegentlich von lebensbedrohlichem Larynxödem begleitet.

5. Diskitis	Bauchschmerzen können Symptom einer entzündeten Zwischenwirbelscheibe sein. Rückenschmerzen stellen sich ein, und die Beweglichkeit ist eingeschränkt.
6. Endometriose	
7. Rezidivierende Pankreatitis	Die Erkrankung kann ererbt sein oder mit zystischer Fibrose, Hyperparathyreoidismus und Hyperlipoproteinämie einhergehen. Die Abdomenleeraufnahme zeigt im späteren Verlauf Kalkherde im Pankreas.
8. Hirntumor	Andere Symptome eines erhöhten Hirndrucks stehen im Vordergrund.
9. Hyperthyreose	Nervosität, Gewichtsverlust, Wärmeintoleranz und Tachykardie weisen auf die Diagnose.
10. M. Addison	Anorexie, Gewichtsverlust, Lethargie und Muskelschwäche sprechen für eine Nebenniereninsuffizienz.
11. Porphyrie	Mäßige bis schwere, oft kolikartige Schmerzen und schwere Obstipation sind typische Symptome der vor der Pubertät seltenen Erkrankung.
12. Schwermetallvergiftung	Bauchschmerzen sind Frühzeichen einer Blei-, Arsen- oder Quecksilbervergiftung.
13. Darmduplikaturen	Sie führen zu einer Verschlußsymptomatik, seltener zu Ulzerationen durch ektope Magenmukosa.
14. Wirbelkörpertuberkulose	
15. Choledochuszysten	Resistenzen im rechten oberen Quadranten, Ikterus und Bauchschmerzen weisen auf diese Möglichkeit hin.
16. Syndrom der A. mesenterica sup.	Dieses Syndrom tritt bei Teenagern auf, die stark an Gewicht verloren haben oder in Gipsschalen lagen. Erbrechen, Nausea, Blähungen und frühes Sättigungsgefühl charakterisieren die durch Fettgewebsverlust in der Mesenterialwurzel bedingte Kompression des Dünndarms durch die A. mesenterica sup.
17. Abdominale Angina	Kolikartige Bauchschmerzen treten nach den Mahlzeiten auf, später kommt es zu Gewichtsverlust. Oft ist ein Gefäßgeräusch über dem Epigastrium zu hören.
18. Arrhythmien	Vor allem die paroxysmale supraventrikuläre Tachykardie kann Schmerzen verursachen.
19. Hyperlipoproteinämie	Der familiäre Typ I ist gekennzeichnet durch eruptive Xanthomatose, Lipämia retinalis, rezidivierende

Bauchschmerzen, Pankreatitis und Hepatosplenomegalie. Typ IV führt zu einer Pankreatitis, wenn der
Triglyzeridspiegel sehr hoch ist.

20. Supraumbilikale Her-   In einigen Fällen kann der Schmerz nicht der tastba-
nie   ren Vorwölbung oberhalb des Bauchnabels zugeord-
net werden.

21. Hämatokolpos   Das Hymen ist vorgewölbt und nicht perforiert. Im
unteren Bauchraum sind Resistenzen tastbar.

22. Mesenteriale Zysten

23. Aortenisthmusstenose   Arterielle Hypertonie mit schwachen Femoralispul-
sen ist typisch.

24. Familiäre Dysautono-
mie

25. Zystische Fibrose   Schmerzen können eine Manifestation eines Meko-
niumileus-ähnlichen Syndroms bei älteren Kindern
mit einer zystischen Fibrose sein.

26. Transiente Eiweißver-   Die Krankheit beginnt mit Anorexie, Erbrechen oder
lustenteropathie   Bauchschmerzen. Generalisierte Ödeme folgen später.

II. Akute Bauchschmerzen

Ursachen rezidivierender Bauchschmerzen können
auch akute Bauchschmerzen auslösen.

A. Häufige Ursachen
1. Akute Appendizitis   Lagevariationen des Appendix führen zu atypischen
Bildern. Fieber, Anorexie und Erbrechen sind dia-
gnostische Hinweise.

2. Lymphadenitis   Vergrößerte Lymphknoten im terminalen Ileum,
mesenterialis   z. B. durch eine virale Infektion täuschen eine akute
Appendizitis vor; der Schmerz ist aber weniger deut-
lich lokalisiert.

3. Gastroenteritis   Bei der meist viral bedingten Gastroenteritis ist die
Diarhoe stärker ausgeprägt als bei der Appendizitis.
Es gibt keinen Loslaßschmerz, die Darmgeräusche
sind hyperaktiv und der Schmerz ist meist diffus.

4. Bakterielle Gastro-   Infektionen mit Shigellen, Yersinia, Campylobacter
enteritis   und gelegentlich Salmonellen können zu Bauchschmerzen führen.

5. Pharyngitis   Vor allem die Streptokokken-Pharyngitis kann mit
Bauchschmerzen und Erbrechen einhergehen und so
ein akutes intestinales Geschehen vortäuschen.

6. Pneumonie   Kinder mit einer Pneumonie des rechten Unterlap-

pens haben häufig Bauchschmerzen. Die sorgfältige Auskultation der Lunge und die Messung der Atemfrequenz führen zur richtigen Diagnose.

7. Akute Pyelonephritis

Sie äußert sich nicht selten ausschließlich in gastrointestinalen Symptomen wie Erbrechen, Bauchschmerzen und Diarrhoe.

8. Diätfehler

Menge und Art der Nahrung und Flüssigkeit, die vor Beginn der Schmerzen eingenommen wurden, sollten erfragt werden.

9. Nahrungsmittelvergiftung

Erbrechen und Diarrhoe sind häufige Begleiterscheinungen einer Nahrungsmittelvergiftung. Andere Familienangehörige sind evtl. auch erkrankt.

B. Weniger häufige Ursachen

1. Entzündungen der weiblichen Beckenorgane

Die Schmerzen sind am stärksten während der Menstruation. Schmerzen im rechten oberen Quadranten können durch eine gonorrhoische Perihepatitis verursacht sein (Fitz-Hugh-Curtis-Syndrom).

2. Hypoglykämie

3. Diabetes mellitus

Bauchschmerzen sind eine häufig übersehene Manifestation einer diabetischen Ketoazidose. Die Kinder haben eine Polyurie und Polydipsie. Die Atmung ist schwer und tief.

4. Hepatitis

Erbrechen und Anorexie kommen vor. Auftretende Bauchschmerzen sind schlecht lokalisierbar.

5. Infektiöse Mononukleose

6. Lymphadenitis inguinalis

Eine Verletzung oder Infektion der unteren Extremität kann Tage bis Wochen vor dem Beginn der Bauchschmerzen zurückliegen. Die Schmerzen werden auch in die Hüften lokalisiert.

7. Purpura Schönlein-Henoch

Petechien, vor allem an der unteren Extremität, seltener Arthritis, Nephritis und lokale Hautödeme führen zur Diagnose.

8. Herpes zoster

Akute Bauchschmerzen können der Eruption der Bläschen auf der Bauchwand vorausgehen.

9. Invagination

Akute, schwere und wiederholte Schmerzepisoden gehen manchmal mit Erbrechen einher. In den Schmerzintervallen sind die Kinder lethargisch. Die rektale Untersuchung fördert dunklen, schleimigen Stuhl mit aufgelagertem Blut.

10. Meckelsches Divertikel

Profuse, schmerzlose rektale Blutungen sind häufiger als Schmerzen, die eine Appendizitis vortäuschen.

	Perforation kann zu einer Peritonitis, das Divertikel zu einer Invagination führen.
11. Peritonitis	Ein gespannter, druckdolenter Bauch mit Loslaßschmerz ist typisch. Die Darmgeräusche sind vermindert oder fehlen. Akutes Krankheitsbild.
12. Bridenileus	Briden bilden sich nach Peritonitis oder Operationen. Die Darmgeräusche sind metallisch, Erbrechen ist häufig.
13. Volvulus	Intermittierende Schmerzen kündigen den Volvulus des Mitteldarms an; Schock kann schnell folgen.
14. Cholezystitis, Cholelithiasis, akuter Hydrops	Gallensteine bilden sich u. a. bei hämolytischen Anämien. Ein Gallenblasenhydrops ist gewöhnlich tastbar.
15. Akute Glomerulonephritis	
16. Leukämie, Lymphom	
17. Akutes rheumatisches Fieber	
18. Akute Pankreatitis	Sie beginnt mit epigastrischen Schmerzen. Es folgt galliges Erbrechen.
19. Elektrolytstörungen	Hypokaliämie kann zu Ileus und Schmerzen führen.
20. Hernien	Strangulierte, inkarzerierte Hernien sind sehr schmerzhaft.
21. Abdominelle Abszesse	Zu nennen sind perinephritische, Psoas-, subdiaphragmatische und andere Abszesse.
C. Seltene Ursachen	
1. Verschluß der Mesenterialarterien	Das Abdomen ist aufgetrieben, Nausea und Erbrechen entwickeln sich, rasch gefolgt von Schock.
2. Hodentorsion oder -tumor	Schmerzen sind meist im Skrotum oder im unteren Abdomen lokalisiert und damit von anderen abdominellen Prozessen zu unterscheiden.
3. Nephrotisches Syndrom	
4. Aszites	
5. Nierenkolik	Steine entstehen u. a. durch Infektionen des Urogenitaltraktes, Stenosen, Immobilisation oder genetische und metabolische Störungen. Sie rufen Makrohämaturie, Koliken oder Flankenschmerz hervor.
6. Hämolytische Krisen	Kinder mit einer hereditären Sphärozytose erkranken mit akuten Bauchschmerzen, Anämie und Infektionen. Die Milz ist vergrößert tastbar.
7. Spinnenbiß	

8. Serositis	Kollagenosen, vor allem systemischer Lupus erythematodes gehen mit Episoden von Serositis und Brust- oder Bauchschmerzen einher.
9. Vaskulitis	Bauchschmerzen kommen u. a. bei Panarteriitis nodosa und dem mukokutanen Lymphknotensyndrom vor.
10. Perikarditis	Epigastrische und Brustschmerzen können auftreten.
11. Tumoren des Rückenmarks	
D. Traumatische Bauchschmerzen	
1. Zerrung oder Hämatom der Bauchmuskulatur	Dies ist die bei weitem häufigste traumatische Ursache akuter Schmerzen. Die Schmerzen werden in die Oberfläche lokalisiert. In der Anamnese wird ein Schlag auf das Abdomen oder ungewohnte, bzw. exzessive körperliche Belastung angegeben.
2. Milzruptur oder -hämatom	Schmerzen in der linken Schulter sind ein Frühzeichen.
3. Leberriß	Die Verletzung ist Folge eines stumpfen Traumas und sollte in Erwägung gezogen werden, wenn der Hämatokrit nach einem Bauchtrauma abfällt.
4. Pankreaspseudozysten	Schmerzen, Fieber und Erbrechen beginnen meist einige Zeit nach dem Trauma. Im Epigastrium ist eventuell eine Resistenz zu tasten. Aszites und Pleuraerguß können vorhanden sein. Die Serumamylase ist erhöht.
5. Perforation des Darms	Zeichen einer Peritonitis entwickeln sich. Die Röntgenaufnahme im Stehen zeigt freie Luft im Bauchraum.
6. Intraperitoneales Blut	Blut im Peritoneum macht Bauchschmerzen.

Hepatomegalie ist ein häufiger Befund in der Pädiatrie. Die folgenden pathogenetischen Mechanismen führen zu einer Lebervergrößerung: Stauung, Hyperplasie der Kupfferschen Sternzellen, zelluläre Infiltrate, Speicherprodukte, Entzündungen, Fettablagerungen und Lebertumoren.

Die tastbare Ausdehnung der Leber unter dem rechten Rippenbogen darf nicht das einzige Kriterium für die Vergrößerung sei. Die Diagnose Hepatomegalie wird am besten durch Messung des Leberdurchmessers gestellt. Meßtechniken und Normalkurven werden bei Walker und Mathis gefunden (Pediatr. Clin. North Am. 22 (1975) 929–942.

In diesem Kapitel sind die Ursachen der Hepatomegalie unterteilt nach Manifestationszeitpunkt und anderen systemischen Zeichen.

I. Neugeborenenperiode

A. Intrauterine und neonatale Hepatitis

Angeborene und postnatal erworbene Infektionen gehen mit Hepatomegalie einher. Fulminante intrauterine Infektionen werden in den ersten Lebenstagen erkannt. Ikterus, Mikrozephalie, Petechien und Splenomegalie kommen vor. Ursachen sind Zytomegalie, Röteln, Toxoplasmose, Herpes simplex, Spirochäten und Varizellen. Peri- und postnatal ist an eine bakterielle Sepsis oder Infektionen mit Hepatitis- oder Coxsackie-Viren zu denken.

B. Mütterlicher Diabetes mellitus

Die Neugeborenen sind übergewichtig, plethorisch, hypoton und lethargisch.

C. Blutgruppenunverträglichkeit

Ein M. haemolyticus neonatorum als Folge einer Rh- oder ABO-Inkompatibilität kann zu einer schweren Hepatomegalie führen.

D. Andere hämolytische Anämien

Andere hämolytische Anämien, z. B. eine Sphärozytose gehen mit einer vergrößerten Leber einher.

E. Herzinsuffizienz

Rechtsherzinsuffizienz verursacht eine schwere Hepatomegalie.

F. Gallengangsatresie

Neugeborene mit Atresie der extrahepatischen Gallenwege erscheinen normal. Ikterus tritt nach der ersten Lebenswoche auf. An eine Atresie der intrahepatischen Gallenwege muß bei einem anders nicht erklärbaren Verschlußikterus gedacht werden. Die Leber ist weich und leicht vergrößert.

G. Syndrom der eingedickten Galle

Dieses Syndrom wird durch eine mittelschwere hämolytische Anämie ausgelöst. Sie führt zu einer persistierenden mäßig ausgeprägten Hyperbilirubinämie und Hepatomegalie. Der Stuhl ist weiß bis dunkelgelb.

H. Leberhämangiom

Diagnostischer Hinweis ist die Entwicklung einer Herzinsuffizienz bei einem Kind mit primärer Hepatomegalie. Gelegentlich werden Hämangiome der Haut gefunden.

I. Metastasen eines Neuroblastoms

Haut- und Lebertumoren kommen vor.

J. Leberblutung

Geburtstrauma kann zu Leberblutung, Lebervergrößerung und Anämie führen.

K. Galaktosämie

Die zunächst unauffälligen Neugeborenen beginnen zu erbrechen und entwickeln Diarrhoe, Hepatosplenomegalie und Ikterus. Unbehandelt sterben sie früh unter dem Bild einer fulminanten Sepsis. Die Überlebenden leiden u. a. an Gedeihstörungen und Katarakt.

L. Beckwith-Wiedemann-Syndrom

Makroglossie, Omphalozelen oder Nabelhernien und postnataler Gigantismus weisen auf die Diagnose.

M. Zellweger-Syndrom

Typisch sind Muskelhypotonie, hohe Stirn, flaches, schmales Gesicht, vermehrte Hautfalten im Nacken und Hepatomegalie.

N. Störungen des Harnstoffzyklus

An Zitrullinämie, Argininbernsteinazidurie oder Argininämie ist bei Säuglingen mit Erbrechen, Lethargie, Koma und Krampfanfällen zu denken.

O. Tyrosinämie

Sie manifestiert sich in den ersten beiden Lebensmonaten. Hypoglykämie, Hypoproteinämie und eine Gerinnungsstörung sind Folge der Leberzellnekrose.

P. Alpha$_1$-Antitrypsinmangel

Zeichen einer Cholestase wie Ikterus und Hepatosplenomegalie kommen gelegentlich schon in der Neugeborenenperiode vor. Häufiger verursacht der Alpha$_1$-Antitrypsinmangel eine anikterische Hepatitis, die sich später zu einer Zirrhose weiterentwickelt.

Q. Achondrogenesis und andere letale Chondrodysplasien

Die extrem kleinen Neugeborenen sterben kurz nach der Geburt.

R. Methylmalonazidämie

Kinder mit der Vitamin B$_{12}$-abhängigen Form fallen durch Fütterungsschwierigkeiten, Erbrechen, meta-

		bolische Azidose bei Infektionen oder nach vermehrter Eiweißaufnahme, Gedeihstörung und Mikro- oder Makrozephalie auf.
S.	Infantile Sialidose	Typische Symptome des Neuraminidasemangels sind Kleinwuchs, Gedeihstörung, angeborener Aszites, Perikarderguß, Skelettdysplasie und früher Tod.

II. Beginn im Säuglingsalter

A.	Neuroblastom	Die Leber ist durch Metastasen vergrößert. Primär abdominelle Tumormassen können mit einer Lebervergrößerung verwechselt werden.
B.	β-Thalassämie	Die ersten Symptome beginnen nach dem 6. Lebensmonat mit Hepatosplenomegalie, Blässe, Unruhezuständen, Fieber und Anorexie. Stirnhöcker bilden sich später aus.
C.	Mukopolysaccharidosen	
	1. Typ I	Die Gesichtszüge vergröbern sich; Makrozephalie, Klauenhände, Hirsutismus, Hepatosplenomegalie und Demenz treten später auf.
	2. Typ II	Die Gesichtszüge sind nicht immer so grob wie beim M. Hurler. Gelenkkontrakturen, Kleinwuchs und Hepatosplenomegalie sind gleich.
	3. Typ III	Manifestation zwischen 1 und 3 Jahren mit leichter Splenomegalie, Verhaltensstörungen, etwas vergröberten Gesichtszügen. Rasch progredienter geistiger Verfall.
	4. Typ VI	Die Kinder haben grobe Gesichtszüge, Gelenkkontrakturen, Hornhauttrübungen und Hepatosplenomegalie.
D.	Histiozytose (M. Abt-Letterer-Siwe)	Schuppige, krustige Hautläsionen, Hepatosplenomegalie, Lymphadenopathie, Fieber, Thrombozytopenie und Leukopenie entwickeln sich im 2. Lebensjahr.
E.	Sichelzellanämie	Säuglinge haben häufig eine Splenomegalie. Die Hepatomegalie ist in jedem Alter vorhanden und nimmt während der Krisen zu.
F.	Glykogenspeicherkrankheiten	
	1. Typ I (von Gierke)	Der Bauch ist vorgewölbt. Die vergrößerte, feste und glatte Leber kann bis zum Becken reichen, Splenomegalie und Kardiomegalie fehlen. Schwere Hypoglykämie und Azidose treten im frühen Säuglingsalter auf.

		Kleinwuchs und ein Puppengesicht kommen später hinzu.
2.	Typ II (Pompe)	Schwere Hypotonie mit abgeschwächten Muskeldehnungsreflexen treten in den ersten Lebenswochen auf. Eine Herzinsuffizienz entwickelt sich häufig und ist wahrscheinlich die Ursache der Hepatomegalie.
3.	Typ III (Forbes)	Hepatomegalie und Gedeihstörung können die einzigen Symptome sein. Nüchternhypoglykämie und Hyperlipidämie kommen vor.
4.	Typ IV (Andersen)	Eine knotig vergrößerte Leber und Splenomegalie treten gegen Ende der Säuglingszeit auf. Es entwickelt sich eine Zirrhose und die Kinder sterben infolge der portalen Hypertension.
5.	Typ V (Hers)	Vergrößerte Leber und Wachstumsretardierung stehen im Vordergrund.
G.	Angeborene Fruktoseintoleranz	Die Kinder sind bei Geburt normal. Nach Aufnahme von Fruktose und Saccharose kommt es zu Erbrechen und Diarrhoe. Hepatomegalie entwickelt sich nach längerer Einnahme von Fruktose. Blutungen, Ikterus und renale tubuläre Azidose folgen.
H.	Generalisierte Gangliosidose (Typ I)	Speicherung von G_{M_1}-Gangliosid verursacht eine Hepatosplenomegalie und ein dem M. Hurler ähnliches Erscheinungsbild. Im Knochenmark sind Schaumzellen vorhanden.
I.	Fukosidose	Mäßige Hepatosplenomegalie, Demenz, Spastik und Kardiomyopathie.
J.	M. Gaucher	Die maligne infantile Form entwickelt sich in den ersten Lebensmonaten. Ernährungsschwierigkeiten, Erbrechen, Hepatosplenomegalie, Muskelhypertonie und Entwicklungsstillstand stehen im Vordergrund des klinischen Bildes. Husten und Atembeschwerden treten auf.
K.	M. Niemann-Pick	Die infantile Form ist gekennzeichnet durch Hepatosplenomegalie und Entwicklungsretardierung. Eine kirschrote Makula entwickelt sich später.
L.	M. Farber	Heiserkeit und Stridor treten in den ersten Lebenswochen auf. Schmerzhafte Knoten bilden sich in Haut und Subcutis, vor allem über den Gelenken. Später kommt es zu Hepatomegalie und Neurodegeneration.
M.	M. Wolman	Eine Gedeihstörung mit Erbrechen und Diarrhoe setzt schon mit der Geburt ein. Schlüsselsymptom ist die vergrößerte, kalzifizierte Nebenniere.

N.　Crigler-Najjar-Syndrom

Diese Krankheit ist gekennzeichnet durch eine schwere, persistierende, unkonjugierte Hyperbilirubinämie, die oft zu einem frühen Kernikterus führt.

O.　Mannosidose

Grobe Gesichtszüge, Linsentrübung und psychomotorische Retardierung charakterisieren das Krankheitsbild.

P.　Familiäre intrahepatische Cholestase

Ikterus, Pruritus und ein aufgetriebenes Abdomen mit Hepatosplenomegalie. Beim Alagille-Syndrom liegt zusätzlich eine Pulmonalstenose vor.

Q.　M. Albers-Schönberg

Schwere Osteopetrose. Die Knochen sind sklerotisch, der Markraum ist eingeengt. Makrozephalie, Stirnhöcker, Panzytopenie und Hirnnervenlähmungen sind Sekundärerscheinungen.

R.　Mukolipidose I

Myoklonus, geistige Retardierung, kirschroter Fleck der Makula, Skelettdysplasie, Kleinwuchs, grobe Gesichtszüge und Hepatosplenomegalie charakterisieren diesen Neuraminidasedefekt.

S.　Mukolipidose II

Hypertrophie der Alveolarkämme und eingeschränkte Gelenkbeweglichkeit sind frühe Symptome. Die Leber ist minimal vergrößert.

T.　Aase-Syndrom

Triphalangealer Daumen und aplastische Anämie.

U.　Klippel-Trenaunay-Weber-Syndrom

Eine oder mehrere Extremitäten sind hypertrophiert und haben Hämangiome, Varikosis und arteriovenöse Fisteln.

V.　Karnitinmangelkrankheit

Die Krankheit ist gekennzeichnet durch akute Enzephalopathie, Hepatopathie und progrediente Muskelschwäche. Die Symptome ähneln denen des Reye-Syndroms.

III. Beginn im ersten Lebensjahrzehnt, oligosymptomatisch

A.　Eisenmangel

Eisenmangelanämie kann vor allem bei Kleinkindern mit Hepatomegalie einhergehen.

B.　Hepatoblastom

Der Tumor tritt am ehesten vor dem 3. Lebensjahr auf und äußert sich in einer sonst asymptomatischen Vergrößerung der Leber. Im Verlauf der Krankheit entwickeln sich andere Symptome wie schlechter Appetit, Gedeihstörung und Blässe.

C.　Angeborene Lipodystrophie

Subkutanes Fett fehlt. Allmählich entwickelt sich eine Hepatomegalie.

D. Hyperlipoproteinämie   Im Kleinkindesalter entwickelt sich eine Hepatosple-
    Typ I   nomegalie. Bauchschmerzen können auftreten. Xan-
                             thome bilden sich aus. Serumchylomikronen und
                             Cholesterol sind erhöht.

E. Homozystinurie   Diagnostische Hinweise sind Arachnodaktylie, Lin-
                             sensubluxation, Wangenrötung und geistige Retar-
                             dierung mit minimaler Hepatomegalie. Mit zuneh-
                             mendem Alter treten Thrombosen auf.

IV. Beginn im ersten Lebensjahrzehnt, polysymptomatisch

A. Toxokariasis (Viscerale   An Parasitenbefall sollte bei jedem Kind mit rezidi-
    larva migrans)   vierendem Fieber, Husten, Giemen bei gleichzeitiger
                               Hepatosplenomegalie gedacht werden, vor allem
                               wenn eine Eosinophilie vorhanden ist.

B. Hämolytische Anämie   Verschiedene Typen hämolytischer Anämien führen
                               zu Hepatomegalie.

C. M. Hand-Schüller-   Die klassische Trias von Exophthalmus, Diabetes
    Christian   insipidus und ausgestanzten Schädelläsionen weist auf
                               diese Form der Histiozytose hin.

D. Chediak-Higashi-   Die Kinder haben häufige Infekte, einen partiellen
    Syndrom   Albinismus, variable Hepatosplenomegalie, Neutro-
                               penie, Anämie und Thrombozytopenie. Die weißen
                               Blutkörperchen zeigen große zytoplasmatische Ein-
                               schlüsse.

E. Chronische Granuloma-   Rezidivierende Infektionen, eitrige Lymphadenitiden,
    tose   Dermatitis, Osteomyelitis, chronische Enteritis und
                               Malabsorption sind die wichtigsten Symptome.

F. Tumormetastasen

V. Beginn in jedem Alter, oligosymptomatisch

A. Zirrhose   Eine Reihe Störungen, die zu einer Leberzirrhose
                               führen, gehen mit einer Lebervergrößerung einher
                               (s. Kapitel 62, Aszites). Viele davon verlaufen symp-
                               tomarm.

B. Lebertumoren   Die meisten Tumoren führen zu einer ungleichmäßi-
                               gen Lebervergrößerung.

    1. Leberzellkarzinom   Dieses selten vor dem 3. Lebensjahr auftretende
                               Malignom kann zu diffusen abdominellen Beschwer-
                               den führen. Hemihypertrophie, Makroglossie und

		einseitige Nierenaplasie sind in einigen Fällen beschrieben worden.
2.	Hämangioendotheliome und Hämangiome	Häufig sind gleichzeitig kutane Hämangiome vorhanden.
3.	Hamartome	
4.	Solitäre Zysten	
C.	Askariasis	Während der extraintestinalen Wanderung des Wurmes kann sich die Leber vergrößern. Kolikartige Bauchschmerzen treten häufig auf.
D.	Entzündliche Darmerkrankungen	Meist sind intestinale Symptome vorhanden.
E.	Benigne Hepatomegalie	Die Leber ist bei leichten, oft viralen Infektionen vergrößert.
F.	Zystenleber	Die Diagnose wird meist zufällig gestellt. Die Hepatomegalie ist asymptomatisch.
G.	Hämochromatose	Hepatomegalie, vermehrte Hautpigmentation und Diabetes mellitus sind die klassischen Befunde.
H.	M. Tangier	Stark vergrößerte, orange-gelb verfärbte Tonsillen geben erste Hinweise. Die Leber ist gelegentlich vergrößert.
I.	Echinokokkose	Man palpiert evtl. eine umschriebene, scharf begrenzte, weiche und runde Masse in der Leber.
J.	Amyloidose	Bei primärer Amyloidose sind viele Organe betroffen. Die Leberfunktion ist selten beeinträchtigt. Eine sekundäre Amyloidose wird gelegentlich bei Kindern mit chronischen Krankheiten gesehen; auch hier ist die Leber selten beteiligt.
K.	M. Osler	Teleangiektasien der Haut weisen auf diese Möglichkeit hin.
L.	Mulibrey-Syndrom	Das Syndrom ist charakterisiert durch Kleinwuchs, dreieckiges Gesicht mit hoher Stirn, Hepatomegalie bei Perikardverdickung.

VI. Beginn in jedem Alter, polysymptomatisch

A.	Sepsis	Die Leber kann sich im Rahmen akuter viraler und bakterieller Infektionen vergrößern.
B.	Hunger	
C.	Hepatitis	Zahlreiche Viren verursachen eine Hepatitis. Bei Mononukleose ist die Leber regelmäßig beteiligt. Eine

granulomatöse Hepatitis findet man bei Tuberkulose
und Sarkoidose.

D.	Medikamente und Toxine	Medikamente und Toxine können zu einer hepatozellulären Schädigung oder Cholestase führen. Genannt seien Phenobarbital, Hydantoin, Sulfonamide, Azetaminophen, Tetracyclin und Kortikoide.
E.	Leukämie und Lymphome	Die Krankheiten manifestieren sich mit anderen Symptomen.
F.	Zystische Fibrose	Primär sind Lunge und Pankreas betroffen. Ein aufgetriebener Bauch, Aszites oder blutende Ösophagusvarizen sind Frühzeichen einer Zirrhose.
G.	Herzinsuffizienz	Hepatomegalie ist häufiger bei Rechtsherzinsuffizienz.
H.	Konstriktive Perikarditis	Die Krankheit kann chronisch verlaufen und schleichend mit Abgeschlagenheit, Dyspnoe, aufgetriebenem Leib und Hepatosplenomegalie beginnen.
I.	Diabetes mellitus	Hepatomegalie kann akut während einer Ketoazidose oder chronisch bei schlecht eingestelltem Stoffwechsel auftreten.
J.	Chronisch aktive Hepatitis	Zunächst findet man einen anhaltenden oder chronisch rezidivierenden Ikterus, meist mit Hepatosplenomegalie. Arthritis, Arthralgie, Fieber, Erythema nodosum oder Kolitis folgen.
K.	Juvenile rheumatoide Arthritis	Hepatomegalie kommt vor allem bei der systemischen Form vor.
L.	Systemischer Lupus erythematodes	
M.	Alpha$_1$-Antitrypsinmangel	Die Krankheit kann sich mit Symptomen einer akuten oder einer anikterischen Hepatitis manifestieren, aus der sich eine Zirrhose entwickelt. Pulmonale Symptome treten bei Kindern seltener auf.
N.	M. Wilson	Das Erscheinungsbild dieser Erbkrankheit wechselt. Kinder können eine akute Hepatitis, eine asymptomatische Zirrhose mit portaler Hypertension und Varizenblutungen, eine akute Hämolyse, renale Störungen oder neurologische Symptome haben.
O.	Leberabszeß	An einem Leberabszeß ist bei Kindern zu denken, die entzündungshemmende Medikamente oder Zytostatika erhalten, Schmerzen im oberen rechten Quadranten und eine druckschmerzhafte Leber bekommen. Später stellen sich Gewichtsverlust, Anorexie, Fieber und Ikterus ein.

P. Parasiten

1. Amöbiasis

Sie ist in den Tropen und Subtropen häufig. Auf eine Beteiligung der Leber weisen hohes Fieber, profuses Schwitzen, Druckschmerzhaftigkeit der Leber und gelegentlich Schulterschmerzen.

2. Schistosomiasis

Leitsymptome sind Unwohlsein, Fieber, Urtikaria, Anorexie und Eosinophilie.

3. Leberegel

Fieber, Dyspnoe und Hepatomegalie mit Eosinophilie sind häufig, Schmerzen im oberen rechten Quadranten, Urtikaria und Ikterus seltener.

Q. Leptospirose

Symptomatische Verläufe sind gekennzeichnet durch plötzlich einsetzendes Fieber, Myalgien, Kopfschmerzen und Erbrechen. Die begleitende Vaskulitis kann jedes Organsystem betreffen.

R. Reye-Syndrom

Auf eine Infektion der oberen Luftwege oder Windpocken folgen Erbrechen, Verhaltensauffälligkeiten, Lethargie und Koma.

S. Brucellose

Oft begleitet von einem remittierenden Fieber treten Abgeschlagenheit und Muskelschmerzen auf.

T. Malaria

U. Rocky Mountain Spotted Fever

V. Histoplasmose

W. Rachitis

X. Budd-Chiari-Syndrom

An dieses Syndrom muß bei plötzlich auftretendem Aszites ohne bekannte Lebererkrankung gedacht werden.

Y. Veno-okklusives Syndrom

Die Krankheit tritt endemisch in Jamaica und Indien auf. Aszites, Hepatomegalie und Ikterus entwickeln sich rapide nach Toxinexposition.

Z. Hyperlipoproteinämie

Typ IV und V manifestieren sich nach dem 1. Lebensjahrzehnt. Hinweise sind Xanthome und früh auftretende arteriosklerotische Herzkrankheiten bei Familienangehörigen.

AA. Infantile Pyknozytose

Hepatosplenomegalie mit Blässe und Ikterus werden gefunden. Der Blutausstrich zeigt bizarr verformte, farbdichte Erythrozyten.

65   Splenomegalie

Die Milz hat zwei grundsätzliche Funktionen: (1) Filtration der festen Blutbestandteile und (2) Infektionsabwehr durch die Produktion von humoralen Faktoren, die für die Phagozytose notwendig sind. Während der ersten 5 oder 6 Monate in utero trägt sie auch zur Blutbildung bei.

Bei 1% aller Kinder und bei einem höheren Prozentsatz der Säuglinge ist die Milz palpabel, ohne daß dies einen Krankheitswert hätte. Die normale Milz ist weich und kaum zu tasten, die pathologisch vergrößerte hingegen ist leicht zu tasten, hat oft eine abnormale Oberfläche oder Konsistenz und geht meist mit anderen Krankheitssymptomen einher.

I. Normvarianten

Die Milz ist bei den meisten Frühgeborenen und bei 30% der am Termin Geborenen tastbar. Mit einem Jahr haben 10% der gesunden Kinder eine tastbare Milz, nach 10 Jahren sind es noch 1%. Bei älteren Kindern ist nur die Spitze der Milz in der linken Medioklavikularlinie tastbar, oft auch nur in tiefer Inspiration. Sie ist weich. Ursache ist meist eine Viszeroptose, das heißt, die Milz hängt tiefer als normal.

II. Infektionen

Infektionen sind die häufigste Ursache einer Splenomegalie. In den meisten Fällen geht die Vergrößerung nach Wochen zurück.

A. Akute Infektionen

1. Bakterien

Viele bakterielle Infektionen gehen mit einer Milzvergrößerung einher: schwere Pneumonie, Septikämie, bakterielle Endokarditis, Typhus, Brucellose, Tularämie, Pest und andere. An einen Milzabszeß muß gedacht werden. Meist ist die Spenomegalie nur ein Teil des vielgestaltigen Krankheitsbildes.

2. Viren

Virale Infektionen können eine Vergrößerung der Milz verursachen, vor allem infektiöse Mononukleose und Infektionen mit Zytomegalievirus.

3. Rickettsien

Rocky Mountain Spotted Fever und Flecktyphus sind Beispiele.

4. Protozoen

Malaria und Trypanosomiasis führen zur Milzvergrößerung.

5. Spirochäten	Leptospirose kann mit Splenomegalie einhergehen.
B. Chronische Infektionen	
1. Bakterien	Subakute bakterielle Endokarditis, Brucellose und Staphylokokkenbesiedlung ventrikuloarterialer oder -peritonealer Shuntsysteme sind Beispiele.
2. Viren	Splenomegalie kommt besonders bei kongenitalen Infektionen durch Röteln-, Herpes simplex- und Zytomegalieviren vor.
3. Protozoen	Toxoplasmose, Malaria, Schistosomiasis und die viszerale Larva migrans können zu einer Vergrößerung der Milz führen.
4. Pilze	Histoplasmose und Kokzidioidomykose sind Beispiele.
5. Mykobakterien	Splenomegalie kommt bei Tuberkulose vor.
6. Spirochäten	Syphilis kann Ursache einer Milzvergrößerung sein.
C. Abwehrschwäche	
1. Immunmangelsyndrome	Die Milz kann stark vergrößert sein, vor allem nach wiederholten Infektionen.
2. Chédiak-Higashi-Syndrom	Symptome sind rezidivierende Infektionen, partieller Albinismus, verschieden stark ausgeprägte Hepatosplenomegalie, Neutropenie, Anämie und Thrombozytopenie.
3. Familiäre lipochrome Histiozytose	Diese sehr seltene Krankheit ist der chronischen Granulomatose ähnlich. Leitsymptome sind Splenomegalie, Lungeninfiltrate und Arthritis mit einer erhöhten Empfänglichkeit für bakterielle Infektionen.
4. Chronische Granulomatose	Diese früh beginnende Krankheit ist gekennzeichnet durch rezidivierende Infektionen, eine ausgeprägte Lymphadenopathie und Furunkulose. Vergrößerung von Leber und Milz weisen auf Abszesse hin.

III. Hämatologische Störungen

A. Eisenmangel	Die Milz ist gelegentlich leicht vergrößert.
B. Hämolytische Anämie	Veränderte Eigenschaften der Erythrozyten durch Oberflächenimmunglobuline oder durch Verlust der Deformierbarkeit können dazu führen, daß sie in der Milz hängenbleiben und abgebaut werden, was zu einer Vergrößerung der Milz führt.
1. Hämolytische Anämien durch Isoagglutinine	Rh- und ABO-Inkompatibilität bei Neugeborenen sind die bekanntesten Beispiele dieser Gruppe.

2. Hereditäre Sphärozy-
   tose

Ikterus kann im Säuglingsalter auftreten. Blässe und Splenomegalie treten später auf, gelegentlich mit aplastischen Krisen. Die Splenomegalie nimmt mit dem Alter zu.

3. Sichelzellanämie

Mit zunehmendem Alter schrumpft die Milz durch wiederholte Infarzierungen.

4. Thalassämie major

Hepatosplenomegalie und Blässe sind Hauptsymptome bei Kindern über 6 Monaten.

5. Andere eythrozytäre Erkrankungen

Hämoglobin C- und SC-Krankheit, Elliptozytose, Stomatozytose, Pyruvatkinasemangel, Gukose-6-Phosphat-Dehydrogenase-Mangel und andere Enzymstörungen gehen mit Splenomegalie einher.

6. Hämolytische Anämien durch Autoantikörper

7. Angeborene erythropoetische Porphyrie

Hauptsymptome sind Hautläsionen (Bläschen, Bullae und Narben) nach Sonnenexposition, roter Urin, Hypertrichose und Splenomegalie.

8. Extramedulläre Hämatopoese

Osteopetrose und Myelofibrose gehen mit Splenomegalie einher, wenn die fetale Blutbildung reaktiviert wird.

9. Idiopathische Myelofibrose

Die Knochenmarksfibrose beginnt meist vor dem 3. Lebensjahr. Anämie, Thrombozytopenie, Erythroblastose, Splenomegalie und gelegentlich Hepatomegalie treten auf.

IV. Speicherkrankheiten

A. Lipidspeicherkrankheiten
   1. M. Gaucher

Die Milz ist bei der akuten und chronischen Form vergrößert. Bei der Frühform kommt es zum Entwicklungsknick; die chronische oder adulte Form beginnt schleichend mit Splenomegalie und später Hepatomegalie, fleckigen braunen oder gelben Hautverfärbungen und Skelettveränderungen.

   2. M. Niemann-Pick

Verschiedene Typen sind beschrieben worden mit einem Beginn zwischen 6 Monaten und 5 Jahren. Hepatosplenomegalie und fortschreitender geistiger Verfall sind häufig vorhanden. Die Fundusskopie zeigt einen kirschroten Fleck, der Knochenmarksausstrich Schaumzellen.

3. Gangliosidosen	Es gibt zahlreiche Gangliosidosen. Grobe Gesichtszüge, ähnlich denen des M. Hurler, treten bei Speicherung von GM_1-Gangliosid auf. Fortschreitender psychomotorischer Verfall ist die Regel.
4. Oligosaccharidosen, Glykolipidosen	Die Kinder haben grobe Gesichtszüge wie beim M. Hurler, sie verfallen zunehmend und haben eine fortschreitende Hepatosplenomegalie. Mukolipidose I und II, Mannosidose und Fukosidose können alle mit Splenomegalie einhergehen.
5. Metachromatische Leukodystrophie	Zusammen mit der progredienten Neurodegeneration tritt eine leichte Hepatosplenomegalie auf.
6. M. Wolman	Gedeihstörung und Diarrhoe sind schon von der Geburt an vorhanden. Pathognomonisch sind verkalkte Nebennieren
7. Cholesterolester-Speicherkrankheit	Die Hepatomegalie ist konstant, eine Splenomegalie seltener. Vorzeitig entwickelt sich eine Atherosklerose; eine Hyperlipämie ist gewöhnlich vorhanden.
8. M. Tangier	Leitsymptom ist die rot-orange Verfärbung der Tonsillen. Häufig findet man eine Splenomegalie und später eine periphere Neuropathie.
9. Hyperchylomikronämie (Hyperlipoproteinämie I)	Milz und Leber sind gelegentlich vergrößert. Typisch ist die Hyperlipämie. Bauchschmerzen und Gruppen eruptiver Xanthome werden gefunden.
B. Mukopolysaccharidosen	Die Mukopolysaccharidosen I, II, III, VI, und VII gehen mit Splenomegalie einher. Dysmorphiezeichen stehen aber im Vordergrund.
C. Glykogenspeicherkrankheiten	Bei Typ IV (Andersen) ist die Leber vergrößert und knotig. Eine Zirrhose entwickelt sich früh, Splenomegalie spät.
D. Andere Speicherkrankheiten	
1. Amyloidose	Proteinurie und Hepatosplenomegalie bei einem Kind mit einer chronischen Entzündungskrankheit lassen an diese Diagnose denken.
2. Syndrom der seeblauen Histiozyten	Retikuloendotheliale Zellen enthalten große blaue zytoplasmatische Granula. Splenomegalie ist häufig. Das heterogene Krankheitsbild kann leicht verlaufen mit einer thrombozytopenischen Purpura oder durch eine progrediente Leberzirrhose gekennzeichnet sein.

V. Blutstauung

A. Portale Hypertension mit
Stauungsmilz

  1. Leberzirrhose   Dies ist die häufigste Ursache der portalen Hyperten-
                                      sion. Eine Reihe von Infektionen und angeborenen
                                      Störungen können verantwortlich sein (s. Kapitel 64,
                                      Hepatomegalie).

     a) Hepatitis A und B
     b) Chronisch aktive
        Hepatitis
     c) Gallengangsatresie
     d) Zystische Fibrose
     e) M. Wilson
     f) Galaktosämie
     g) Alpha$_1$-Anti-
        trypsinmangel
     h) Zystinose
     i) Hämosiderose
     j) Tyrosinose
     k) Fruktoseintoleranz

  2. Extrahepatische Schä-
     digungen
     a) Kavernöse Trans-   Die Läsion tritt als Folge einer Nabelvenenkatheteri-
        formation der Vena   sierung in der Neugeborenenperiode auf.
        portae
     b) Milzvenenthrom-
        bose
     c) Milzarterien-
        aneurysma
     d) Angeborene Ste-
        nose oder Atresie
        der Vena portae
     e) Chronische Herz-
        insuffizienz

  3. Konstriktive   Hepatomegalie tritt vor Splenomegalie auf.
     Perikarditis

  4. Milztrauma

VI. Tumoren und Infiltrate

A.	Leukämie	Über die Hälfte der Kinder mit einer akuten lymphatischen Leukämie entwickeln im Laufe ihrer Krankheit eine Splenomegalie.
B.	Lymphome	Splenomegalie kann ein isolierter Befund bei M. Hodgkin und anderen Lymphomen sein.
C.	Milzzysten	Zysten sind angeboren oder durch ein Trauma ausgelöst. Sie sind als asymptomatische weiche Massen tastbar.
D.	Hämangiome der Milz	Hämangiome der Haut sind manchmal vorhanden.
E.	Hamartome der Milz	Die seltene Störung ist durch Gedeihstörungen, rezidivierende Infektionen und Panzytopenie gekennzeichnet.
F.	Histiozytose	M. Abt-Letterer-Siwe und M. Hand-Schüller-Christian können mit Splenomegalie einhergehen. Andere Symptome stehen aber im Vordergrund.
G.	Histiozytäre medulläre Retikulose	Diese seltene, rasch progrediente Erkrankung betrifft am häufigsten junge Erwachsene. Fieber, Ikterus, Lymphadenopathie, Hepatosplenomegalie, Anämie und Panzytopenie sind die Hauptsymptome.
H.	Metastasen	Neuroblastom ist am häufigsten.

VII. Verschiedene Ursachen

A.	Serumkrankheit	
B.	Kollagenosen	
	1. Juvenile rheumatoide Arthritis	
	2. Systemischer Lupus erythematodes	
C.	Beckwith-Wiedemann-Syndrom	Splenomegalie ist Teil einer generalisierten Viszeromegalie.
D.	Hemihypertrophie	Die Milz kann vergrößert sein, wenn die linke Körperhälfte hypertrophiert ist.
E.	Sarkoidose	
F.	Hyperparathyreoidismus	Symptome des neonatalen Hyperparathyreoidismus sind Gedeihstörung, Obstipation, Hepatosplenomegalie, Anämie, Krampfanfälle, Polyurie, Polydipsie und Muskelhypotonie.
G.	Cockayne-Syndrom	Das Syndrom ist u. a. durch Mikrozephalie, Schwerhörigkeit, Kleinwuchs, faziale Dysmorphie und Fett-

gewebshypotrophie gekennzeichnet. Hepatosplenomegalie kommt vor.

H. Syndrom der Gingiva-
fibromatose mit Fingera-
nomalien

Fehlende oder dysplastische Nägel, Trommelschle-
gelfinger, Gingivahyperplasie, weiche, knollige Nase
und Ohrknorpel sind die Hauptsymptome. Die
Hälfte der Fälle hat eine Hepatosplenomegalie.

I. Vermehrte Ausscheidung
dibasischer Aminosäuren

Eiweißintoleranz führt zu Gedeihstörung, Diarrhoe,
Erbrechen und zu einer Aversion gegen eiweißreiche
Nahrung. Splenomegalie kommt vor.

J. Lissenzephalie

Die Krankheit ist gekennzeichnet durch schwere Gedeihstörung, Mikrozephalie, eine hohe und schmale
Stirn, prominenten Hinterkopf, Steckkontaktnase
und Mikrognathie.

K. Infantile Pyknozytose

Blässe, Ikterus, Hepatosplenomegalie und Pyknozy-
ten im peripheren Blutausstrich sind typische Befunde.

66   Intraabdominelle Raumforderungen

Bei der Differentialdiagnose abdomineller Raumforderungen sollte vor allem das Alter berücksichtigt werden. Bei Neugeborenen sind über die Hälfte aller abdomineller Resistenzen renalen Ursprungs, meist durch Zystennieren oder angeborene Hydronephrose. Bei älteren Kindern sind meist Vergrößerungen der Leber und Milz verantwortlich, oft durch Leukämie, Lymphome oder als Folge einer portalen Hypertension. Retroperitoneale Tumoren, vor allem Wilms-Tumor und Neuroblastom machen bei Kindern über einem Jahr einen beträchtlichen Anteil der Raumforderungen aus.

In diesem Kapitel sind Raumforderungen durch Hepatomegalie (Kapitel 64) und Splenomegalie (Kapitel 65) nicht berücksichtigt. Tumoren anderen Ursprungs sind meist in der Gegend des Ursprungsorgans lokalisiert, was die Diagnostik erleichtert. Vor der Anordnung extensiver Laboruntersuchungen, sollte an Kotballen und eine gefüllte Blase als Ursache der Raumforderung gedacht werden.

I. Störungen des Urogenitaltraktes

A. Nierenkrankheiten
1. Hydronephrose
2. Zystenniere
3. Solitäre Zysten
4. Nierenvenenthrombose — Die Störung kommt am ehesten bei Neugeborenen vor, vor allem bei Kindern diabetischer Mütter, seltener aufgrund einer schweren Dehydratation. Sie führt zur Hämaturie.
5. Ektope oder Hufeisenniere
6. Ureterozele
7. Perinephritischer Abszeß

B. Gefüllte Blase — Die Resistenz ist kugelförmig und in der Mittellinie unter dem Nabel zu tasten. Beim Neugeborenen sollte an einen Harnstau als Folge einer Urethralklappe gedacht werden. Bei älteren Kindern können anticholinerge Medikamente, Tumoren und Rückenmarksläsionen, Entzündungen im Becken oder in der Blase oder eine Irritation der Urethra zu Harnverhalten führen.

C. Urachuszyste

Die Zysten sind in der Mittellinie unterhalb des Bauchnabels dicht unter der Bauchwand zu tasten.

D. Blasendivertikel

E. Vergrößerung des Uterus

  1. Schwangerschaft

Eine Schwangerschaft muß bei Jugendlichen mit einer mittelständigen Resistenz im unteren Abdomen immer in Betracht gezogen werden.

  2. Hydrometrokolpos

Beim Säugling kann ein Hydrometrokolpos zum Ureterverschluß und tertiär zu einer Hydronephrose führen. Bei Jugendlichen mit einem imperforierten Hymen führen Blut- und Sekretstau zur Schwellung des Uterus.

F. Störungen des Ovars

  1. Ovarialzyste

Gelegentlich drehen sich die Ovarien um ihren Stiel, was zu ähnlichen Symptomen führt wie eine akute Appendizitis.

  2. Ovarialtumoren

Sie sind im Kindesalter selten.

II. Neoplasien

A. Wilms-Tumor

Die Resistenz wird oft von den Eltern beim Baden des Kindes entdeckt, in über 60% vor dem 5. Lebensjahr. Der Tumor kann sich bis zur Mittellinie und in die Fossa iliaca hinein ausdehnen.

B. Neuroblastom

Ungefähr die Hälfte dieser Tumoren ist im Abdomen lokalisiert. Der Tumor überschreitet häufig die Mittellinie. Er kann exzessive Mengen Katecholamine produzieren, die zu Tachykardie, Diarrhoe, Hypertonus, Hautrötung und Schwitzen führen. Fast 50% der Neuroblastome entwickeln sich in den ersten beiden Lebensjahren.

C. Lymphome

Leber und Milz sind vergrößert, meist auch die abdominellen Lymphknoten.

D. Teratom

Teratome liegen oft retroperitoneal und manifestieren sich in den ersten beiden Lebensjahren. Auf dem Röntgenbild sind häufig Kalkspritzer zu sehen.

E. Retroperitoneales Lymphangiom

Dieser Tumor ist als schlecht abgrenzbare zystische Masse tastbar.

F. Angeborenes meso-
    blastisches Nephrom

G. Embryonales Rhabdo-
    myosarkom

Dieser seltene embryonale Tumor ist meist schon bei
Geburt vorhanden

III. Intestinale Störungen

A. Kotballen

Stuhlmassen sind häufig im linken unteren Quadranten tastbar. Sie sind meist verschieblich und verschwinden nach einem Einlauf.

B. Invagination

Schmerzen und Erbrechen sind auffälliger als die im
rechten oberen und unteren Quadranten tastbare Resistenz.

C. Darmduplikatur

Sie äußert sich in Bauchschmerzen, Erbrechen, gastrointestinalen Blutungen und einem tastbaren
Tumor.

D. Inkarzerierte Hernie

E. Volvulus

Plötzlich einsetzende Bauchschmerzen und Erbrechen
kündigen den Prozeß an.

F. Bezoar

Bei Frühgeborenen können sich aus Milch mit hohem
Caseingehalt Laktobezoare entwickeln. Die Ingestion
von Haaren kann zu Haarbezoaren führen.

G. Intestinale Tumoren

Leiomyosarkome und andere solide Tumoren sind
ebenso selten wie Zysten des Peritoneums, des Mes-
enteriums und des Omentums.

H. M. Crohn

Gelegentlich verbergen sich hinter Resistenzen Entzündungen der mesenterialen Lymphknoten, Fisteln
oder Abszesse.

I. Pylorusstenose

Erbrechen im Strahl ist der erste Hinweis.

IV. Erkrankungen der Gallenblase

A. Choledochuszyste

Symptome sind Resistenzen im rechten oberen Quadranten, Ikterus und Schmerzen.

B. Gallenblasenhydrops

Kinder mit einem akuten Gallenblasenhydrops haben
kontinuierliche, schlecht lokalisierbare Bauchschmerzen und eine Resistenz im rechten oberen Quadranten.

C. Gallenblasenerweiterung

Die Gallenblase ist gelegentlich bei der zystischen
Fibrose aufgetrieben.

V. Verschiedene Ursachen

A. Pankreaszysten   Ursache ist ein stumpfes Bauchtrauma. Die Resistenz
                                      ist im Epigastrium und im linken oberen Quadranten
                                      tastbar und geht manchmal mit Aszites einher.

B. Anteriore Meningozele
C. Nebennierenblutung
D. Abszesse   Abszesse im Bauchraum, z. B. nach einer perforierten
                                      Appendizitis, gehen meist mit Fieber, Bauchschmer-
                                      zen, Anorexie, Erbrechen, seltener mit Diarrhoe ein-
                                      her.

E. Aortenaneurysma   Selten. Die Resistenz pulsiert.

Teil 10 Magen-Darm-Trakt

67   Erbrechen

In den meisten Fällen ist Erbrechen Symptom einer gutartigen gastrointestinalen Infektion. Sie verschwindet in ein oder zwei Tagen. Erbrechen erregt Besorgnis, wenn es bestehen bleibt, wenn es in der Neugeborenenperiode vorkommt, wenn gleichzeitig der Bauch aufgetrieben ist, wenn schwere Bauchschmerzen bestehen, wenn im Strahl erbrochen wird (s. Kapitel 68), wenn das Erbrochene Blut oder Galle enthält oder wenn andere systemische Zeichen oder Warnsignale vorhanden sind.

Akut beginnendes Erbrechen weist auf andere Störungen hin als chronisch rezidivierendes, auch wenn hier Überschneidungen vorkommen. Hinweise aus der Anamnese und der physikalischen Untersuchung engen die Differentialdiagnose ein.

Wichtig ist, ob tatsächlich Erbrechen und nicht Regurgitation oder Spucken vorliegt. Dieser Unterschied ist vor allem im Säuglingsalter wichtig: Erbricht das Kind den Mageninhalt im Strahl oder fließen nur kleine Mengen Flüssigkeit oder Nahrung aus dem Mund? Geht dem Erbrechen Husten oder ein Erstickungsanfall voraus, der Erbrechen auslöst? Im letzteren Fall sollte auch an Störungen außerhalb des Gastrointestinaltrakts gedacht werden.

Nach einigen generellen Überlegungen unterteilt die folgende Klassifikation die Ursachen des Erbrechens nach den betroffenen Organsystemen.

I. Allgemeine Überlegungen

A. Schlechte Fütterungstechnik

   1. Überfütterung — Sie kommt vor allem bei Säuglingen vor, kann aber auch bei älteren Kindern die Ursache von Erbrechen sein.

   2. Falsche Zusammensetzung der Nahrung — Die Milch enthält zuviel Eiweiß, andere gelöste Bestandteile oder versehentliche Zutaten wie Salz oder Zucker.

   3. Aerophagie — Die Saugeröffnung ist zu klein. Eine falsch gehaltene oder festgesteckte Flasche begünstigt Luftschlucken.

   4. Falsche Fütterungstechnik — Schütteln nach dem Füttern führt zum Spucken.

B. Hyperaktivität — Hyperaktive, nervöse Säuglinge neigen zum Spucken und Erbrechen.

C. Husten — Husten kann Erbrechen auslösen. Pertussis ist das klassische Beispiel.

D. Rhinitis posterior	Exzessive Schleimsekretion führt zu Würgen und Erbrechen. Große Schleimmengen im Magen werden gelegentlich erbrochen.
E. Deprivation	Erbrechen ist ein nichtspezifisches Symptom einer gestörten Mutter-Kind-Beziehung.
F. Psychogenes Erbrechen	Erbrechen kann selbstinduziert sein, durch Streß, Angst oder durch überstarke Sinneseindrücke ausgelöst werden.
G. Zyklisches Erbrechen	Zyklisches Erbrechen kann psychogen und in einigen Fällen an Migräneanfälle gekoppelt sein.
H. Immobilisation	Gelegentlich erbrechen durch Gipsverbände immobilisierte Säuglinge und Kleinkinder aus unerklärlichen Gründen.

II. Gastrointestinale Störungen

A. Pharynx und Ösophagus

1. Gastroösophagealer Reflux	Er kann sich in rezidivierenden „spastischen" Bronchitiden und Pneumonie mit Husten- und Erstickungsanfällen äußern.
2. Hiatushernie	Das Erbrechen beginnt im frühen Säuglingsalter. Diagnostische Hinweise sind Gedeihstörung, Blutverlustanämie nach chronischer Ösophagitis und Torsionsspasmus des Halses (Sandifer-Syndrom).
3. Chalasie	Chalasie ist die häufigste Ursache der Regurgitation des Neugeborenen. Die Kardia ist insuffizient und Mageninhalt fließt zurück. Selten bleibt die Insuffizienz bestehen und verursacht anhaltende Regurgitation, Pneumonien und Ösophagitis.
4. Achalasie	Selten, am ehesten noch bei älteren Kindern, erschlafft der untere Ösophagus beim Schlucken nicht.
5. Tracheoösophageale Fistel	Erbrechen geht mit Erstickungsanfällen und Husten einher.
6. Ösophagusstenose	Die Ösophagusstenose führt schon beim Neugeborenen zum Erbrechen.
7. Ösophagustumoren	
8. Ösophagus-Duplikatur	Kompression durch die Duplikatur führt zur Stenose, eventuell zur Dyspnoe durch die Einengung der Trachea.
9. Krikopharyngeale Inkoordination	Die Unfähigkeit, Flüssigkeiten und Sekrete zu schlucken, führt zu Aspiration, Erstickungsanfällen und gelegentlich zu Erbrechen.
10. Brachyösophagus	

B. Magen
    1. Gastritis   Irritation der Magenschleimhaut durch Azetylsalizyl-
                                     säure, andere Medikamente oder Gifte führt zu Erbre-
                                     chen.

    2. Magenbezoar   Bezoare bestehen aus Haaren, Gemüsefasern oder bei
                                       jungen Säuglingen aus koaguliertem Milcheiweiß.

    3. Pylorusstenose
    4. Pylorospasmus
    5. Mukosafalten des   Der Magenausgang kann durch Schleimhautfalten
        Magens   verlegt sein.
    6. Pylorusatresie
    7. Peptisches Ulkus   Erbrechen, intestinaler Blutverlust und Bauch-
                                       schmerzen treten eher nach dem 6. Lebensjahr auf.
                                     Vor dem 6. Lebensjahr sind Bauchschmerzen selten
                                     und später atypisch.
    8. Magenvolvulus   Die Symptomatik beginnt akut mit epigastrischen
                                     Schmerzen und Erbrechen oder schleichend mit post-
                                     prandialer Übelkeit, Erbrechen, Aufstoßen und Blu-
                                     tungen aus dem oberen Gastrointestinaltrakt.
    9. Magentumoren   Große oder pylorusnahe Tumoren verursachen Ste-
                                     nosen.
   10. Magenduplikatur   Sie führt typischerweise zu intestinalen Blutungen.
   11. Mikrogastrie   Ein angeboren zu kleiner Magen kann normal große
                                     Mahlzeiten nicht aufnehmen.

C. Darm
    1. Obstruktion   Eine Vielzahl angeborener oder erworbener Obstruk-
                                     tionen führt zu Erbrechen. Ob Magen oder Darm
                                     dilatiert ist, hängt von der Höhe der Stenose ab.
                                     Erbrechen von Galle heißt Obstruktion bis zum Be-
                                     weis des Gegenteils,

         a) Duodenale Mem-
             bran
         b) Intestinale Atresie
             oder Stenose
         c) Mekoniumileus   Bei kleinen oder kranken Säuglingen kann ein Meko-
                                     niumpfropf auch ohne zystische Fibrose vorkommen.
         d) Malrotation
         e) Volvulus
         f) Inkarzerierte Hernie
         g) Angeborene Adhä-
             sionen oder Bänder
         h) Darmduplikatur

i) Analatresie
j) M. Hirschsprung
k) Invagination

Rezidivierende kolikartige Bauchschmerzen mit Erbrechen lassen an diese Möglichkeit denken. Im Intervall sind die Kinder lethargisch.

l) Fremdkörper
m) Syndrom der A. mesenterica superior

Nach starkem Fettgewebsverlust kann die A. mesenterica sup. das Duodenum komprimieren. Dies soll auch für das Erbrechen von Kindern verantwortlich sein, die mit Gipsschalen u. ä. über längere Zeit immobilisiert werden.

n) Tumoren
o) Mesenterialzysten

Zu Erbrechen kommt es, wenn die Zyste infiziert oder mit Blut gefüllt ist.

p) Duodenale oder intestinale Hämatome

Wenn keine klare Traumaanamnese besteht, sollte an Kindesmißhandlung gedacht werden.

q) Adhäsionen
r) Paralytischer Ileus

Infektionen (z. B. Pneumonie), Hypokaliämie, Perforation, Pankreatitis, diabetische Ketoazidose usw. verursachen einen paralytischen Ileus Erbrechen.

s) Infarzierung des Omentums

Zunehmende Bauchschmerzen und Nausea, manchmal auch Erbrechen treten auf. Der Bauch ist diffus druckschmerzhaft.

2. Entzündung und Reizungen
   a) Appendizitis

Anorexie und Erbrechen sind häufige Frühzeichen.

   b) M. Crohn

Bei M. Crohn kommt es nur zu Erbrechen, wenn obstruktive Komplikationen eingetreten sind oder wenn die Entzündung Magen oder Duodenum erreicht.

   c) Peritonitis
   d) Nahrungsmittelvergiftung

Bauchschmerzen, Erbrechen und Diarrhoe entwickeln sich innerhalb von 12 Stunden nach der Aufnahme der Enterotoxine.

   e) Colitis ulcerosa

Die häufigsten Symptome sind Diarrhoe, rektale Blutungen und Gewichtsverlust. Erbrechen tritt später vor allem bei toxischer Dilatation des Kolons ein.

   f) Nekrotisierende Enterokolitis
   g) Leukämie

Bei einem Kind mit Leukämie weisen Schmerzen im rechten unteren Quadranten, ein aufgetriebener

Bauch, Diarrhoe und Erbrechen auf einen entzündlichen Prozeß im Ileozökalbereich.

3. Infektionen

Fast jede systemische Infektion kann zu Erbrechen führen. Einige der häufigeren Infektionen seien genannt:

a) Gastroenteritis

Virale Infektionen mit Beteiligung des Gastrointestinaltraktes, zum Beispiel durch Rotavirus, verursachen häufig Erbrechen und Diarrhoe.

b) Streptokokkeninfektion

Akute Streptokokkeninfektionen führen häufig zu Fieber und Erbrechen, vor allem beim Kleinkind.

c) Shigellose

Die Erkrankung beginnt akut mit Fieber, Bauchschmerzen, Anorexie und Erbrechen; Diarrhoe, krampfartige Bauchschmerzen, Tenesmen und gelegentlich Meningismus können folgen.

d) Infektionen mit pathogenen E. coli

Erbrechen setzt vor oder mit der Diarrhoe ein.

e) Yersinia entero-Colitica-Enteritis

Die Erkrankung beginnt als Infektion der oberen Luftwege und entwickelt sich mit Erbrechen, Diarrhoe, Fieber und Bauchschmerzen.

f) Cholera

Schweres Erbrechen kommt vor. Profuse, wäßrige Diarrhoe ist aber das primäre Symptom.

g) Giardiasis

Sofern die Infektion überhaupt mit Symptomen einhergeht, finden sich Diarrhoe und ein aufgetriebener Bauch. Selten täuscht das Bild ein peptisches Ulkus mit epigastrischen Schmerzen und Erbrechen vor.

h) Strongyloidiasis

Beteiligung des oberen Gastrointestinaltraktes führt zu Bauchschmerzen und Erbrechen. Wandert die Larve in die Lunge, kommt es zu Husten, Dyspnoe und Pneumonie.

i) Hakenwurm

j) Amöbiasis

k) Askariasis

4. Andere intestinale Störungen

a) Allergie

Bauchschmerzen, Diarrhoe und Erbrechen können mit der Aufnahme bestimmter Nahrungsmittel in Zusammenhang stehen.

b) Laktoseintoleranz

Familiäre Formen gehen mit schwerem Erbrechen einher, erworbene mit Diarrhoe.

c) Zöliakie

Diarrhoe und Wachstumsretardierung sind die häufigsten Symptome, Erbrechen und Bauchschmerzen kommen vor.

III. Extraintestinale adominale Störungen

A. Hepatitis   Nausea und Erbrechen können früh einsetzen. Abge-
                                 schlagenheit, Druckschmerz im rechten oberen Qua-
                                 dranten und Ikterus führen zur Diagnose.

B. Akute Cholezystitis   Selten. Bauchschmerzen, Druckschmerz, Nausea und
                                 Erbrechen werden in den meisten Fällen gefunden.

C. Cholelithiasis   Charakteristisch sind intermittierende kolikartige
                                 Schmerzen, gelegentlich Erbrechen und Fettintole-
                                 ranz.

D. Choledochuszyste   Typische Symptome sind Bauchschmerzen, Ikterus
                                 und eine Resistenz im rechten oberen Quadranten.
                                 Erbrechen, Fieber und acholische Stühle sind gele-
                                 gentlich vorhanden.

E. Leberabszeß

F. Hepatom

G. Pankreatitis   Die hereditäre Form führt zu 4–6 Tage dauernden
                                 Attacken von rezidivierenden Bauchschmerzen, die
                                 später von Nausea und Erbrechen begleitet werden.
                                 Bei der akuten Pankreatitis stehen epigastrische
                                 Bauchschmerzen im Vordergrund.

IV. Störungen des Urogenitaltraktes

A. Pyelonephritis   Symptome wie Fieber, Schüttelfrost, Bauch- und
                                 Rückenschmerzen mit Erbrechen können zur Fehl-
                                 diagnose einer akuten Gastroenteritis führen.

B. Hydronephrose

C. Obstruktion der ableiten-   Ein akutes Abflußhindernis des Harntraktes mit Auf-
    den Harnwege   stau verursacht manchmal Erbrechen..

D. Nierensteine

E. Schwangerschaft   Morgendliches Unwohlsein und Erbrechen einer se-
                                 xuell aktiven Jugendlichen kann auf eine Schwanger-
                                 schaft zurückgehen.

F. Hydrometrokolpos   Eine Dilatation des Uterus durch aufgestaute Sekrete
                                 führt zu Erbrechen, selbst beim jungen Säugling.

V. Metabolische und endokrine Störungen

A. Diabetische Ketoazidose   Bauchschmerzen und Erbrechen können auf einen
                                 neu aufgetretenen Diabetes oder beim bekannten Dia-
                                 betiker auf eine schlechte Einstellung des Stoffwech-
                                 sels weisen.

B. Urämie
C. Renale tubuläre Azidose
D. Hyperkalzämie
E. Adrenogenitales Syndrom

Erbrechen bei einem Neugeborenen mit Hyponatriämie und Hyperkaliämie erfordert den Ausschluß eines AGS, vor allem, wenn das Genitale nicht eindeutig männlich oder weiblich oder sonst auffällig ist.

F. Kortikoidentzug
G. Diabetes insipidus
H. Galaktosämie

Erbrechen, Diarrhoe und Ikterus treten mit der Einführung von Milch in die Diät auf.

I. Fruktoseintoleranz
J. Fruktose-1,6-Diphosphatasemangel
K. Mangel an lysosomaler saurer Phosphatase
L. Gangliosidose
M. M. Wolman
N. M. Nieman-Pick
O. Glykogenspeicherkrankheit Typ I
P. Störungen im Stoffwechsel der Aminosäuren und der organischen Säuren

Viele angeborene Stoffwechselstörungen der Aminosäuren und der organischen Säuren oder ihres Transports gehen mit Erbrechen einher. Erbrechen, Krampfanfälle, Ketoazidose, Bewußtseinstrübung, evtl. abnormer Geruch nach den ersten Fütterungsversuchen mit Milch weisen auf eine der folgenden Möglichkeiten hin:
Phenylketonurie, Methylmalonazidämie, Ahornsirupkrankheit, Hypervalinämie, Hyperlysinämie, ketotische Hyerglyzinämie, Propionazidämie, Isovalerianazidämie und Argininbernsteinazidurie.

Q. Hypoparathyreoidismus

Erbrechen ist Folge eines erhöhten Hirndrucks bei Hypokalzämie. Krampfanfälle, Katarakt, Tetanie, Kopfschmerzen und Candidiasis der Schleimhäute werden gefunden.

VI. Störungen des Zentralnervensystems

A. Infektionen

Meningitis, Enzephalitis oder ein Hirnabszeß gehen mit Erbrechen einher. Einige Infektionen verlaufen subakut. Bei tuberkulöser Meningoenzephalitis beispielsweise täuschen die Symptome manchmal eine Gastroenteritis vor.

B.   Trauma

Erbrechen folgt häufig einem Schädel-Hirn-Trauma mit Commotio cerebri, Contusio cerebri, einer subduralen, epiduralen oder subarachnoidalen Blutung.

C.   Hirntumoren

Morgendliches Erbrechen und Kopfschmerzen lassen an einen Tumor des Zentralnervensystems denken. Andere Zeichen sind z. B. Hirnnervenlähmungen, Ataxie, ein vergrößerter Kopfumfang und eine vorgewölbte Fontanelle.

D.   Hydrozephalus

E.   Andere Ursachen erhöhten Schädelinnendrucks

Bleivergiftung und ein Pseudotumor cerebri führen zu Hirndrucksteigerung und Erbrechen.

F.   Migräne

Erbrechen tritt vor allem zu Beginn des Anfalls auf. Bei Säuglingen und Kleinkindern, die Kopfschmerzen nicht als Symptom angeben, kann rezidivierendes Erbrechen der einzige diagnostische Hinweis sein.

G.   Epilepsie

Krampfanfälle können mit Erbrechen einhergehen.

VII. Andere systemische Störungen

A.   Parenterale Infektionen

Jede systemische Infektion kann Erbrechen verursachen. Das Neugeborene mit Septikämie kann gallig erbrechen und so eine Obstruktion vortäuschen.

B.   Reye-Syndrom

Rezidivierendes Erbrechen leitet die Enzephalopathie ein.

C.   Vestibuläre Verletzung oder Infektion

Störungen des Mittelohres können zu Schwindelanfällen und zu Brechattacken führen, die durch Kopfbewegungen ausgelöst werden.

D.   Familiäre Dysautonomie

Erkrankte leiden unter rezidivierenden Aspirationen, orthostatischer Dysregulation, fehlender Lakrimation, fehlenden Sehnenreflexen, Fieberattacken und anderen Symptomen.

E.   Akrodermatitis enteropathica

Andere Symptome wie Malabsorption mit Diarrhoe, Hautläsionen, Alopezie und Unruhezustände überschatten gelegentliches Erbrechen.

F.   Spinnenbiß der Schwarzen Witwe.

68   Erbrechen im Strahl

Erbrechen im Strahl bei einem Säugling läßt sofort an eine Pylorusstenose denken. Andere Ursachen sind zu erwägen, wenn zusätzliche Befunde die Diagnose unwahrscheinlich machen, z. B. wenn der Säugling jünger oder älter ist als 3 bis 5 Wochen oder wenn die Symptome akut beginnen.

In diesem kurzen Kapitel sind einige Krankheiten aufgezählt, die mit Erbrechen im Strahl einhergehen. Andere, im Kapitel 67 genannte Krankheiten führen seltener zu dieser Form des Erbrechens.

I. Gastrointestinale Störungen

A.	Hypertrophische Pylorusstenose	Erbrechen setzt in den ersten Lebenswochen ein, nimmt zu und wird kräftiger. Magenperistaltik kann gesehen werden. Die Säuglinge trinken gierig, sogar nach dem Erbrechen.
B.	Pylorospasmus	Ob es sich bei dieser Störung um ein eigenes Krankheitsbild handelt, wird in Frage gestellt; vielleicht ist es nur ein Ende des Spektrums, dessen anderes die hypertrophische Pylorusstenose ist. Pylorusspasmus reagiert gut auf konservative Therapie.
C.	Mukosafalten	Schleimhautfalten können vorübergehend den Magenausgang blockieren.
D.	Pylorusatresie	Sie manifestiert sich schon beim ersten Füttern.
E.	Magenvolvulus	Es handelt sich in der Regel um ein akutes Krankheitsbild mit epigastrischen Schmerzen, Erbrechen, Aufstoßen und Blutungen aus dem oberen Gastrointestinaltrakt.
F.	Hiatushernie	In schweren Fällen beginnen die Symptome schon in den ersten Lebenswochen. Das Erbrechen kann strahlartig sein und eine Pylorusstenose vortäuschen.
G.	Peptisches Ulkus	Ulzera des Corpus oder des Antrums verursachen kolikartige Schmerzen mit Episoden kräftigen Erbrechens.
H.	Obstruktion des Duodenums	Atresie, Stenose und Membranen des Zwölffingerdarms verursachen häufig Erbrechen im Strahl. Das Epigastrium ist oft vorgewölbt und das Erbrochene meist gallig.

II. Infektionen

A. Sepsis

Systemische Infektionen gehen vor allem bei Neugeborenen mit Erbrechen im Strahl einher. Das Erbrochene ist gallig gefärbt, die Erkrankung beginnt akut.

B. Pyelonephritis

Eine Pyelonephritis täuscht oft eine Pylorusstenose vor, vor allem beim jungen Säugling.

III. Störungen des Urogenitaltraktes

A. Harnwegsobstruktion

Dilatation eines Teils der Harnwege z. B. durch eine angeborene subpelvine, prävesikale oder infravesikale Stenose oder einen Stein kann zu kräftigem Erbrechen führen.

B. Hydrometrokolpos

Ein imperforiertes Hymen oder eine Vaginalatresie führt zur Erweiterung des Uterus durch gestautes Sekret. Manchmal kommt es dabei zu heftigem Erbrechen. Im unteren Abdomen ist eine Resistenz zu tasten.

IV. Störungen des Zentralnervensystems

Erbrechen tritt bei einer Reihe von Störungen des Zentralnervensystems auf. Es ist selten strahlartig, kräftig. Infektionen, menigeale Reizung und ein erhöhter Hirndruck kommen differentialdiagnostisch in Betracht. Oft weisen Bewußtseinsveränderungen und zentralnervöse Ausfälle auf die Ursache des Erbrechens hin.

A. Meningitis
    und Enzephalitis

B. Akute intrakranielle
    Blutung

An intraventrikuläre, epidurale oder subarachnoidale Blutung muß gedacht werden.

C. Hydrozephalus

Die plötzliche Blockade des Liquorabflusses führt eher zum Erbrechen als eine allmähliche Erweiterung des Ventrikels.

D. Hirntumoren

E. Bleienzephalopathie

V. Andere Ursachen

A. Adrenogenitales Syndrom

Das AGS des jungen Säuglings führt häufig zu kräftigem Erbrechen. Virilisierung und auffällige Genitalien sind wichtige Hinweise.

B. Hyperkalzämie	Begleitsymptome sind Anorexie, Obstipation, Polydipsie, Polyurie, Nausea und Erbrechen.
C. M. Wolman	Bei dieser seltenen Krankheit kommt es in den ersten Lebenswochen zu Cholesterolspeicherung, Diarrhoe, Gewichtsverlust und Hepatosplenomegalie. Pathognomonisch sind Verkalkungsherde in den vergrößerten Nebennieren. Kräftiges Erbrechen kommt gelegentlich vor.
D. Phenylketonurie	Erbrechen und Unruhezustände werden in den ersten Lebensmonaten gesehen.

69   Diarrhoe

Diarrhoe, Durchfall, ist die vermehrte Ausscheidung von Stuhl unterschiedlicher Konsistenz. Mit dem durchfälligen Stuhl gehen größere Mengen Flüssigkeit verloren. Verschiedene, teilweise ineinandergreifende, pathogenetische Mechanismen sind für den Flüssigkeitsverlust verantwortlich.

Glücklicherweise sind die häufigsten Erkrankungen mit Diarrhoe nicht lebensbedrohlich. Andere sind leicht zu behandeln. Von den vielen möglichen Durchfallerkrankungen haben nur wenige praktische Bedeutung: Diätfehler, virale und bakterielle Infektionen, parenterale Infektionen, Kohlenhydratintoleranz und das Colon irritabile. Nachfolgend sind die Durchfallerkrankungen in die des Neugeborenen, sowie in solche mit und ohne Beeinträchtigung des Allgemeinzustands unterteilt. Häufigere sind zuerst aufgeführt.

I. Diarrhoe des Neugeborenen

A.	Überfütterung	Zuviel Nahrung oder Flüssigkeit kann zu dünnen Stühlen führen.
B.	Virale Infektionen	
C.	Bakterielle Infektionen	E. coli und Salmonellen sind die häufigsten Erreger; aber auch andere Organismen kommen in Betracht.
D.	Kuhmilchproteinintoleranz	Diese nicht seltene Ursache der Diarrhoe sollte nicht übersehen werden.
E.	Nekrotisierende Enterokolitis	Neben dem Durchfall findet man ein aufgetriebenes Abdomen, Lethargie, Temperaturschwankungen und Erbrechen.
F.	Angeborener Laktasemangel	Selten. Die Stühle sind schaumig und enthalten Zucker.
G.	Glukose-Galaktosemalabsorption	
H.	Familiäre Chloriddiarrhoe	Profuse wäßrige Durchfälle können schon in utero einsetzen. Die Stühle gleichen Urin. Als Teil der hypokaliämischen und hypochlorämischen Alkalose entwickelt sich eine Ileussymptomatik.
I.	Enterokinasemangel	Intermittierende Durchfälle treten von Geburt an auf. Weitere Symptome sind Erbrechen, Unruhe und Gedeihstörung.

| J. | Hypoadrenalismus | Häufigste Ursache ist das Adrenogenitale Syndrom. |
| K. | Mütterliche Colitis ulcerosa | Kinder von Müttern mit Colitis ulcerosa können in den ersten Lebenstagen eine vorübergehende Diarrhoe haben. |

II. Diarrhoe bei gutem Allgemeinzustand

A.	Überfütterung	Exzessive Nahrungs- oder Flüssigkeitsmengen können zu häufigen, dünnen Stühlen führen.
B.	Irritables Kolon und chronische unspezifische Diarrhoe des Kindesalters	Die beiden Begriffe bezeichnen möglicherweise ein- und dieselbe Störung. Die chronische unspezifische Diarrhoe wird bei gesunden Kindern im Alter von 6 Monaten bis 3 Jahren gesehen und ist gekennzeichnet durch häufige dünne Stühle vor allem morgens und nach der Einnahme kalter Getränke. Das Colon irritabile tritt bei älteren Kindern auf. Es werden häufige, kleine Stuhlportionen, oft mit reichlich Wind abgesetzt. Manchmal gehen leichte krampfartige Bauchschmerzen voraus.
C.	Fettmangel	Eine chronisch fettarme Kost kann zu voluminösen, häufigen Stühlen führen.
D.	Nahrungsmittelunverträglichkeit	Eine sorgfältige Anamnese deckt Nahrungsmittel auf, die Durchfälle hervorrufen, zum Beispiel Süßigkeiten, Kaugummi und Salatsoßen.
E.	Allergie-Anspannungs-Erschöpfungssyndrom	Vor allem Kinder mit atopischer Dermatitis haben zusätzliche Symptome wie Kopfschmerzen, Bauchschmerzen, Müdigkeit, Nervosität und Diarrhoe. Dem Syndrom soll eine Nahrungsmittelintoleranz vor allem gegen Milch, Schokolade und Eier zugrunde liegen.
F.	Obstipation	Kinder mit chronischer Obstipation können Überlaufstühle haben.
G.	Antibiotika	Eine antibiotische Behandlung führt häufig zu Durchfall, sei es durch die Trägersubstanz des Antibiotikums, durch eine Änderung der Bakterienflora oder andere noch unklare Mechanismen.
H.	Parasiten	Kinder mit Giardiasis, Amöbiasis und Askariasis wirken oft nicht krank.
I.	Kohlenhydratintoleranz	Sie kann primär sein oder einer Darminfektion folgen. Am häufigsten ist die Laktoseintoleranz. Die Stühle sind schaumig, riechen nach Essig und enthalten Zucker.

J.	Kuhmilchproteinintoleranz	Eine echte allergische Reaktion auf Kuhmilchprotein oder Soyaprotein führt zu Diarrhoe und Bauchschmerzen. Eine schwere Milchallergie mit blutigen Durchfällen und Schock nach Aufnahme kleiner Mengen von Kuhmilchprotein wird als „Heiner-Syndrom" bezeichnet.
K.	Familiäre Polyposis	Diarrhoe ist eine seltene Manifestation der familiären Polyposis, die evtl. durch eine rektale Untersuchung diagnostiziert werden kann.
L.	Medikamente	Verschiedene Medikamente wie Abführmittel und Theophyllinpräparate lösen dünne Stühle aus.
M.	Mineralwasser	Der hohe Mineralgehalt einiger Mineralwässer kann Durchfälle hervorrufen.

III. Diarrhoe bei beeinträchtigtem Allgemeinzustand

A. Gastroenteritis

1.	Viren	Eine Reihe von Viren verursachen eine Gastroenteritis mit Durchfällen und Erbrechen. An erster Stelle sind Rotaviren zu nennen, vor allem bei Kindern zwischen 6 Monaten und 2 Jahren. Die Enteritis führt häufig zu einem sekundären Laktasemangel. Erwachsene und ältere Kinder haben Durchfälle und krampfartige Bauchschmerzen, aber kein Erbrechen.
2.	Bakterien	Salmonellen, Shigellen und E. coli sind die bekanntesten bakteriellen Erreger einer Durchfallerkrankung. Campylobacter und Yersinia enterocolitica gewinnen zunehmend an Bedeutung. Rezidive sind nicht selten und können zum Bild einer chronischen Diarrhoe führen.
3.	Parasiten	Giardiasis, Amöbiasis, Strongyloidiasis, Hakenwürmer und Trichinose können eine chronische Diarrhoe verursachen. Die Kinder nehmen ab, ihr Bauch ist aufgetrieben.
4.	Pilze	Besonders Candida und Histoplasmose sind enteropathogene Pilze.

| B. | Parenterale Infektionen | Viele parenterale Infektionen gehen, vor allem bei kleinen Kindern, mit Diarrhoe einher, am häufigsten Otitis media, Harnwegsinfektionen, Sepsis und Pneumonie. |
| C. | Kohlenhydratmalabsorption | Wäßrige, schaumige Stühle, die nach Essig riechen und Zucker enthalten, lassen an eine Kohlenhydratmalabsorption denken, am ehesten an eine Laktosein- |

toleranz. Sie kann angeboren, erworben oder entwicklungsbedingt sein. Malabsorption von Saccharose, Isomaltose und Glukose oder Galaktose kommt seltener vor.

D. Entzündliche Darmerkrankungen

Die Colitis ulcerosa geht mit krampfartigen Bauchschmerzen, Tenesmen und schleimig-blutigen Stühlen einher. Der M. Crohn kann schleichend beginnen mit Bauchschmerzen, Fieber, unklarer Genese, Gewichtsverlust und Entwicklungsverzögerung.

E. Zystische Fibrose

Gedeihstörung, rezidivierende Pneumonien und Steatorrhoe sind einige Symptome des Krankheitsbildes.

F. Zöliakie

Die Krankheit ist häufiger, als man denkt. Sie beginnt meist mit großen, weichen Stühlen nach der Einführung von getreidehaltiger Nahrung. Bei einem Drittel der betroffenen Kinder fehlen Durchfälle.

G. Deprivation

Kinder mit psychisch bedingter Wachstums- und Entwicklungsretardierung können auch chronische Durchfälle haben.

H. Anatomische Darmanomalien
   1. M. Hirschsprung

Eine Enterokolitis ist bei dieser Krankheit sehr gefährlich.

   2. Kurzdarmsyndrom
   3. Darmduplikatur

Diarrhoe, Steatorrhoe, aufgetriebenes Abdomen, Gewichtsverlust und Episoden intestinaler Obstruktion werden gesehen.

   4. Malrotation oder Dünndarmobstruktion

Sie können sich mit einer Diarrhoe manifestieren.

   5. Darmfisteln
   6. Intestinale Lymphangiektasien

Die Krankheit wird bei Vorliegen von Ödemen, Hypoproteinämie, Steatorrhoe und dünnen Stühlen vermutet.

I. Immunmangelsyndrome

Kinder mit Diarrhoe, Gedeihstörung, rezidivierenden Infektionen und chronischem Husten sollten auf einen Immundefekt untersucht werden

   1. IgA-Mangel
   2. Hypo- oder Agammaglobulinämie
   3. Kombinierte Immundefizienz
   4. Wiskott-Aldrich-Syndrom

    5. Ataxia teleangiectatica

    6. Defekte der zellulären
       Immunität

J.   Endokrine Ursachen

    1. Hyperthyreose

    2. Hypoparathyreoidis-
       mus

    3. Nebennereninsuffi-
       zienz

Diarrhoe ist selten, kann aber Folge der Hypokalzämie sein. Krampfanfälle, Tetanie und Muskel-
krämpfe bestimmen das klinische Bild.

Das Krankheitsbild äußert sich charakteristischerweise in Schwäche, Lethargie, Erbrechen, Anorexie
und Diarrhoe. Der Serumnatriumspiegel ist niedrig,
das Serumkalium hoch.

K.   Tumoren

    1. Neuroblastom, Gan-
       glioneurom, Ganglio-
       neuroblastom

    2. Karzinoide

Sie sind bei Kindern sehr selten. Befunde sind u. a.
anfallsweise Hautrötung, asthmoide Atmung und
Durchfall.

    3. Vasoaktives Peptid-se-
       zernierende intestinale
       Tumoren

Befunde sind Gedeihstörung, aufgetriebenes Abdomen, arterielle Hypertonie, Schwitzen, eine metabolische Azidose und ein niedriges Serumkalium. Diarrhoe tritt zu Beginn intermittierend, dann kontinuierlich auf.

    4. Intestinales Lymphom

Bauchschmerzen, Krankheitsgefühl, Anämie und
Diarrhoe treten auf.

L.   Erkrankungen des
    Pankreas

    1. Exokrine Pankreas-
       insuffizienz

Malabsorption, Gedeihstörung, zyklische Neutropenie, Anämie und metaphysäre Dysplasie werden beim
Shwachmann-Diamond-Syndrom gefunden.

    2. Chronische Pankreati-
       tis

M. Erkrankungen der Leber

    1. Hepatitis

Kinder mit einer akuten Hepatitis können Durchfälle
oder Obstipation haben.

    2. Chronische Hepatitis

    3. Zirrhose

    4. Gallensäuremangel

Neben Anorexie und Erbrechen entwickelt sich eine
Steatorrhoe.

    5. Gallengangsatresie

Man findet zunehmenden Ikterus, Gedeihstörung,
Dystrophie und ein vorgewölbtes Abdomen.

N. Protein- oder kalorische
    Mangelernährung

O. Angeborene Stoffwechsel-
    anomalien

    1. Galaktosämie   Diagnostische Hinweise sind Ikterus, Gedeihstörung, Katarakt, Hepatomegalie, Erbrechen und Diarrhoe. Der Urin sollte auf reduzierende Substanzen unter- sucht werden.

    2. Tyrosinämie   Leitsymptome sind Erbrechen, Diarrhoe, ein großer Bauch, Ödeme, Aszites und Hepatosplenomegalie.

    3. Methioninmalabsorp-
    tion   Der Defekt ist klinisch gekennzeichnet durch Diar- rhoe, Krampfanfälle, geistige Retardierung und einen süßlichen Geruch des Urins.

    4. Familiäre Eiweiß-
    intoleranz   Erbrechen und Diarrhoe beginnen zwischen dem 3. und 13. Lebensmonat.

    5. M. Wolmann   In den ersten Lebenswochen entwickeln sich chroni- sche Diarrhoe, Hepatosplenomegalie und eine schwere Gedeihstörung. Pathognomonisch sind kal- zifizierte, vergrößerte Nebennieren.

    6. Abetalipoproteinämie   Klinische Hinweise sind Ataxie, Retinitis pigmentosa, Steatorrhoe und Akanthozyten im peripheren Blut- bild.

    7. Selektive Malabsorp-
    tion von Vitamin B_{12}

    8. M. Gaucher

    9. M. Niemann-Pick

P. Vaskuläre Störungen

    1. Insuffizienz der A.
    mesenterica

    2. Frühe portale Hyper-
    tension

    3. Intestinale Ischämie

Q. Verschiedene

    1. Akrodermatitis entero-
    pathica   Periorale, perianale Exkoriationen und vesikobullöse Effloreszenzen an den Extremitäten in Kombination mit Diarrhoe, Unruhezuständen und Alopezie lassen an diese Störung denken. Dramatische Besserung nach Zinktherapie.

    2. Zollinger-Ellison-
    Syndrom   Die Krankheit führt zu multiplen Magen- und Duo- denalulzera.

    3. Sklerodermie   Den intestinalen Manifestationen gehen meist Haut- veränderungen voraus.

4. Folsäuremangel

5. Neurofibromatose · Café-au-lait-Flecke und Neurofibrome sind vorhanden.

6. Familiäre Dysautonomie · Rezidivierendes Erbrechen, Aspirationsneigung, fehlende Tränensekretion, fehlende Papillae filiformes der Zunge, emotionale Labilität und orthostatische Dysregulation charakterisieren das Krankheitsbild.

7. M. Whipple · Die Krankheit betrifft überwiegend Erwachsene und führt zu stinkenden Durchfällen und Fieber. Eine infektiöse Pathogenese wird vermutet.

8. Toxische Durchfälle · Nach Chemotherapie oder Bestrahlung können Durchfälle auftreten.

70 Obstipation und Kotverhalten

Obwohl das alte Sprichwort „Des einen Verstopfung ist des anderen Diarrhoe" ein bißchen übertrieben ist, erinnert es doch an die große Bandbreite der Stuhlgewohnheiten. Vor allem beim Säugling ändern sich Art und Frequenz der Stühle häufig. Manche Mütter sind so auf die Stuhlentleerung ihrer Kinder fixiert, daß sie normale Gewohnheiten als pathologisch ansehen.

Obstipation wird als Zustand definiert, in dem meist harter Stuhl selten und unter Schwierigkeiten abgesetzt wird. Die Ursachen der Verstopfung reichen von habituellem Stuhlverhalten, bei dem riesige Mengen Kot gefunden werden, bis zum „spastischen" Kolon, für das hasenköttelartige Kotballen typisch sind, von diätetischen Ursachen zu metabolischen Störungen, von neurogenen zu psychogenen Problemen.

95% der Neugeborenen scheiden in den ersten 24 Stunden Mekonium aus. Ist dies nicht der Fall, muß nach der Ursache gesucht werden. Sie werden als Extragruppe beschrieben. In jeder Altersgruppe sollte eine sorgfältige Vorgeschichte mit Ernährungsanamnese, und Beschreibung der Stuhlgewohnheiten von Patient und Familie erhoben werden. Eine rektale Untersuchung ist Pflicht.

I. Verspätete Ausscheidung von Mekonium

A.	Ileus	Kinder mit Atresie, Membran, Volvulus oder anderen Ursachen eines Ileus fallen durch Obstipation, aufgetriebenes Abdomen und Erbrechen auf. Der Abgang von Mekonium schließt eine Obstruktion nicht aus.
B.	Mekoniumileus	Symptome setzen gewöhnlich am zweiten Lebenstag ein mit einer Auftreibung des Bauches und Erbrechen. Die Mehrzahl der betroffenen Kinder hat eine zystische Fibrose.
C.	M. Hirschsprung	Die Hirschsprungsche Krankheit ist für 20 bis 25% aller Fälle eines neonatalen Darmverschlusses verantwortlich. Die Säuglinge trinken nicht. Der Leib ist aufgetrieben. Häufig wird gallig gefärbter Mageninhalt erbrochen. Nach der digitalen Untersuchung wird evtl. Stuhl abgesetzt. Gelegentlich wird die Stö-

rung erst später diagnostiziert. Die abgesetzten Stühle
sind aber nie normal.

D. Mekoniumpfropf   Mekoniumpfropfen blockieren den Darm. Sie treten
                               vor allem bei Frühgeborenen auf. An einen M.
                               Hirschsprung muß immer gedacht werden.

E. Funktioneller Ileus   Sepsis, Atemnotsyndrom, Pneumonie und Elektro-
                               lytverschiebungen können einen funktionellen Ileus
                               auslösen.

F. Syndrom des hypoplasti-   Das klinische Bild entspricht einem Ileus. Der Bari-
    schen linken Kolons.   umkontrasteinlauf zeigt ein stark verengtes Colon
                               descendens. Das Syndrom kommt gehäuft bei müt-
                               terlichem Diabetes mellitus vor.

G. Mütterliche Medikamen-   Pränatal verabreichte Medikamente wie Magnesium-
    teneinnahme   sulfat, Opiate und Ganglienblocker führen zur ver-
                               späteten Ausscheidung von Mekonium.

H. Hypothyreose   Diagnostische Hinweise sind Icterus prolongatus,
                               Trinkunlust, niedrige Körpertemperatur und Obsti-
                               pation.

II. Physiologische Ursachen

A. Ernährungsfaktoren
    1. Stillen   Gestillte Säuglinge haben anfänglich häufigen Stuhl-
                               gang, oft mit jeder Mahlzeit. Nach 6 Wochen können
                               jedoch Tage ohne Stuhlgang vergehen.

    2. Kuhmilch   Geronnenes Kasein ist schwer verdaulich und Ursa-
                               che der bei Ernährung mit nichtadaptierter Kuhmilch
                               häufigen Obstipation. Obwohl dieser Effekt vor al-
                               lem bei jungen Säuglingen auftritt, kann die Auf-
                               nahme großer Mengen von Milchprodukten in jedem
                               Alter zu Verstopfung führen.

    3. Schlackenarme Kost   Eine ballaststoffarme Ernährung führt zu hartem
                               Stuhl, der sich schwer ausscheiden läßt.

B. Mangelhafte Flüssigkeits- Verminderte Flüssigkeitszufuhr oder erhöhter Flüs-
    zufuhr   sigkeitsverlust (z. B. bei Fieber) führen zu einem ver-
                               minderten Stuhlvolumen und damit zu seltener Aus-
                               scheidung.

    1. Fieberhafte Zustände
    2. Heißes Wetter
    3. Ungenügende intra-
        venöse Flüssigkeitszu-
        fuhr

C. Immobilität

Obstipation kann ein Problem bei immobilisierten Kindern werden z. B. nach Operation und Gipsverbänden.

D. Anorexia nervosa

III. Willkürliches Stuhlverhalten

A. Megakolon mit oder ohne Enkopresis

Die habituelle Obstipation beginnt meist mit 2½ bis 3 Jahren. Die Eltern sorgen sich oft erst, wenn das Kind die Unterwäsche durch die überlaufenden Stuhlmassen verschmiert. Rektale Untersuchung und sorgfältige Anamnese können Ursachen eruieren, die möglicherweise die Entleerung schmerzhaft machen und einen Circulus vitiosus einleiten.

B. Schmerzhafte Defäkation
1. Analfissuren
2. Perianale Dermatitis oder Reizung
3. Hämorrhoiden

C. Willkürliches Stuhlverhalten

Stuhl wird während einer Reise oder in der Schule, bei Veränderungen der Umgebung oder während Zeiten mit familiärem Streß oder anderen Umwälzungen willkürlich zurückgehalten.

D. Schlechtes Stuhltraining

Fehlende Regelmäßigkeit oder exzessiver Zwang zur Stuhlentleerung führen zu Obstipation.

E. Emotionale Störungen
F. Schwere psychomotorische Retardierung
G. Depression

IV. Neurogene Störungen

A. M. Hirschsprung

Meist beginnt die Symptomatik schon in der Neugeborenenperiode. Allerdings kann die Krankheit durch häufige rektale Untersuchungen oder Einläufe mit nachfolgender Entleerung verdeckt worden sein. Es werden häufige, fadenartig dünne Stühle abgesetzt. Anders als beim erworbenen Megakolon mit seinen riesigen Kotmassen ist die Ampulla recti bei der digitalen Untersuchung leer.

B. Intestinale Pseudoob-
struktion

Dies ist eine seltene Störung mit unbekannter Ursa-
che. Eine zunehmend schwere Motilitätsstörung des
Darms führt zu Obstipation und Auftreibung des
Bauches.

C. Zerebralparese

Kinder mit athetoider und/oder schwerer spastischer
Zerebralparese haben nicht selten eine Obstipation.

D. Myelomeningozele

E. Verletzungen des Rückenmarks

F. Sakrumagenesie

G. Diastematomyelilie

Das Rückenmark wird eventuell durch Knochen-
sporne fixiert. Hautveränderungen über der Wirbelsäule, Gangstörungen und Probleme beim Wasserlassen weisen auf die Diagnose.

H. Muskelschwäche

Myotonie, Prune belly syndrome, Muskeldystro-
phien und andere Ursachen einer Muskelhypotonie
führen zur Schwäche der Bauchmuskulatur, wodurch
kein intraabdomineller Druck mehr aufgebaut werden kann, der zur Entleerung notwendig ist.

I. Neurofibromatose des
Kolon

Die Störung führt selten vor dem Erwachsenenalter
zu Obstruktion oder einem erworbenen Megakolon.

V. Endokrine und metabolische Störungen

A. Hypothyreose

Andere Symptome sind meist auffälliger als die Obstipation.

B. Diabetes mellitus

Obstipation kann die Folge mangelnder Darmflüssig-
keit sein.

C. Phäochromozytom

Betroffene Kinder haben gelegentlich eine schwere
Obstipation. Typischere Symptome sind Hyperto-
nus, Kopfschmerzen, Tachykardie, Herzklopfen,
Nausea und Erbrechen.

D. Hypokaliämie

Sie führt zu reduzierter Dameperistaltik und evtl. Ileus.

E. Hyper- oder Hypo-
kalzämie

F. Polyurie

Polyurie, z. B. durch Diabetes insipidus oder renale
tubuläre Azidose, führt zu einem Mangel an Stuhl-
flüssigkeit.

G. Akute intermitierende
Porphyrie

Bauchschmerzen, Erbrechen und Obstipation können
die Erstmanifestationen sein.

H. Amyloidose

I. Lipidspeicherkrankheiten

Obstipation kommt vor.

VI. Verschiedene Störungen

A. Anal- oder Rektumstenose

Stenosen sind eher erworben als angeboren. Sie treten vor allem nach Operation von Analstenosen, Analatresie, Tumoren oder Beckenabszessen auf.

B. Dolichokolon

Ein abnorm langes Kolon ist häufig vererbt. Vermehrte Resorption von Wasser verhärtet den Stuhl. Die Kinder brauchen eine ballaststoffreiche Kost.

C. Appendizitis

Obstipation ist ein weniger wichtiges Symptom. Wichtiger sind Bauchschmerzen, Erbrechen, Druckempfindlichkeit.

D. Zoeliakie

Manchmal führen festsitzende Kotmassen zu einem Ileus-ähnlichen Bild.

E. Sklerodermie

Darmbeteiligung führt zu einer verminderten Darmmotilität.

F. Bleivergiftung

G. Hepatitis

Diarrhoe und Obstipation treten gleich häufig auf.

H. Salmonellen

Auf die systemische Form weisen Fieber über 1 bis 3 Wochen, Roseolen, Anorexie, Splenomegalie, Obstipation und Leukopenie.

I. Säuglingsbotulismus

Diagnostische Hinweise sind Paresen der Gesichts- und Augenmuskulatur, Saugschwäche und Muskelhypotonie.

J. Tetanus

K. Chagas-Krankheit

L. Medikamente

Antihistamine, Opiate und Phenothiazine wirken verstopfend.

71   Stuhlinkontinenz und Enkopresis

Die meisten Kinder werden im Verlauf des 4. Lebensjahres sauber. Gelegentlich treten danach noch Episoden von Stuhlinkontinenz auf. Die meisten Eltern beurteilen dies zu Recht als Versehen. Schmutzen die Kinder dagegen häufig oder regelmäßig ein, sollte ein Arzt hinzugezogen werden.

Einkoten ist das willkürliche oder unwillkürliche Absetzen von Faeces in die Unterwäsche oder sonstige Orte, die dafür nicht vorgesehen sind. Die häufigste Ursache des Einkotens sind Kotmassen, die sich nach einer Serie schmerzhafter Defäkationen stauen und ,,überlaufen". Eine sorgfältige Anamnese differenziert die chronische sekundäre Obstipation mit charakteristischen Überlaufstühlen von willkürlichen, anatomischen oder neurologischen Ursachen.

I. Unwillkürliche Ursachen

A. Chronische Obstipation mit Enkopresis

Dies ist die bei weitem häufigste Ursache des Einkotens. Mit Zunahme der Kotstauung weitet sich der Sphinkter und ist nicht mehr in der Lage, den Kot zurückzuhalten. Es gibt zwei Arten der Inkontinenz, die auch zusammmen vorkommen können. Bei der einen Form wird der im klaffenden Anus festsitzende harte Stuhl wie ein Radiergummi abgerieben und hinterläßt einen Streifen von Stuhl in der Unterwäsche. Bei der anderen, häufigeren Form umgehen kleine Mengen flüssigen Stuhls die festsitzenden Kotballen und treten aus. Anamnese, abdominale und rektale Untersuchung decken die Ursachen der Obstipation auf (s. Kapitel 70, Obstipation).

B. Diarrhoe

Während einer akuten oder chronischen Diarrhoe ist das Kind zu einer willkürlichen Stuhlkontrolle mit dem inneren und äußeren Sphinkter oft nicht mehr fähig. Flüssige Stühle werden in peristaltischen Wellen abgesetzt. Obwohl dies eher bei kleinen Kindern vorkommt, können auch ältere Kinder und Erwachsene aus Erschöpfung, mangels einer Toilette oder durch generelle Prostration die Stuhlkontrolle verlieren.

II. Willkürliche Ursachen

A.	Mangelnde Konditionie-rung	Die Kinder sind aus verschiedenen Gründen nie zur Sauberkeit erzogen worden, zum Beispiel durch mangelndes Interesse der Familie oder Widerstand des Kindes gegen das Training oder bei geistiger Retardierung des Kindes.
B.	Regression	Kleine Kinder, die schon an die Toilette gewöhnt waren, können in Streßsituationen, z. B. durch die Geburt eines Geschwisters, Krankheit, Trennung, Tod in der Familie oder Umzug erneut einkoten.
C.	Psychische Störungen	Gelegentlich ist Einkoten Zeichen einer schweren psychischen Störung.

III. Anatomische Ursachen

A.	Anorektale Fehlbildung	Anatomische Anomalien wie eine perianale Fistel können zu Einkoten führen. Bei älteren Kindern muß an einen M. Crohn gedacht werden.
B.	Analnarben	Die Fähigkeit zur Stuhlkontrolle kann durch eine Operation im Analbereich vor allem wegen einer Analatresie verloren gehen.

IV. Neurologische Ursachen

A.	Diastematomyelie	Diagnostische Hinweise sind Kreuzschmerzen, zunehmende Paresen der unteren Extremität, Blasen- und Darminkontinenz und Hautveränderungen über der Wirbelsäule.
B.	Myelomeningozele	
C.	Agenesie des Sakrums	
D.	Verletzungen des Rückenmarks	
E.	Syringomyelie	
F.	Tumoren des Rückenmarks	Lipome, Teratome, Neurofibrome, Gliome, Hämangiome und andere Tumoren können mit Einkoten, Rückenschmerzen, Paresen der unteren Extremität, Veränderungen der Reflexe oder sensiblen Ausfällen einhergehen. Hautveränderungen über der Wirbelsäule geben Hinweise.
G.	Querschnittsmyelitis	Die untere Extremität ist schlagartig gelähmt.

H.	Epiduralabszeß	Leitsymptome sind schwere Rückenschmerzen über dem infizierten Gebiet und Paresen der unteren Extremität.
I.	Poliomyelitis	
J.	Infektiöse Polyneuritis	Obstipation ist häufig, Inkontinenz selten.
K.	Wirbelkörperosteomyelitis	Die entzündliche Schwellung kann zur Rückenmarkskompression führen.
L.	Krampfanfälle	Inkontinenz tritt während des Anfalls auf.

Hämatemesis, das Erbrechen hellroten Blutes oder von kaffeesatzartigem Material, ist ein Notfall. Sie ist oft Zeichen einer schweren Erkrankung. Bei massivem Blutverlust droht Schock.

In der folgenden Zusammenstellung wird die neonatale Hämatemesis von der des älteren Säuglings und Kindes getrennt. Andere Erkrankungen sind nach der anatomischen Anomalie bzw. der Blutungsquelle geordnet. Verschlucktes Blut, z. B. nach Nasenbluten, muß immer in die Differentialdiagnose einbezogen werden.

In der Vergangenheit konnte bei einem Drittel der Fälle die Ursache einer Hämatemesis nicht festgestellt werden. Durch die Endoskopie ist dieser Prozentsatz verringert worden. Leider tritt die Hämatemesis häufig ohne Vorwarnung bei einem anscheinend unauffälligen Kind auf. Sorgfältige Anamnese und physikalische Untersuchung geben Hinweise auf die Ursache.

I. Neonatale Ursachen

A. Verschlucktes mütterliches Blut

Das Neugeborene schluckt während der Geburt mütterliches Blut. Das erklärt eine Hämatemesis in den ersten 12 bis 24 Stunden nach der Geburt. Da fetales Hämoglobin im Gegensatz zu adultem nicht durch Laugen denaturiert wird, kann mit dem Kleihauer-Betke-Test die Herkunft des verschluckten Blutes geklärt werden.

B. Blutungsneigung des Neugeborenen

Ansonsten gesunde Neugeborene können beträchtliche Mengen Blut erbrechen. Eine umschriebene Blutungsquelle wird meist nicht gefunden; es handelt sich um diffuse Blutungen. Blutungen treten auch an anderen Stellen auf, zum Beispiel dem Nabel, dem Penis bei Zirkumzision oder an Nadeleinstichstellen. Auch Petechien und Purpura kommen vor. Vitamin-K-Mangel, Einnahme von Azetylsalizylsäure, Antikonvulsiva oder Antikoagulantien durch die Mutter in den Tagen vor der Entbindung sollte in Erwägung gezogen werden.

C. Hämorrhagische Gastritis

Sie findet sich am ehesten bei erkrankten Neugeborenen nach einer schweren Geburt oder nach neonatalen Komplikationen wie Sepsis oder Meningitis.

D. Peptisches Ulkus

Der Geburtsstreß kann Ulzera verursachen, die eventuell perforieren.

E. Spontanruptur des Ösophagus

An die seltene Ösophagusruptur sollte bei zunächst gesunden Säuglingen gedacht werden, bei denen sich akut ein Spannungspneumothorax entwickelt. Er wird durch Füttern verstärkt und geht manchmal mit Hämatemesis einher.

II. Verschlucktes Blut

Die Blutungsquelle ist im oberen Respirationstrakt lokalisiert, zum Beispiel bei Nasenbluten, Zahnextraktionen, Tonsillektomie und Verletzungen der Mundhöhle oder des Pharynx.

III. Erkrankungen des Ösophagus

A. Gastroösophagealer Reflux: Chalasie

Reflux von Magensäure in den Ösophagus führt zu Erosionen und Beimengung kleiner Mengen von Blut im Erbrochenen. Frühzeichen sind Erbrechen nach der Mahlzeit, Unruhezustände, schlechter Appetit, rezidivierende Hustenanfälle und Pneumonie.

B. Hiatushernie

Erbrechen oder starke Regurgitation nach der Mahlzeit können kurz nach der Geburt einsetzen. Andere Symptome sind Schluckstörungen, Gedeihschwäche und wiederholte Aspirationspneumonien. Im Erbrochenen ist nur wenig Blut.

C. Ösophagusvarizen

Ösophagusvarizen manifestieren sich häufig mit massivem Bluterbrechen. Die beiden häufigsten Ursachen sind Portalvenenthrombose und Leberzirrhose. Eine sorgfältige Neugeborenenanamnese deckt Ursachen einer langandauernden, portalen Venenthrombose auf wie Omphalits, neonatale Sepsis, Diarrhoe mit Schock, Transfusionen und Katheterisierung der Nabelvene. Eine Leberzirrhose kann durch eine Reihe von Krankheiten ausgelöst werden (s. Kapitel 62, Aszites), zum Beispiel durch Gallengangsatresie, Infektionen oder Entzündungen, kardiovaskuläre Probleme, genetische und metabolische Störungen und Medikamente. Einige Erbkrankheiten führen zu Zirrhose und Hämatemesis, zum Beispiel

M. Wilson, Alpha$_1$-Antitrypsinmangel, Galaktosämie, M. Gaucher, Porphyrie und das Rendu-Osler-
Weber-Syndrom (hereditäre hämorrhagische Teleangiektasie). Andere, weniger häufige, Zeichen der portalen Hypertension sind Splenomegalie, Kollateral-
kreisläufe in der Bauchwand, Hepatomegalie, Trom-
melschlegelfinger und Aszites.

D.	Fremdkörper	Verschluckte Fremdkörper rufen durch Verletzungen des Verdauungstraktes Blutungen hervor.
E.	Mallory-Weiss-Syndrom	Exzessives Erbrechen führt zu Schleimhauteinrissen am gastroösophagealen Übergang.
F.	Verätzung	Säuren und Laugen können schwere Blutungen aus-lösen.
G.	Kongenitale Mikrogastrie	Selten. Der Magen ist zu klein; Reflux und Ösophagi-tis treten auf.
H.	Tumoren des Ösophagus	

IV. Erkrankungen von Magen und Duodenum

A.	Peptisches Ulkus	Die Symptomatik ist altersabhängig. Kinder unter 3 Jahren haben schlechten Appetit, erbrechen, schreien nach den Mahlzeiten, ihr Leib erscheint auf-getrieben. Kinder zwischen 3 und 6 Jahren erbrechen nach der Nahrungsaufnahme, haben Bauchschmerzen um den Nabel herum, die sie in der Nacht aufwecken. Kinder über 6 Jahren klagen über brennende oder nagende epigastrische Schmerzen, am häufigsten nach Fasten oder nachts, die gelegentlich nach Milch- oder Nahrungsaufnahme nachlassen. Beim Zollinger-Elli-son-Syndrom führt eine Hypersekretion von Gastrin zu multiplen Ulzera im Duodenum oder Jejunum.
B.	Streßulkus	Diese Ulzera treten während schwerer Erkrankun-gen, zum Beispiel des Zentralnervensystems oder bei Verbrennungen auf.
C.	Gastritis	Der Magen wird durch Einnahme von ätzenden Sub-stanzen, von Azetylsalizylsäure, Eisen, Azetamino-phen, Aminophyllin, Borsäure, Fluoriden, Schwer-metallen, Phenol oder im Verlauf einer bakteriellen Nahrungsmittelvergiftung gereizt.
D.	Obstruktion des Magen-ausgangs	Kleine Blutmengen sind dem Erbrochenen bei Pylo-russtenose, Ulzera des Antrums und Pylorusmem-branen beigemengt.

E.   Duplikaturen   Duplikaturen des Ösophagus oder des Magens ulze-
                           rieren und bluten. Sie verursachen Bauchschmerzen
                           und lassen sich gelegentlich tasten.

F.   Tumoren   Leiomyome, Leiomyosarkome und Lymphome ero-
                           dieren Gefäße und verursachen Hämatemesis.

G.   Infektionen
     1. Hämorrhagisches   In verschiedenen Ländern verursachen Zecken- und
        Fieber   Milbenbisse Krankheiten, die mit Fieber, Schüttel-
                           frost, Muskelschmerzen, Kopfschmerzen, Blutungen,
                           Hämatemesis und Schock einhergehen.

     2. Systemische Mykosen Sie treten am häufigsten bei Patienten in schlechtem
                           Allgemeinzustand auf.

     3. Malaria
H.   Medikamente
     1. Theophyllin
     2. Koffeinintoxikation

V. Hämatologische Erkrankungen

A.   Aplastische Anämie
B.   Thrombozytopenie
C.   Leukämie
D.   Hämophilie
E.   Disseminierte intravasale
     Gerinnung.

VI. Verschiedene Ursachen

A.   Skorbut   Das klinische Bild kann ein peptisches Ulkus vortäu-
                           schen. Haut-, Schleimhaut- und schmerzhafte subpe-
                           riostale Blutungen treten auf.

B.   Purpura Schönlein-   Die anaphylaktische Purpura verursacht selten eine
     Henoch   Hämatemesis.

C.   Lungenblutungen   Aus pulmonalen Herden (Tbc!) stammendes Blut
                           kann verschluckt und erbrochen werden.

D.   Stumpfes Bauchtrauma Vor allem Verletzungen des Duodenums verursachen
                           Hämatemesis.

Gastrointestinale Blutungen: Melaena und Hämatochezie

Hämatemesis wird meist durch eine Läsion oberhalb des Treitzschen Bandes verursacht. Melaena, Teerstühle, bedingt durch Blut, das durch Darmsäfte verändert worden ist) und Hämatochezie (blutige Stühle) stammen aus Blutungsquellen im oberen oder unteren Darmtrakt. Eine Blutung des oberen Traktes äußert sich häufiger in Melaena als in Hämatemesis. Auch eine Hämatochezie kann durch eine kurzdauernde Blutung im oberen Trakt verursacht sein, wenn die Darmpassage schnell war. Blutmenge, Alter des Patienten, Begleitsymptome, Zustand des Patienten und Art der Blutbeimengung im Stuhl sind diagnostisch wichtig. Früher konnte die Ursache einer gastrointestinalen Blutung meist nicht geklärt werden. Durch die Fiberglasendoskopie ist dies heute häufiger möglich.

Die mit gastrointestinalen Blutungen einhergehenden Erkrankungen sind altersabhängig. Einige schon in Kapitel 72 (Gastrointestinale Blutungen; Hämatemesis) aufgeführten Erkrankungen werden hier wiederholt, um die häufigsten Ursachen der Blutungen hervorzuheben. Prinzipiell kann jede Krankheit, die zu Hämatemesis führt, auch Melaena und Hämatochezie verursachen.

I. Neonatalperiode

A. Verschlucktes mütterliches Blut

B. Hämatologische Störungen
   1. Thrombozytopenie
   2. Hypoprothrombinämie
   3. Afibrinogenämie

C. Verletzungen des Rektums — Eine Analfissur oder schwerere innere Verletzungen können durch ungeschickte Handhabung des Fieberthermometers verursacht worden sein.

D. Gastroenteritis — Virale oder bakterielle Infektionen, Milchallergie oder Autoimmunprozesse reizen bzw. infiltrieren die Darmschleimhaut und können zu Blutungen führen.

E. Nekrotisierende Enteritis — Die meist zwischen dem 3. und 5. Lebenstag auftretende Erkrankung äußert sich in Erbrechen, aufgetriebenem Leib, Temperaturlabilität, Lethargie, Apnoe, Diarrhoe und später johannisbeergeleeähnlichem Stuhl.

F. Peptisches Ulkus

G. Schwere angeborene
    Herzfehler   Sie können eine Ischämie des Darms bewirken, die
                                sich wiederum in diffusen Blutungen äußert.

H. Volvulus   Ein Volvulus manifestiert sich mit intermittierendem
                                galligen Erbrechen und führt rasch zum Schock.

I. Akute Colitis ulcerosa   Die bei Neugeborenen seltene Erkrankung führt zu
                                schleimig-blutigen Stühlen.

J. Ileus

K. Sepsis

L. Peritonitis

M. Hypoglykämie

II. Säuglingsalter

A. Analfissur   Fissuren sind die häufigste Blutungsquelle in dieser
                                Altersgruppe, Hellrotes Blut liegt dem Stuhl auf.
                                Ursache der Fissuren ist oft Obstipation.

B. Infektiöse Enterokolitis   Mit dünnen Stühlen werden nur kleine Blutmengen
                                abgesetzt. Viren und Bakterien (vor allem Salmonellen, Shigellen und E. coli) sind die häufigsten Ursachen der fieberhaften Erkrankung.

C. Ösophagitis   Siehe Kapitel 72, Gastrointestinale Blutungen, Hämatemesis.

D. Peptisches Ulkus

E. Kuhmilchallergie   Im Stuhl läßt sich häufig okkultes Blut nachweisen.
                                Das sogenannte Heiner-Syndrom ist ein schockähnliches Krankheitsbild mit stärkeren Blutungen.

F. Invagination   Eine Invagination muß bei einem kleinen Kind mit
                                rezidivierenden, krampfartigen Bauchschmerzen von
                                5 bis 10 Minuten Dauer vermutet werden. Am rektal
                                untersuchenden Finger finden sich Blutspuren.

G. Meckelsches Divertikel   Für ein Meckelsches Divertikel charakteristisch ist die
                                schmerzlose Passage von hell- bis dunkelrotem Blut
                                bei einem bis dahin gesunden Kind. 50% der Fälle
                                manifestieren sich in den ersten beiden Lebensjahren.
                                Nur selten wird eine Appendizitis vorgetäuscht.

H. Darmgangrän   Störungen der Blutversorgung, vor allem venöse
                                Stauungen führen gelegentlich zur Darmblutung.

I. Darmduplikatur	Die Anomalie geht vor allem dann mit Blutungen einher, wenn in der Duplikatur ektope Magenschleimhaut liegt. Bei sorgfältiger abdomineller Untersuchung ist eine Resistenz zu tasten.
J. Volvulus	
K. Ösophagusvarizen	
L. Hämangiome des Darms	Ein diagonistischer Hinweis ergibt sich gelegentlich aus Hautangiomen.

III. Kindheit

A. Darmpolypen	Blut ist entweder mit Stuhl durchmischt oder liegt ihm auf. Die Kinder haben keine Schmerzen. 75% aller Polypen sind nicht mehr als 25 cm vom Anus entfernt und damit rektoskopisch erfaßbar.
B. Analfissuren	
C. Peptisches Ulkus	
D. Entzündliche Darm- erkrankungen	
1. Colitis ulcerosa	Die häufigsten Symptome sind dünne Stühle, Gewichtsverlust, Darmblutungen, Bauchschmerzen, Wachstumsretardierung, Tenesmen, Arthritis und Uveitis. Die Colitis ulcerosa beginnt akut oder schleichend.
2. M. Crohn	Diarrhoe, Bauchschmerzen, Gewichtsverlust, Anämie, Fieber, Darmblutungen, Wachstumsretardierung und Arthritis lassen an eine Ileitis terminalis denken.
E. Ösophagusvarizen	
F. Meckelsches Divertikel	
G. Hämatologische Ursachen	
1. Thrombozytopenie	
2. Leukämie	
3. Hämophilie	
H. Darmduplikatur	
I. Hämorrhoiden	
J. Fremdkörper im Darm	
K. Lymphosarkom	
L. Purpura Schönlein- Henoch	Exanthem, Bauchschmerzen, Arthritis und Nephritis lassen an diese Krankheit denken.

IV. Verschiedene Ursachen

A. Polyposis
    1. Familiäre Polyposis

Der Erbgang ist autosomal dominant. Diarrhoe ist ein häufiges Frühsymptom. Die zu Hunderten vorkommenden Polypen neigen zur malignen Entartung.

2. Peutz-Jeghers-Syndrom

Die Polypen sind in den oberen Darmabschnitten lokalisiert. Auf der Mundschleimhaut findet man charakteristische Pigmentflecken.

B. Hämolytisch-urämisches Syndrom

Das klinische Bild entwickelt sich nach einer Diarrhoe mit Blässe, Ödemen und Symptomen einer akuten Glomerulonephritis. Thrombozytopenie und eine hämolytische Anämie sind vorhanden.

C. Intestinaler Parasitenbefall

Blut wird okkult oder nur in kleinen Mengen verloren. Gelegentlich treten Durchfälle, ,,Nabelkoliken" und Gewichtsverlust auf. In gemäßigten Zonen ist am ehesten an Amöben, Hakenwürmer und Peitschenwürmer zu denken.

D. Hämangiome und Teleangiektasien

Sie führen meist zu schmerzlosen Blutungen. Gastrointestinale und kutane Hämangiome kommen manchmal zusammen vor. Das Rendu-Osler-Weber-Syndrom (hereditäre hämorrhagische Teleangiektasie) ist eine autosomal dominant vererbte Krankheit, die mit Teleangiektasien der Haut und Schleimhaut einhergeht. Kavernöse Hämangiome durchsetzen die Darmschleimhaut und sind häufig mit Hautläsionen gekoppelt.

E. Knotige lymphoide Hyperplasie

Wucherungen beginnen häufig nach einer infektiösen Durchfallerkrankung. Im Kolon und Rektum werden kleine, breitbasige Polypen gefunden. Blut wird in kleinen Mengen abgesetzt. Schmerzen bestehen nicht.

F. Proktitis

Die Entzündung wird durch Obstipation oder Diarrhoe verursacht. Symptome sind Schmerzen bei der Defäkation, Brennen im Analbereich und Tenesmen.

G. Divertikulitis

Diese Krankheit ist bei Kindern extrem selten und führt zu dem klinischen Bild einer ,,linksseitigen Appendizitis".

H. Urämie
I. Skorbut
J. Stumpfes Bauchtrauma

Verletzungen der Darmwand können Hämatome und Blutungen in das Darmlumen verursachen.

K. Skorpionbiß

V. Scheinblutung

A. Schwarzer Stuhl
   1. Lakritz
   2. Wismut
   3. Eisen
   4. Holzkohle
B. Roter Stuhl
   1. Lebensmittelfarben
   2. Rote Beete
   3. Tomaten

Es ist sicherzustellen, daß die schwarze oder hellrote Farbe des Stuhls wirklich durch Blut hervorgerufen wurde.

Teil 11 Harn- und Geschlechtsorgane

Schmerzen beim Wasserlassen werden am häufigsten durch urethrale und perineale Reizungen und Infektionen verursacht. Damm und Genitale sind ebenso genau zu untersuchen wie der Urinstrahl und der Urin selbst.

I. Infektiöse Ursachen

A. Harnwegsinfektionen   Eine häufige Ursache der Dysurie ist die meist bakterielle Zystitis. Sie äußert sich in Schmerzen im Unterbauch und Enuresis.

B. Hämorrhagische Zystitis   Sie beginnt akut mit Dysurie und Pollakisurie, seltener mit suprapubischen Schmerzen, Enuresis und Fieber. Die Mehrzahl der Fälle soll viralen Ursprungs sein.

C. Urethritis   Schmerzen beim Wasserlassen und Harnröhrenausfluß legen eine Urethritis durch Gonokokken oder Chlamydien nahe.

D. Herpes simplex   Herpes simplex in der Periurethralgegend verursacht Schmerzen beim Wasserlassen.

E. Windpocken   Junge Mädchen mit Windpocken können periurethrale Läsionen haben, die beim Wasserlassen schmerzen. In einigen Fällen kommt es zu Harnverhalten.

F. Nierentuberkulose   Dies ist eine seltene Ursache der Dysurie. Die meisten Fälle sind asymptomatisch und werden bei der Untersuchung einer sterilen Pyurie zufällig entdeckt.

G. Prostatitis   Sie kommt selten bei Adoleszenten vor. Fieber und Schüttelfrist gehen mit Kreuzschmerzen und Hodenschmerzen einher. Die Prostata ist vergrößert, weich und druckschmerzhaft. Die häufigsten Erreger sind Gonokokken.

II. Reizungen

A. Trauma   Eine Verletzung des Dammes kann eine Reizung der Urethra und Miktionsbeschwerden hervorrufen. Die Verletzung kann durch einen Sturz gegen den Fahrradrahmen, einen Tritt in die Dammgegend oder durch sexuelle Mißhandlung verursacht sein. Masturbation kann zu urethraler Reizung und vorübergehender Dysurie führen. Gelegentlich wird die Harnröhre durch einen eingeführten Fremdkörper gereizt.

B.	Windeldermatitis	Langdauernder Kontakt der Haut mit Urin oder Detergentien aus Stoffwindeln, evtl. in Kombination mit einer Candidiasis, unterhält die Dermatitis und verursacht Schmerzen beim Wasserlassen.
C.	Ulkus des Meatus urethrae	Bei männlichen Säuglingen kann sich durch Windelkontakt ein Ulkus an der Urethralöffnung entwickeln.
D.	Schaumbad	Jedes starke Detergens im Badewasser kann eine chemische Urethritis verursachen.
E.	Nierensteine	Beim Steinabgang treten Miktionsbeschwerden auf. Hämaturie ist immer vorhanden.
F.	Oxyuriasis	Oxyuren rufen eine Dysurie eher bei Mädchen als bei Knaben hervor. Die Maden wandern bei Nacht vom Anus in die Urethra und führen zu Reizungen. An eine Oxyuriasis sollte man bei kleinen Mädchen denken, die nachts weinend aufwachen. Oxyuren können auf dem Hymen gesehen werden.
G.	Meatusstenose	Echte Stenosen gehen gelegentlich mit Brennen beim Wasserlassen einher. Die Penisöffnung ist eher ein kleines Loch als ein Schlitz, der Harnstrahl ist schwach, evtl. gefächert.
H.	Urethra-Striktur	Strikturen werden durch ein Trauma oder eine Entzündung ausgelöst. Die Form des Urinstrahls sollte beobachtet werden.

III. Verschiedene Ursachen

A.	Infravesikales Hindernis	Symptome sind Dysurie, Harnverhalten und manchmal Tröpfeln.
B.	Blasendivertikel	Dysurie, Unterleibsschmerzen, Pollakisurie und verzögerte Miktion kommen vor.
C.	Appendizitis	Liegt die entzündete Appendix oder ein perityphlitischer Abszeß tief im Becken, treten Pollakisurie und Dysurie auf. Jeder Beckenabszeß ruft ähnliche Symptome hervor.
D.	Medikamente	Eine Reihe von Medikamenten verursacht eine Zystitis mit Dysurie. Amitriptylinhydrochlorid, ein Antidepressivum, führt zu Dysurie und Harnverhalten.

E.   M. Reiter   Die klassische Trias von Arthritis, Urethritis und
                                        Konjunktivitis ist im Kindesalter selten.

F.   Urethralprolaps   Die Störung wurde vorwiegend bei weiblichen jun-
                                        gen Schwarzen beschrieben. Man sieht eine violette,
                                        maulbeerähnliche, gewöhnlich blutigtingierte Vor-
                                        wölbung im Scheideneingang.

G.   Akute Glomerulonephritis   Eine akute Glomerulonephritis geht selten mit einer
                                        Dysurie einher.

75 Leukozyturie

Die Anhäufung von Leukozyten im Urin wird häufig gleichgestellt mit einer bakteriellen oder abakteriellen Harnwegsinfektion. Es gibt jedoch eine Reihe anderer Ursachen für eine Leukozyturie, von denen Fieber die häufigste ist. Bakterielle Infektionen müssen durch eine Urinkultur nachgewiesen werden.

Eine Pyurie liegt vor, wenn im sauber gewonnenen Mittelstrahlurin mehr als 10 Leukozyten pro mm^3 gefunden werden. Leukozyten aus anderen Quellen, insbesondere Introitus vaginae (Fluor) oder Vorhaut (Balanitis) dürfen nicht mit solchen aus dem Harntrakt verwechselt werden.

I. Infektionen

A. Harnwegsinfektion
    1. Pyelonephritis — Eine fehlende Leukozyturie schließt eine Harnwegsinfektion nicht aus. 20 bis 30% aller Harnwegsinfektionen werden nicht von einer Pyurie begleitet. Eine Pyelonephritis verursacht oft systemische Zeichen wie Fieber und Schüttelfrost, gastrointestinale Symptome und Rückenschmerzen.
    2. Zystitis — Blaseninfektionen können bakteriell oder viral bedingt sein. Dysurie und Pollakisurie sind häufige Beschwerden.
    3. Nierensteine
    4. Urethritis — Sie führt typischerweise zu urethralem Ausfluß. Die unspezifische Urethritis wird am ehesten durch Chlamydien verursacht.
    5. Tuberkulose — Bei einer sterilen Leukozyturie muß eine Nierentuberkulose in Erwägung gezogen werden.
    6. Blastomykose — Die seltene disseminierte Blastomykose kann die Harnwege mitbetreffen.

B. Systemische Infektionen
    1. Gastroenteritis — Eine gewisse Leukozyturie tritt gelegentlich bei viralen Infektionen des Gastrointestinaltraktes auf.
    2. Andere systemische Infektionen — Eine Leukozyturie wird bei systemischen Infektionen, vor allem solchen mit hohem Fieber, gefunden.

II. Nephropathien

A. Glomerulonephritis   (s. Kapitel 76, Hämaturie)
   1. Akute Glomerulo-   Hämaturie und Proteinurie sind meist auffälliger als
      nephritis   eine Leukozyturie.
   2. Chronische Glomeru-
      lonephritis
   3. Lupusnephritis
B. Hereditäre Störungen
   1. Alport-Syndrom   Kinder mit Alport-Syndrom fallen meist durch Ma-
      krohämaturie auf, nicht selten im Rahmen interkur-
      renter Infektionen der oberen Atemwege. Leukozyt-
      urie kommt vor. In später Kindheit oder Jugend stellt
      sich Schwerhörigkeit ein.

   2. Nagel-Patella-   Bei dieser autosomal dominant vererbten Störung
      Syndrom   sind die Kniescheiben hypoplastisch oder fehlen, die
      Nägel dysplastisch und die Ellbogen deformiert. Bek-
      kenhörner kommen vor. Die Nephropathie kann gut-
      artig sein oder zu einer chronischen Niereninsuffi-
      zienz fortschreiten.
   3. Renale tubuläre   Leukozyturie kommt eher beim hyperchlorämischen
      Azidose   Typ vor.
   4. Zystennieren   Die infantile Form ist durch frühen Beginn und abdo-
      minelle Resistenzen charakterisiert. Der Erbgang ist
      autosomal rezessiv.

III. Entzündungen

A. Chemische Reizung   Urethritis und Zystitis werden durch starke Deter-
   gentien (Schaumbad) verursacht.
B. Masturbation   Die Reizung der Urethra kann zu einer Leukozyturie
   führen.
C. Instrumentation
D. Steine   Steine bilden sich bei Entzündungen verschiedener
   Teile des Harntraktes und können sie unterhalten.
   Hämaturie tritt dabei häufig auf.

IV. Andere Ursachen

A. Fieber   Leukozyturie ist häufig.
B. Dehydratation
C. Urethralklappen   Kommen nur bei Jungen vor. Die Symptome, wie
   schwacher Strahl, Tröpfeln von Urin und gelegent-
   lich Dysurie, sind vom Ausmaß der Stenose abhängig.

D. Harnwegstumoren

E. Lymphome

F. Blasendivertikel
G. Nierenpapillennekrosen
H. Intramuskuläre Eisen-
    injektion
I. Orale Polioimpfung
J. Sarkoidose

Blasentumoren sind selten, können aber eine Leukozyturie verursachen.

Sind die Nieren betroffen, findet man Leukozyturie
und Proteinurie, manchmal tastbare Nieren, Hypertonie und Azotämie.

Die Nieren sind selten betroffen. Das Ausmaß der
Nierenbeteiligung korreliert mit dem Grad der Hyperkalzämie. Husten, Gewichtsverlust und Brustschmerzen sind die häufigsten Symptome.

Hämaturie, Blut im Urin, ist makroskopisch oder mikroskopisch sichtbar. Sie kann symptomatisch oder asymptomatisch verlaufen und sich im Verlauf einer Krankheit verändern.

Die Häufigkeit der Hämaturie im Kindesalter liegt bei beiden Geschlechtern unter 0,5%. Makrohämaturie wurde bei 1,3‰ aller Poliklinik-Patienten gefunden (Ingelfinger, J. F. et al.: Pediatrics 59 (1977) 557–561). Vehaskari und Mitarbeiter fanden bei 1,1% von 8000 unausgewählten Schulkindern zwei oder mehr Proben mit einer Mikrohämaturie, die definiert war als 6 oder mehr Erythrozyten in 0,9 mm^3 frischem, unzentrifugiertem Mittel-strahlurin (Vehaskari, V. M. et al.: J. Pediatr. 95 (1979) 676–684). Es gibt einige Daumenre-geln, die die Unterscheidung zwischen einer renalen und extrarenalen Hämaturie erleichtern (s. Tab. 1).

Hämaturie ohne Proteinurie schließt eine renale Ursache nicht aus, die Kombination von persistierender Proteinurie und Hämaturie ist jedoch ein deutlicher Hinweis auf eine Erkrankung des Nierenparenchyms.

Tabelle 1 Unterscheidung renaler und extrarenaler Hämaturie

	Renale Hämaturie	Extrarenale Hämaturie
Drei-Röhrchen-Test	gleiche Erythrozytenzahl in jedem Röhrchen	erhöhte Erythrozytenzahl in Röhrchen I und II
Farbe	braun und trübe	rosa oder rot
Erythrozytenzylinder	ja	nein
Blutkoagel	nein	ja
Schmerzen	selten	ja
Ödeme	ja	nein
Hypertonie	ja	nein

I. Immunologische Prozesse

A. Akute (Poststreptokok-ken-) Glomerulonephritis

Die Krankheit folgt gewöhnlich auf eine Haut- oder Rachen-Infektion mit Streptokokken. Der Antistrep-tolysintiter ist erhöht. Symptome sind Fieber, Kopf-

B. Primär chronische Glomerulonephritis
   1. fokal proliferierend
   2. membranös
   3. menbranös proliferierend
   4. diffus proliferierend
   5. IgA-IgG-mesangial Nephropathie (Bergersche Krankheit)

schmerzen, Krankheitsgefühl, Bauchschmerzen, periorbitale Ödeme und Krampfanfälle (siehe II.B.). Es gibt mehrere Typen. Die klinischen Bilder gleichen sich, so daß eine Unterscheidung schwierig ist.

C. Purpura Schönlein-Henoch

Petechien oder Purpura vor allem an den unteren Extremitäten weisen auf die Diagnose. Bauchschmerzen und Arthritis sind häufige Symptome.

D. Kollagenosen
   1. Systemischer Lupus erythematodes

Die Nieren sind meist mit betroffen.

   2. Polyarteriitis nodosa

Die häufigsten klinischen Symptome sind Fieber, Anzeichen einer Herzinsuffizienz, Bauchschmerzen und ein diffuser makulopapulöser Ausschlag.

E. Subakute bakterielle Endokarditis

Die Nephritis ist Folge einer septischen Embolie oder der Ablagerung von Immunkomplexen. Man achte auf leichte Veränderung der Herztöne oder Mikroembolien der Haut.

F. Goodpasture-Syndrom

Die Kombination von Hämoptyse, Anämie und Nierenerkrankungen läßt an diese Krankheit denken.

H. „Shunt"-Nephritis

Es bilden sich Immunkomplexe gegen Bakterien im ventrikulo-jugularen shunt. Klinische Hinweise sind Hämaturie, Anämie, Splenomegalie und Arthritis.

II. Infektionskrankheiten

A. Pyelonephritis (akut oder chronisch)

Während der akuten Infektion tritt häufig eine Hämaturie auf.

B. Nephritis bei Infektionen
   1. Bakteriell

Infektionen durch Staphylokokken, Pneumokokken, Bruzellen und Meningokokken sind manchmal mit einer Hämaturie verbunden.

   2. Viral

Infektionen mit Hepatitis B, Mumps, Echovirus, Coxsackievirus, Röteln und Varizellen-Zoster-Viren u. a. gehen manchmal mit Hämaturie einher.

3.	Andere	Syphilis, Malaria, Toxoplasmose, Leptospirose und Rickettsieninfektionen führen gelegentlich zur Hämaturie.
C.	Nierentuberkulose	Eine Nierentuberkulose sollte bei steriler Leukozyturie in Erwägung gezogen werden.
D.	Hämorrhagische Zystitis	Die wahrscheinlich viral bedingte Erkrankung führt zu Zeichen einer Infektion des unteren Harntraktes.
E.	Urethroprostatitis	Die Prostata ist bei der rektalen Untersuchung schmerzhaft.
F.	Schistosomiasis	

III. Familiäre und angeborene Störungen des Harntraktes

A.	Hereditäre Nephritis	Es gibt benigne und progredient-letale Verlaufsformen. 30 bis 40% der Patienten mit Alport-Syndrom sind schwerhörig, 10% haben eine Katarakt. Männer sterben früher als Frauen durch Nierenversagen, gewöhnlich aber nicht vor der 4. oder 5. Dekade. Der Erbgang ist X-chromosomal dominant, daher sollte bei einer ungeklärten Hämaturie der Urin der Familienmitglieder untersucht werden.
B.	Gutartige familiäre Hämaturie	Es handelt sich fast immer um eine Mikrohämaturie, die sich während einer interkurrenten systemischen Infektion allerdings zu einer Makrohämaturie verstärken kann. Proteinurie ist selten. Der Erbgang ist autosomal dominant.
C.	Zystennieren	
	1. Infantile Form	Die Kinder sterben früh. Die Nieren sind vergrößert zu tasten, Leberzysten werden häufig gefunden. Der Erbgang ist autosomal rezessiv.
	2. Adulte Form	Symptome einschließlich des Hypertonus brauchen sich erst in der 4. Dekade zu manifestieren. 10% der Patienten sterben allerdings schon im ersten Lebensjahrzehnt an Komplikationen von Hirnaneurysmen. Der Erbgang ist autosomal dominant.
D.	Angeborene Fehlbildungen der ableitenden Harnwege	Anatomische Fehlbildungen können zu einer Hämaturie führen. Krankheiten wie eine Hydronephrose werden gelegentlich erst nach einer traumatisch bedingten Hämaturie bemerkt.
E.	Nagel-Patella-Syndrom	Dystrophe Nägel und fehlende oder hypoplastische Kniescheiben sind die auffälligen äußerlichen Merkmale dieser Krankheit, die autosomal dominant vererbt wird. Die Nephritis manifestiert sich spät.

IV. Blutungen oder vaskuläre Störungen

A. Gerinnungsstörungen
   1. Mangel an Gerin-
     nungsfaktoren
   2. Thrombozytopenie
B. Hämoglobinopathien
   1. Sichelzellanlage   Hämaturie ist selten.
   2. Sichelzellanämie
   3. Thalassämie
   4. Hämoglobin-C-
     Krankheit
C. Gefäßstörungen
   1. Hämangiome   Gelegentlich kombiniert mit Hautangiomen.
   2. Rendu-Osler-Weber-   Typische violette Teleangiektasien werden auf der
     Syndrom   Haut, vor allem aber den Schleimhäuten gefunden.
                    Der Erbgang ist autosomal dominant.
   3. Nierenvenenthrom-   Sie tritt am häufigsten bei dehydrierten Säuglingen
     bose   oder Kindern diabetischer Mütter auf. Verminderte
                    Urinmengen und eine vergrößerte Niere weisen auf
                    die Diagnose.
   4. Varizen des Nieren-
     beckens oder des
     Ureters

V. Neoplasmen

A. Nierentumoren   Kinder mit einem Wilms-Tumor haben selten eine
                    Hämaturie, während sie bei einem Nierenzellkarzi-
                    nom häufig ist. Die Hämaturie ist meist schmerzlos.
B. Leukämie
C. Blasentumoren

VI. Trauma des Harntraktes

A. Direktes Trauma   Kontaktsport, Unfälle, Schläge und ähnliches prädi-
                    sponieren zu Verletzungen des Harntraktes und Hä-
                    maturie.
B. Indirektes Trauma   Hämaturie kann Schock oder Anoxie folgen.
C. Nierensteine   Kolikartiger Flankenschmerz ist charakteristisch,
                    wenn der Stein im Ureter eingeklemmt ist. Blasen-
                    steine sind asymptomatisch. Steine weisen auf eine

Pyelonephritis, anatomische Besonderheiten oder
eine Zystinurie hin.

D. Fremdkörper   Fremdkörper in der Urethra kommen bei Mädchen
                                   häufiger als bei Jungen vor.

E. Exkoriationen des Meatus   Diese Läsionen sind am häufigsten bei Säuglingen, die
    urethrae oder der Perineal-   gewindelt werden.
    gegend

F. Masturbation   Masturbation kann eine Mikrohämaturie verursa-
                                   chen. Meist werden bei der mikroskopischen Unter-
                                   suchung Spermien gefunden.

G. Urethralprolaps   Man sieht bei den jungen Mädchen eine violette
                                   periurethrale Masse.

VII. Medikamente

Eine Reihe von Medikamenten ist potentiell nephrotoxisch. Hämaturie wird nach hohen Dosen oder
einer Langzeittherapie mit Methicillin, Sulfonamiden
und Quecksilberdiuretika gefunden.

VIII. Verschiedene Ursachen

A. Körperliche Aktivität   Je stärker die körperliche Belastung, desto eher
                                   kommt es zu einer Hämaturie. Fast 20% aller Mara-
                                   thonläufer haben innerhalb von 48 Stunden nach dem
                                   Rennen eine Mikrohämaturie.

B. Hydronephrose   Erworbene strukturelle Anomalien des Harntraktes
                                   können zu einer Hämaturie führen.

C. Menstruation   Die Menstruation ist die häufigste Ursache einer
                                   Scheinhämaturie bei Mädchen.

D. Hämolytisch-urämisches   Es tritt vorwiegend bei kleinen Säuglingen nach einer
    Syndrom   akuten Gastroenteritis auf. Blässe und Oligurie sind
                                   die ersten Symptome. Thrombozytopenie und eine
                                   hämolytische Anämie mit bizarr geformten Erythro-
                                   zyten im Blutausstrich treten auf.

E. Allergie   Allergische Reaktionen führen selten zu Hämaturie.

F. Polypen

G. Herzinsuffizienz

H. Skorbut

I. Emotionale Faktoren   Spontanblutungen vor allem der Haut, seltener auch
                                   des Harntrakts sollen vorwiegend bei jungen Frauen
                                   durch psychische Faktoren auslösbar sein.

IX. Rezidivierende monosymptomatische Hämaturie

Synonyme sind essentielle, gutartige oder idiopathische Hämaturie. Die Hämaturie neigt zum Rezidiv, vor allem in Zusammenhang mit Infektionen der oberen Luftwege. Die Ätiologie ist unbekannt.

X. Scheinbare Hämaturie

A. Uratkristalle

Uratkristalle fallen in saurem Urin aus und täuschen durch ein rosa Sediment eine Hämaturie vor.

B. Hämoglobinurie

Sie tritt bei Bluterkrankungen, schweren Infektionen, Verbrennungen oder Transfusionszwischenfällen auf.

C. Myoglobinurie

Sie kommt vor allem beim Postinfluenza-Syndrom und bei maligner Hyperthermie vor.

D. Porphyrinurie

Kinder mit einer angeborenen erythropoetischen Porphyrie scheiden hellroten Urin aus.

E. Nahrungsmittel

Manche Menschen haben nach Aufnahme von roter Beete einen rotgefärbten Urin. Bei Kindern soll dies allerdings ein Hinweis auf Eisenmangel sein.

F. Bilirubinurie

G. Medikamente

Nach Verwendung bestimmter jodhaltiger Medikamente kann das Urinstäbchen Blut anzeigen.

77 Farbveränderungen des Urins

Die Farbe des Urins reicht in Abhängigkeit von der aufgenommenen Flüssigkeitsmenge und der Nahrungsmittelzusammensetzung von blaßgelb oder fast farblos bis zu bernsteinfarben. Farben in Nahrungsmitteln und Getränken, bestimmte Medikamente und Krankheiten verfärben den Urin.

I. Roter Urin

A. Blut
   1. Hämaturie
   2. Hämoglobinurie   Intravaskuläre Hämolyse durch verschiedene Erkrankungen verfärbt den Urin rosa bis weinrot. Auch das Plasma ist rosa gefärbt.

B. Myoglobinurie   Ursachen sind Muskelnekrosen nach Trauma, Ischämie, schwerer Arbeit, Einnahme von Medikamenten wie Barbituraten oder Alkohol, entzündliche und degenerativen Muskelerkrankungen. Typische Symptome sind Muskelschwäche, Schmerzhaftigkeit und Ödeme.

C. Uratkristalle   Sie treten am häufigsten bei Neugeborenen auf. Die rosafarbenen Uratkristalle können aber auch bei eingefrorenen Urinproben ausfallen.

D. Nahrungspigmente
   1. Rote Beete   Bei etwa 10% der Bevölkerung verfärbt sich der Urin nach Aufnahme von roter Beete rot. Die Inzidenz ist erhöht bei Kindern mit einem Eisenmangel.

   2. Brombeeren
   3. Anthozyanin   Das Pigment wird in Beeren gefunden.

E. Farbstoffe
   1. Anilin   Anilin wird zu Färbung von Süßigkeiten verwendet.
   2. Rhodamin B   Der Farbstoff wird zur Färbung von Nahrungsmitteln und Getränken verwendet.

   3. Pyridium
   4. Phenolphthalein
   5. Kongorot

F. Medikamente
 1. Pyrivinpamoat
 2. Phenothiazin
 3. Desferroxamin   Der Urin ist verfärbt, wenn der Serumeisenspiegel erhöht ist.

 4. Methyldopa
 5. Senna
G. Porphyrine   Rosa oder roter Urin kann das erste Zeichen einer angeborenen erythropoetischen Porphyrie sein. Photosensibilität und Hirsutismus treten später auf. Kinder mit anderen Formen der Porphyrie haben weniger häufig einen verfärbten Urin.

H. Andere Ursachen
 1. Serratia marcescens   Das nichtpathogene Chromobakterium produziert rotes Pigment, wenn es aerob wächst, vor allem auf nassen Windeln (Syndrom der verfärbten Windeln).
 2. Bilirubinurie   Der Urin kann rot-gelblich verfärbt sein.

II. Grüner Urin

A. Nahrungsmittel   Exzessive Aufnahme von Chlorophyll-haltigem Kaugummi soll einen grünen Urin verursachen.
B. Biliverdin   Biliverdin wird bei chronischem Verschlußikterus mit dem Urin ausgeschieden.
C. Medikamente   Amitryptylinhydrochlorid und Methocarbamol.
D. Pseudomonasinfektionen
E. Andere   Phenol, Resorzin, Tetrahydronapthalin und Methylenblau.

III. Blauer Urin

A. Methylenblau
B. Triamteren
C. Syndrom der blauen   Eine bläuliche Verfärbung der Windel wird durch den
   Windel   Farbstoff Indigotin, einem Oxidationsprodukt von Indikan verursacht, das sich bei einem Defekt der Tryptophanabsorption bildet.

IV. Dunkelbrauner oder schwarzer Urin

A. Hämaturie   Der Abbau von Hämoglobin zu saurem Hämatin führt zu einem Coca-Cola-farbenen Urin.

B. Medikamente   Metronidazol, Nitrofuranderivate, Methocarbamol,
                               Chinin und Phenazetin.

C. Farbstoffe   Zur Färbung von Süßigkeiten benutztes Anilin kann
                               den Urin dunkel färben.

D. Andere
    1. Nitrate
    2. Naphtol
    3. Phenol
    4. Rhabarber
    5. Alkaptonurie   Homogentisinsäure verfärbt den Urin erst nach län-
                               gerem Stehen dunkel.

    6. Cascara
    7. Chlorierte Kohlenwas-
        serstoffe
    8. Karotene   Der Verzehr karotenhaltiger Nahrungsmittel führt
                               zur Verfärbung des Urins.

    9. Vitamin-B-Komplex
E. Melanom   Disseminierte Melanome können zur Ausscheidung
                               von dunklem Urin führen.

V. Gelber Urin   Durch Riboflavin, Pikrinsäure und Ikterus.

VI. Orangefarbener Urin   Sulfisoxazol-Phenazopyridin, Pyridium und Rifam-
                               picin.

VII. Milchigweißer Urin   Eiter, Phosphatkristalle und Chylus.

VIII. Violetter Urin   Phenolphthalein.

Die Ursache der Enuresis ist meist nicht bekannt. Der Urologe denkt an Obstruktionen der Harnwege, der Psychiater an psychische Probleme, der Pädiater an eine verzögerte Reifung der Blasenkontrolle.

Jede Enuresis ist individuell zu betrachten. Sorgfältige Anamnese und eingehende körperliche Untersuchung einschließlich Beobachtung des Harnstrahles sind die wichtigsten diagnostischen Hilfsmittel.

Mit 3½ Jahren sind etwa 75% der Kinder tags und nachts trocken. Mit 5 Jahren nässen noch 10 bis 15% aller Kinder nachts ein. Bei 5% bleibt die Enuresis nocturna bis zum 10. Lebensjahr bestehen, mit 15 Jahren sind es noch 1%. Jungen sind häufiger betroffen als Mädchen. Erbeinflüsse spielen eine Rolle: 32% der Väter und 20% der Mütter hatten selbst Enuresis. Etwa zwei Drittel monozygoter Zwillinge sind konkordant für die Enuresis, dizygote Zwillinge sind eher diskordant.

Einige Untersucher schlagen eine Unterteilung in primäre und sekundäre Enuresis vor. Bei primärer Enuresis waren die Kinder nie trocken. Solche mit sekundärer Enuresis nässen nach einer längeren Periode der Blasenkontrolle wieder ein. Kinder mit angeborenen Anomalien oder solche mit verzögerter Reifung der Blasenkontrolle haben am ehesten eine primäre Enuresis.

Abgesehen von der Vielzahl möglicher Ursachen sind Entwicklungsverzögerungen für die Mehrzahl der Fälle verantwortlich. Viele organische Anomalien sind ursächlich beschuldigt worden, aber die meisten Berichte über Klappen, Strikturen, Kontrakturen und ähnliches sind anekdotisch oder kommen aus unkontrollierten Studien. Eine Anamese mit schwachem Urinstrahl, Tröpfeln, Einnässen am Tage oder Infektionen der Harnwege sollte zu weiteren Untersuchungen Anlaß geben.

I. Reifungsverzögerung

Die meisten Kinderärzte befürworten die Theorie einer Reifungsverzögerung. Sie wird durch genetische Untersuchungen, den Nachweis einer kleinen Blasenkapazität, Pollakisurie, Harndrang und durch die Tatsache gestützt, daß die meisten Kinder mit zunehmender Reifung eine Blasenkontrolle erreichen. Trotz der Pollakisurie ist die 24-Stunden-Menge des Urins nicht erhöht, der Urinstrahl und die Ergebnisse der neurologischen Untersuchung sind normal. Dreiviertel der Kinder dieser Gruppe haben eine primäre Enuresis. 10 bis 25% koten auch ein.

II. Psychogene Enuresis

A. Fehlerhaftes Sauberkeits- training	In einigen Fällen scheint ein Zusammenhang mit falschen Erziehungspraktiken zu bestehen. Zu frühe Sauberkeitsdressur, unangemessene elterliche Starrheit oder Strafen, aber auch übertriebene Nachsicht können zu Enuresis führen.
B. Emotionaler Streß	Streßsituationen wie Krankheit, Trennung von den Eltern, Geburt eines Geschwisters, Tod eines Familienmitgliedes oder Angst, verlassen zu werden, führen dazu, daß die Blasenkontrolle nie erlangt wird oder wieder verlorengeht.
C. Psychische Störungen	In schweren Fällen liegen psychische Probleme vor.

III. Organische Anomalien

A. Abflußhindernisse

1. Urethralklappe	Ein schwacher Harnstrahl und Harntröpfeln weisen auf eine Urethralklappe hin.
2. Ektopisch mündender Ureter	Tröpfeln und andauerndes Einnässen kann bei Mädchen durch einen vaginal mündenden Ureter bedingt sein.
3. Divertikel der vorderen Urethra	
4. Urethralstrikturen	
5. Meatusstenose	Da eine Meatotomie häufig das Problem nicht löst, ist der Zusammenhang zur Enuresis nicht zwingend.
6. Kontraktur des Blasenhalses	
7. Blasendivertikel	
8. Tumoren oder Abszesse der Prostata	
9. Hydrokolpos, Hämatokolpos	Die Untersuchung ergibt ein verschlossenes Hymen und/oder eine perineale Vorwölbung.
10. Atresie der kleinen Labien	
11. Schwere Phimose	

B. Neurologische Störungen

1. Myelomeningozele	
2. Agenesie des Sakrum	
3. Neurogene Blase	Klinische Symptome sind Einnässen am Tag, Einkoten, Infektionen des Harntraktes, Trabekelblase, vesikourethraler Reflux, Sekundärdefekte von Niere,

Kelchsystem und Ureter und emotiale Störungen.
Die Ätiologie ist unbekannt, aber vielleicht ist diese
Störung das Extrem einer Entwicklungsverzögerung.
Inkontinenz ist selten ein Zeichen nächtlicher Anfälle.

4. Krampfanfälle

5. Verletzungen des
   Rückenmarks

6. Rückenmarktumoren

Verschiedene Tumoren, z. B. Gliome, Neurofibrome,
Teratome, Lipome und Hämangiome, führen zu
Rückenschmerzen, Einkoten, Paresen der unteren
Extremität, Abschwächung der Sehnenreflexe, sensi-
blen Ausfällen, röntgenologisch nachweisbaren Ver-
änderungen der Wirbelsäule und Hautveränderungen.

7. Diastematomyelie

Hautveränderungen über der Wirbelsäule, Kreuzschmerzen und Paresen der Beine sind manchmal
vorhanden.

C. Infektionen

1. Harnwegsinfektionen

Zystitis, Urethritis oder Trigonitis können mit Enuresis einhergehen, brauchen aber nicht ihre Ursache
zu sein.

2. Wirbelkörperosteo-
   myelitis

Eine Kompression des Rückenmarkes durch einen
subperiostalen Abszeß ist selten Ursache einer Enuresis.

3. Spinaler epiduraler
   Abszeß

Schwere Schmerzen über dem infizierten Gebiet sind
das auffälligste Symptom.

D. Krankheiten mit Polyurie
    und Polydipsie

Die Krankheitsgruppe schließt Diabetes mellitus oder
insipidus, Sichelzellanämie und Nierenerkrankungen
ein (siehe Kapitel 18, Polydipsie).

IV. Verschiedene Ursachen

A. Allergien

Einige Autoren vermuten, daß verschiedene Allergien, vor allem okkulte Nahrungsmittelallergien, gelegentlich für eine Enuresis verantwortlich sind. Ver-
suchsweise kann man einzelne Bestandteile, vor allem
Milch, Schokolade oder Eier aus der Nahrung entfer-
nen.

B. Fettsucht

Bei extrem fettsüchtigen Mädchen fließt der Urin
beim Wasserlassen in die Vagina zurück und läuft
beim Aufstehen hinaus.

C. Psychomotorische
    Retardierung

Pubertas praecox ist das vorzeitige Einsetzen der Pubertät. Entwicklung der Mammae vor dem 8. Lebensjahr und Auftreten von Schamhaaren bei Jungen vor dem 10. Lebensjahr rechtfertigen eine Suche nach endokrinologischen und anderen Störungen.

Die Pubertas praecox ist bei Mädchen häufiger als bei Jungen. Bei Mädchen ist die Mehrzahl der Fälle idiopathisch. Im Gegensatz dazu ist die echte Pubertas praecox bei Knaben nur selten idiopathisch und erfordert eine besonders sorgfältige Abklärung durch entsprechende Laboruntersuchungen. Besondere Aufmerksamkeit sollte einer vorzeitigen Brustentwicklung (Thelarche) und dem vorzeitigen Auftreten von Schambehaarung (Pubarche) gezollt werden, die hier kurz besprochen werden. Inkomplette Formen der Pubertas praecox sind von der echten isosexuellen Pubertas praecox abzugrenzen.

I. Isosexuelle Pubertas praecox

A. Idiopathische Pubertas
    praecox

Die kryptogene oder idiopathische Pubertas praecox ist eine Ausschlußdiagnose. Bei Mädchen ist sie die bei weitem häufigste Form, verantwortlich für 80% aller Fälle. Bei Jungen ist das Gegenteil der Fall: Nur 20% der Fälle sind idiopathisch, der Rest ist Folge von Störungen des Zentralnervensystems, der Nebennieren oder anderer Organe. Das erste Zeichen der einsetzenden Pubertät ist bei beiden Geschlechtern die Entwicklung der Schamhaare und ein Wachstumsspurt; bei Mädchen zusätzlich die Entwicklung von Brust und Labien; bei Knaben die Vergrößerung von Testes und Penis. Die Häufigkeit der idiopathischen Pubertas praecox ist nicht sicher bekannt; bei Routineautopsien werden noch Jahre nach Beginn der als „idiopathisch" eingestuften Pubertas praecox okkulte organische Läsionen gefunden. Einige Autoren empfehlen daher eine zerebrale Computertomographie bei allen Fällen sogenannter „idiopathischer" Pubertas praecox.

B. Störungen des Zentralner-
    vensystems

    1. Familiäre Anlage

Eine vorzeitige Aktivierung der Hypothalamus-Hy-
pophysen-Achse mit konsekutiver Stimulation der
Gonaden gibt es bei Knaben und sehr selten bei
Mädchen.

    2. Tumoren

Eine Reihe von Tumoren können die Hypothalamus-
Hypophysen-Gonaden-Achse stimulieren. Neurologische und ophthalmologische Ausfälle sind wichtige
Hinweise, wenngleich einige Tumoren völlig asymptomatisch verlaufen. Die folgenden Tumoren können eine Pubertas praecox auslösen: Gliom, Astrozytom, Ependymom, Pinealom, suprasselläre Zysten
und Kraniopharyngeom. Hamartome führen gewöhnlich zu einem Beginn der sexuellen Reifung
noch vor dem 2. Lebensjahr. Der Effekt der anderen
Tumoren setzt erst später ein. Pinealome als Ursache
einer vorzeitigen sexuellen Reifung sind nur bei Jungen beschrieben worden.

    3. Infektionen

Eine Pubertas praecox kann durch entzündliche Schädigungen des Zentralnervensystems, z. B. durch Enzephalitis, tuberkulöse Meningitis und Hirnabszesse,
ausgelöst werden.

    4. Schädel-Hirn-Trauma
    5. Hydrozephalus

Verschiedene Erkrankungen mit Hydrozephalus sind
als Ursachen einer Pubertas praecox beschrieben
worden, einschließlich der angeborenen Lues und
Tuberkulose.

    6. Diffuse Hirnatrophie
    7. Tuberöse Hirnsklerose

Hypopigmentierte, eschenblattähnliche Flecke, Adenoma sebaceum und Krampfanfälle sind Hinweise auf
das autosomal dominante Erbleiden.

    8. Sarkoidgranulome
C. Adrenale Ursachen

    1. Tumoren

Die feminisierenden Effekte von Nebennierentumoren sind von der hypothalamisch verursachten (idiopathischen) Pubertas praecox schwer zu unterscheiden. Die 17-Ketosteroide im Harn sind bei beiden
erhöht, können aber bei Nebennierentumoren durch
Dexamethason nicht supprimiert werden. Nebennierentumoren verursachen bei beiden Geschlechtern
eine Virilisierung oder eine Feminisierung.

2. Adrenogenitales Syndrom	Bei neugeborenen Knaben braucht die Virilisierung der Genitalien nicht erkennbar zu sein, sie fällt erst später auf. Erkrankte Mädchen virilisieren schon pränatal und haben bei Geburt ein intersexuelles, manchmal männliches Genitale.
3. Kortikoidbehandeltes AGS	Einige weibliche Säuglinge mit leichter Virilisierung und Entwicklungsbeschleunigung, die erst nach dem Säuglingsalter mit Glukokortikoiden behandelt wurden, hatten eine verfrühte Brustentwicklung und Menarche.

D. Ovarielle und testikuläre Ursachen

1. Ovarialtumoren	Die Tumoren führen selten zu einer echten, meist zu einer inkompletten (Pseudo-) Pubertas praecox. Als Folge der vermehrten Östrogenproduktion kommt es zu einer Vergrößerung der Brust, mit einer gewissen Mamillenentwicklung und Veränderung der Vaginalschleimhaut. Am häufigsten sind Ovarialzysten, gefolgt von Granulosa- oder Thekazelltumoren. Die Mehrzahl dieser Tumoren ist bei der bimanuellen Untersuchung tastbar. Der Östrogenspiegel im Urin ist stark erhöht.
2. Hodentumoren	Bei idiopathischer Pubertas praecox sind beide Hoden vergrößert. Einseitige Vergrößerung deutet auf einen Leydigzelltumor hin. Die virilisierende Nebennierenhyperplasie geht meist mit kleinen Hoden einher, doch aberrierendes Nebennierengewebe bewirkt gelegentlich eine beidseitige Vergrößerung.

E. Verschiedene Ursachen

1. Hypothyreose	Eine schwere angeborene Hypothyreose kann bei Mädchen mit einer vorzeitigen Geschlechtsreife und Galaktorrhoe einhergehen. Die klinischen Zeichen einer Hypothyreose sind selten zu übersehen.
2. McCune-Albright-Syndrom	Dieses Syndrom geht oft mit Pubertas praecox einher. Andere Symptome sind fibröse Knochenläsionen mit Verbiegung der Röhrenknochen, Ganganomalien, pathologische Frakturen und große hyperpigmentierte Hautflecke mit unregelmäßigen Rändern. Bei Mädchen kann das erste Zeichen einer Pubertas praecox die Menarche sein. Bei Knaben beginnt die Entwicklung der Pubertät selten vor dem 8. Lebensjahr.

3. Russel-Silver-Syndrom

Niedriges Geburtsgewicht, Kleinwuchs, gelegentlich Asymmetrie, ein dreieckiges Gesicht und ein groß erscheinender Hirnschädel charakterisieren das Krankheitsbild. Über einen vorzeitigen Beginn der Pubertät ist berichtet worden.

4. Exogene Hormone

Östrogene in Kontrazeptiva, Nahrungsmitteln, Medikamenten und selbst Handcremes sind die Ursache einer Hyperpigmentation des Warzenhofes und der äußeren Genitalien.

5. Gonadotropinproduzierende Tumoren

a) Hepatoblastom

Dieser Tumor wird bei Knaben mit Pubertas praecox gesehen. Untersuchungsbefunde sind eine manchmal knotig vergrößerte Leber, Vergrößerung des Penis, Muskelhypertrophie und beschleunigte Skelettreifung bei kaum vergrößerten Hoden.

b) Chorionepitheliom

Dieser sehr seltene aber hochmaligne Tumor produziert große Mengen von Gonadotropinen.

c) Teratom

Teratome mit Pubertas praecox sind präsakral lokalisiert und produzieren vermehrt Choriongonadotropine.

6. Neurofibromatose

Hypothalamische Gliome bei Neurofibromatose können zu einer Pubertas praecox führen. 6 oder mehr Café-au-lait-Flecke der Haut sind ein wichtiger diagnostischer Hinweis.

II. Vorzeitige Thelarche

Diese gutartige Störung tritt ein- oder beidseitig meist vor dem 4. Lebensjahr auf. Sie wird nicht von anderen Zeichen der Pubertät begleitet. Das Knochenalter ist nicht beschleunigt, die Ausscheidung von 17-Ketosteroiden ist nicht erhöht, die Gonadotropine sind niedrig oder nicht nachweisbar, und der Vaginalabstrich zeigt keine Östrogeneffekte. Die Brustvergrößerung nimmt nicht zu, kann sich sogar zurückbilden. Die Pubertät beginnt nicht verfrüht. Die vorzeitige Brustentwicklung muß unterschieden werden von der echten Pubertas praecox, Ovarialzysten und Tumoren des Ovars, bei denen auch andere Östrogeneffekte zu sehen sind.

III. Vorzeitige Pubarche

Diese Störung tritt vor allem bei Mädchen auf und geht gelegentlich mit einer geistigen Retardierung oder anderen Symptomen einher. Sie ist definiert als das Auftreten von Scham- oder Achselhaaren vor dem 8. Lebensjahr ohne andere Zeichen der Virilisierung oder Feminisierung. Knochen- und Längenalter sind leicht akzeleriert und die 17-Ketosteroidausscheidung im Harn ist leicht erhöht. Pregnantriol und Gonadotropine werden im Urin nicht gefunden. Diese Störung muß von der echten Pubertas praecox, oder, wenn eine Klitorishypertrophie vorhanden ist, vom Adrenogenitalen Syndrom, Nebennierenkarzinomen oder virilisierenden Ovarialtumoren unterschieden werden.

IV. Unvollständige (Pseudo-) Pubertas praecox

A. Feminisierende Störungen

   1. Ovarialzysten — Ovarialzysten können sich vergrößern und genug Östrogen produzieren, um eine Feminisierung zu induzieren, gewöhnlich mit Vergrößerung der Brust, Entwicklung der Brustwarzen und Veränderungen der Vaginalschleimhaut.

   2. Granulosa- oder Thekazelltumoren — Diese seltenen Tumoren produzieren Östrogen. Die Mehrzahl ist bei der bimanuellen Untersuchung tastbar.

   3. Seltene Östrogenquellen — Gonadoblastome, Lipoidtumoren, Zystadenome und Ovarialkarzinome können vermehrt Östrogen produzieren.

   4. Exogenes Östrogen

B. Störungen mit Virilisierung — Ovarielle und adrenale Störungen führen zu inkompletter sexueller Frühreife mit Virilisierung.

   1. Ovarialtumoren — Arrhenoblastom, Lipoidtumoren, Zystadenome, Ovarialkarzinome und Gonadoblastome.

   2. Nebennierenkarzinom — Zeichen einer erhöhten Glukokortikoidproduktion sind Wachstumsretardierung, Fettsucht, Mondgesicht und andere Merkmale eines Cushing-Syndroms. Die Ausscheidung von 17-Ketosteroiden und Pregnantriol im Urin wird nicht durch Dexamethason supprimiert.

   3. Adrenogenitales Syndrom

Die Pubertät wird als verspätet angesehen, wenn bei Mädchen bis zum 13. Lebensjahr und bei Knaben bis zum 14. Lebensjahr noch keine Zeichen einer sexuellen Entwicklung vorliegen. Eine abnorme sexuelle Entwicklung sollte auch in Betracht gezogen werden, wenn zwischen dem Beginn der Brustentwicklung und dem Einsetzen der Menarche bei Mädchen oder zwischen dem Beginn einer Hodenvergrößerung und der Vollendung der genitalen Reifung bei Jungen mehr als 5 Jahre vergehen.

Eine verspätete Pubertät ist bei Jungen häufiger als bei Mädchen und gewöhnlich konstitutionell bedingt. Eine positive Familienanamnese ist bei der Diagnose hilfreich. Bei Mädchen werden umschriebene Ursachen einer verspäteten Pubertät, z. B. Chromosomenaberration, häufiger gefunden als bei Jungen. Auch chronische systemische Erkrankungen führen häufig zu einer verzögerten sexuellen Reifung.

I. Konstitutionelle Entwicklungsverzögerung

Die konstitutionelle Entwicklungsverzögerung ist die häufigste Ursache der verspäteten Pubertät bei Jungen. Es ist eine Ausschlußdiagnose. Eine positive Familienanamnese ist hilfreich.

II. Gonadale Defekte

A. Chromosomenaberrationen

1. Turner-Syndrom und strukturelle Anomalie des X-Chromosoms

Störungen des X-Chromosoms sind die häufigsten Ursachen des Hypogonadismus und einer verzögerten Adoleszenz bei Mädchen. Mosaike sind häufiger als ein reiner 45-XO-Karyotyp. Der Phänotyp ist sehr variabel mit einem Pterygium colli, Schildthorax, einem hohen Gaumen, Cubitus valgus und multiplen Naevi. Mädchen mit einem XO-Karyotyp sind selten größer als 147 cm.

2. Klinefelter-Syndrom (XXY)

Die Diagnose ist vor der Pubertät kaum möglich, da der Phänotyp nicht charakteristisch ist. Die Störung sollte bei Knaben mit einer verzögert einsetzenden Pubertät, mit eunuchoidalem Hochwuchs, einer Gynäkomastie und kleinen, atrophischen Hoden vermutet werden.

3. Gemischte Gonaden-
dysgenesie (45 X/46
XY)

Betroffene Kinder fallen gewöhnlich in der Pubertät
mit einem Turner-Phänotyp oder Zwittergenitalien
auf.

B. Präpubertäre Kastration

1. Angeborene Anorchie

Die Hoden fehlen.

2. Hodenatrophie

Sie kann schon pränatal oder, nach einer Hodentorsion oder Blutung, vor der Pubertät auftreten.

3. Ovarielle Atrophie

Dieser Zustand kann mit anderen Endokrinopathien
wie einer Thyreoiditis Hashimoto, M. Addison und
einem Hypoparathyreoidismus einhergehen oder die
Folge eines Ovarialtraumas sein.

C. Swyer-Syndrom

Der Phänotyp ist weiblich trotz eines 46-XY-Karyo-
typs. Streak-Gonaden sind vorhanden. Der Erbgang
ist X-chromosomal rezessiv.

D. Reifenstein-Syndrom

Symptome sind Hodenhypoplasie und -sklerose mit
Gynäkomastie in der Adoleszenz und wechselnd
schwere Hypospadie.

E. Zytotoxische Medika-
mente

Die Gonaden können bei der Behandlung von Neoplasien, Blutkrankheiten oder Kollagenosen durch
zytotoxische Substanzen geschädigt werden.

III. Hypophysäre Störungen

A. Hypophyseninsuffizienz

Andere Symptome der Hypophyseninsuffizienz sind
vorhanden, lange bevor die Verzögerung der Pubertät auffällt.

B. Hypophysentumoren

C. Funktionelle Defekte

Die Produktion von Gonadotropinen kann isoliert
ausfallen.

IV. Hypothalamische Defekte

A. Angeborene Anomalien

1. Kallmann-Syndrom

Die Krankheit ist durch einen familiären metabolischen Defekt des Gonadotropin-releasing-Hormons
bedingt. Schlüsselsymptome sind ein verminderter
oder fehlender Geruchssinn und in einigen Fällen
auch des Geschmackssinns. In der Familienanamnese
wird Infertilität angegeben.

2. Septooptische Dyspla-
sie

Fehlbildungen der Mittellinie sind mit einer hypotha-
lamisch-hypophysären Insuffizienz kombiniert. Das
Septum pellucidum fehlt, es besteht eine Dysplasie
des N. opticus. Der Visus ist gestört.

3. Enzephalozele

Hypothalamische Strukturen sind möglicherweise betroffen.

4. Angeborener Hydro-
   zephalus

B. Hypothalamische Tumo-
   ren

1. Kraniopharyngeom

Häufige Symptome sind Wachstumsretardierung, er-höhter Hirndruck und Visusdefekte.

2. Gliome des Chiasma
   opticum

3. Histiozytose

Hauptsymptome sind Diabetes insipidus und Wachs-tumsretardierung. Pubertas tarda kommt vor.

4. Andere Tumoren

C. Traumen des Hypothala-
   mus

Organische Defekte des Hypothalamus entstehen als Folge von stumpfen Schädeltraumen, Blutungen oder von Infektionen.

V. Andere Endokrinopathien

A. Hypothyreose

Dies ist eine seltene Ursache der verzögerten Puber-tät. Andere Symptome, einschließlich einer Wachs-tumsretardierung und eines verzögerten Knochenal-ters, stehen klinisch im Vordergrund.

B. Adrenogenitales Syndrom

17-alpha-Hydroxylasemangel geht mit Gonadenin-suffizienz und Hypertonus einher.

C. M. Addison

D. M. Cushing

VI. Chronische Krank-heiten

Jede chronische Krankheit kann potentiell zu einer verspäteten pubertären Entwicklung führen.

A. Chronische Mangelernäh-rung

B. Anorexia nervosa

C. Zoeliakie

D. Chronische Entzündungs-krankheiten des Darms

E. Chronische Lungen-erkrankungen

F. Chronische Niereninsuffi-zienz

G. Neoplasien

H. Kollagenosen
I. Hämoglobinopathien
J. Sichelzellanämie

VII. Ausbleibende Menarche

A. Testikuläre Feminisierung   Der Karyotyp ist 46 XY, aber die Entwicklung
männlicher Merkmale bleibt wegen einer Unemp-
findlichkeit der mutierten Androgenrezeptoren gegenüber Testosteron aus. Der Phänotyp ist weiblich
mit einer guten Brustentwicklung, aber wenig oder
fehlender Achsel- und Schambehaarung. Die Vagina
ist kurz und endet blind. Leistenhernien können Hoden enthalten. Das erste Symptom ist meist die aus-
bleibende Menarche.

B. Polyzystische Ovarien
C. Anatomische Defekte
   1. Imperforiertes Hymen
   2. Queres Vaginalseptum
   3. Uterusaplasie   Assoziierte Fehlbildungen der Nieren, des Skeletts
und des Herzens kommen vor.

VIII. Verschiedene Störungen

A. Prader-Willi-Syndrom   Typisch sind Kleinwuchs, Muskelhypotonie, Hypogonadismus und Fettsucht.

B. Biedl-Bardet-Syndrom   Diese Krankheit ist gekennzeichnet durch Kleinwuchs, Polydaktylie, Fettsucht, geistige Retardierung
und Retinitis pigmentosa. Der Erbgang ist autosomal
rezessiv.

C. Pseudopseudohypopara-   Fettsucht, geistige Retardierung, verspätete Pubertät,
thyreoidismus   kurze Hände und rundes Gesicht bestimmen das klinische Bild.

D. M. Fabry   Dies ist eine seltene Krankheit mit progressiver Nephropathie, Hypertonie, Krampfanfällen und starken
Schmerzen in den Extremitäten. Angiokeratome
(kleine Angiome) sind diffus über die Haut verteilt.

81 Amenorrhoe

Amenorrhoe ist ein Symptom, keine Krankheit. Sie ist normal in den ersten 10 bis 16 Lebensjahren. Einige Jugendliche, die den Kinderarzt wegen nicht einsetzenden Menstruationen aufsuchen, haben einfach eine physiologisch verzögerte Menarche. Diese ist häufig familiär bedingt. In anderen Fällen treten erste Monatsblutungen auf und bleiben dann für 4 bis 6 Monate wieder aus. Hier kann ein physiologischer anovulatorischer Menstruationszyklus die Ursache sein.

Man unterscheidet eine primäre und eine sekundäre Amenorrhoe. Bei der primären Amenorrhoe sind Patienten mit voller Entwicklung der sekundären Geschlechtsmerkmale von solchen mit einem präpubertären Erscheinungsbild zu differenzieren. Sind nach dem 14. Lebensjahr die sekundären Geschlechtsmerkmale noch nicht entwickelt, so sollten endokrinologische, chromosomale oder hypothalamisch-hypophysäre Erkrankungen ausgeschlossen werden. Bei Jugendlichen mit voller Entwicklung der sekundären Geschlechtsmerkmale ohne Menstruation sollte nach anatomischen Ursachen der Amenorrhoe gesucht werden.

Eine sekundäre Amenorrhoe ist viel häufiger als eine primäre. Unregelmäßige Perioden sind in den ersten Jahren nach der Menarche durch die anovulatorischen Zyklen häufig. Psychologische Einflüsse, Streß, Depression und Ernährungsstörungen können zu einer sekundären Amenorrhoe führen. Verständlicherweise ist die Hauptsorge der Eltern eine Schwangerschaft ihrer Tochter.

In diesem Kapitel sind die Amenorrhoen in primäre und sekundäre unterteilt.

I. Primäre Amenorrhoe

A. Physiologische Ursachen
   1. Verzögerte Menarche

Die Menarche setzt normalerweise zwischen dem 11. und 17. Lebensjahr ein. Eine fehlende Entwicklung der sekundären Geschlechtsmerkmale im Alter von 14 Jahren erfordert ärztliche Aufmerksamkeit. Anatomische Ursachen sind bei einem jugendlichen Mädchen zu vermuten, deren Brust und Schamhaare voll entwickelt sind, ohne daß es innerhalb eines Jahres zu einer Menarche gekommen ist. Eine verzögerte Menarche bei der Mutter, Tanten oder Geschwistern ist differentialdiagnostisch hilfreich.

2. Schwangerschaft

Obwohl selten, muß eine Schwangerschaft als Ursache einer primären Amenorrhoe bei sexuell aktiven Mädchen in Erwägung gezogen werden.

B. Anatomische Ursachen

Wenn die sekundären Geschlechtsmerkmale vollständig entwickelt sind, sollte zuerst an anatomische Ursachen der Amenorrhoe gedacht werden.

1. Hymenalatresie

Typische Beschwerden bei einer 14- oder 15jährigen sind Bauchschmerzen, manchmal in monatlichem Rhythmus. Es kann auch Probleme beim Wasserlassen geben. Bei Spreizung der Labien tritt eine bläuliche Vorwölbung hervor.

2. Vaginalatresie
3. Angeborene Zervixatresie
4. Fehlender Uterus

C. Chromosomenaberrationen

1. Turner-Syndrom

Der klassische Phänotyp mit Kleinwuchs, Pterygium colli, Schildthorax, Cubitus valgus, kurzen 4. und 5. Metakarpalia, multiplen Naevi und anamnestischen Lymphödemen bei Geburt ist schwer zu übersehen. Die meisten Fälle sind aber nicht so eindeutig. Kleinwuchs bei Mädchen mit mangelhafter Entwicklung der sekundären Geschlechtsmerkmale indiziert eine Chromosomenuntersuchung.

2. Turner-Syndrom-Varianten

Das klinische Bild reicht vom typischen Turner-Phänotyp bis zu einem normalen weiblichen Erscheinungsbild.

   a) Mosaike
   b) Strukturelle Anomalien des X-Chromosoms
   c) Balancierte X-autosomale Translokation

D. Gonadale Probleme

1. Einfache Gonaden-Dysgenesie

Die Entwicklung der sekundären Geschlechtsmerkmale setzt verspätet ein oder fehlt völlig. Bei der Laparaskopie werden nur Stranggonaden gefunden.

2. Syndrom der Ovarialresistenz

Die Ovarialfollikel reagieren nicht auf (sogar) erhöhte Spiegel des Luteinisierenden Hormons (LH) und des Follikelstimulierenden Hormons (FSH). Diese Störung ist nur durch eine Ovarialbiopsie von einer einfachen Gonadendysgenesie zu unterscheiden.

3. Testikuläre Feminisie-rung	Es handelt sich um Mädchen mit einem XY-Karyo-typ. Die Brust ist normal entwickelt. Die Mamillen allerdings sind infantil, die Schamhaare fehlen, die Vagina ist kurz und endet blind, der Uterus fehlt oder ist nur rudimentär angelegt. Ähnliche Fälle lassen sich evtl. in der mütterlichen Familie eruieren.
4. Inkomplette testikuläre Feminisierung	Die XY-Mädchen fallen durch Hirsutismus, Klitoris-hypertrophie und fehlende Brustentwicklung auf.
5. Echter Hermaphrodi-tismus	Meist überwiegen männliche Merkmale und die Kin-der werden als Knaben erzogen. In der Pubertät ent-wickeln sich Mammae.
6. Ovarialtumoren	Granulosazelltumoren sezernieren eine konstant hohe Menge von Östrogenen. Androgenproduzierende Tumoren führen zu einer Virilisierung.
7. Stein-Leventhal-Syn-drom	Die Amenorrhoe ist meist sekundär.
8. Ausfall der ovariellen Funktion	Die Ovarien können durch Bestrahlung abdomineller Malignome oder durch Chemotherapeutika geschä-digt werden.

E. Hypothalamisch-hypo-physäre Ursachen

1. Angeborene Störungen

a) Panhypopituitaris-mus	Sexueller Infantilismus, Kleinwuchs, und andere en-dokrine Ausfälle führen zur Diagnose, bevor die ver-spätete Menarche ein Problem wird.
b) Biedl-Bardet-Syndrom	Symptome sind Fettsucht, geistige Retardierung, Po-lydaktylie, Pigmentation der Retina und Hypogona-dismus mit Hypoplasie der Gentialien.
c) Prader-Willi-Syndrom	Muskelhypotonie, Fettsucht, Kleinwuchs, Retardie-rung, kleine Hände und Füße sind typische Befunde.
d) Hypogonadotroper Hypogonadismus	Die Störung führt zu sexuellem Infantilismus bei normaler oder vergrößerter Körperlänge. Die Plas-maspiegel von LH sind niedrig. Sie kann isoliert oder in Zusammenhang mit a, b oder c auftreten.
e) Kallmann-Syndrom	Bei dieser Form des hypogonadotropen Hypogona-dismus fehlt der Geruchssinn oder ist herabgesetzt.

2. Erworbene Störungen
Supra- oder infraselläre Tumoren

Kraniopharyngeome, Gliome und andere Tumoren sind seltene Ursachen einer primären Amenorrhoe. Gesichtsfeldausfälle, Diabetes insipidus, Lethargie und selten einmal Fettsucht sind zusätzliche Sym-ptome.

3. Psychogene Amenorrhoe
   a) Streß

Streß unterschiedlicher Ursache führt zu primärer, meist aber sekundärer Amenorrhoe. Auch Depressionen durch Familienkonflikte. Umzug, Schulprobleme und ähnliches können die Menarche hinauszögern.

   b) Anorexia nervosa
   c) Fettsucht

Aus ungeklärter Ursache kann eine schwere Fettsucht mit einer Amenorrhoe einhergehen.

F. Endokrine Störungen
   1. Adrenogenitales Syndrom

Der partielle Defekt der Synthese von Nebennierensteroiden kann bei Mädchen zu Klitorishypertrophie und in der Pubertät zu Virilisierung führen.

   2. Hypothyreose

Dieser Zustand führt eher zu unregelmäßigen Zyklen als zu einer Amenorrhoe,

   3. Hyperthyreose

Hyperthyreose durch eine toxische Struma geht eher mit einer Amenorrhoe als mit einem unregelmäßigen Zyklus einher.

   4. Diabetes mellitus

Diabetes mellitus in Verbindung mit Wachstumsstörungen ist heute sehr selten (Mauriac-Syndrom).

   5. Cushing-Syndrom

Stammfettsucht, Hypertonie und Wachstumsverzögerung sind einige Frühsymptome.

   6. M. Addison

Die Symptome lassen an eine Anorexia nervosa denken; Lethargie und Erschöpfung mit Hyperpigmentation der Haut weisen aber eher in die Richtung eines M. Addison.

G. Andere Ursachen
   1. Chronisch konsumierende Erkrankungen

Verschiedene chronische Erkrankungen können die Menarche beeinflussen, am häufigsten M. Crohn, chronische Lebererkrankungen und Zöliakie.

   2. Autoimmunkrankheiten

Selten sind die Ovarien durch Autoantikörper so geschädigt, daß eine Amenorrhoe auftritt. Gleichzeitig können Antikörper gegen die Nebennieren und die Nebenschilddrüsen vorhanden sein.

II. Sekundäre Amenorrhoe

A. Physiologische Ursachen
   1. Anovulatorische Zyklen

Unregelmäßigkeiten der Menstruation sind in den ersten Jahren nach der Menarche sehr häufig. Die Periode kann bis zu 6 Monaten ausbleiben.

   2. Schwangerschaft

Schwangerschaft muß bei sexuell aktiven Mädchen erwogen werden. Im Zweifelsfall ist ein Schwangerschaftstest durchzuführen.

B. Hypothalamohypo-
    physäre Ursachen
    1. Psychogene Amenor-   Emotionale Faktoren, z. B. Depressionen durch Um-
        rhoe   zug, Familienstreitigkeiten, Trennung von zu Hause
                                  und ähnliches führen zu einer Amenorrhoe.

    2. Anorexia nervosa
    3. Nulldiät
    4. Eingebildete Schwan-   Alle Zeichen einer Schwangerschaft sind vorhanden
        gerschaft   bis auf einen positiven Schwangerschaftstest und eine
                                  Vergrößerung des Uterus im Sonogramm.
    5. Tumoren   Tumoren sind eine extrem seltene Ursache der sekun-
                                  dären Amenorrhoe. Galaktorrhoe sollte aber an einen
                                  Hypophysentumor denken lassen.
    6. Hypophysäre Insuffi-   Hypopituitarismus kann Folge eines Hypophysenin-
        zienz   farktes sein.
C. Gonadale Störungen
    1. Ovarialtumoren   Granulosazelltumoren können die Östrogenspiegel
                                  konstant hochhalten und so eine Blutung verhindern.
                                  Androgenproduzierende Tumoren führen zu einer
                                  Virilisierung.
    2. Stein-Leventhal-   Die Mehrzahl der betroffenen Mädchen ist überge-
        Syndrom   wichtig, die Hälfte hat einen Hirsutismus, ein kleiner
                                  Prozentsatz eine Virilisierung. Die Ovarien sind poly-
                                  zystisch.
    3. Vorzeitige Ovarial-   Es handelt sich um eine ungewöhnliche Ursache der
        insuffizienz   sekundären Amenorrhoe mit Symptomen der Präme-
                                  nopause.
    4. Autoimmunerkran-   Antikörper gegen das Ovar sind für die Amenorrhoe
        kungen   verantwortlich. Andere endokrine Organe können
                                  ebenfalls betroffen sein.

D. Endokrine Störungen
    1. Schilddrüsenstörungen   Hyperthyreose führt eher zu einer Amenorrhoe als
                                  eine Hypothyreose.
    2. Nebennierenstörungen   Verminderte Produktion von Kortikoiden bei M.
                                  Addison und vermehrte Produktion beim Cushing-
                                  Syndrom sind seltene Ursachen einer Amenorrhoe.

E. Verschiedene Ursachen
    1. Systemische Erkran-   Chronische, schwere, konsumierende Krankheiten
        kungen   können zu einem Ausbleiben der Regel führen.
    2. Uterine Infektionen   Schwere Infektionen der Uterushöhle führen zu Nar-
                                  benbildung oder Synechien.
    3. Orale Kontrazeptiva   Nach Absetzen von oralen Kontrazeptiva kann über

längere Zeit eine Amenorrhoe bestehen bleiben, vor allem bei jungen Frauen, die die Pille vor dem Einsetzen eines normalen hypothalamischen Rhythmus eingenommen haben.

4. Fettsucht

Die Ursache der Amenorrhoe bei fettleibigen Jugendlichen ist nicht klar. Evtl. beeinflußt eine Depression die hypothalamischen Zentren.

5. Chiari-Frommel-Syndrom

Diese seltene und pathophysiologisch unklare Krankheit tritt postpartal auf und ist gekennzeichnet durch Amenorrhoe und persistierende Galaktorrhoe. Betroffene Frauen sind mäßig fettleibig und haben einen leichten Hirsutismus.

Die häufigste gynäkologische Beschwerde im Kindesalter ist vaginaler Ausfluß mit oder ohne Entzündung und Juckreiz der Vulva. Die physiologische Leukorrhoe der Jugendlichen vor der Menarche muß von pathologischen Zuständen wie einer mechanisch induzierten oder infektiösen Vulvovaginitis unterschieden werden.

Die häufigste Ursache der Vulvovaginitis ist eine unspezifische bakterielle Infektion. Unspezifisch heißt, daß eine Mischflora mit vorherrschend koliformen Bakterien aus dem Vaginalabstrich gezüchtet werden kann. Auslösend ist oft eine mechanische Reizung; die Besiedlung mit Bakterien aus der Analgegend folgt sekundär. Spezifische bakterielle Infektion zum Beispiel mit Streptokokken oder Gonokokken, kommen seltener vor. Ein blutiger vaginaler Ausfluß weist auf einen Fremdkörper hin, vor allem wenn er stinkt. Eine sorgfältige Anamnese kann Hinweise auf die Ursachen der Entzündung erbringen.

I. Physiologische Leukorrhoe

	Der Ausfluß ist klar bis weißlich und schleimig. Er ist nicht entzündlich und Ausdruck der zervikalen Reaktion auf einen gestiegenen Östrogenspiegel. Bei der Gramfärbung werden viele Epithelzellen aber keine Bakterien gefunden.
A. Neonatale Leukorrhoe	Die meisten weiblichen Neugeborenen haben einen zähflüssigen Ausfluß als Folge des mütterlichen Östrogeneffekts.
B. Pubertätsleukorrhoe	Der Fluor setzt meist einige Monate vor der Menarche ein.
C. Pubertas praecox	

II. Lokale Entzündung

A. Fremdkörper	Verbleibt ein Fremdkörper lange genug in der Vagina, wird der Ausfluß blutig und stinkend. Knäuel von Toilettenpapier sind die häufigsten Fremdkörper bei Kindern vor der Pubertät und vergessene Tampons bei Jugendlichen nach der Menarche.

B. Chemikalien   Schaumbad, verschiedene Seifen, gefärbtes Toiletten-
                                   papier und Deodorantien reizen die Vulvovaginalge-
                                   gend.

C. Enge Unterwäsche   Vor allem synthetische Stoffe wie Nylon, die keine
                                   Flüssigkeit absorbieren, führen zu Reizzuständen und
                                   disponieren zu Sekundärinfektionen mit Bakterien
                                   oder Pilzen.

D. Masturbation   Abschürfungen oder Reizungen durch Masturbation
                                   können zu einer sekundären Infektion führen.

E. Neurodermatitis   Juckreiz verleitet zum Kratzen, dies zu Lichenifika-
                                   tion, zu vermehrtem Juckreiz, wiederum zum Krat-
                                   zen und schließlich zu einer sekundären Infektion.

F. Medikamentenreaktionen   Lokale, selten systemische Reaktionen auf Medika-
                                   mente können einen Ausfluß auslösen. Dies trifft
                                   auch für Medikamente gegen Windeldermatitis zu.

G. Psoriasis   Umschriebene Psoriasisherde führen zu lokalen Reiz-
                                   zuständen.

H. ,,Sandkasten''-Vaginitis   In die Vagina eingebrachter Sand oder Dreck löst eine
                                   Entzündung aus.

I. Sexueller Mißbrauch   Chronische Reizzustände sollten an die Möglichkeit
                                   eines sexuellen Mißbrauchs des Kindes denken lassen.

III. Infektionen

A. Unspezifische Vaginitis   Diese Störung beruht auf einer Mischinfektion mit
                                   koliformen Bakterien, Streptokokken, Hämophilus
                                   vaginalis und anderen Bakterien. Sie ist die häufigste
                                   Ursache eines pathologischen Ausflusses vor der Pu-
                                   bertät. Der Ausfluß ist übelriechend, ruft jedoch we-
                                   der Juckreiz noch Hautrötung hervor.

B. Gonokokkeninfektionen   Der Ausfluß ist dick und eitrig. Dysurie ist oft vor-
                                   handen. Obwohl sie meist Jugendliche nach der Pu-
                                   bertät betrifft, kommt sie auch früher vor.

C. Infektion mit ß-hämoly-   Die Infektion kann mit einer Streptokokkeninfektion
    sierenden Streptokokken   des Rachens einhergehen.

D. Shigellen   Eine Shigelleninfektion führt nicht selten zu Ausfluß.
                                   Die Kinder haben keine Schmerzen, Juckreiz oder
                                   Dysurie.

E. Diphtherie   Primär genitale Infektionen kommen vor, die meisten
                                   folgen aber einer nasopharyngealen Infektion. Dicke,
                                   weißlich-graue, festaufsitzende Schleimhautbeläge
                                   wecken Verdacht auf Diphtherie.

F. Syphilis	Schanker oder luetische Condylomata sind selten Ursache eines Fluor.
G. Herpes simplex	Gruppierte Vesikel und Ulzera weisen auf diese Diagnose hin.
H. Candidiasis	Disponierende Faktoren sind eine Zerstörung der normalen Flora durch systemische Antibiotika, ein feuchtwarmes Mikroklima in der Dammgegend durch enganliegende Unterwäsche, Diabetes mellitus und orale Kontrazeptiva. Die Vulva ist gerötet, eitrig und entzündet, der Ausfluß ist weiß und käsig.
I. Trichomoniasis	Meist sind Mädchen nach der Menarche betroffen. Der Ausfluß ist schaumig und profus mit einem lokalen Erythem.
J. Chlamydien	Diese Organismen müssen bei jedem unspezifischen Ausfluß in Erwägung gezogen werden.
K. Madenwürmer	Die kleinen, ubiquitären, fadenförmigen Würmer sind nicht selbst die Ursache der Vulvovaginitis. Vielmehr verleitet der durch sie ausgelöste Juckreiz zum Kratzen und zu einer Besiedlung der Vulva durch Bakterien aus der Analgegend.

IV. Ausfluß bei systemischen Krankheiten

Eine Reihe von systemischen Erkrankungen geht mit einem vaginalen Ausfluß einher, zum Beispiel Masern, Scharlach, Windpocken, Typhus und Pocken.

V. Anatomische Anomalien

Anatomische Anomalien erleichtern das Eindringen von Bakterien und Sekundärinfektionen.

A. Rektovaginale Fistel	
B. Synechie	Eine Synechie der Labien hält oft Urin und Sekrete in der Vagina zurück und führt zu einer Sekundärinfektion.
C. Ektope Urethramündung	Konstantes Tröpfeln von Urin weist auf diese Diagnose.
D. Urethralprolaps	Es handelt sich um ein akutes Krankheitsbild mit blutigem Ausfluß. Bei der Inspektion der Periurethralgegend wird eine maulbeerähnliche violette Masse gefunden.

VI. Verschiedene Ursachen

A.	Tumoren	Sarkoma botryoides ist der häufigste, wenn insgesamt auch seltene, maligne Tumor des unteren Urogenitaltraktes bei Säuglingen und Kindern. Der Ausfluß ist oft blutig und in der Vagina findet sich eine polypöse Masse.
B.	Condyloma	Venerische Warzen können sich in die Vagina ausdehnen und mit einem Ausfluß einhergehen.
C.	Vaginalpolypen	

83 Schwellungen im Skrotum

Schwellungen im Skrotum können, müssen aber nicht von Schmerzen begleitet sein. Akut auftretende Schwellungen erfordern eine schnelle Differenzierung zwischen Hodentorsion und Epididymitis. Die klinische Unterscheidung ist oft schwierig. Hodenscan und Ultraschall sind hilfreich, aber die Folgen der zu späten Operation einer Hodentorsion sind zu schwerwiegend, als daß unklare Untersuchungsergebnisse eine rasche Entscheidung verhindern dürfen. Hodentumoren sind meist nicht schmerzhaft. Testikuläre Tumoren sind eher maligne, extratestikuläre eher gutartig.

I. Anatomische Anomalien

A. Hydrozele	Der Tumor ist schmerzlos, weich, mit Flüssigkeit gefüllt und ändert sich beim Schreien oder Pressen weder in der Form noch in der Größe. Er ist nicht reponierbar und durchscheinend. Hydrozelen können nach einem Trauma auftreten, und sie können einen Hodentumor verschleiern.
B. Hernien	Die Hernie kann sich bis ins Skrotum vorwölben. Die Schwellung nimmt bei Husten und Pressen zu. Unter ihr sind die Hoden tastbar.
C. Hodentorsion	Sie äußert sich in akut auftretenden Hodenschmerzen. Anheben der Hoden verstärkt den Schmerz. Die Skrotalhaut ist ödematös und verfärbt. Nausea, Erbrechen und Fieber sind häufige Begleitsymptome.
D. Torsion der Appendix testis	Die Hodenschmerzen setzen langsamer ein und sind weniger stark als bei der Hodentorsion. Eine erbsgroße Masse kann auf dem Hoden getastet werden, über ihr ist das Skrotum ödematös.
E. Varikozele	Eine Varikozele tritt bei ca. 10% aller Jungen während der Pubertät auf. Sie fühlt sich an wie ein Sack voll Würmer und liegt gewöhnlich auf der linken Seite. Sie macht wenig Beschwerden.

II. Infektiöse Ursachen

A. Epididymitis

Der Schmerz beginnt langsamer als bei der Hodentorsion. Ein vergrößerter, schmerzhafter Nebenho-
den wird getrennt vom Hoden getastet. Das Skrotum
ist gerötet und pergamentartig, doch nicht ödematös
geschwollen. Fieber, Schüttelfrost, Dysurie, urethraler Ausfluß und Leistenschmerzen sind häufig vorhanden. Die Infektion ist vor der Pubertät selten,
wenn nicht eine Harnwegsinfektion vorliegt oder an
der Urethra manipuliert wurde. E. coli und Gonokokken sind die häufigsten Erreger.

B. Orchitis

Hodenschmerzen, Hodenschwellung, Schüttelfrost
sprechen für eine Orchitis. Oft werden Schmerzen ins
Rektum lokalisiert. Die Schmerzen werden beim An-
heben der Hoden erträglicher. Orchitis wird selten
vor der Pubertät gefunden. Häufigster Erreger ist das
Mumpsvirus. Coxsackieviren, Echoviren und Gonokokken sind seltener.

C. Phlegmone

Schwellung, Schmerzen und Ödeme begleiten die
Infektion, die sich in der Haut des Skrotums und der
Dammgegend ausbreitet.

III. Neoplasien

A. Hodentumoren

Man tastet eine schmerzlose, derbe, einseitige Hodenvergrößerung. Einige Tumoren gehen mit einer Pubertas praecox oder Gynäkomastie einher. Obwohl
Hodentumoren bei Kindern selten sind, darf eine
schmerzlose Hodenvergrößerung nicht ignoriert
werden. Häufig tritt mit dem Tumor eine Hydrozele
auf.

B. Leukämische Infiltration

Das erste Zeichen ist eine schmerzlose Schwellung in
der Remissionsphase einer Leukämie. Extramedulläre
Rezidive gehen am zweithäufigsten vom Hoden aus.

IV. Verschiedene Ursachen

A. Ödeme

B. Idiopathisches Skrotal-
ödem

Generalisierte Ödeme beziehen das Skrotum ein.
Diese pathogenetisch unklare, seltene Störung kann
mit schwerwiegenderen Ursachen einer skrotalen
Schwellung verwechselt werden. Bei den ansonsten

gesunden Kindern entwickelt sich eine ein- oder beidseitige, nicht schmerzhafte aber erythematöse Schwellung des Skrotums, die sich binnen 48 Stunden wieder zurückbildet.

C. Purpura Schönlein-
    Henoch

Eine rezidivierende Orchitis kann Wochen und Monate vor Ausbruch der typischen Hautveränderungen auftreten.

D. Trauma

Die Anamnese ist extrem wichtig. Das Skrotum ist geschwollen und von Ekchymosen übersät.

E. Abgeheilte Mekonium-
    peritonitis

Im Skrotum liegende Resistenzen werden meist schon bei Geburt bemerkt. Die Peritonitis ist Folge eines intrauterinen Volvulus, einer Invagination, intestinalen Atresie, Stenose oder zystischen Fibrose. Intraperitoneale Kalkherde sind auf dem Röntgenbild sichtbar.

F. Zysten oder Angiome
G. Sarkoidose

Ein seltenes Erstsymptom der Sarkoidose bei Jugendlichen sind paratestikuläre Gewebsmassen. Diagnostischer Hinweis ist eine perihiläre Lymphadenopathie.

H. Elephantiasis

Die durch Filarien bedingte Lymphstauung äußert sich in einer Schwellung des Skrotums.

Teil 12   Rücken

84   Rückenschmerzen

Rückenschmerzen haben bei Kindern gewöhnlich eine organische Ursache und sind ernst zu nehmen. Die Untersuchung kann Ganganomalien oder eine veränderte Rückenform aufzeigen: schon leichte Änderungen der Kontur lokalisieren einen Prozeß. Die Haut über der Wirbelsäule sollte sorgfältig auf Grübchen, Haarbüschel, Hämangiome und andere Veränderungen untersucht werden, da sie Hinweise auf einen Entwicklungsdefekt geben. Rückenschmerzen und eventuell gleichzeitig bestehende neurologische Ausfälle in den Beinen oder der Blasen- und Darmfunktion gehen meist auf die gleiche Ursache zurück.

I. Trauma

A. Bänderzerrung

Nach Sturz, ungewöhnlicher körperlicher Belastung oder nach Traumen treten Bänderzerrungen auf. Man findet lokalen Druckschmerz und paravertebrale Muskelspasmen. Zerrungen sind wahrscheinlich die häufigste Ursache von Rückenschmerzen.

B. Bandscheibenprolaps

Er ist bei Kindern selten und fast immer Folge einer Verletzung. Meist ist die kaudale Lendenwirbelsäule betroffen. Die Schmerzen sind umschrieben oder strahlen in die Beine aus.

II. Infektionen

A. Myalgie

Muskelschmerzen treten bei vielen viralen und bakteriellen Infektionen auf. Die Schmerzen sind nicht auf die Rückenmuskulatur beschränkt.

B. Infektionen des Urogenitaltraktes

Rückenschmerzen sind oft das erste Symptom einer Harnwegsinfektion. Urin untersuchen!

C. Diskitis

Die Schmerzen im unteren Rückenbereich strahlen in die Flanken, den Bauch und die untere Extremität aus. Kleinkinder weigern sich zu laufen. Die Krankheit kann mit leichtem Fieber, Unruhezuständen oder Abgeschlagenheit einhergehen. Die Beweglichkeit des Rückens ist eingeschränkt.

D. Wirbelosteomyelitis

Der betroffene Wirbel ist druckschmerzhaft. Die Wirbelsäule wird durch den Muskelspasmus versteift. Systemische Zeichen fehlen oft.

E. Tuberkulose

Sie ist heutzutage selten und durch dumpfe Schmerzen, eventuell Schwellungen über dem betroffenen Wirbel gekennzeichnet. Zusammenbruch eines Wirbels kann zu Einklemmungen spinaler Nerven führen. Der Gang ist steif, der Rücken wird gerade gehalten.

F. Spinaler Epiduralabszeß

Die Weichteile über dem Abszeß sind schmerzhaft und druckempfindlich. Es entwickeln sich rasch Symptome der Rückenmarkskompression wie Paraparesen, Verlust der Blasen- und Mastdarmfunktion und sensible Ausfälle.

G. Bruzellose

In den Wirbelkörpern können sich kleine Abszesse bilden. Lymphadenopathie und Hepatosplenomegalie kommen vor. Die Infektion wird von Kühen, Ziegen und Schweinen übertragen.

H. Akute Querschnitts-
    myelopathie

Die seltene Störung folgt auf eine Infektion der oberen Luftwege. Ein oder zwei Tage nach prodromalen Rückenschmerzen entwickeln sich progrediente Paresen.

III. Neoplasmen

A. Gutartige Tumoren
    1. Osteoidosteom

Der Schmerz beginnt allmählich, ist nachts stärker, wird oft durch Azetylsalizylsäure unterdrückt und wird von einer umschriebenen Druckempfindlichkeit begleitet. Röntgenbilder zeigen eine kleine Aufhellung mit verdichtetem Randbezirk.

    2. Osteoblastom

Die Symptome ähneln dem des Osteoidosteoms, aber die Läsion ist größer mit einer geringeren Dichte der angrenzenden Knochen.

    3. Eosinophiles Granu-
        lom

Meist ist nur ein Wirbel betroffen. Der Wirbelkörper ist kollabiert. Die Intervertebralräume sind erhalten. Die Granulome sind asymptomatisch oder führen zu Rückenschmerzen und Haltungsfehlern.

    4. Aneurysmale Kno-
        chenzysten

Die Zysten können neurologische Symptome verursachen.

    5. Neurenterische Zysten

Neurologische Ausfälle kommen vor.

B. Maligne Tumoren
    1. Ewing-Sarkom
    2. Osteogenes Sarkom

C. Metatstatische Tumoren
 1. Neuroblastom
 2. Wilms-Tumor

D. Rückenmarkstumoren   Am häufigsten sind Gliome, gefolgt von Neurofibromen, Teratomen und Lipomen. Entwicklungsdefekte können mit Hautveränderungen einhergehen. Zeichen der Rückenmarkskompression sind Gangstörungen, Blasen- und Mastdarmdysfunktion, lokale Schmerzhaftigkeit und Skoliose.

E. Leukämie und Lymphome   Die Schmerzen sind meist diffus.

IV. Skelettanomalien

A. M. Scheuermann   Die Krankheit führt zum Rundrücken durch Keilwirbel. Der pathophysiologische Mechanismus ist ein Prolaps des Nucleus pulposus in den Wirbelkörper, möglicherweise verursacht durch Osteoporose.

B. Spondylolisthesis   Gewöhnlich gleitet der 5. Lendenwirbel auf dem Sakralwirbel nach vorn. Symptome sind Ischialgie verstärkte Lendenlordose und eine gespannte Achillessehne.

C. Skoliose   Rückenschmerzen kommen nur in schweren Fällen vor.

V. Psychogene Schmerzen

Rückenschmerzen treten bei Streßsituationen auf. An psychogene Schmerzen ist zu denken, wenn die Beschwerden des Patienten nicht mit den objektiven Befunden übereinstimmen. Eine sorgfältige Anamnese ist entscheidend.

VI. Verschiedene Ursachen

A. Ankylosierende Spondylitis   Es erkranken vorwiegend Knaben. Klinische Symptome sind Arthritis der Hüft- oder Kniegelenke und Bewegungseinschränkung der Wirbelgelenke.

B. Chronische hämolytische Anämien   Extramedulläre Blutbildungsherde führen manchmal zur extraduralen Rückenmarkskompression.

C. Kalzifizierung der Zwischenwirbelscheiben   Symptome sind umschriebene Rückenschmerzen und Verlust der Beweglichkeit durch Muskelspasmen. Die Ursache ist unbekannt. Flockige Kalkherde brauchen erst 1–2 Wochen nach Einsetzen der Schmerzen in den Zwischenwirbelscheiben röntgenologisch erkennbar zu werden.

D. Diastematomyelie

Es handelt sich um eine entwicklungsbedingte Spaltung des Rückenmarks durch knöchernes, knorpeliges oder fibröses Gewebe. Über der betroffenen Stelle können Hautveränderungen vorhanden sein. Die Rückenschmerzen werden durch Husten und Niesen verstärkt. Blasendysfunktion oder langsam fortschreitende Paraparese kommen vor.

E. Intraspinale Hämangiome

Klinische Symptome entwickeln sich langsam. Rückenschmerzen treten mit zunehmender Gangstörung, Blasen- oder Mastdarmdysfunktion auf. Über der betroffenen Stelle können kutane Hämangiome vorhanden sein.

F. Muskeldystrophie vom Schultergürteltyp

Es handelt sich um eine Gruppe von erblichen Myopathien. Erste Symptome treten meist in der zweiten Dekade auf. Schwierigkeiten beim Treppensteigen oder beim Aufstehen sind Frühzeichen. Manchmal ist eine Pseudohypertrophie der Muskulatur vorhanden. Die Sehnenreflexe sind schwer auslösbar.

G. Multiple epiphysäre Dysplasie

Auffälligste Symptome sind Gelenkschmerzen (meist Hüfte, Knie und Knöchel) mit eingeschränkter Beweglichkeit, Gangstörungen und Rückenschmerzen.

85 Skoliose

Skoliose ist die seitliche Verkrümmung der Wirbelsäule. Man rechnet, daß etwa 10% aller Schulkinder eine mehr oder weniger ausgeprägte Skoliose haben. 60 bis 80% der Fälle sind „idiopathisch". Obwohl die meisten Fälle nicht behandlungsbedürftig sind, sollen sie aufmerksam verfolgt werden, um frühzeitig eine Progredienz zu erkennen. Gelegentlich steckt hinter einer Skoliose eine neuromuskuläre Erkrankung.

Eine Skoliose ist klinisch relativ einfach zu erkennen – entsprechende Untersuchungen werden vielerorts routinemäßig als Screening-Programm durchgeführt. Die Inspektion zeigt seitliche Abweichungen der Wirbelsäule. Man achte auf Symmetrie der Schulterhöhe, der Schulterblätter, auf Beckenschiefstand, Abstand des rechten und linken Arms vom Rumpf und vor allem auf eine einseitige dorsale Aufwölbung des Thorax beim Vorneüberbeugen.

Die nachfolgende Klassifikation unterscheidet nichtstrukturelle von strukturellen Skoliosen. Nichtstrukturelle Skoliosen gehen ohne Rotation bei der Beugung oder beim Hinlegen einher. Strukturelle Skoliosen sind fixiert.

I. Nichtstrukturelle Skoliosen

A. Primär haltungsbedingte Skoliose

Eine Haltungsskoliose findet sich vorwiegend im Alter zwischen 10 und 15 Jahren. Es liegt eine gewisse Schulter- oder Beckenasymmetrie vor. Die scheinbare Wirbelsäulenverkrümmung gleicht sich bei Beugung oder beim Hinlegen aus.

B. Sekundär haltungsbedingte Skoliose

Es handelt sich um eine sekundäre Skoliose, z. B. bei einseitiger Beinverkürzung. Sie verschwindet bei Beugung.

C. Psychogene Skoliose

Auch diese relativ ungewöhnliche Skoliose verschwindet bei Beugung.

II. Strukturelle Skoliose

A. Idiopathische Skoliose
  1. Säuglingsskoliose

Häufig liegen genetische Ursachen vor.
Es handelt sich am ehesten um die Folge einer intrauterinen Zwangshaltung. In den meisten Fällen bessert sie sich spontan.

2. Juvenile Skoliose

Sie manifestiert sich etwa zwischen dem 4. und 10. Lebensjahr. Knaben und Mädchen sind etwa gleich häufig betroffen.

3. Adoleszentenskoliose

Definitionsgemäß tritt sie nach dem 10. Lebensjahr auf, meist mit dem pubertären Wachstumsschub. Die Relation Knaben: Mädchen ist ca. 6:1.

B. Kongenitale Skoliose

Eine angeborene Skoliose kann durch Wirbelkörperanomalien bedingt sein, z. B. Halswirbel, Keilwirbel, Wirbelkörperverschmelzungen usw. Nicht selten sind gleichzeitig Fehlbildungen des Herzens oder der Nieren und ableitenden Harnwege vorhanden. An andere Skelettanomalien, Diastematomyelie, dysraphische Störungen usw. ist zu denken.

C. Neuromuskuläre Erkrankungen

1. Neurogene Erkrankungen

a) Zerebralparese

15 bis 20% aller Kinder mit Zerebralparese, vor allem solche mit einer spastischen Tetraplegie, haben eine Skoliose.

b) Poliomyelitis

Skoliosen treten ein bis zwei Jahre nach Erkrankungsbeginn auf.

c) Myelomeningozele

Auch eine Spina bifida occulta kann gelegentlich mit neurologischen Ausfällen wie Muskelschwäche, Blasen-Mastdarmstörungen usw. einhergehen. Man achte auf Hautveränderungen über der Wirbelsäule.

d) Friedreichsche Ataxie

Die sich im ersten bis zweiten Lebensjahrzehnt manifestierende Neuropathie äußert sich in Ataxie, abgeschwächten Sehnenreflexen, Hohlfuß und Kyphoskoliose.

e) Peroneale Muskelatrophie (Charcot-Marie-Tooth)

Charakteristisch sind die sogenannten Storchenbeine durch Atrophie der Wadenmuskulatur. Die progrediente Muskelschwäche betrifft jedoch auch die oberen Extremitäten.

f) Juvenile spinale Muskelatrophie

Die Erkrankung äußert sich in einer zunehmenden Muskelschwäche und wird oft mit einer Muskeldystrophie verwechselt. Manifestationsalter 4–18 Jahre.

g) Rückenmarksverletzung

Bei über der Hälfte aller Patienten mit einem Rückenmarkstrauma entwickelt sich eine Skoliose.

h) Syringomyelie

Gelegentlich zeigt sich eine Skoliose vor den charakteristischen sensiblen Ausfällen.

i) Diastematomyelie	Gelegentlich findet man über dem betroffenen Wirbelsäulenabschnitt dysplastische Hautveränderungen.
2. Myopathien	
a) Duchenne-Muskelatrophie	Eine Skoliose tritt meist relativ spät auf – häufig erst im Rollstuhl-Stadium.
b) Schultergürtelform der Muskeldystrophie	Diese heterogene Form der Muskeldystrophie manifestiert sich im allgemeinen später als die Duchenne-Form und betrifft die proximalen Muskelgruppen stärker als die distalen.
c) Arthrogrypose	Die durch multiple kongenitale Gelenkkontrakturen charakterisierte, heterogene Störung kann durch Ausfälle der Vorderhornzellen mit nachfolgender muskulärer Imbalance und Skoliose bedingt sein.
D. Neurofibromatose	Etwa 2% aller Skoliosefälle sind durch eine Neuro-Fibromatose bedingt. Die Hälfte der Patienten hat eine großbogige, langsam progrediente Skoliose, ähnlich der idiopathischen Skoliose, die andere eine kleinbogige, meist thorakale Skoliose. Diagnostische Hinweise ergeben sich aus Café-au-lait-Flecken, Neurofibromen und axillären Pigmentflecken.
E. Mesenchymale Erkrankungen	
1. Marfan-Syndrom	Etwa die Hälfte der Patienten hat eine Skoliose, die sich schon im Säuglings- oder Kleinkindesalter entwickelt. Diagnostische Hinweise sind Linsenluxation, Arachnodaktylie, Hochwuchs.
2. Ehlers-Danlos-Syndrom	Es handelt sich um eine Krankheitsgruppe mit den Hautsymptomen überstreckbare Gelenke und Cutis hyperelastica.
F. Traumata	
1. Wirbelsäulenverletzungen	Skoliosen entstehen durch Verformung der Wirbelkörper nach Frakturen oder reflektorisch durch Reizung von Nervenwurzeln.
2. Röntgenbestrahlung	Hochdosierte Röntgenbestrahlung, z. B. nach operativer Entfernung eines Wilms-Tumors, kann Wachstumszonen der Wirbel schädigen und spätere Skoliosen verursachen.
3. Narbenbildung	Verbrennungen oder chirurgisch gesetzte Narben können eine Skoliose bewirken.
G. Tumoren	
1. Intraspinale Tumoren	Sie äußern sich in sensorischen und motorischen Ausfällen der unteren Extremität, Blasen-Mastdarmstörungen, erst später in einer Skoliose.

2. Osteoidosteom	Ein in einem Wirbelkörper gelegenes Osteoidosteom ruft nächtliche Schmerzen hervor, die zwar auf Azetylsalizylsäure ansprechen, reflektorisch jedoch oft zu einer Haltungsskoliose führen.

H. Verschiedene Ursachen

1. Rachitis	Eine Skoliose entwickelt sich bei unbehandelten Fällen. Rachitissymptome sind aufgetriebene Epiphysen, O-Beine, Wachstumsverzögerungen, Muskelhypotonie u. a.
2. Osteogenesis imperfecta	Wirbelkörpereinbrüche können sich in einer Skoliose äußern.
3. M. Scheuermann	Die Osteochondrose der Wirbelsäule führt eher zu einer Kyphose als zu einer Skoliose.
4. Achondroplasie	Die Kinder haben eine Hyperlordose, praktisch nie eine Skoliose.
5. Klippel-Feil-Syndrom	Neben einer zervikothorakalen Skoliose findet sich ein in seiner Beweglichkeit eingeschränkter, kurzer Hals.
6. Sprengelsche Deformität	Hochstand der Scapula ist fast immer mit einer zervikalen oder thorakalen Skoliose assoziiert.
7. Kleidokraniale Dysostose	Die Dysostosis cleidocranialis ist charakterisiert durch hypoplastische oder fehlende Schlüsselbeine, einen ausladenden Schädel mit verzögertem Fontanellenschluß, kurze Endphalangen und andere knöcherne Anomalien.
8. Hyperphosphatasie	Die sehr seltene Störung äußert sich klinisch mit Fieber, Knochenschmerzen, Frakturneigung, Kleinwuchs, röntgenologisch in einer schweren, generalisierten Hyperostose.
9. Hypervitaminose A	Man findet eine trockene Haut, verdickte Knochen und oft Zeichen erhöhten Schädelinnendrucks.
10. Hypothyreose	
11. Angeborene Schmerzunempfindlichkeit	
12. Juvenile chronische Polyarthritis	

I. Syndrome mit Skoliose	Eine Skoliose kommt bei einer großen Zahl generalisierter Bindegewebsdysplasien und syndromhafter Störungen vor, von denen nur einige erwähnt seien: Conradi-Hünermann-Syndrom Diastrophische Dysplasie Basalzellnaevus-Syndrom

Coffin-Lowry-Syndrom
Cohen-Syndrom
Mukopolysaccharidose VI
Pseudoachondroplasie
Kraniokarpotarsale Dystrophie (Freeman-Sheldon-Syndrom)
Aarskog-Syndrom
Kampomeles Syndrom
Katzenschreisyndrom
Hallermann-Streiff-Syndrom
Fetales Trimethadion-Syndrom
Larsen-Syndrom
Metaphysäre Dysplasie (M. Pyle)
Prader-Willi-Syndrom
Seckel-Syndrom
Rubinstein-Taybi-Syndrom
Stickler-Syndrom
Turner-Syndrom
XXXXY Karyotyp
XXY Karyotyp

III. Passagere strukturelle Skoliose

A. Entzündungen   Ein perinephritischer Abszeß oder ein Empyem füh-
                                    ren oft zur reflektorischen Seitabweichung der Wir-
                                    belsäule.

B. Schiefhals
C. Ischias   Eine durch einen Nucleus pulposus-Prolaps kompri-
                                    mierte Nervenwurzel kann reflektorisch zu einer
                                    Skoliose führen.

86   Kyphose und Lordose

Unter Kyphose versteht man eine abnorme posteriore, unter Lordose eine abnorme anteriore Wölbung der Wirbelsäule. Wie die Skoliose sind auch die anterio-posterioren Deformitäten meist haltungsbedingt. Pathologische, fixierte Deformitäten können durch viele der nachfolgend genannten Ursachen bedingt sein.

I. Kyphose

A. Schlechte Haltung

Die Mehrzahl der thorakalen Kyphosen ist haltungsbedingt. Entsprechend sind sie bei der Untersuchung leicht zu korrigieren. Das einzige Problem ist, die Jugendlichen (um die es sich meist handelt) zu einer besseren Haltung oder zu entsprechenden körperlichen Übungen zu veranlassen.

B. M. Scheuermann

Die ätiologisch unklare Störung manifestiert sich meist in der Pubertät. Die „schlechte Haltung" der Kinder fällt auf. Sie fühlen sich müde und klagen über diffuse Beschwerden in der Brustwirbelsäule. Die vermehrte Kyphose kann willentlich nicht voll ausgeglichen werden. Röntgenologisch sind ein oder mehrere Wirbelkörper keilförmig deformiert. Meist ist die lumbale Lordose verstärkt.

C. Angeborene Kyphose

Die schon beim Säugling vorhandene Kyphose nimmt mit dem Alter zu. Die zugrundeliegende strukturelle Störung der Wirbelsäule ist röntgenologisch erkennbar. Während die Kinder zunächst beschwerdefrei sind, klagen Jugendliche und Erwachsene nicht selten über Schmerzen im Bereich der Kyphose. Bei spitzwinkliger Kyphose besteht die Gefahr einer Rückenmarkskompression.

D. Neuromuskuläre
    Störungen

Fast jede neuromuskuläre Erkrankung kann beim wachsenden Kind zu einer Wirbelsäulenverkrümmung führen. Besonders zu denken ist an Zerebralparese, posttraumatische Lähmungen, spinale Muskelatrophie, myotone Dystrophie und Poliomyelitis.

E. Myelomeningozele

F. Infektionen

G. Skelettdysplasien

    1. Spondyloepiphysäre
      Dysplasien

    2. Mukopolysaccharido-
      sen I, II, IV, VI

    3. Diastrophische Dys-
      plasie

    4. Diaphysäre Dysplasie
      (M. Camurati-Engel-
      mann)

    5. M. Kniest

    6. Achondroplasie

    7. Dysostosis cleido-
      cranialis

    8. Cockayne-Syndrom

    9. Neurofibromatose

  10. Noonan-Syndrom

H. Endokrinologische und
    metabolische Störungen

    1. Hypothyreose

    2. M. Gaucher

    3. Ehlers-Danlos-
      Syndrom

    4. Marfan-Syndrom

    5. Homozystinurie

    6. Osteogenesis imperfecta

    7. Juvenile idiopathische
      Osteoporose

I. Tumoren

Durch Wirbeldefekte kann eine Kyphose bereits bei der Geburt vorhanden sein. In anderen Fällen entwickelt sie sich lähmungsbedingt erst später.

Kyphosen entstehen durch entzündliche Destruktion einzelner Wirbel oder aufgrund reflektorischer Muskelspasmen. Auch heute noch ist immer an eine Tuberkulose zu denken.

Zahlreiche konstitutionelle Störungen der Skelettentwicklung führen zu Verkrümmungen der Wirbelsäule. Die verschiedenen Krankheiten lassen sich nur röntgenologisch differenzieren.

Gutartige oder maligne Tumoren (primär oder metastatisch) können immer hinter einer sonst ungeklärten Kyphosierung stecken. Man denke an intraspinale Tumoren.

J. Iatrogene Kyphose

   1. Röntgenbestrahlung

                       Röntgenstrahlen können die Wachstumsfugen irreversibel schädigen und Ursache einer Kyphose sein.

   2. Chirurgische Eingriffe

                       Die chirurgische Entfernung von Wirbelteilen wird möglicherweise eine Kyphose nach sich ziehen.

II. Lordose

A. Physiologische Lordose

                       Kleinkinder haben physiologisch ein gewisses Hohlkreuz.

B. Ausgleichslordose

                       Eine thorakale Kyphose, z. B. durch M. Scheuermann, muß durch eine verstärkte Lordosierung ausgeglichen werden.

C. Neuromuskuläre Störungen

                       Eine besonders ausgeprägte Lordosierung entwickelt sich bei der Duchenne-Muskeldystrophie, kommt aber auch bei anderen neuromuskulären Prozessen vor wie bei der Zerebralparese, nach traumatisch bedingten Paresen oder nach Poliomyelitis.

D. Spondylolisthesis

                       Ursachen einer Spondylolisthesis, dem Vorgleiten eines Wirbels, meist von L-5 auf S-1, sind kongenitale Wirbeldefekte, Traumen und andere exogene oder Entwicklungsstörungen. Einzige Symptome sind häufig Haltungsfehler. Erst im zweiten und dritten Lebensjahr stellen sich Beschwerden ein.

E. Beidseitige Hüftkontrakturen

                       Flexionskontrakturen der Hüftgelenke ziehen das Becken nach vorn und müssen durch eine Hyperlordose kompensiert werden. Solche Flexionskontrakturen stellen sich bei der juvenilen chronischen Polyarthritis ein und kommen bei Hüftdysplasien, Achondroplasie und Zerebralparese vor.

F. Myelomeningozele

                       Die Hyperlordose ist die häufigste Wirbelsäulendeformität bei Myelomeningozelen.

G. Entzündliche Prozesse

                       Entzündungen führen reflektorisch zu Muskelspasmen und damit zur Hyperlordosierung der Wirbelsäule. Die Diskitis ist eine umschriebene Entzündung einer Zwischenwirbelscheibe und äußert sich in Kreuzschmerzen, ischialgiformen Beschwerden, gelegentlich auch in Paresen der unteren Extremität.

H. Skelettdysplasien

   1. Achondroplasie

                       Die Lendenlordose ist Folge der Flexionskontraktur der Hüftgelenke.

2. Dysostosis cleido-
   cranialis

Klinisch findet man einen relativ großen Schädel mit
verspätetem Fontanellenschluß, hypoplastische oder
fehlende Claviculae mit vermehrter Schulterbeweg-
lichkeit.

3. Spondyloepiphysäre
   Dysplasien

Teil 13 Extremitäten

87   Beinschmerzen

Kinder haben oft Schmerzen in den Beinen. Glücklicherweise sind die Episoden meist kurz und die Ursachen gutartig. Meist handelt es sich um Zustände nach Verletzungen oder körperlicher Überlastung. Bei längerandauernden und stärker werdenden Schmerzen muß nach organischen Ursachen gesucht werden.

Viele der Krankheiten der Kapitel 88, Hinken, und 89, Arthritis, führen zu Beinschmerzen. Sie sind hier nicht aufgeführt.

Beinschmerzen durch Krankheiten können von sogenannten „Wachstumsschmerzen" durch sorgfältige Anamnese und körperliche Untersuchung unterschieden werden. Besonders muß dabei auf die Lokalisation der Schmerzen und auf systemische Zeichen geachtet werden. Labor und Röntgenaufnahmen stützen die Diagnose.

I. Idiopathische Beinschmerzen („Wachstumsschmerzen")

10 bis 20% aller Kinder klagen über Beinschmerzen, die wiederholt und manchmal zusammen mit Kopf- und Bauchschmerzen auftreten. Die Schmerzen sind meist intermittierend, bilateral, dumpf und betreffen Oberschenkel und Wade. Gelenkschmerzen sind selten und weisen auf ernstere Störungen hin. Obwohl die Schmerzen zu jeder Zeit auftreten, sind sie typischerweise beim Einschlafen oder Aufwachen am stärksten. Gewöhnlich dauern sie eine halbe bis ganze Stunde und reagieren auf Reiben, Wärme und Analgetika. Systemische Zeichen fehlen, das Röntgenbild und die Blutsenkungsgeschwindigkeit sind normal. Die Ätiologie ist unklar, aber die meisten Untersucher stimmen darin überein, daß der Schmerz mit Wachstum nichts zu tun hat. Starke körperliche Belastung, Traumen, unbekannte Nahrungsmittelallergien und emotionale Faktoren sind als Ursachen diskutiert worden.

II. Trauma

Trauma ist wahrscheinlich die häufigste Ursache von Beinschmerzen. Anamnese und Hautabschürfungen oder Hämatome geben die entsprechenden diagnostischen Hinweise.

A. Muskel- und Knochen-
    quetschungen

B. Frakturen

Streßfrakturen durch längeres Laufen auf harten Bö-
den sind häufig und äußern sich in bilateral-symme-
trischen, umschriebenen Schmerzen. Das Röntgenbild kann initial noch normal sein.

C. Pathologische Frakturen

Knochenzysten oder bindegewebige Dysplasie disponieren zu einer Fraktur nach minimalem Trauma.

D. Intramuskuläre Injektio-
    nen

III. Leukämie und Lymphom

Beinschmerzen sind das Resultat einer leukämischen
Infiltration der Knochen und Frühzeichen einer Leukämie oder eines Lymphoms. Systemische Zeichen
wie zum Beispiel Fieber, Gewichtsverlust und Adenopathie brauchen noch nicht vorhanden zu sein. Das
Röntgenbild zeigt eine diffuse, feinkörnige Auflocke-
rung der Knochenstruktur.

IV. Knochentumoren

A. Maligne Tumoren

Der Schmerz ist charakteristischerweise konstant und
nimmt zu. Osteogeneses Sarkom und Ewing-Tumor
sind die häufigsten malignen Knochentumoren.
Röntgenbilder sollten bei jedem Kind, das über loka-
lisierten Knochenschmerz klagt, angefertigt werden.

B. Gutartige Tumoren

Gutartige Neoplasmen sind schmerzlos, wenn sie
nicht zu einer pathologischen Fraktur oder mechani-
schen Problemen geführt haben. Zwei Ausnahmen
sind:

   1. Osteoidosteom

Die Schmerzen nehmen charakteristisch nachts zu
und bessern sich auf Azetylsalizylsäure. Auf dem
Röntgenbild sieht man eine rundliche Aufhellung mit
einem verdichteten Randsaum.

   2. Osteoblastom

Diese Läsion ist größer als das Osteoidosteom, der
Schmerzcharakter ist nicht so gut definiert und die
umgebenden Knochen sind nicht so sklerotisch.

C. Metastasen

Vor allem das Neuroblastom neigt zu Skelettmetasta-
sen, die evtl. zu Schmerzen führen.

V. Infektionen und Entzündungen

A.	Osteomyelitis	Die meist umschriebenen Knocheninfektionen gehen oft, aber nicht immer mit Schmerz und Schwellung, sowie mit systemischen Zeichen (BSG!) einher. Der Knochenscan ist positiv bevor Veränderungen im Röntgenbild sichtbar werden.
B.	Myositis	Eitrige Infektionen der Muskeln oder eine Myositis als Folge einer systemischen Infektion können Beinschmerzen und Druckempfindlichkeit bewirken. Beispiel ist der heftige Wadenschmerz bei Influenza.
C.	Tuberkulose	Gliederschmerzen sind manchmal erstes Symptom einer Tuberkulose.
D.	Syphilis	Die Periostitis führt vor allem bei der angeborenen Infektion zu schweren Schmerzen und Pseudoparalyse.
E.	Trichinose	Schwerer Muskelschmerz, Fieber, periorbitale Ödeme und Eosinophilie charakterisieren die Klinik der Trichinose.

VI. Verschiedene Ursachen

A.	Kompartmentschmerzen des Unterschenkels	Hypertrophie oder Schwellung der in Faszientaschen steckenden Unterschenkelmuskulatur führen zu Muskelkrämpfen und Schmerzen. Ursache ist ein erstmaliges oder wiederholtes exzessives Muskeltraining.
B.	Skorbut	Subperiostale Hämorrhagien äußern sich in Druckempfindlichkeit der Extremitäten.
C.	Hypervitaminose A	Die exzessive Einnahme von Vitamin A kann zu Knochenschmerzen und erhöhtem Hirndruck führen.
D.	Caffey-Silverman-Syndrom	Die kortikale Hyperostose ist sehr selten und beginnt meist vor dem 6. Lebensmonat. Sie wird gelegentlich als Osteomyelitis fehldiagnostiziert.
E.	Sichelzellanämie	Die Krankheit sollte bei Negerkindern mit schmerzhaften Extremitäten und Anämie in Betracht gezogen werden.
F.	M. Gaucher	Schmerz, Druckempfindlichkeit, Schwellung, Rötung und Überwärmung lassen zunächst an eine Osteomyelitis denken. Die Milz ist vergrößert, die Haut gelblich.

G. Melorheostose	Diese sehr seltene Krankheit ist gekennzeichnet durch longitudinale Sklerosierung des Schaftes der langen Röhrenknochen eines Beines. Stärkere Schmerzen kommen vor. Über dem Prozeß ist die Haut häufig gespannt, glänzend und verhärtet.
H. M. Camurati-Engelmann	Diese seltene Krankheit ist gekennzeichnet durch symmetrische Verdickung und Sklerose des Schaftes der langen Röhrenknochen und Schädelveränderungen. Betroffene Kinder haben häufig Gehbeschwerden durch die Schmerzen in den Beinen.
I. Multiple epiphysäre Dysplasie	Schmerzhafte, manchmal aufgetriebene Gelenke sind das Leitsymptom. Hüften, Knie und Knöchel sind am häufigsten betroffen, die Beweglichkeit kann eingeschränkt sein. Rückenschmerzen und Watschelgang kommen vor. Das Röntgenbild zeigt irreguläre, kleine, flache oder fragmentierte epiphysäre Epiphysenkerne.
J. Stickler-Syndrom	Symptome sind ein marfanoider Habitus mit aufgetriebenen Gelenken und überstreckbaren Knie-, Ellbogen- und Fingergelenken. Die Gelenke sind vor allem morgens steif, manchmal schmerzhaft. Das Mittelgesicht ist flach, das Kinn klein; Gaumenspalten, Myopie und Schalleitungsschwerhörigkeit kommen vor. Der Erbgang ist autosomal dominant.

Glücklicherweise ist es meist offenkundig, warum ein Kind hinkt. Anamnese und Untersuchungen klären die Diagnose. Man prüfe das Gangbild, indem man das unbekleidete Kind einen Flur auf- und ablaufen läßt; häufig erkennt man so, ob es sich um ein Fuß-, ein Knie- oder ein Hüftproblem handelt. Liegen systemische Zeichen vor, so scheidet ein Trauma differentialdiagnostisch meist aus. Die sorgfältige Inspektion und Palpation decken Temperatur- und Farbunterschiede oder Schwellungen auf. Die Gelenkbeweglichkeit ist in allen Ebenen zu prüfen.

Nachfolgend wird schmerzhaftes und schmerzfreies Hinken unterschieden. Man muß sich allerdings erinnern, daß Schmerzen fortgeleitet sein können: Knieschmerzen können ihre Ursache in einer Hüfterkrankung haben, und ein Kind mit Hüftbeschwerden hat möglicherweise eine abdominelle Erkrankung oder leidet an einem spinalen Prozeß.

Manche Traumen hinterlassen kaum Spuren. Eine bislang nicht ausgeübte Tätigkeit – beispielsweise Laubrechen im Garten oder die ständig wiederholte Übung eines Tennisschlages – kann zu einer Synovitis führen. Eine jähe Drehbewegung führt zu der notorischen „Krabblerfraktur" der Tibia, die auf dem ersten Röntgenbild kaum oder nicht erkennbar ist.

I. Schmerzhaftes Hinken

A. Trauma

1. Oberflächliche Verletzungen	Gelegentlich ist die Ursache eines Hinkens so trivial, daß man sie übersieht. Ein zu enger Schuh, ein Stein im Schuh, eine Fußsohlenwarze stören den Gang.
2. Bänderdehnung und Bänderzerrung	Besonders gefährdet sind Knie und Knöchel. Nicht selten ist das Gelenk leicht geschwollen oder verfärbt.
3. Sehnenerkrankung	Die Entzündung der Achillessehne führt zu akuten Schmerzen. Die Sehne ist palpationsempfindlich; Plantarflexion ist jedoch noch möglich. Kann der Fuß nicht mehr gesenkt werden, so ist an eine Ruptur der Achillessehne zu denken.
4. Muskelzerrung	Sie ist anamnestisch, eventuell durch eine Hautabschürfung eruierbar. Der gezerrte oder geprellte Muskel ist druckempfindlich.
5. Fraktur	Die Tatsache, daß ein Kind noch Gewicht über-

nimmt, schließt eine Fraktur nicht aus. Die Fraktur-
stelle ist manchmal zu palpieren. Streßfrakturen kommen bei sportlich aktiven Kindern und Jugendlichen,
besonders bei Joggern vor. Als ,,Krabblerfraktur"
wird eine, nicht selten spiralige, nicht dislozierte
Fraktur der Tibia bezeichnet, die röntgenologisch
schwer zu erkennen ist. Andere Röhrenknochen sind
seltener betroffen.

6. Kindesmißhandlung

Man denke an eine Kindsmißhandlung, wenn die
Anamnese nicht zu Art und Schwere der Verletzung
paßt und wenn andere Verletzungsspuren wie Hämatome, Abschürfungen etc. vorliegen.

7. Injektionen

Vor allem Kleinkinder hinken nach Injektionen in die
Oberschenkel- oder Glutäalmuskulatur. Nach Injektion in den M. glutaeus denke man an eine Verletzung
des N. ischiadicus.

8. Subluxation der Patella

Die Störung kommt vor allem bei älteren Mädchen
vor: plötzlich gibt das Knie nach, dann schwillt es an.
Bei der späteren Untersuchung ist die Patella häufig
wieder an ihrem Platz.

B. Entzündliche Reaktionen
1. Synovitis

Am häufigsten ist das Hüftgelenk betroffen. Nach
einer Infektion oder einer Verletzung beginnt das
Kind zu hinken. Betroffen sind meist Kleinkinder.
Abduktion und Innenrotation des Hüftgelenks sind
schmerzhaft eingeschränkt, Fieber und andere systemische Zeichen fehlen. Die Synovitis soll zum
M. Perthes disponieren.

2. Akutes rheumatisches
   Fieber

Typisch sind wandernde Gelenkschmerzen und
-schwellungen. Die Beschwerden sind meist stärker
als die objektiven Untersuchungsbefunde vermuten
lassen. Die Diagnose ergibt sich aus den Jones-Krite-
rien.

3. Chronische juvenile
   Polyarthritis

Das vielgestaltige Krankheitsbild ist meist nur nach
Ausschluß anderer Erkrankungen zu diagnostizieren.

4. Systemischer Lupus
   erythematodes

Zu den Symptomen gehören Arthritis oder Arthropathie, Muskelschwäche, Exantheme.

5. Polyarteriitis nodosa

Die Symptomatik ergibt sich aus der Entzündung der
mittleren und kleinen Arterien; sie ist recht diffus und
uncharakteristisch.

6. Dermatomyositis

Schwäche und Druckschmerzhaftigkeit der Muskulatur, rötlich schuppende Hautveränderungen und Pa-

peln über Ellbogen, Knien und Knöcheln lassen an eine Dermatomyositis denken. Proximale Muskelgruppen sind oft stärker betroffen als distale.

7. Purpura Schönlein-Henoch	Klinisch finden sich Petechien, Purpura, Bauchschmerzen, Arthritis, Nephritis und Weichteilschwellungen.
8. Serumkrankheit	Zu den Befunden gehören Urtikaria, Arthralgien oder Arthritis, Fieber, Lymphadenopathie. Die Störung ist meist medikamentös bedingt.
9. Colitis ulcerosa, M. Crohn	Arthritis und Arthralgien kommen vor.
10. Lupoide Hepatitis	Die Symptomatik umfaßt Hepatosplenomegalie, Ikterus, Arthralgien oder Arthritis.

C. Infektionen

1. Osteomyelitis	Umschriebene Schmerzen, Fieber und beschleunigte Senkung sind Symptome einer Osteomyelitis, jedoch auch einer Arthritis, mit der sie verwechselt wird.
2. Septische Arthritis	Die Erkrankung beginnt meist akut, ist gewöhnlich auf ein Gelenk beschränkt und schmerzhaft. Eine Gonokokkenarthritis kann wandern.
3. Akute Myositis	Es handelt sich um eine akute virale, meist durch Influenzaviren ausgelöste, Muskelentzündung, die zu schweren Muskelschmerzen führt. Die Kreatinphosphokinase ist erhöht.
4. Pyomyositis	Ungewöhnliche, umschriebene eitrige Muskelentzündung.
5. Diskitis	Sie manifestiert sich mit Rückenschmerzen, die manchmal in die Hüften lokalisiert werden. Die Kinder weigern sich zu laufen.
6. Epiduraler Abszeß	Typisch sind heftige Schmerzen und sensible Ausfälle in den Beinen.
7. Akute Appendizitis	Die entzündliche Reizung des Psoas kann zu Gangstörungen führen.
8. Retroperitonealer Abszeß	Der Schmerz wird möglicherweise in die Hüften lokalisiert.
9. Akute Lymphadenitis inguinalis	Eitrig einschmelzende inguinale Lymphknoten können die Gelenkkapsel der Hüftgelenke reizen und für hinkenden Gang verantwortlich sein. Sie sind leicht zu palpieren.

D. Aseptische Nekrosen

1. M. Perthes	Die aseptische Nekrose der proximalen Femurepiphysen betrifft vorwiegend Knaben zwischen 4 und 8

Jahren. Außer Hinken brauchen keine anderen Symptome vorzuliegen.

2. M. Osgood-Schlatter

Die Tuberositas tibiae ist schmerzhaft. Nach stärkerer körperlicher Aktivität hinkt das Kind. Die Schlattersche Krankheit befällt vor allem Knaben zwischen 11 und 15 Jahren.

3. M. Freiberg

Das Köpfchen des Metatarsale II ist druckschmerzhaft. Betroffen sind meist Mädchen zwischen 12 und 15 Jahren.

4. M. Köhler

Die Osteochondrose des Os naviculare wird vorwiegend bei 3- bis 6jährigen Knaben gesehen.

5. Apophysitis des Kalkaneus (M. Sever)

Die Apophysitis des Fersenbeins findet sich vorwiegend bei 8- bis 12jährigen Knaben. Der Kalkaneus ist druckschmerzhaft.

6. Osteochrondrosis dissecans

Meist ist das Knie betroffen. Manche Patienten berichten über eine frühere Gelenksperre und intermittierende Gelenkschwellung.

7. Chondromalazie der Patella

Die aufgerauhte knorpelige Innenfläche der Patella scheuert und kratzt, wenn sie über dem Knie hin- und hergeschoben wird. Die Schmerzen nehmen bei körperlicher Aktivität zu.

8. M. Larsen-Johannsen

Der untere Pol der Patella ist schmerzhaft und druckempfindlich, die umgebenden Weichteile sind geschwollen. Betroffen sind meist Knaben im Alter zwischen 10 und 14 Jahren, die Schwierigkeiten beim Knien und raschen Laufen haben.

9. M. Sinding-Larsen

Abriß der Ligamentum patellae, vor allem bei Kindern mit spastischer Zerebralparese.

E. Neoplasmen
   1. Leukämie

Eine Leukämie manifestiert sich nicht selten mit Beinschmerzen und Hinken. Fehldiagnose: Arthritis.

   2. Maligne Knochentumoren

Zu nennen sind osteogenes Sarkom, Ewing-Sarkom und Neuroblastommetastasen.

   3. Benigne Knochentumoren

Osteoidosteom, eosinophiles Granulom und die fibröse Dysplasie können sich durch Hinken manifestieren.

F. Hämatologische Erkrankungen
   1. Hämophilie

Ein Hämarthros ist kaum zu übersehen.

   2. Sichelzellanämie

Das sogenannte Hand-Fuß-Syndrom des Kleinkindes kommt durch Knocheninfarkte zustande. Die symmetrisch auftretenden Schwellungen sind schmerzhaft.

3. Phlebitis	Die betroffenen Venen sind druckempfindlich. Das umgebende Gewebe ist geschwollen.
4. Skorbut	Subperiostale Hämatome sind schmerzhaft; der Patient hinkt.
5. Hypervitaminose A	Vitamin-A-Überdosierung führt zu Knochenschmerzen und Symptomen eines Pseudotumor cerebri.

II. Schmerzloses Hinken

A. Neurologische Störungen

1. Schlaffe Paresen	Einzelne Muskelgruppen sind gelähmt, und der Patient hinkt. Die häufigste Ursache war früher die Poliomyelitis.
2. Spastische Paresen	Vor allem beim schnellen Lauf werden die Bewegungen schleudernd, eckig. Häufigste Ursache ist eine Zerebralparese, die sich auch in Muskelhypertonie und Hyperreflexie äußert.
3. Ataxie	Der Gang ist breitbeinig, schwankend. Die Ataxie ist hereditär, medikamentös oder infektiös bedingt.
4. Spinale Störungen	Eine sorgfältige neurologische Untersuchung kann spinale Ursachen von Gangauffälligkeiten aufdecken, wie z. B. intraspinale Tumoren, eine fixierte Cauda equina, Nucleus pulposus-Hernien oder Spondylolisthesis.

B. Myogene Störungen

1. Muskeldystrophie	Ursache des Hinkens ist Muskelschwäche. Bei der Duchenne-Muskeldystrophie ist eventuell eine Pseudohypertrophie der Wadenmuskulatur vorhanden. Zahlreiche andere Myopathien kommen differentialdiagnostisch in Betracht.
2. Arthrogrypose	Es handelt sich um eine heterogene, teilweise neurogene, teilweise myogene Störung mit eingeschränkter Gelenkbeweglichkeit.

C. Gelenkerkrankungen

1. Gelenksteife, Gelenkkontrakturen	Sie finden sich bei zahlreichen hereditären Störungen wie z. B. den Mukopolysaccharidosen.
2. Instabilität	Eine angeborene Hüftluxation äußert sich in Watschelgang und positivem Trendelenburgschen Zeichen. Überstreckbare instabile Gelenke sind ein Merkmal beispielsweise des Ehlers-Danlos-Syndroms, des Larsen-Syndroms und anderer Mesenchymopathien.

D. Skelettdeformitäten
   1. Beinlängendifferenz
   2. Epiphysenlösung   Von einer Lösung der proximalen Femurepiphyse sind vorwiegend adipöse Knaben im Alter zwischen 11 und 15 Jahren betroffen. Die Symptomatik beginnt allmählich, selten akut.
   3. Coxa vara   Der Femurhalswinkel ist verkleinert und die Patienten watscheln.
   4. X-Beine   Ausgeprägte X-Beine können einen unsicheren Gang bewirken, vor allem bei gleichzeitig vorliegender Instabilität der Kniegelenke.
   5. M. Blount   Röntgenologisch findet man eine medial ausladende proximale Tibiametaphyse und ein- oder beidseitige O-Beine.
   6. Torsionsanomalien der
      Beinknochen
E. Funktionelle Störungen
   1. Hysterie   Hysterisches Hinken kommt bei Kindern selten vor.
   2. Imitation   Manche Kinder imitieren hinkende Erwachsene. Art und Dauer des Hinkens schwanken.

Unspezifische, ursächlich meist nicht zu klärende Gelenkbeschwerden (Arthralgien) sind im Kindesalter häufig. Sie sind meist flüchtig, traumatisch bedingt oder Überbelastungsfolge, Arthritiden mit Gelenkschwellung, Überwärmung, Schmerz und Berührungsempfindlichkeit sind seltener. Die monoartikuläre Arthritis ist meist traumatisch, seltener septisch bedingt oder Einzelmanifestation einer rheumatoiden Arthritis. Die Häufigkeit der juvenilen rheumatoiden Arthritis nimmt anscheinend zu. Sie ist wesentlich durch Ausschluß anderer Ursachen einer Arthritis zu diagnostizieren und erst zu erwägen, wenn ein oder mehrere Gelenke länger als 6 Wochen erkrankt sind. Akute, viral bedingte Arthritiden sind häufiger als angenommen. Das akute rheumatische Fieber ist seltener geworden. Es gibt offensichtlich eine konstitutionelle Disposition für Gelenkerkrankungen, vor allem bei Trägern des HLA-Typs B 27.

Die nachfolgende differentialdiagnostische Aufzählung enthält Arthritiden im engeren Sinne und Arthritis-ähnliche Gelenkaffektionen.

I. Rheumatische Erkrankungen

A. Juvenile rheumatoide Arthritis	Diagnostische Kriterien einer juvenilen rheumatoiden Arthritis (JRA) ist eine über mindestens 6 Wochen anhaltende chronische Arthritis in mindestens einem Gelenk nach Ausschluß anderer Arthritisformen. Sichere diagnostische Tests gibt es nicht. Man unterscheidet drei Formen: (1) Systemische JRA (M. Still) mit ausgeprägten systemischen Veränderungen. (2) Polyartikuläre JRA. Betroffen sind mehr als vier Gelenke, häufig symmetrisch und unter Beteiligung der Hände. (3) Oligoartikuläre JRA. Es sind vier oder weniger Gelenke befallen und systemische Veränderungen sind selten.
B. Akutes rheumatisches Fieber	Eine vorausgegangene Streptokokkeninfektion und die Jones-Kriterien sichern die Diagnose. Im typischen Fall wandert die Arthritis und dauert in einem Gelenk höchstens 3 bis 5 Tage, insgesamt nicht länger

als einen Monat. Die Gelenke sind meist schmerzhaft, manchmal gerötet und selten stark geschwollen. Die Arthritis ist nicht destruierend.

C. Systemischer Lupus ery-
    thematodes

Gelenkerkrankungen sind die häufigste Manifestation des sLE. Andere Symptome sind Fieber, Exantheme, Alopezie, Schwäche, Ermüdbarkeit, Gewichtsverlust, Photosensibilität und neurologische Beschwerden. Die antinukleären Antikörper sind fast immer erhöht, aber nicht pathognomonisch.

D. Polyarteriitis

Leitsymptome sind Fieber, Myalgien, Bauchschmerzen, bizarre Hautausschläge einschließlich Erythema multiforme, Petechien oder Purpura, gelegentlich eine schmerzhafte knotige Schwellung entlang der Blutgefäße. Nephritiszeichen sind häufig. Arthritis ist seltener als Arthralgien. Die Arthritis kann wandern. Hypertonus und zerebrale Anfälle sind häufig vorhanden.

E. Dermatomyositis

Kardinalsymptom ist eine symmetrische, progrediente Muskelschwäche. Die Muskeln sind berührungsempfindlich. Hautveränderungen einschließlich Rötung der Fingerknöchel, schuppige, rote Papeln über den Ellbogen und eine lila Färbung der Augenlider werden bei ca. 75% der Patienten gefunden. Eine Arthritis, vor allem der Knie, läßt sich selten nachweisen.

F. Sklerodermie
    1. Zirkumskripte Form

Die Hautveränderungen sind linear oder fleckförmig. Bei einem Drittel der Patienten entwickelt sich eine Synovitis an einem oder mehreren Gelenken.

    2. Progredient-systemi-
        sche Form

Die Haut ist flächig, meist symmetrisch induriert. Raynaud-Phänomene können der Sklerose vorangehen. Gastrointestinale, pulmonale, kardiale und renale Komplikationen treten auf. Arthritis ist selten, Arthralgien und Gelenkkontrakturen sind häufig.

G. Ankylosierende
    Spondylitis

Sie manifestiert sich häufig mit Rückenschmerzen. Sakroiliakal- und die spinalen Apophysengelenke werden allmählich befallen. Bei Kindern sind initial nur einige große Gelenke asymmetrisch betroffen. Jungen erkranken weit häufiger als Mädchen, 90% der betroffenen Kinder haben den HLA-Locus B-27. In einigen Fällen manifestiert sich die Krankheit mit einer rezidivierenden Iridozyklitis.

H. Mixed Connective Tissue Disease	Die Arthritis befällt mehrere, vor allem die kleinen Gelenke. Hautveränderungen ähneln denen bei Sklerodermie. Serositis, Hepatosplenomegalie, Lymphadenopathie, Raynaud-Phänomene und eine abnormale Ösophagusmotilität werden gefunden.
I. Purpura Schönlein-Henoch	Diese Vaskulitis unbekannter Genese wird häufig zum rheumatischen Formenkreis gezählt. Der Hautausschlag ist charakterisiert durch Purpura und Petechien vor allem an den Beinen, manchmal auch an den Armen und im Gesicht, selten am Stamm. Die Arthritis befällt nur einige Gelenke und tritt bei 40% der Fälle auf. Bauchschmerzen, Nephritis, Hypertonus und Ödeme werden häufig gefunden.

II. Arthritis bei anderen Krankheiten

A. Darmentzündungen	20% der Kinder mit einem M. Crohn oder einer Colitis ulcerosa haben eine flüchtige Arthritis der großen Gelenke. Die Arthritis geht in seltenen Fällen den Darmsymptomen voraus.
B. Psoriasis	Eine oligoartikuläre Arthritis vor allem der distalen Interphalangeal-Gelenke kommt auch bei Kindern vor. Die Gelenkbeschwerden können den Hauterscheinungen vorausgehen.
C. Sarkoidose	Die häufigsten Symptome der Sarkoidose im Kindesalter sind Fieber, Gewichtsverlust, Anorexie, Dyspnoe, Husten und Lymphadenopathie. Die Arthritis ist zu Beginn meist monoartikulär und relativ schmerzlos. Ein papulöser Hautausschlag oder eine Uveitis weisen auf die Diagnose hin.
D. Stevens-Johnson-Syndrom	Die Überempfindlichkeitsreaktion ist charakterisiert durch ein Erythema multiforme, oft mit Blasen und großen Schleimhautläsionen. Sie wird ausgelöst durch Medikamente, Infektionen, vor allem Herpes simplex, manchmal durch eine Kollagenose. Arthritis kann Teil des klinischen Bildes sein.
E. Mukokutanes Lymphknoten-Syndrom	Diagnostische Kriterien sind mindestens 5 Tage andauerndes Fieber, ein polymorpher Hautausschlag, konjunktivale Injektion, Lacklippen, Pharyngitis und zervikale Lymphadenopathie. Arthralgien oder Arthritis kommen vor.

F.	Chronisch aggressive Hepatitis	Arthritis oder Arthralgien können auf ein Gelenk beschränkt sein, meist sind aber mehrere betroffen. Anorexie, Gewichtsverlust und Ikterus sind andere Symptome.
G.	Sjögren-Syndrom	Das Syndrom wird bei rheumatischen Erkrankungen, vor allem der rheumatoiden Arthritis gesehen. Typisch ist die Trias Keratokonjunktivitis sicca, trockener Mund und vergrößerte Speicheldrüsen.
H.	M. Reiter	Es handelt sich um eine Trias von Arthritis, vor allem der unteren Extremität, Konjunktivitis und Urethritis.
I.	Behçet-Syndrom	Die seltene Krankheit geht mit rezidivierender Stomatitis, Genitalulzera und Iritis einher. Daneben kommen Hautläsionen (vor allem Pusteln und Ulzera), Erythema multiforme, Erythema nodosum und eine oligoartikuläre Arthritis vor.
J.	Riesenzellarteriitis	Frühsymptome sind Fieber, Schwäche, Arthralgien oder akute Arthritis, Myalgien, Husten und Hautausschläge.

III. Infektiöse und parainfektiöse Arthritiden

A.	Bakterielle Infektionen	Bei über 90% der Fälle ist nur ein Gelenk betroffen. Die häufigsten Erreger der meist schmerzhaften Arthritis sind Staphylokokken, Hämophilus influenza, Streptokokken und Neisseria gonorrhoea. Eine bis zu 2 Monaten persistierende Arthritis ist auch nach Meningokokkeninfektion beschrieben worden. Nichteitrige, parainfektiöse Arthritiden kommen bei akuten Infektionen wie Pharyngitis, Scharlach und Bakteriämie vor.
B.	Virale Infektionen	Arthritiden kommen bei zahlreichen Virusinfektionen vor, darunter Mumps, Röteln, Mononukleose und Varizellen. Die Gelenksymptome dauern weniger als 6 Wochen und sind häufig oligoartikulär. Urtikaria und Gelenkschwellungen können Prodromi von Hepatitis A und B Infektionen sein.
C.	Infektionen mit Mykobakterien	Die Arthritis ist meist auf ein Gelenk beschränkt, seltener polyartikulär. Systemische Zeichen sind minimal, der Hauttest ist in den ersten 6 Krankheitswochen negativ.

D.	Infektionen mit Myko- plasmen	Häufig wandernde Polyarthritis, oft von einem urti- kariellen Ausschlag begleitet. Pneumonie.
E.	Pilzinfektion	Beginnt meist als Osteomyelitis, erst später Gelenk- befall. Arthritiden sind beschrieben worden bei Kok- zidioidomykose, Kryptokokkose, Histoplasmose, Aktinomykose und Blastomykose.
F.	Reaktive Arthritis	Seröse Arthritiden kommen bei gastrointestinalen In- fektionen vor, zum Beispiel bei Salmonellose, Ruhr, Bruzellose, Infektionen mit Yersinien und Campylo- bacter, gehäuft bei Personen mit dem HLA-Locus B- 27.
G.	Parasitenbefall	Eine oligoartikuläre, spontan abklingende Arthritis gibt es bei Lambliasis.
H.	Syphilis	
I.	Osteomyelitis	Eine chronische Osteomyelitis in der Nähe eines Ge- lenks kann zur reaktiven, sterilen Arthritis führen. Bei Säuglingen und Kleinkindern entsteht häufiger eine eitrige Arthritis per continuitatem.
J.	Verschiedene Infektionen	Periartikuläre Weichteilinfektionen können eine eit- rige Arthritis vortäuschen. Psoasabszeß oder Infektio- nen der retroperitonealen Lymphknoten können eine reaktive Arthritis der Hüftgelenke hervorrufen.
K.	Lyme-Arthritis	Diese rezidivierende Arthritis dauert 1 bis 3 Monate, tritt asymmetrisch auf und beginnt häufig mit einem charakteristischen Hautausschlag (Erythema chroni- cum migrans). Neurologische Symptome treten in der Hälfte der Fälle auf. Der Erreger wird durch Zeckenbiß übertragen.

IV. Neoplasmen

Knochenschmerzen bei Leukämien, Neuroblastom
oder Lymphomen können eine polyartikuläre Arthritis vortäuschen und Initialsymptome dieser Neoplasmen sein.

V. Trauma

A.	Gelenkverletzung	Direktes Gelenktrauma ist die häufigste Ursache einer monoartikulären Arthritis.
B.	Transiente Synovitis	Sie ist eine häufige Ursache von Hinken und Hüft- schmerzen bei Kleinkindern. Ursächlich werden Trauma und virale Infektionen angenommen.

VII. Allergische Reaktionen

Allergische Reaktionen oder die Serumkrankheit gehen mit Gelenkschwellungen einher, die Tage bis Wochen dauern und gelegentlich von Ödemen der Hände und Füße oder periorbitalen Ödemen begleitet sind. Urtikarielle oder erythematöse Hautausschläge sind häufig.

VII. Immunologische Ursachen

A. Subakute bakterielle
    Endokarditis

B. Ventrikulojugulare Shunt-
    infektion

Chronische Infektionen vor allem mit koagulase-negativen Staphylokokken können zu Immunkomplexen mit Arthritis und Nephritis führen.

C. Immunmangel-Syndrome

Bis zu 20% der Kinder mit einer Hypo- oder Agammaglobulinämie haben eine chronische Polyarthritis, die eine juvenile rheumatoide Arthritis vortäuscht.

D. Komplementmangel

Eine polyartikuläre Arthritis kommt bei C3-Mangel mit chronischer Glomerulonephritis vor.

VIII. Metabolische und endokrinologische Erkrankungen

A. Gicht

Sie ist bei Kindern selten.

B. Hyperlipoproteinämie

Typ II und IV können mit einer oligoartikulären Arthritis einhergehen; meist sind aber Erwachsene betroffen.

C. M. Gaucher

Eine Arthritis wird durch Knochenschmerzen infolge Infiltration des Knochenmarkes mit Speicherzellen vorgetäuscht.

D. Lipogranulomatose
    (M. Farber)

Symptome sind Infiltrationen über den Gelenken, rauhe Stimme, eingeschränkte Gelenkbeweglichkeit und rezidivierende Infektionen. Häufig sterben die Kinder früh.

E. Schilddrüsenerkrankun-
    gen

Gelenkschwellung ist eine ungewöhnliche Manifestation sowohl der Hyper- als auch der Hypothyreose.

F. Mukopolysaccharidosen

Gelenkkontrakturen sind typisch.

G. M. Fabry

Feinpapuläre Angiektasien der Haut nach dem 10. Lebensjahr. Initial häufig anfallsweise, brennende Schmerzen der Hände und Füße.

H. Hyperparathyreoidismus

IX. Blut- und Knochenkrankheiten

Viele konstitutionelle Erkrankungen gehen mit Gelenkproblemen einher. Arthralgien, Gelenkdeformierungen und intermittierende Schwellungen sind häufiger als floride Arthritiden.

A. Sichelzellanämie

Sie führt bei Kleinkindern zu schmerzhaften Schwellungen der Hände und Füße. Bei älteren Kindern ist an eine vaskuläre Nekrose zu denken.

B. Hämophilie

Eine Hämarthrose kann eine akute Arthritis vortäuschen.

C. Mittelmeerfieber

Die seltene Krankheit ist gekennzeichnet durch akute, rezidivierende Fieberanfälle, Serositis und Arthritis. Das Fieber dauert 24 bis 48 Stunden und wird begleitet von Peritonitis, Pleuritis und häufig einem erysipelähnlichen Erythem. Meist ist nur ein Gelenk betroffen.

D. Marfan-Syndrom

E. Ehlers-Danlos-Syndrom

Die Gelenküberstreckbarkeit kann zu Luxationen und traumatischem Gelenkerguß führen.

F. Homozystinurie

Die Kinder haben einen marfanoiden Habitus, die Gelenkbeweglichkeit ist eher eingeschränkt als vermehrt.

G. Stickler-Syndrom

Gelenkschmerzen und morgendliche Steifheit kommen vor. Weitere Symptome sind flaches Gesicht, eingesunkene Nasenwurzel, Schwerhörigkeit, Myopie und Muskelhypotonie. Die Gelenke sind überstreckbar.

H. Subluxation der Patella

I. Chrondromalazie der Patella

Diese relativ häufige Ursache von Knieschmerzen kann einen Gelenkerguß hervorrufen. Sie ist vererbt oder tritt nach einem Trauma auf.

J. Osteochondrosis dissecans

K. Idiopathische Chondrolyse

Schmerzen und Hinken in der Adoleszenz, fortschreitender Verlust des Gelenkknorpels und der Hüftbeweglichkeit.

L. Popliteale (Baker-)Zysten

M. Karpotarsale Osteolyse

Die seltene Krankheit führt zur allmählichen Auflösung der Karpal- und Tarsalknochen. Andere Gelenke können betroffen sein. Das klinische Bild ähnelt dem der rheumatoiden Arthritis.

N. Hypertrophische Osteoarthropathie

Arthralgien und Polyarthritis treten vor Trommelschlegelfingern auf.

| O. | Tietze-Syndrom | Schmerzen und Schwellung der Rippenknorpel. Ursache unbekannt. |

X. Verschiedene Ursachen

A.	Zystische Fibrose	Rezidivierende schmerzhafte Gelenkschwellungen kommen bei zystischer Fibrose vor. Meist sind flüchtig nur ein oder wenige Gelenke betroffen.
B.	Arthritis durch Verletzung	Bakterielle Erreger können durch penetrierende Verletzungen, zum Beispiel Dornen, in das Gelenk gelangen.
C.	M. Whipple	Extrem seltene Krankheit mit Diarrhoe, Malabsorption, Steatorrhoe, fortschreitendem Gewichtsverlust, Anämie, vermehrter Hautpigmentation und Gelenkbeschwerden.
D.	Villonnoduläre Synovitis	Symptome sind granuläre Synovialverdickung und Gelenkschwellung. Aspirierte Synovialflüssigkeit ist häufig dunkel und blutig. Gewöhnlich ist nur ein Gelenk betroffen.
E.	Neuropathische Arthropathie	Geschwollene und überwärmte Gelenke können die Folge wiederholter Mikrotraumen bei Sensibilitätsstörungen sein (Charcot-Gelenk).

XI. Psychogener Schmerz

An psychogene Gelenkschmerzen ist bei Fehlen lokaler und allgemeiner Entzündungsreaktionen (BSG) zu denken.

Jeder Mensch ist bis zu einem gewissen Grad asymmetrisch. Das linke Bein ist meist länger als das rechte und der rechte Arm länger als der linke. Diese Asymmetrie ist meist so gering, daß sie nicht bemerkt wird. Sichtbare Asymmetrie ist ungewöhnlich.

Die folgende Klassifikation unterscheidet Hemihypertrophie und Hemidystrophie. In einigen Fällen ist es schwierig zu entscheiden, ob eine Seite hypertroph oder die andere hypotroph ist. Bei vielen mit Asymmetrien einhergehenden Krankheiten finden sich andere diagnostische Hinweise.

I. Hemihypertrophie

A. Idiopathisch

Verstärktes Wachstum kann einen Körperteil, die ganze Körperhälfte oder einzelne Körperteile auf beiden Seiten betreffen. Die Ausprägung schwankt. Die idiopathische Hemihypertrophie tritt überwiegend sporadisch auf, nur selten ist über Geschwistererkrankungen berichtet worden. Begleitende Anomalien sind geistige Retardierung bei 25% der Fälle, Pigmentanomalien der Haut, Hämangiome und Anomalien des Urogenitaltraktes. Außerdem besteht eine Assoziation der Hemihypertrophie mit Neoplasmen, vor allem Wilms-Tumoren, aber auch Nebennierenrindentumoren und seltener Hepatoblastomen.

B. Sekundär ossäre Erkrankungen

1. Langdauernde Hyperämie

Vermehrte Durchblutung eines wachsenden Knochens führt zu vermehrtem Wachstum. Ursachen sind arteriovenöse Fisteln, chronische Osteitis, Tuberkulose, Arthritis, heilende Frakturen und Neoplasmen.

2. Neurofibromatose

Diese relativ häufige angeborene Störung ist gekennzeichnet durch multiple Café-au-lait-Flecke, später durch Neurofibrome und viele andere Anomalien und Tumoren einschließlich der Hemihypertrophie.

C. Hemihypertrophie mit
Bindegewebsanomalien

   1. Lymphödem — Ein Extremität erscheint durch das Ödem hypertrophiert (s. Kapitel 11, Ödeme).

   2. Klippel-Trenaunay-Syndrom — Die Hemihypertrophie geht mit Hautangiomen, Varikosis, anderen Hautdefekten, Visceromegalie und anderen Anomalien einher.

   3. Naevus epidermalis-Syndrom — Die Hemihypertrophie ist mit eigenartigen linearen oder wirbelförmigen, fleckförmigen oder verrukösen Hautläsion assoziiert.

D. Hemihypertrophie bei
dysmorphogenetischen
Syndromen

   1. Russel-Silver-Syndrom — Schlüsselsymptome sind pränatale Dystrophie, ein dreieckiges Gesicht und Klinodaktylie des 5. Fingers. Hemihypertrophie ist in einigen Fällen beschrieben worden.

   2. Beckwith-Wiedemann-Syndrom — Wichtige Symptome sind prä- und postnataler Gigantismus, Makroglossie, Omphalozele, Nabelhernie, transitorische neonatale Hypoglykämie, Kerben im Ohrläppchen und bei 10% der Fälle Hemihypertrophie. Wilms- und andere Tumoren sind beschrieben worden.

   3. Langer-Giedion-Syndrom — Exostosen, Asymmetrie, dünne Haare, hyperplastischer Nasenknorpel, abstehende Ohren, Brachyklinodaktylie und geistige Retardierung charakterisieren das Syndrom.

   4. Proteus-Syndrom — Symptome des wechselnd ausgeprägten Syndroms sind u. a. Makrodaktylie, Hemihypertrophie, Makrokranie und Weichteiltumoren.

II. Hemidystrophie

A. Primär ossäre Erkrankungen

   1. Hypoplastische Knochen — Femur und Tibia sind häufig isoliert verkürzt.

   2. Coxa vara — Der verminderte Femurhals-Femurschaft-Winkel kann den Eindruck eines zu kurzen Beines geben.

   3. Hüftluxation

   4. Multiple kartilaginäre Exostosen — Exostosen können zur massiven Verkürzung einer Extremität führen.

5. Physäre Defekte	Infektionen oder Verletzung einer Wachstumsfuge führen zu einer Verkürzung des Beines.
6. Conradi-Hünermann-Syndrom	Die X-chromosomal dominante Chondrodysplasia punctata geht charakteristischerweise mit asymmetrischer Verkürzung der Extremitäten und Skoliose einher. Das Gesicht ist flach, das Haar dünn, die Haut rauh. Katarakte kommen vor.
7. M. Ollier	Enchondrome treten asymmetrisch auf und hemmen das Wachstum des betroffenen Beines.
8. Maffuci-Syndrom	Multiple Hämangiome und Enchondrome.
B. Zirkumskripte Sklerodermie	Das Knochenwachstum ist gelegentlich in Bereichen der lokalisierten Sklerodermie gestört.
C. Neurogene Störungen	Neurologische Störungen können zu einer asymmetrischen Entwicklung verschiedener Körperteile führen.
1. Zerebralparese	
2. Poliomyelitis	
3. Meningomyelozelen	
4. Sturge-Weber-Syndrom	Atrophie eines Beines kann kontralateral zu dem leptomeningealen Angiom auftreten.
D. Chromosomale Aberrationen	Hemiatrophie ist bei Mosaiken mit di- und triploiden Zellen beobachtet worden. Andere Symptome sind Entwicklungsverzögerung und Iriskolobome.
E. Angeborener Schiefhals	Gesichtsasymmetrie entwickelt sich bei Kindern, deren Schiefhals nicht in früher Kindheit entdeckt und behandelt wurde.

91   Muskelschwäche

Im Kindesalter sind die meisten Fälle von Muskelschwäche auf einige wenige Krankheiten zurückzuführen. Für die restlichen, wenigen Fälle sind eine größere Anzahl seltener Erkrankungen verantwortlich. Eine vollständige Besprechung dieser Krankheiten würde den Rahmen dieses Kapitels sprengen. Es muß auf weiterführende Literatur verwiesen werden.

Diagnostisch wichtig sind Manifestationsalter, Art des Beginns, begleitende systemische Symptome und Familienanamnese. Wichtig ist auch der Unterschied zwischen einer statischen und progredienten Muskelschwäche und ob sie stetig oder periodisch verläuft. Die neurologische Untersuchung kann einen Hinweis auf die Lokalisation der Schädigung geben. Eine Erkrankung des oberen Motorneurons ist anzunehmen bei gesteigerten Sehnenreflexen, Klonus, einem positiven Babinski-Zeichen, Bestehenbleiben der infantilen Reflexe und geistiger Retardierung. Auf Krankheiten der Vorderhornzellen weisen Paresen, Hyporeflexie, Muskelatrophie, Muskelzuckungen und das Fehlen von sensiblen Ausfällen hin. Erkrankungen der peripheren Nerven führen zu distal betonten Paresen mit sensiblen Ausfällen. Die Muskeldehnungsreflexe sind meist vermindert oder fehlen. Bei Myopathien ist die Schwäche meist proximal stärker ausgeprägt, die Muskeldehnungsreflexe sind proportional zum Ausmaß der Schwäche vermindert, sensible Ausfälle gehören nicht zum klinischen Bild. Muskelschwäche muß unterschieden werden von Ataxie, Hypotonie, Vertigo und Koordinationsstörungen. In der folgenden Zusammenstellung sind die Krankheiten nach der Manifestation der Muskelschwäche geordnet. Die einzelnen Gruppen überlappen sich.

I. Akuter Beginn

A.	Akute Myositis	Tritt vor allem nach Influenza auf. Waden- und Oberschenkelschmerzen, erhöhte Spiegel der Muskelenzyme und Myoglobinurie werden in wechselndem Ausmaß gefunden. Eine bakterielle Myositis ist selten und meist einseitig.
B.	Guillain-Barré-Syndrom	Distale Parästhesien mit Muskelschmerzen entwickeln sich akut oder schleichend. Es folgen fast immer symmetrische Paresen. Die Muskeldehnungsreflexe fehlen. Die Hirnnerven sind in weniger als der Hälfte der Fälle mitbetroffen.
C.	Trauma	Schädel-Hirn-Trauma, Verletzungen der Wirbel-

säule, der Nervenwurzeln, der Muskeln oder der peripheren Nerven können zu Schwäche oder Lähmungen führen.

D. Hypokaliämie

Kaliumverlust über den Darm oder die Nieren, spontan oder durch Medikamente, führt zu schwerer Muskelschwäche. Oft kommt es zum Ileus.

E. Vergiftung mit Organophosphaten

Symptome sind Speichelfluß, Schwitzen, Tränenfluß, Husten, Dyspnoe und Erstickungsanfälle, Erbrechen, Diarrhoe und Darmkrämpfe, Ängstlichkeit, Konfusion und zerebrale Anfälle.

F. Atropinvergiftung

Die Schleimhäute sind trocken, die Pupillen weit. Hauterytheme, Fieber, Ruhelosigkeit und Verwirrtheitszustände kommen häufig vor.

G. Herpes zoster

Paresen kommen in dem Bereich der betroffen peripheren Nerven vor.

H. Infektiöse Mononukleose

Generalisierte oder lokale Paresen werden beobachtet.

I. Poliomyelitis

Diese Krankheit war früher häufig die Ursache schlaffer Paresen. Prodromi sind Fieber, Kopfschmerzen, Erbrechen und Diarrhoe, gefolgt von Rückenschmerzen, Muskelschmerzen, Bewußtseinstrübung und meningealen Reizerscheinungen.

J. Diphtherie

Frühzeichen sind Gaumenlähmung mit nasaler Sprache, Schluckbeschwerden und Diplopie. Später folgen Hirnnervenlähmungen, Areflexie und andere neurale Ausfälle.

K. Botulismus

Häufige Symptome sind Doppeltsehen, Photophobie, verschwommenes Sehen, Schluckbeschwerden und Muskelschwäche.

L. Zeckenenzephalitis

Die ersten Symptome sind Unruhezustände und Anorexie. Danach entwickeln sich zu Beginn sehr schnell aufsteigende Paresen.

M. Epiduraler Abszeß

Fieber, Rückenschmerzen und Paresen der unteren Extremität sind typisch. Unbehandelt können Lähmungen auftreten.

N. Querschnittsmyelitis

Symptome sind Rückenschmerzen und eine akut einsetzende schlaffe Lähmung.

O. Myoglobinurie

Unterschiedliche Ursachen führen zu plötzlichen Muskelschmerzen mit Schwäche und dunklem Urin.

P. Polyarteriitis

Erkrankte Kinder haben oft Fieber, Bauchschmerzen, schmerzhafte und berührungsempfindliche Muskeln, Arthritis und noduläre oder purpuraähnliche Hautläsionen.

Q. Verschluß der A. spinalis anterior — Der Verschluß kann durch ein Trauma, eine lokale Infektion, Thrombose oder Embolie verursacht sein. Ist er in der Lendenwirbelsäule lokalisiert, kommt es zu Schwäche der unteren Extremität, Verlust der Sehnenreflexe und Ausfall der Blasenfunktion.

II. Akuter Beginn, periodischer Verlauf

A. Hypokaliämische periodische Lähmung — Periodisch auftretende Anfälle von Muskelschwäche sind vererbt oder durch eine chronische Nierenerkrankung, Hyperthyreose, Aldosteronismus oder Lakritzabusus verursacht. Bei der familiären Form treten die Anfälle erstmalig in der Jugend auf mit Quadriplegie und Areflexie ohne Schmerzen. Die Schwäche dauert wenige Stunden bis zu 2 Tagen an.

B. Hyperkaliämische periodische Lähmung — Die Anfälle setzen meist im ersten Lebensjahrzehnt ein. Sie treten bis zu mehrmals täglich auf, sind aber nicht so schwer wie bei Hypokaliämie. Die Wadenmuskulatur kann verdickt sein, Paresen der Gesichtsmuskeln und Myotonie sind häufig vorhanden.

C. Natriumempfindliche periodische Lähmung — Sie manifestiert sich im ersten Lebensjahrzehnt. Die Anfälle sind schwer, führen zu Quadriplegie und Augenmuskellähmungen. Jeder Anfall dauert 2 bis 3 Wochen, kann jedoch durch orale oder intravenöse Gabe von NaCl unterbrochen werden.

D. Periodische Lähmung mit Herzrhythmusstörungen — Sie manifestiert sich im ersten oder zweiten Lebensjahrzehnt. Die Anfälle treten monatlich auf, sind mäßig schwer und dauern 1 bis 2 Tage.

E. Paroxysmale paralytische Myoglobinurie — Manifestation meist vor dem 20. Lebensjahr. Wiederholte Anfälle von Muskelkrämpfen mit Paresen und Myoglobinausscheidung im Urin.

F. Akute intermittierende Porphyrie — Anfälle von Bauchschmerzen, Bewußtseinsverlust, scheinbarer Psychose, Krämpfen und einer schnell progredienten peripheren Neuropathie beginnen selten vor der Pubertät. Der Urin ist burgunderrot.

G. Hyperaldosteronismus — Muskelschwäche durch Kaliumverlust tritt periodisch auf und entwickelt sich zur Lähmung weiter. Die untere Extremität ist schwerer betroffen als die obere. Andere Symptome sind Polydipsie, Polyurie und arterielle Hypertonie.

H. Hyperthyreose — Periodische Muskelschwäche tritt mit Hypokaliämie auf.

I.	McArdle-Syndrom (Glykogenose Typ V)	Muskelschwäche, Steifheit und schmerzhafte Muskelkrämpfe treten nur nach körperlicher Belastung auf und verschwinden bei Erholung wieder. Der Erbgang ist autosomal rezessiv.
J.	Paramyotonia Congenita	Die Muskelschwäche wird durch Kälte und körperliche Belastung verstärkt. Die einzigen neurologischen Befunde sind Myotonie der Zunge und des Daumenballens. Dysarthrie tritt nach dem Genuß von Eiskrem auf. Der Erbgang ist autosomal dominant.

III. Subakuter Beginn

A.	Polymyositis	Schwäche der spontan- und druckschmerzhaften Muskeln des Becken- und Schultergürtels setzt akut oder langsam ein. Die Spiegel der Muskelenzyme sind erhöht. Weitere klinische Symptome sind Dysphagie und Schwäche der Halsmuskulatur.
B.	Dermatomyositis	Die Symptome ähneln denen der Polymyositis, hinzu kommen aber Hautveränderungen, zum Beispiel Blässe des oberen Augenlides, ein schmetterlingförmiges Erythem im Gesicht, erythematöse Papeln über den Knien, Ellbogen und Knöcheln.
C.	Systemischer Lupus erythematodes	Frühe Symptome sind Arthritis, Fieber, Ausschläge und Nephritis. Die Muskelschwäche tritt erst später auf.
D.	Schwermetallvergiftung	
	1. Blei	Zeichen der peripheren Neuropathie (Perinaeuslähmung) können der Enzephalopathie vorangehen. Die Paresen sind meist symmetrisch.
	2. Quecksilber	Betroffene Kinder sind unruhig und lichtscheu. Fehlende Reflexe, Paresen, schwere Muskelhypotonie, Erytheme, Tremor, verstärktes Schwitzen und vermehrte Salivation kennzeichnen das Krankheitsbild.
	3. Arsen	Nach einer akuten Vergiftung stehen die gastrointestinalen Symptome im Vordergrund. Überlebt das Kind, treten innerhalb von 1 bis 6 Wochen schmerzhafte Parästhesien und symmetrische Paresen auf.
	4. Thallium	Akute Vergiftung führt zu schwerer Muskelschwäche mit Parästhesien. Haarausfall folgt später.
	5. Gold und Zink	Gold- und Zinkvergiftungen sind seltene Ursachen einer Muskelschwäche.

E.	Nierenerkrankungen	Bei chronischem Nierenversagen kommt es durch den Kaliumverlust zu Muskelschwäche.
F.	Steroidmyopathie	Endogener oder exogener Hyperkortizismus führt zu progredienter Muskelschwäche.
G.	Hyperparathyreoidismus	Proximal betonte Paresen, Atrophie, Hypotonie und Mißempfindungen bei Muskelaktivität werden bei Hyperkalzämie beschrieben. Andere Zeichen sind verminderte oder verstärkte Sehnenreflexe und Muskelkrämpfe.
H.	Hypophyseninsuffizienz	Schwäche und Muskelatrophie sind Teil des klinischen Bildes.
I.	Debré-Semelaigne-Syndrom	Die Muskulatur ist gut entwickelt, aber schwach. Das Syndrom tritt nach einer Hypothyreose auf.
J.	Hyperthyreote Myopathie	Selten ist eine proximale Muskelschwäche das erste Symptom einer Hyperthyreose.
K.	Neoplasien	Asymmetrische Paresen werden durch Infiltration oder Kompression der peripheren Nerven durch einen Tumor, zum Beispiel ein Hodgkin-Lymphom, hervorgerufen. Die Paresen könnnn auf einen okkulten Tumor hinweisen.
L.	Stammhirntumoren	Stammhirntumoren führen meist zu anderen Symptomen wie z. B. progredienter symmetrischer, spastischer Para- oder Hemiplegie.
M.	Rückenmarkstumoren	Tumoren des Rückenmarks erzeugen eine schlaffe Lähmung auf dem Niveau der Läsion und eine spastische darunter. Extramedulläre Tumoren führen zu Rückenschmerzen, Paresen und in einigen Fällen zu Verlust der Blasen- und Darmfunktion. Intramedulläre Tumoren sind indolent und haben eine symmetrische Muskelschwäche zur Folge.
N.	Hirntumoren	Tumoren der zerebralen Hemisphären verursachen eine einseitige progrediente, spastische Hemiplegie.
O.	Katzenkratzkrankheit	Wenn überhaupt, treten neurologische Symptome erst Tage bis Wochen nach der initialen Lymphadenitis auf. Fieber, Kopfschmerzen, Muskelschwäche und Lähmungen sind meist vorhanden.
P.	Thiaminmangel	Die im Kindesalter seltene Störung führt zu Ödemen an den Extremitäten, Kardiomegalie, generalisierter Muskelhypotonie und -schwäche.
Q.	Sklerodermie	Muskelschwäche kommt selten ohne Hautveränderungen vor.

IV. Manifestation bei der Geburt oder im frühen Säuglingsalter

A. M. Werdnig-Hoffmann

Die infantile spinale Muskelatrophie ist die häufigste Ursache einer schweren progredienten Muskelhypotonie im ersten Lebensjahr. Verminderte oder fehlende Sehnenreflexe und Faszikulationen der Zunge sind vorhanden. Der Erbgang ist autosomal rezessiv.

B. Zerebralparese

Die Zerebralparese ist Folge einer Schädigung des Zentralnervensystems. Sie manifestiert sich in spastischen oder schlaffen Lähmungen, Koordinationsstörungen, extrapyramidalen Ausfällen und Haltungsfehlern.

C. Myasthenia gravis

Bei einem Drittel der Fälle setzen die Symptome bei Geburt ein: Ptosis, Saugschwierigkeiten und Atemprobleme.

D. Benigne kongenitale Hypotonie

Die Ätiologie ist heterogen. Viele Fälle beruhen auf einer Muskelkrankheit. Manchmal bessert sich die Hypotonie mit dem Alter.

E. Angeborene Bänderschlaffheit

Schwere Bänderschlaffheit kann als Muskelschwäche erscheinen.

F. Down-Syndrom

G. Prader-Willi-Syndrom

Manche Patienten haben schon bei Geburt eine schwere Muskelhypotonie. Hypogonadismus, ein kleiner Penis, abgeschwächte Reflexe, Retardierung, Kleinwuchs, Akromikrie und Fettsucht machen das Vollbild der Krankheit aus.

H. Myotone Dystrophie

Paresen und Muskelatrophie können in jedem Lebensalter einsetzen. Die Kinder haben Schluckbeschwerden, ihre psychomotorische Entwicklung ist verzögert. Ptose und Gesichtsmuskelhypotrophie stellen sich früh, Katarakte, Haarverlust und Hodenatrophie später ein. Die Myopathie ist mit einer Myotonie kombiniert.

I. M. Tay-Sachs

Im Alter von 4–6 Monaten fällt eine Muskelhypotonie auf. Die nächsten Symptome sind psychomotorische Entwicklungsverzögerung, zunehmende Muskelschwäche, Sehverlust, kirschroter Makulafleck und Hyperakusis. Myoklonische und generalisierte Krampfanfälle treten auf. Das bei Ashkenazi-Juden gehäufte Krankheitsbild wird autosomal rezessiv vererbt.

J. M. Pompe(Glykogenose II)

Das durch mangelnde Aktivität der sauren Maltase bedingte Krankheitsbild manifestiert sich im frühen

Säuglingsalter mit Muskelhypotonie und Muskelschwäche. Makroglossie und Kardiomegalie kommen hinzu. Schluck- und Atemstörungen führen zum
frühen Tod im Säuglingsalter.

K. Arthrogryposis multiplex   Das heterogene Krankheitsbild manifestiert sich bei
    congenita   der Geburt mit multiplen Gelenkkontrakturen.

L. Lowe-Syndrom   Das X-chromosomal rezessiv vererbte Lowe-Syn-
                                drom ist charakterisiert durch ausgeprägte Muskelhy-
                                potonie, Katarakte, körperliche und psychomotori-
                                sche Entwicklungsverzögerung, Proteinurie, Ami-
                                noazidurie und Azidose.

M. Myopathien   In den letzten zwei Jahrzehnten wurden zahlreiche
                                primäre Myopathien abgegrenzt. Sie ähneln sich kli-
                                nisch weitgehend und müssen mittels histologischer
                                und elektronenmikroskopischer Untersuchung von
                                Muskelbiopsaten differenziert werden.

    1. Central Core Disease   Muskelhypotonie, Muskelschwäche und verzögerte
                                motorische Entwicklung fallen schon beim Säugling
                                auf. Häufig finden sich sekundäre Veränderungen an
                                Knochen und Gelenken wie Hüftluxation, Kypho-
                                skoliose und Senkfüße.

    2. Nemalinmyopathie   Muskelschwäche und -hypotonie können bei der Ge-
                                burt auffallen oder erst später auftreten. Charakteri-
                                stisch ist der marfanoide Habitus. Die grobe Muskel-
                                kraft ist herabgesetzt, die Feinmotorik erhalten. Die
                                Muskeleigenreflexe sind in wechselndem Ausmaß
                                herabgesetzt. Die Myopathie wird autosomal domi-
                                nant oder autosomal rezessiv vererbt.

    3. Myotubuläre Myopa-   Muskelschwäche und -hypotonie sind von Geburt an
       thie   vorhanden oder treten erst später auf. Auffällig be-
                                troffen sind oft Gesichts- und Augenmuskulatur. Die
                                Sehnenreflexe sind normal oder fehlen.

    4. Mitochondriale   Die sogenannten mitochondrialen Myopathien um-
       Myopathien   fassen eine Gruppe heterogener Erkrankungen. Bei
                                manchen findet man klinische Hinweise auf einen
                                Hypermetabolismus mit Muskelschwäche, Hypore-
                                flexie, Schweißausbrüchen, Dyspnoe, Herzklopfen,
                                Polydipsie, Polyphagie und Temperaturanstieg.

N. M. Canavan   Im ersten Lebenshalbjahr treten Entwicklungsverzö-
                                gerung, Muskelhypotonie und Makrozephalie in Er-
                                scheinung, später Spastik und Erblindung.

O. M. Gaucher   Die infantile Form ist durch schwere neurologische

		Ausfälle mit Dystonie, Opisthotonus, Spastik, Dysphagie, laryngealen Spasmen und psychomotorische Entwicklungsverzögerung charakterisiert. Hepatosplenomegalie stellt sich ein.
P.	M. Krabbe	Der neurodegenerative Prozeß manifestiert sich im frühen Säuglingsalter zunächst mit Muskelhypotonie, später mit einer progredienten Spastik. Autosomal rezessive Vererbung.
Q.	Generalisierte Gangliosidose	Eine psychomotorische Entwicklungsverzögerung fällt schon im frühen Säuglingsalter auf. Muskelhypotonie, eine teigig verdickte Haut, vergröberte Gesichtszüge, verbreiterte Alveolarkämme, Hepatomegalie, später auch Splenomegalie ergänzen die Symptomatik.
R.	Déjérine-Sottas-Syndrom (progrediente hypertrophische interstitielle Neuropathie)	Der junge Säugling entwickelt sich verzögert. Zunehmende Paresen, vorwiegend der oberen Extremitäten fallen auf. Ataxie, Nystagmus und Crampi kommen hinzu. Die verdickten Nervenstränge lassen sich manchmal tasten.
S.	Kongenitale Hypomyelinisierungsneuropathie	Die Symptomatik ähnelt der des Déjérine-Sottas-Syndroms, ist jedoch eher schwerer. Die Muskeldehnungsreflexe lassen sich nicht auslösen.
T.	Hyperlysinämie	Symptome sind psychomotorische Entwicklungsverzögerung, Muskelhypotonie und allgemeine Bänderschwäche.
U.	Hypotone Diplegie	Charakteristisch ist die nicht-progrediente, generalisierte Muskelhypotonie, die die unteren Extremitäten stärker als die oberen betrifft. Die Muskeleigenreflexe sind meist abgeschwächt, können aber normal sein.
V.	Kongenitale Choreoathetose	Muskelhypotonie und Paresen sind mit Choreoathetose und Ataxie kombiniert.
W.	Glykogenose III	Typ III der Glykogenspeicherkrankheit manifestiert sich im ersten Lebenshalbjahr mit Gedeihschwäche, Hepatosplenomegalie und Entwicklung einer Leberzirrhose, begleitet von Muskelschwäche, Muskelhypotrophie und -hypotonie.

V. Beginn im späten Säuglings- und Kleinkindesalter

A.	Duchenne-Muskeldystrophie	Die Krankheit manifestiert sich im Kleinkindesalter. Häufig lernen die Patienten verspätet zu laufen. Zunehmende Muskelschwäche, abgeschwächte, schließ-

		lich fehlende Muskeleigenreflexe und hypertrophe Wadenmuskulatur. Die Krankheit wird X-chromosomal rezessiv vererbt. Die Muskelenzyme sind im Serum erhöht.
B.	Vernachlässigung	Vernachlässigte Kinder wirken lustlos, Muskelschwäche und -hypotonie sind manchmal schon im Säuglingsalter erkennbar. Besserung durch Milieuwechsel.
C.	Metachromatische Leukodystrophie	Das durch fehlende Aktivität der Arylsulfatase bedingte Krankheitsbild manifestiert sich gegen Ende des ersten Lebensjahres mit zunehmender Muskelschwäche, -hypotonie und geistiger Entwicklungsverzögerung. Später entwickeln sich Ataxie, Nystagmus, Optikusatrophie, Ausfälle der dritten oder vierten Hirnnerven und Schluckstörungen. Man unterscheidet eine infantile, juvenile und adulte Form; alle drei werden autosomal rezessiv vererbt.
D.	Subakute nekrotisierende Enzephalomyelitis	Die Krankheit beginnt meist vor dem Ende des 2. Lebensjahres mit Fütterungsproblemen, Erbrechen, einer progredienten Muskelhypotonie und -schwäche, Asthma-ähnlichen Anfällen und Nystagmus. Die Sehnenreflexe sind normal lebhaft oder gesteigert.
E.	Riesenaxon-Neuropathie	Im Alter von 2–3 Jahren stellen sich Ganganomalien und Paresen ein. Das Haar ist gekräuselt. Die Muskeleigenreflexe fehlen.
F.	Ataxia teleangiectatica	Die langsam progrediente Ataxie erscheint in den ersten zwei Lebensjahren. Später werden die pathognomonischen Teleangiektasien an Konjunktiven oder Ohren bemerkt, Choreoathetose, rezidivierende sinopulmonale Infekte, Muskelschwäche und -hypotonie kommen hinzu.
G.	Chediak-Higashi-Syndrom	Die Symptomatik besteht aus schwacher Pigmentierung von Haut und Haar, Panzytopenie, chronisch rezidivierenden Infekten, geistiger Entwicklungsverzögerung und Paresen. Später können sich maligne Lymphome entwickeln. Krampfanfälle treten auf.
H.	M. Refsum	Das klinische Bild besteht aus Ichthyose, Schwerhörigkeit, Ataxie und Polyneuropathie mit distal betonten Paresen.
I.	Kraniovertebrale Anomalien	Charakteristisch für anatomische Anomalien von Schädelbasis und Halswirbelsäule sind spastische Paresen und gesteigerte Muskeleigenreflexe.

1. Basiläre Impression	Die kranialkonvexe Einbuchtung der Schädelbasis findet sich z. B. beim Klippel-Feil-Syndrom. Sie soll zu Okzipitalkopfschmerzen, Paresen der unteren Hirnnerven, Nystagmus und spastischer Para- oder Tetraplegie führen.
2. Okzipitalisation des Atlas, atlanto-occipitale Dislokation, Absprengung des Proc. odontoideus	Symptome sind Halsschmerzen, Ataxie und Hinterstrangausfälle mit Parästhesien und Schmerzen in Armen und Beinen.
J. Familiäre spastische Paraplegie	Im ersten oder zweiten Lebensjahrzehnt stellen sich progrediente spastische Paresen der Beine ein. Sensible Ausfälle fehlen.
K. M. Pompe, spätinfantile Form	Bei der spätinfantilen Form der Glykogenose II findet man eine Schwäche der Hüftmuskulatur, hypertrophe Wadenmuskulatur und Spitzfüße aufgrund einer Kontraktur der Achillessehne. Die motorische Entwicklung bleibt stehen oder ist regredient.
L. Infantile neuroaxonale Dystrophie	Die Erkrankung manifestiert sich im späten Säuglingsalter mit progredienter Muskelschwäche, -atrophie und -hypotonie. Später folgen Harnverhaltung, Nystagmus und Erblindung. Autosomal rezessive Vererbung.
M. M. Kugelberg-Welander (Juvenile spinale Muskelatrophie)	Im Schulkindalter oder in der Adoleszenz treten proximale Muskelschwäche und -atrophie der unteren, später der oberen Extremitäten auf. Der langsam progrediente Prozeß wird häufig als Muskeldystrophie fehldiagnostiziert. Die Muskeleigenreflexe sind abgeschwächt oder fehlen.
N. Abetalipoproteinämie	Erste Symptome im Säuglingsalter sind Steatorrhoe und aufgetriebenes Abdomen. Etwa um das 7. bis 8. Lebensjahr stellen sich Ataxie und Muskelschwäche ein, später Sehschwäche, Retinitis pigmentosa und Nystagmus. Ptose, Paresen der extraokulären Muskulatur, abgeschwächte oder fehlende Muskeleigenreflexe, Ausfall der Lage- und Vibrationsempfindung ergänzen das klinische Bild. Autosomal rezessiver Erbgang.
O. M. Tangier	Wegweisende klinische Zeichen sind Hepatosplenomegalie, vergrößerte, gelblich-rot verfärbte Tonsillen und eine wechselnd ausgeprägte periphere Neuropathie. Der Erbgang ist autosomal rezessiv.

VI. Beginn in der späten Kindheit oder Adoleszenz

A. Myasthenia gravis — Charakteristisch ist die zunehmende Muskelschwäche. Sie ist bei jüngeren Kindern mit einer partiellen oder vollständigen äußeren Ophthalmoplegie und Ptose kombiniert. Die Muskeln erschöpfen sich bei wiederholten Bewegungen.

B. Diastematomyelie — Man findet zunächst Fußdeformitäten wie schwere Hohlfüße. Dann entwickeln sich spastische Paresen der distalen Beinmuskulatur, Blasenentleerungsstörungen und Muskelatrophie. Man suche nach Hautveränderungen über der Wirbelsäule.

C. M. Charcot-Marie-Tooth (Peronaeale Muskelatrophie) — Frühe Symptome sind Steppergang, spätere Hohlfuß, Storchenbeine, Areflexie. Sensible Ausfälle fehlen. Manifestation meist in der Adoleszenz.

D. Muskeldystrophie, Schulter-Becken-Gürteltyp — Zwischen dem 4. und 15. Lebensjahr stellt sich eine progrediente Muskelschwäche ein. Pseudohypertrophie der Wadenmuskulatur und Rückenschmerzen treten auf. Diese Form der Muskeldystrophie wird autosomal rezessiv vererbt.

E. Fazioskapulohumerale Muskeldystrophie — Sie beginnt meist zwischen dem 12. und 20. Lebensjahr mit einer Schwäche der Mund-, Hals- und Brustmuskulatur. Die Schulterblätter stehen ab. Die Krankheit wird autosomal dominant vererbt.

F. Karnitinmangelkrankheit — Klinisch finden sich eine progrediente Muskelschwäche, myopathische Fazies und Ptose. Im Serum sind die Spiegel der Leberenzyme erhöht. Die Störung manifestiert sich gewöhnlich vor dem 10. Lebensjahr.

G. Amyotrophe Lateralsklerose — Die im Kindesalter sehr seltene Krankheit ist charakterisiert durch Muskelatrophie und -schwäche, Faszikulationen, Spastik und Hyperreflexie.

H. Urämie — Eine Urämie ist selten Ursache einer Muskelschwäche bei Kindern. Man findet Symptome einer peripheren Neuropathie mit Parästhesien (vornehmlich brennende Sensationen) und langsam progredienten Paresen.

I. Diabetische Neuropathie — Sie ist bei Kindern selten.

J. Syringomyelie — Erste Symptome sind Schmerz- und Temperaturunempfindlichkeit. Es folgen Paresen und Areflexie.

K. Glykogenose III — Zur klinischen Symptomatik gehören Hepatomegalie, Hypoglykämie und mäßig ausgeprägte Wachstumsverzögerung. Muskelschwäche stellt sich später ein.

L. Phosphofruktokinase-
    mangel

Zunächst ist die motorische Entwicklung normal, wenn die Kinder auch körperlich rasch ermüden. Sie klagen gelegentlich über Steifheit, Muskelschwäche und Krampi.

M. Spätform der X-chromo-
    somalen Muskeldystro-
    phie (M. Becker)

Das klinische Bild ähnelt der Duchenne-Muskeldystrophie, setzt aber erst im 2. Lebensjahrzehnt ein. Pseudohypertrophie der Wadenmuskulatur und Gowersches Zeichen sind vorhanden. Innerhalb der einzelnen Familien ist der Krankheitsverlauf ähnlich.

Muskelhypertrophie ist bei Kindern selten und findet sich am ehesten bei sportlich trainierten Jugendlichen. Die Ursachen einer Muskelhypertrophie lassen sich in drei Kategorien ordnen: generalisiert, lokal oder scheinbar. In der letzten Gruppe täuscht ein Verlust von Fett oder anderen Muskeln eine Muskelhypertrophie vor.

I. Generalisierte Hypertrophie

A. Beckwith-Wiedemann-Syndrom

In der Neonatalperiode fallen Makroglossie, Omphalozele oder Nabelhernie und Viszeromegalie auf, häufig Hypoglykämie. Die Kinder sind bei Geburt groß.

B. Adrenogenitales Syndrom

21-Hydroxylasemangel ist der häufigste hereditäre Enzymdefekt. Beinahe immer werden vermehrte Mengen adrenaler Androgene produziert, wodurch es bei Mädchen zu einer progredienten Virilisierung kommt. Die Kinder wachsen schnell und haben eine vermehrte Muskelmasse.

C. Virilisierende Nebennierentumoren

Bei Mädchen und Jungen ist die Muskulatur gut entwickelt und das Längenwachstum beschleunigt. Mädchen neigen zu Hirsutismus und Virilisierung. Knaben zeigen vor der Pubertät ein vergrößertes Genitale ohne Hodenentwicklung.

D. Kocher-Debré-Semelaigne-Syndrom

Muskelhypertrophie kann bei einer langdauernden, unbehandelten Hypothyreose auftreten, sei sie angeboren, erworben oder induziert. Die Hypertrophie ist nach Behandlung der Hypothyreose reversibel.

E. Akromegalie

Exzessive Sekretion von Wachstumshormon führt nach Schluß der Epiphysenfugen zu einer Hypertrophie vor allem der distalen Körperpartien. Zu Beginn hypertrophieren die Muskeln und die Kraft nimmt zu, später kommt es zu einer Muskelschwäche.

F. Myotonia congenita (Thomsen)

Willkürlich kontrahierte Muskeln relaxieren verzögert. Neugeborene haben Saug- und Fütterungsprobleme und später eine verlangsamte motorische Entwicklung. Die Myotonie wird meist nicht vor der späteren Kindheit oder der Adoleszenz bemerkt, wenn Schwierigkeiten beim Loslassen von Objekten oder bei Startbewegungen auftreten.

G. Paramyotonia congenita

Die Myotonie nimmt bei Kälte zu und wird von einer leichten Schwäche begleitet. Sie schreitet nicht fort. Der Erbgang ist autosomal dominant.

H. Myotone Chondrodysplasie (Schwartz-Jampel)

Diese seltene Krankheit ist gekennzeichnet durch Kleinwuchs, Kyphoskoliose, Trichterbrust, einen kleinen Mund in einem verkniffen wirkenden Gesicht, Myotonie und Muskelhypertrophie. Der Erbgang ist autosomal rezessiv.

I. De Lange-Syndrom II

Die von DeLange 1934 beschriebene Trias besteht aus generalisierter Muskelhypertrophie, Demenz und Mikrozephalie mit schweren zentralnervösen Schäden.

II. Lokalisierte Hypertrophie

A. Muskeldystrophie Typ Duchenne

Die Kinder beginnen später als erwartet zu laufen, aber der Gang ist vor dem 3. oder 4. Lebensjahr nicht abnorm. Die Muskelschwäche nimmt zu und ist zu Beginn in der Hüftmuskulatur später auch im Schultergürtel ausgeprägt. Wadenmuskulatur, weniger deutlich auch Mm. quadrizeps, infraspinatus und deltoideus wirken durch Fettgewebseinlagerung vergrößert.

B. Muskeldystrophie Typ Becker

Das klinische Bild gleicht dem der Muskeldystrophie Typ Duchenne, manifestiert sich aber später, oft erst im zweiten Lebensjahrzehnt und entwickelt sich langsamer.

C. Autosomal rezessiv erbliche pseudohypertrophische Muskeldystrophie

Beide Geschlechter zeigen proximale Muskelschwäche und Wadenhypertrophie. Beginn zwischen 2 und 14 Jahren.

D. Muskeldystrophie, Becken-Schultergürtel Typ

Muskelschwäche entwickelt sich an Schultern, Hüften oder an beiden. Wadenhypertrophie tritt nur gelegentlich auf.

E. Hyperkaliämische periodische Lähmung

Anfälle von Muskelschwäche treten häufig nach Anstrengung auf und dauern typischerweise nicht länger als 1–2 Stunden. Die Wadenmuskulatur kann vergrößert sein. Der Erbgang ist autosomal dominant.

F. Spätinfantile Form der Glykogenose II

Neben Wadenmuskelhypertrophie werden Schwäche der Hüftmuskulatur, ein atonischer Sphincter ani und Kontrakturen der Achillessehne gefunden.

G. Phosphoglukomutase-mangel	Der Mangel führt zu Wadenhypertrophie, leichter generalisierter Schwäche, Regression der motorischen Entwicklung und Zehengang.

III. Scheinbare Hypertrophie

A. Lipodystrophie	Der Fettgewebsverlust läßt die Muskeln durch die sichtbaren Umrisse und Venengeflechte plastischer erscheinen.
1. Partielle Lipodystrophie	Der Abbau subkutanen Fettgewebes beginnt im Gesicht mit etwa 5 Jahren. Die Fettgewebsatrophie dehnt sich auf den Hals, den oberen Rumpf und die Arme aus. Selten sind die Beine betroffen.
2. Totale Lipodystrophie	Bei dieser Krankheit hypertrophieren die Muskeln tatsächlich. Der Bauch ist vorgewölbt, die Leber vergrößert. Meist entwickelt sich ein insulinresistenter Diabetes mellitus.
B. M. Kugelberg-Welander	Zwischen dem 2. und 17. Lebensjahr entwickelt sich eine Gangstörung, bedingt durch Paresen der Hüft- und Oberschenkelmuskulatur. Die Atrophie befällt zunächst den M. quadrizeps, dann den Schultergürtel. Die Wadenmuskulatur erscheint hypertrophiert im Gegensatz zu dem atrophierten Oberschenkel.

93 O-Beine und X-Beine

Die meisten Säuglinge haben durch die Lagerung im Uterus leichte O-Beine. Wenn sie ins Krabbelalter kommen und Stehen lernen, entwickeln sich X-Beine, die zwischen 2 und 6 Jahren durchaus physiologisch sind. Pathologische O-Beine gehen mit charakteristischen klinischen und radiologischen Symptomen einher, die eine leichte Differenzierung ermöglichen.

I. O-Beine

A. Physiologische O-Beine

Die meisten Neugeborenen haben durch die intrauterine Haltung mit gekreuzten und gebeugten Beinen leichte O-Beine. Die Deformation verschwindet spontan etwa zwischen dem 6. und 12. Lebensjahr.

B. Rachitis

Verdacht auf Rachitis durch Vitamin D-Mangel oder -Resistenz besteht, wenn die Verbiegung zu-, statt abnimmt oder wenn der Abstand zwischen den Femurkondylen zu groß wird (5 cm oder mehr bei Berührung der Knöchel und nach vorn gerichteten Kniescheiben).

C. Tibia vara (M. Blount)

Eine Wachstumsstörung der medialen Teile der proximalen Tibiametaphysen führt zu Tibia vara. Sie tritt meist auf, wenn das Kind früh laufen lernt und ist bei 50 bis 70% der Fälle bilateral. Die Deformierung nimmt mit dem Alter zu. Es gibt auch eine jugendliche Form, in der sich die Verformung erst zwischen dem 8. und 13. Lebensjahr entwickelt. Sie ist meistens einseitig.

D. Asymmetrische Wachstumsstörung

Traumen oder Osteomyelitiden der Wachstumsfugen des distalen Femur oder der proximalen Tibia können zu O-Beinen führen.

E. Familiäre Form

Die Verbiegung betrifft das untere Drittel der Tibia, so daß die Knöchel nach innen geknickt erscheinen.

F. O-Beine mit interner Tibiatorsion

Die echte interne Tibiatorsion ist ungewöhnlich. Physiologische O-Beine täuschen oft das Bild einer Torsion vor.

G. Achondroplasie

H. Hypochondroplasie

Der kurzgliedrige Kleinwuchs ähnelt der Achondroplasie, ist aber geringer ausgeprägt. Leichte O-Beine
kommen vor.

I. Metaphysäre Chondro-
dysplasie Typ Schmid

Kleinwuchs und O-Beine treten mit 2 Jahren auf.
Radiologisch nachweisbare Veränderungen der Metaphysen sichern die Diagnose.

J. Rheumatoide Arthritis

Einige Kinder mit juveniler chronischer Polyarthritis
haben O-Beine, die meisten aber X-Beine.

K. M. Ollier

Die Ursache der Enchondromatose Ollier ist unbekannt. Befunde sind multiple Enchondrome in Meta-
und Diaphysen der langen Knochen und asymmetrisch vermindertes Wachstum.

L. Multiple epiphysäre
Dysplasie

Kleinwuchs und dysplastische Epiphysen im Röntgenbild sind Symptome dieser seltenen Krankheit.
O- oder X-Beine können auftreten. Der Erbgang ist
autosomal dominant.

M. Knorpel-Haar-Hypoplasie

Dies ist eine metaphysäre Chondrodysplasie mit
Kleinwuchs, schütterem Haar, kurzen Beinen und
Fingern. Leichte O-Beine können vorhanden sein.

II. X-Beine

A. Physiologische X-Beine

Viele Kinder zwischen 2 und 6 Jahren haben X-Beine,
die sich normalerweise spontan korrigieren. Persistieren sie bis zu einem Alter von 8 Jahren, ist eine
spontane Rückbildung nicht mehr zu erwarten. Fettsucht verschlimmert das Problem.

B. Knick-Senkfüße

Pronation des Fußes führt zu X-Beinen.

C. Trauma

Eine Verletzung der Wachstumsfugen des distalen
Femur oder der proximalen Tibia kann zu X- oder O-
Beinen führen. Ursachen sind Trauma, Osteomyelitis
und Rachitis. Ein einseitiges Genu valgum ist immer
pathologisch.

D. X-Beine der Adoleszenten

Jugendliche mit X-Beinen sind meist groß, athletisch
und schwer. Die medialen distalen Femurkondylen
sind kräftiger als die lateralen. Das Problem tendiert
zur Verschlimmerung mit zunehmendem Alter.

E. Rheumatoide Arthritis

Kinder mit einer juvenilen chronischen Polyarthritis
bekommen eher X- als O-Beine.

F. Renale Rachitis

Frühzeichen sind Wachstumsminderung und X-Beine.
Andere Symptome sind Blässe, Polydipsie und Polyurie.

G.	Vitamin-D-resistente Rachitis	Erste Symptome sind X- oder O-Beine.
H.	Chondroektodermale Dysplasie Ellis van Crefeld	Autosomal rezessiv vererbtes Krankheitsbild mit schütterem Haar, Defekten der Zahn- und Nagelbildung, Herzfehlern, Kleinwuchs und Polydaktylie.
I.	Angeborene Patella-Luxation	Die permanente Dislokation der Patella nach lateral führt zu X-Beinen.
J.	Diaphysäre Dysplasie Camurati-Engelmann	Femur- und Tibiaschaft verdicken. Watschelgang, schmerzhafte Beine, Muskelhypotrophie treten auf.
K.	Diastrophische Dysplasie	Dieser kurzgliedrige Kleinwuchs ist gekennzeichnet durch Klumpfüße, eingeschränkte Gelenkbeweglichkeit, einen nach proximal versetzten Daumen, weiche, zystische Massen in den Ohrmuscheln, Mikrognathie und Gaumenspalte.
L.	M. Morquio	Die Mukopolysaccharidose IV hat folgende Symptome: kurzer Rumpf, schwere X-Beine, flaches Mittelgesicht, Kielbrust, charakteristische Röntgenveränderungen und Keratansulfaturie.
M.	M. Maroteaux-Lamy (Mukopolysaccharidose VI)	Grobe Gesichtszüge, Kleinwuchs, Gelenkkontrakturen, Hornhauttrübung und eine thorakolumbale Kyphose sind neben X-Beinen einige der klinischen Symptome.
N.	Pseudoachondroplasie	Die Kinder wachsen in früher Kindheit langsam; andere Symptome sind Watschelgang, eingeschränkte Gelenkbeweglichkeit und kleine, irreguläre Epiphysen im Röntgenbild.
O.	Spondyloepiphysäre Dysplasien	Ein kurzer Stamm, Kyphose, ein kurzer Hals und eingeschränkte Gelenkbeweglichkeit sind Symptome des heterogenen Erscheinungsbildes.
P.	Homozystinurie	Patienten mit dieser Aminoazidurie haben ein marfanoides Erscheinungsbild, Linsenluxationen, Wangenröte, geistige Retardierung und später Venenthrombosen.

Zur Beurteilung dieses häufigen pädiatrischen Problems muß das ganze Bein untersucht werden. In diesem Kapitel sind die häufigsten Ursachen nach der anatomischen Lokalisation geordnet.

I. Fußprobleme

A. Metatarsus adductus — Diese Deformierung des Vorderfußes ist meistens Folge der Kompression in utero und daher schon bei Geburt vorhanden. In den meisten Fällen kann der Vorderfuß noch passiv abduziert werden, ist also nicht fixiert. Die Adduktion wird verstärkt, wenn das Kind auf dem Bauch mit einwärts gedrehten Füßen liegt. Fixierte Sichelfüße müssen korrigiert werden, bevor das Kind zu laufen beginnt.

B. Pes equinovarus — Bei der leichten Form des Klumpfußes ist die Adduktion des Vorderfußes stärker ausgeprägt als die Spitzfußkomponente.

C. Knick-Senkfüße — Kinder mit Knick-Senkfüßen stehen in einer Calcaneus valgus-Position, mit evertierten Hacken und auswärts gedrehtem Vorderfuß. Da diese Position beim Laufen instabil ist, drehen die Kinder die Zehen nach innen, um das Gewicht mehr auf das Zentrum des Fußes zu verteilen.

II. Beinprobleme

A. Tibiatorsion nach innen — Die echte interne Tibiatorsion ist selten, physiologische O-Beine können sie allerdings vortäuschen. Die einfachste klinische Untersuchung der Tibiatorsion ist der Vergleich der Stellung der medialen und lateralen Malleoli zueinander, während das Kind mit gestreckten Beinen und einer nach vorn zeigenden Patella sitzt. Normalerweise sitzt der mediale Malleolus vor dem lateralen.

B. X-Beine — Kinder mit X-Beinen drehen Vorderfuß nach innen, um die Standachse nach medial zu verlagern.

C.	Tibia vara (M. Blount)	Die beidseitige Erkrankung führt zu einem Genu varum und zu einem einwärts gedrehten Vorderfuß.
D.	O-Beine	Kinder mit O-Beinen drehen den Vorderfuß beim Laufen nach innen.

III. Hüftprobleme

A.	Anteversion des Hüftkopfes	Der Femurkopf ist gegenüber der Längsachse des Femur mehr nach vorne gerichtet. Die Füße werden nach innen gedreht, um die Hüfte beim Gehen zu stabilisieren. Bei der Untersuchung mit gestreckten Beinen und flachliegender Hüfte fällt eine ausgeprägte Außenrotation (80° oder mehr) und eine begrenzte Innenrotation (30° oder weniger) auf. In den meisten Fällen ist die Ursache der Anteversion des Femur unbekannt, sie kann aber bei angeborener Hüftluxation, M. Legg-Calve-Perthes oder angeborenem Talus equinovarus vorkommen.
B.	Lähmungen	Einwärts gedrehte Füße kommen bei Zerebralparesen, als Folge einer Poliomyelitis und bei Myelomeningozelen vor.
C.	Spastik der Hüftinnenrotatoren	Meist Ausdruck einer Zerebralparese.
D.	Malposition des Azetabulums	Bei nach vorn gerichtetem Azetabulum dreht das Kind die Beine nach innen, um den Femurkopf im Hüftgelenk zu stabilisieren.

95   Abduktion des Vorderfußes

Auswärts gedrehte Füße sind seltener als einwärts gedrehte. Meistens sind sie das Resultat einer intrauterinen Zwangshaltung.

I. Fußprobleme

A. Hackenfuß

Bei dieser Lageanomalie ist der Fuß extrem dorsalflexiert und proniert, jedoch beweglich. Schnelle Heilung durch Gymnastik.

B. Knick-Senkfuß

Kinder mit hypermobilen, pronierten Füßen stehen mit auswärts gedrehten Füßen. Beim Gehen werden sie die Füße einwärts drehen, um die Standachse zu verlagern.

C. Kontraktur des M. triceps surae

Kinder mit einer Zerebralparese drehen durch die Spastik des M. triceps surae die Füße nach außen. Der Fuß wird in Spitzfußstellung gehalten.

D. Vertikaler Talus (Wiegenkufenfuß)

Kinder mit einem angeborenen vertikalen Talus haben einen schweren Senkfuß. Der Vorderfuß ist abduziert und dorsoflektiert.

II. Beinprobleme

A. Tibiatorsion nach außen

Sie ist erworben oder angeboren. Der mediale Malleolus liegt weiter vor dem lateralen als normal (5° bis 15°). Sie kann verursacht sein durch eine Anteversion des Femurkopfes mit eingeschränkter Außenrotation in der Hüfte oder durch eine Kontraktur des Lig. iliotibiale, die die Innenrotation einschränkt.

B. Fibulaaplasie und Fibulahypoplasie

Bei dieser seltenen angeborenen Fehlbildung verursacht eine Verkürzung des M. peronaeus und des M. triceps surae O-Beine und einen Pes equinovalgus. Der laterale Malleolus fehlt.

III. Hüftprobleme

A. Retroversion des Femur-
   kopfs

Sie ist viel seltener als die Anteversion. Folgen sind eine eingeschränkte Innenrotation und eine exzessive Außenrotation in der Hüfte.

B. Schlaffe Lähmung der In-
   nenrotatoren der Hüfte

C. Physiologische Außenrotation des Hüftgelenks

Neugeborene, deren Beine intrauterin gekreuzt waren, haben eine Kontraktur der Hüfte in außenrotierter Stellung. Bei gestreckten Beinen zeigen die Zehen nach außen. Die Innenrotation der Hüfte ist eingeschränkt. Mit dem Alter verschwindet die Fehlstellung spontan.

D. Malposition des Azetabu-
   lums

Das Azetabulum zeigt nach hinten und führt es so zu einer Außenrotation des Beines.

96   Zehengang

Dieses Gangbild kann auf eine der folgenden Störungen hinweisen:

I. Physiologische Ursachen

A. Normalvariante	Kleinkinder gehen oft 3–6 Monate nach den ersten Schritten auf den Zehen. Gelenkbeweglichkeit, Reflexe und Entwicklung sind normal.
B. Angewohnheit	Die Kinder gehen immer wieder einmal auf den Zehen. Dorsalflexion des Fußes, Patellarsehnenreflexe und Muskeltonus sind normal.
C. Autismus	Fehlen von zwischenmenschlichen Beziehungen, Perseveration und eine verzögerte Sprachentwicklung sind charakteristische Merkmale dieser Störung.

II. Krankheiten mit einer verkürzten Achillessehne

A. Spastische Zerebralparese	Dies ist die häufigste Ursache eines pathologischen Zehengangs. Abhängig von der Art der Zerebralparese ist die Ganganomalie ein- oder beidseitig vorhanden. Begleitzeichen sind Hyperreflexie, eingeschränkte Dorsalflexion des Fußes, ein erhöhter Muskeltonus und meist eine motorische Entwicklungsverzögerung.
B. Angeborene Verkürzung der Achillessehne	Bei gestrecktem Knie befinden sich die Füße in Spitzfußstellung. Um mit flachen Füßen zu stehen, müssen die Knie gebeugt werden. Reflexe, Muskeltonus und allgemeine Entwicklung sind normal.
C. Spätinfantiler Maltasemangel (M. Pompe II)	Es gibt nur wenige Patienten mit dieser Störung. Sie sind in den ersten Lebensjahren unauffällig. Dann entwickelt sich eine langsam fortschreitende Muskelschwäche. Die Symptomatik erinnert an eine Muskeldystrophie Typ Duchenne. Der M. gastrochemicus und M. deltoideus sind derb elastisch. Das Gower-Zeichen ist positiv. Die Kontraktur der Achillessehne führt zum Zehengang.

D. Phosphoglukomutase-
mangel (M. Thomsen)

Die Achillessehnen sind verkürzt und die Wadenmus-
keln verdickt. Bei einem Patienten wurden Anfälle
supraventrikulärer Tachykardie im frühen Säuglingsalter beschrieben.

E. Spinozerebelläre Degeneration

Bei Schulkindern treten Ganganomalien auf, später
Spastik der unteren Extremität und Ataxie vor allem
der oberen Extremität.

III. Krankheiten mit einer verkürzten Extremität

A. Einseitige Hüftluxation

Das Kind kompensiert die Beinverkürzung durch
einseitigen Zehengang. Die Beweglichkeit der betroffenen Hüfte, vor allem die Abduktion ist eingeschränkt. Das Trendelenburgsche Zeichen ist positiv.

B. Dysraphische Störungen

Lipome der Cauda equina führen zu Enuresis, Fußdeformitäten oder einer Verkürzung des Beines. Diastematomyelie sollte bei Hautveränderungen über der
Wirbelsäule wie Haarbüschel, Pigment, Hautgrüb-
chen oder Sinus in Betracht gezogen werden. Klumpfuß oder ein verkürzter Unterschenkel kommen vor.

IV. Myopathien

A. Muskeldystrophie Typ
Duchenne

Die Patienten gehen früh auf den Zehen. Aufgrund
der X-chromosomalen Vererbung sind nur Jungen
betroffen. Pseudohypertrophie der Waden, Gower-
Zeichen und erhöhte CPK-Spiegel weisen auf die
Diagnose.

B. Virale Myositis

Waden- und Oberschenkelschmerzen bei einer Influ-
enza-Infektion werden durch Zehengang kompensiert.

C. Myotone Dystrophie

Schwäche und Muskelatrophie können in jedem Alter
beginnen. Ptosis und Atrophie der Gesichtsmuskulatur treten früh auf. Myotonie ist charateristisch.

97   Knick-Senkfüße

Wichtig ist die Unterscheidung zwischen ausgleichbaren und kontrakten Knick-Senkfüßen. Erstere sind durch Bänderschwäche verursacht. Kontrakte Knick-Senkfüße sind selten, ihre Ursachen meist leicht zu erkennen.

I. Ausgleichbare Knick-Senkfüße

A. Fettpolster

Das Fettpolster unter der medialen Fußwölbung kann zur Fehldiagnose Plattfuß führen. Es verschwindet in den ersten 2 bis 3 Lebensjahren. Es ist keine Therapie, nur eine Aufklärung der Eltern nötig.

B. Bänderschwäche

Das Ausmaß normaler Gelenkbeweglichkeit ist variabel und familiär bedingt. Die meisten Menschen mit Bänderschwäche haben überstreckbare Gelenke. Ohne Belastung ist ein Fußgewölbe vorhanden, das im Stand jedoch verschwindet. Durch die Dehnung der Bänder tendiert der Fuß zur Pronation. Dieser Zustand macht bei Kindern praktisch nie Beschwerden, eine Therapie ist nicht nötig. Andere Gelenke können ebenso überstreckbar sein. Auch andere Familienangehörige haben häufig Knick-Senkfüße oder andere Zeichen einer Bänderschwäche.

C. Akzessorisches Os naviculare

Dieser zusätzliche Knochen kann als knöcherne Prominenz unter dem Fußgewölbe getastet werden und zu einem Verlust des Fußgewölbes führen. Schmerzen können an der medialen Seite des Fußes auftreten, oft durch eine Bursitis über dem Knochenvorsprung und entlang der Sehne des M. tibialis post.

D. Hackenfuß

Bei dieser Deformität des Säuglings wird der Fuß in Dorsalflexion gehalten und täuscht einen Knick-Senkfuß vor. Der Fuß ist beweglich, die Fehlstellung kann leicht korrigiert werden.

II. Fixierte Knick-Senkfüße

A. Vertikaler Talus (Wiegenkufenfuß)

Die Fersen zeigen nach unten, der Vorderfuß ist dorsoflektiert. Der vertikale Talus kommt bei Arthrogrypose, Meningomyelozelen oder Trisomie 18 vor.

B. Verkürzte Achillessehne

Durch die Kontraktur des M. triceps surae ist eine Dorsalflexion über 90° nicht möglich. Hyperreflexie und Kloni der Wadenmuskulatur kommen vor. Die Kinder laufen auf den Zehen. Dieser Zustand wird vor allem bei Kindern mit einer Zerebralparese und seltener bei epiduralen Spinaltumoren gefunden.

C. Verschmelzung der Fuß-
wurzelknochen

Eine Fusion der Tarsalknochen kommt durch angeborene Spangen, vor allem zwischen Calcaneus und Naviculare zustande. Leitsymptom ist das Fehlen einer subtalaren Beweglichkeit. Erst in der Adoleszenz treten evtl. Fußschmerzen beim Gehen auf.

D. Tiefer Ansatz des
M. soleus

Eine kurze Achillessehne kann durch einen abnormal tiefen Ansatz des M. soleus bedingt sein, der palpiert werden kann.

Raynaud-Phänomen nennt man die anfallsweise Verfärbung der Extremitäten, meist nach Kälteexposition oder emotionalem Streß. Akrozyanose ist eine dauerhafte Blaufärbung der Hände und Füße, die dabei kalt sind und evtl. gleichzeitig schwitzen. Blässe und Beschwerden kommen bei Raynaud-Phänomen vor und fehlen bei der Akrozyanose.

Neuere Untersuchungen mit immunologischen und arteriographischen Methoden weisen darauf hin, daß zwischen dem M. Raynaud und dem Raynaud-Phänomen fließende Übergänge bestehen. Auch andere Krankheiten führen zu Verfärbungen der Extremitäten. Ihre Erkennung ist für Prognose und Therapie wichtig.

I. Akrozyanose

Die Akrozyanose kann nach Kälteexposition auftreten, während des ganzen Winters, in einigen Fällen sogar im Sommer persistieren. Leichte Hyperästhesie kann vorhanden sein, trophische Störungen der Finger und Zehen fehlen. Die Farbveränderung ist immer symmetrisch.

A. Vorübergehende
    Akrozyanose
D. Infektiöse Mononukleose   Kälteinduzierte Akrozyanose ist beschrieben worden.
E. Sympathomimetika

II. Perniosis

Diese Störung ist gekennzeichnet durch eine persistierende bläuliche oder livide Verfärbung der Extremitäten. Sie kommt häufig in feuchtkaltem Klima vor; wärmeres und trockeneres Klima kann zur Besserung führen. Betroffen sind meist junge Mädchen. Die Verfärbung blaßt auf Druck ab. Begleitsymptome sind teigige Schwellung, Knötchen, schwerer Juckreiz oder Brennen. In schweren Fällen bilden sich subepidermale Blasen.

III. Raynaud-Phänomen

Anfälle von Blässe, Zyanose und schmerzhafter Rötung bei Wiedererwärmung treten nach Kälteexposition und emotionalem Streß auf.

A. M. Raynaud

B. Sekundäres Raynaud-
    Phänomen

1. Kollagenosen
    a) Sklerodermie

    b) Systemischer Lupus
        erythematodes
    c) Rheumatoide
        Arthritis
    d) Dermatomyositis

    e) Periarteriitis

    f) Mixed connective
        tissue disease
    g) Sjögren-Syndrom

2. Blutkrankheiten
    a) Kälteagglutinine

    b) Kryoglobinämie

Diagnostische Kriterien sind:
(1) Raynaud-Phänomen durch Kälte oder Streß. (2) Bilaterales Auftreten, (3) Fehlen einer Gangrän, (4) Ausschluß jeder anderen Ursache und (5) eine über 2jährige Dauer. Die Erkrankung tritt häufiger bei Frauen auf, die Hände sind häufiger betroffen als die Füße. In einem Viertel der Fälle entwickeln sich trophische Störungen der Finger.

Als Ursachen sind u. a. Immunkomplex-Vaskulitiden, Vasospasmus und wenig verstandene arterielle Verschlußstörungen diskutiert worden. Es braucht nicht symmetrisch aufzutreten.

Ein Raynaud-Phänomen tritt in den meisten Fällen auf, in der Hälfte der Fälle als erstes Symptom. Die Läsionen sind schmerzhaft.

Arthralgie oder Arthritis, Exantheme, Haarverlust und andere systemische Symptome sind Hinweise. Gelenkbefunde stehen meist im Vordergrund des klinischen Bildes.

Muskelschwäche, Schmerzen und Hautveränderungen weisen auf die Diagnose.

Fieber, Krankheitsgefühl und multiforme Exantheme treten auf.

Es sind Symptome mehrerer Kollagenosen vorhanden.

Arthritis, trockene Augen und Mund und rezidivierende Parotisschwellungen sind Hinweise.

Sie können gelegentlich eine Akrozyanose hervorrufen, vor allem bei viralen Infektionen und Mykoplasmapneumonie. Die Erythrozyten agglutinieren in den kälteren Akren. Der Prozeß geht mit der Infektion vorüber. Er ist chronisch, wenn er mit Tumoren einhergeht. Eine hämolytische Anämie kommt vor.

Viele Erkrankungen führen zur Bildung monoklonaler oder polyklonaler Immunglobuline. Es kommt dabei zu Kälteempfindlichkeit, Raynaud-Phänomen und peripheren Gefäßverschlüssen nach Kälteexposition. Chronische Infektionen, Kollagenosen und Tumoren können die Ursache sein. Eine sehr niedrige Blutkörperchensenkungsgeschwindigkeit und Rollenbildung der Erythrozyten im Blutausstrich weisen auf eine Kryoglobinämie oder auf Kälteagglutinine als Ursache hin.

c) Kryofibrinogen-
ämie

Ein in Kälte ausfallendes Protein ist im Plasma, nicht aber im Serum vorhanden. Ursachen sind akute Bronchiolitis beim Säugling, Pneumokokkenpneumonie und Meningitis, Kollagenosen und Malignome. Hinweissymptome sind Kälteintoleranz oder Thrombosen bei schweren Grunderkrankungen.

3. Thorax-Outlet-
Syndrom

Halsrippen, M. scalenus ant. oder die Klavikula können Durchblutungsstörungen in einer Extremität oder einigen Fingern durch Zug oder Druck der A. subclavia oder den Plexus brachialis hervorrufen. Die Beschwerden nehmen durch Hals- und Schulterbewegungen zu.

4. Vergiftung

Blei-, Arsen- oder Ergotaminvergiftungen lösen ein Raynaud-Phänomen aus.

5. Berufskrankheit

Akrozyanose als Berufskrankheit ist bei Kindern natürlich selten. Sie kommt vor bei Pianisten, Sekretärinnen oder bei der Arbeit mit einem Luftdruckhammer.

6. Chronische arterielle
Verschlußkrankheit

Kinder erkranken nicht. Arterielle Verschlußkrankheit oder Thrombangitis obliterans betreffen die Extremitäten meist asymmetrisch, oft führen sie zum Gangrän.

7. Verschiedene
Ursachen
a) Phäochromozytom

Raynaud-Phänomen kann vorkommen. Diagnostisch entscheidend sind Nausea, Erbrechen, Schwitzen, Kopfschmerzen, Polyurie und Polydipsie, Hypertonus und Gewichtsverlust.

b) Primärer pulmona-
ler Hochdruck

Das Raynaud-Phänomen ist selten Teil einer allgemein veränderten arteriellen Reaktion.

c) Sudecksche
Dystrophie

Dieses seltene Phänomen folgt einer Verletzung oder Operation. Vasospasmen und Schmerzen treten auf. Gewöhnlich ist nur eine Extremität betroffen.

d) Orale Kontrazep-
tiva

Teil 14   Nervensystem

4 bis 8% aller Kinder haben bis zum Erwachsenenalter einen oder mehrere Krampfanfälle. Krampfanfälle können fokal oder generalisiert sein, es gibt motorische und sensorische Anfälle und Anfälle von Verhaltens- oder autonomen Störungen. Als Epilepsie bezeichnet man ein chronisches Krampfleiden. In diesem Kapitel sind die Krampfanfälle nach Manifestationsalter und Häufigkeit geordnet. Ein Abschnitt befaßt sich mit anfallsähnlichen Zuständen.

I. Neugeborene und Säuglinge

A. Stoffwechselbedingte
    Anfälle

    1. Hypokalzämie   Hypokalzämie ist die häufigste Ursache neonataler Krampfanfälle. Die Krampfanfälle sind fokal oder generalisiert tonisch-klonisch. Für die Krampfanfälle am 3. oder 4. Lebenstag mit verantwortlich ist der hohe Phosphatgehalt der Milch. Die Hypokalzämie ist jedoch wesentlicher Ausdruck der noch unreifen Parathyreoideafunktion und nur selten durch mütterlichen Hyperparathyreoidismus, idiopathischen neonatalen Hypoparathyreodismus oder ein DiGeorge-Syndrom verursacht.

    2. Hypoglykämie   Hypoglykämie wird u. a. durch perinatalen Streß, Hyperviskosität oder mütterlichen Diabetes mellitus hervorgerufen.

    3. Hypomagnesiämie   Tetanie, Krämpfe und Hypokalzämie sind charakteristisch.

    4. Hyponatriämie   Ursache kann die Infusion exzessiver Mengen hypotoner Flüssigkeit an die Mutter oder eine inadäquate Ausschüttung von antidiuretischem Hormon beim Kind sein.

    5. Hypernatriämie   Diarrhoe mit exzessivem Wasserverlust oder Salzvergiftung kommen ursächlich in Frage.

    6. Aminoazidopathien   Früh einsetzende Krampfanfälle, Apathie und Erbrechen weisen auf Störungen des Aminosäurestoff-

	wechsel hin. Viele gehen mit einem erhöhten Blutammoniakspiegel einher. Phenylketonurie, Ahornsirupkrankheit und Argininbernsteinsäurekrankheit sind einige Beispiele.
7. Galaktosämie	Gelbsucht, Diarrhoe und Erbrechen lassen an eine Galaktosämie denken. Der Urin sollte auf reduzierende Substanzen untersucht werden.
B. Geburtstrauma	Krampfauslösend sind eher ischämische Insulte und Hypoxie als mechanische Verletzungen des Gehirns.
1. Intrakranielle Blutungen	
a) Subduralblutung	Eine gespannte Fontanelle, Retinablutungen und eine zunehmende Vergrößerung des Kopfes weisen auf eine subdurale Blutung hin.
b) Subarachnoidalblutung	Mit den Krämpfen sind apnoische Anfälle und Blässe verbunden.
c) Parenchymatöse Blutung	Intraparenchymatöse Blutungen finden sich häufiger bei ausgetragenen Neugeborenen.
d) Intraventrikuläre Blutung	Unreife, spontan geborene Kinder sind am häufigsten betroffen.
2. Perinatale Anoxie	Anoxie führt zu intrazerebralen kapillären Blutungen, Hirnödem und Krampfanfällen.
C. Infektionen des Zentralnervensystems	
1. Bakterielle Infektionen	Sepsis und Meningitis äußern sich beim Neugeborenen unspezifisch. Beim leisesten Verdacht sind entsprechende Untersuchungen einschließlich einer Lumbalpunktion vorzunehmen.
2. Virale Infektionen	Angeborene und erworbene Virusinfektionen können sich in Krampfanfällen äußern, zum Beispiel bei Herpes simplex, Röteln, Zytomegalie oder Coxsackie-Virusinfektionen.
3. Andere Infektionen	
a) Syphilis	
b) Neugeborenentetanus	
c) Toxoplasmose	
D. Angeborene Hirnfehlbildungen	Chromosomenaberrationen, intrauterine Exposition teratogener Substanzen, Infektionen usw. führen zu primären und sekundären Fehlbildungen des Gehirns.
1. Holoprosenzephalie	Hypotelorismus, Mikrozephalie und Mittelliniendefekte des Gesichts weisen klinisch auf die Diagnose.

2. Porenzephalie
3. Hydrozephalus

E. Medikamente und Chemikalien

   1. Entzugssyndrom

   2. Vergiftung

F. Entwicklungsdefekte

   1. Incontinentia pigmenti

   2. Sturge-Weber-Syndrom

   3. Tuberöse Hirnsklerose

   4. Linearer Naevus sebacaeus-Syndrom

G. Verschiedene Ursachen

   1. Übertragung

   2. Präeklampsie
   3. Kernikterus

   4. Hyperviskosität

   5. Pyridoxinabhängigkeit oder -mangel

H. Unbekannte Ursachen

Es handelt sich um zystische Hirngewebsdefekte.

Hyperexzitabilität, Tachypnoe, Erbrechen, Diarrhoe, Schwitzen und schriller Schrei weisen vor allem bei Früh- und Mangelgeborenen auf ein Entzugssyndrom.

Krampfanfälle können durch intravenöse Injektion von Medikamenten wie Penicillin oder durch die Absorption von Hexachlorophen durch die Haut ausgelöst werden. Versehentliche Injektion von Anaesthetika in die Kopfhaut des Kindes während der Geburt ist eine weitere seltene Ursache.

Krampfanfälle kommen bei dieser für Knaben in utero letalen Krankheit vor. Hautveränderungen wie Bläschen und verruköse Läsionen, oft in einer linearen Verteilung, später wirbelförmig angeordnete Pigmenteinlagerungen erlauben die Diagnose.

Eine portweinähnliche Färbung des Gesichts im Versorgungsgebiet des R. ophthalmicus kann mit ipsilateraler, zerebraler Angiomatose und Krampfanfällen einhergehen.

Das früheste Zeichen sind depigmentierte Hautflekken (white spots).

Jede lineare makulöse oder papulöse Hautläsion, vor allem am Kopf, weist auf diese Form der neuroektodermalen Dysplasie hin.

Übertragene Neugeborene haben aus unterschiedlichen Gründen, z. B. Hypoglykämie, gehäuft Krampfanfälle.

Symptome sind schwerer Ikterus, Hyperexzitabilität, ein schriller Schrei und Opisthotonus.

Verminderte intrazerebrale Blutströmungsgeschwindigkeit und Hypoglykämie können Krampfanfälle auslösen.

Pyridoxinmangelkrämpfe sprechen auf probatorische intravenöse Gaben von Vitamin B_6 an.

In 25% bis 33% der Fälle wird keine Ursachen für die Krampfanfälle gefunden.

II. Säuglingsalter

A. Fieberkrämpfe

Fieberkrämpfe sind die häufigste Ursache von Krampfanfällen bei Kindern zwischen 9 Monaten und 5 Jahren. Wichtig ist die Unterscheidung zwischen einfachen und komplizierten Fieberkrämpfen. Diagnostische Kriterien für einen unkomplizierten Fieberkrampf sind:
1. Anfall im Fieberanstieg, 2. Anamnestisch kein Zerebralschaden, keine neurologischen Ausfälle, keine nichtfebrilen Anfälle, 3. Fehlen fokaler Symptome, 4. Dauer nicht länger als 20 Minuten, 5. Fehlen von Hinweisen auf entzündliche, neoplastische und andere zerebrale Erkrankungen.

B. Intrakranielle Geburtsverletzung
  1. Perinatale Hypoxie oder Anoxie
  2. Intrakranielle Blutung

Krampfanfälle setzen manchmal erst nach der Neugeborenenperiode ein.

C. Angeborene Hirnfehlbildungen

Die Krampfanfälle treten möglicherweise erst im Säuglingsalter auf. Morphologische Defekte, psychomotorische Retardierung, neurologische Ausfälle geben diagnostische Hinweise.

D. Infektionen
  1. Bakteriell
  2. Viral

Zum Beispiel Meningitis und Hirnabszesse.
Virale Meningitis oder Enzephalitis gehen mit Krampfanfällen einher. Bei einigen angeborenen Infektionen treten sie erst später auf.

  3. Andere
    a) Röteln
    b) Shigellose
    c) Tuberkulöse Meningitis
    d) Protozoen

Toxine können Krampfanfälle auslösen.

Z. B. Toxoplasmose, selten andere.

E. Vergiftungen
  1. Schwermetalle

Krampfanfälle treten bei Blei-, Quecksilber- und Thalliumvergiftungen auf.

  2. Medikamente

Amphetamine, Kampher, Hexachloraphen und Krätzemittel lösen Krämpfe aus.

  3. Andere

Organophosphate und Kohlenwasserstoffe sind Krampfgifte.

4. Impfung

Krampfanfälle können als Reaktion auf das Pertussistoxin auftreten.

F. Metabolische Ursachen

1. Hypoglykämie

Die Bestimmung der Blutglukose gehört zum diagnostischen Repertoire bei jedem ersten Krampfanfall. Nach Nahrungsverweigerung kommt es gelegentlich zu Hypoglykämie und Ketoazidose.

2. Hyponatriämie

Wasserintoxikation oder inadäquate Ausschüttung von antidiuretischem Hormon können eine Hyponatriämie verursachen.

3. Hypernatriämie

Hypertone Dehydratation durch Gastroenteritis und bei Diabetes insipidus oder versehentliche Kochsalzgaben führen zu Hypernatriämie. Die Krampfanfälle treten meist nach Rehydratation auf.

G. Trauma

1. nach Commotio

Posttraumatische Krampfanfälle sind nicht selten.

2. Subduralblutung
3. Kindesmißhandlung

Hämatome, andere äußere Verletzungsspuren, Frakturen und Retinablutungen lassen an eine Kindesmißhandlung denken.

4. Anoxie

Krampfanfälle treten nach Anoxie auf.

H. Angeborene Stoffwechselstörungen

Krampfanfälle können sich in der Neugeborenenperiode oder später in der Kindheit entwickeln.

1. Aminoazidopathien
2. Organische Azidopathien
3. Neurodegenerative Erkrankungen

Metachromatische Leukodystrophie, M. Tay-Sachs, Gangliosidosen und andere Speicherkrankheiten, Menkes-Syndrom, Lowe-Syndrom und v. a. m. werden anhand anderer Befunde diagnostiziert.

I. Neurokutane Erkrankungen

Die Untersuchung der Haut läßt Rückschlüsse auf eine Erkrankung des Zentralnervensystems zu.

1. Tuberöse Sklerose
2. Incontinentia pigmenti
3. Sturge-Weber-Syndrom
4. Linearer Naevus sebacaeus
5. Neurofibromatose

J. Verschiedene Ursachen

1. Intrakranielle Blutungen

Blutungen treten bei arteriovenösen Fehlbildungen, bei schwerer Thrombozytopenie oder seltener bei Gerinnungsstörungen auf.

2. Postinfektiös

Eine Fokus hypersynchroner Aktivität kann das Ergebnis einer bakteriellen Meningitis oder einer Virusenzephalitis sein.

3. Tumoren

K. Unbekannte

Oft ist die Ursache der Krampfanfälle unbekannt, vielleicht sind sie Ausdruck einer genetischen Disposition.

III. Kindheit

Die meisten Krampfanfälle im Kindesalter sind ,,idiopathisch".

A. Infektionen

1. Meningitis

Bakterielle Infektionen einschließlich der Tuberkulose führen zu Krampfanfällen.

2. Enzephalitis

3. Enzephalopathie

Infektionskrankheiten z. B. eine Shigellose können eine Enzephalopathie mit Krampfanfällen auslösen.

4. Hirnabszeß

5. Protozoen

An sie ist vor allem in außereuropäischen Ländern zu denken.

6. Tetanus

C. Genetische Prädisposition

Genetische Faktoren spielen vor allem bei primär generalisierten Epilepsien eine Rolle.

D. Trauma

1. Kopfverletzung

Posttraumatische Krampfanfälle treten zum Zeitpunkt der Verletzung oder Monate bis Jahre später auf.

2. Anoxie

3. Verbrennungskrankheit

Krampfanfälle können kurz nach der Verbrennung einsetzen.

4. Subduralblutung

5. Epiduralblutung

6. Spätfolgen

Krampfanfälle treten noch Monate bis Jahre nach einer Infektion, nach Trauma oder einem anoxischen Insult auf.

E. Vergiftung

1. Medikamente

Azetylsalizylsäure, Amphetamine, Antihistamine, Atropin, Aminophyllin, Penicillin, Narkotika und deren Derivate, Steroide oder trizyklische Antidepressiva lösen Krampfanfälle aus.

2. Schwermetalle

Blei-, Quecksilber- oder Thalliumvergiftungen äußern sich u. a. in Krampfanfällen.

3. Chemikalien	Organophosphate, Kohlenwasserstoffe, LSD und Phenzyklidine sind Krampfgifte.

F. Vaskuläre Ursachen

1. Hochdruckkrise	Krampfanfälle können Initialsymptom einer akuten Glomerulonephritis sein.
2. Subarachnoidalblutung	Zerebrale Aneurysmen können rupturieren. Nackensteifigkeit!
3. Hirnembolie	Embolien sind bei angeborenen Herzfehlern häufig, treten aber auch bei einer subakuten bakteriellen Endokarditis auf.
4. Thrombose	Zum Beispiel bei schwerer Dehydratation.
5. Sichelzellanämie	
6. Vaskulitis	Krampfanfälle treten im Rahmen einer Vaskulitis bei systemischem Lupus erythematodes auf.

G. Andere Ursachen

1. Reye-Syndrom	Die toxische Enzephalopathie folgt einem Virusinfekt, oft Influenza oder Varizellen. Erbrechen und später Krampfanfälle leiten zum Koma über.
2. Tumoren	Tumoren des Zentralnervensystems sind nicht selten die Ursache von fokalen Krampfanfällen.
3. Metabolische Störungen	Die bei den anderen Altersgruppen aufgeführten Ursachen kommen im Kindesalter seltener vor, am ehesten noch Hyponatriämie und Hypoglykämie.
4. Subakute sklerosierende Panenzephalitis	Jahre nach einer Masern- oder Rötelinfektion treten Persönlichkeitsveränderungen, fokale Krampfanfälle und Myoklonien auf.

IV. Jugend

Die Ursache der meisten Krampfanfälle in dieser Altersgruppe ist unbekannt.

A. Trauma	Krampfanfälle treten akut oder als Spätfolge nach Traumen auf.
B. Infektion	Meningitis, Enzephalitis und Abszesse.
C. Genetische Disposition	
D. Medikamentenmißbrauch	
E. Tumoren	Tumoren sind für 2% der Krampfanfälle in dieser Altersgruppe verantwortlich.
F. Gefäßmißbildungen	
G. Andere aufgeführte Störungen	Die im vorangegangenen Kapitel aufgeführten Störungen spielen auch in dieser Altersgruppe eine Rolle.

V. Differentialdiagnose zerebraler Anfälle

A. Wegbleiben	Diese Episoden ereignen sich am häufigsten zwischen 6 und 36 Monaten. Sie werden durch Angst oder Ärger ausgelöst. Das Kind schreit, hält die Luft an und wird zyanotisch. Bewußtseinsverlust und einige klonische Zuckungen folgen. Bei vasovagalen Synkopen wird das Kind eher blaß als blau.
B. Synkope	Einfache Ohnmachtsanfälle sind kurz und gehen ohne postiktale Phase einher. Eine Amnesie wie bei Krampfanfällen besteht nicht.
C. Migräne	Kopfschmerzen, Sehbeschwerden, Nausea und Erbrechen, sowie eine positive Familienanamnese lassen an Migräne denken.
D. Hyperventilation	Dieses Phänomen kommt eher bei Jugendlichen vor. Die Extremitäten werden taub, Finger und Zehen gehen in Pfötchenstellung, Kopfschmerzen und Kurzatmigkeit treten auf.
E. Medikamente	Phenothiazin führt zu okulogyrischen Krisen, die oft mit Krampfanfällen verwechselt werden. Das Kind ist jedoch dabei wach.
F. Myoklonien	Eine oder mehrere Muskelzuckungen, vor allem beim Einschlafen, sind normal.
G. Tic	Die Bewegungen wiederholen sich stereotyp und betreffen immer die gleiche Muskelgruppe.
H. Pavor nocturnus	Die nächtlichen Erregungszustände werden manchmal mit Krampfanfällen verwechselt.
I. Hysterie	Auslösende Ereignisse und demonstrativer Charakter ermöglichen die Unterscheidung von Krampfanfällen.
J. Simulation	Ein vorgetäuschter Krampfanfall kann meist unschwer von einem echten unterschieden werden.
K. Spasmus nutans	Drei Komponenten kennzeichnen dieses Krankheitsbild: Kopfnicken, Seitneigen des Kopfes und Nystagmus. Es tritt bei Säuglingen auf und verschwindet im Schlaf.
L. Kardiale Rhythmusstörungen	Arrhythmien oder schwere Aortenstenose können mit kurzen Bewußtseinsverlusten einhergehen.
M. Masturbation	Bei kleinen Kindern kann Masturbation einen Krampfanfall vortäuschen. Die Kinder schaukeln, erröten und schwitzen. Sie wollen in dieser Phase nicht gestört werden.

N. Labyrinthitis

Schwindelanfälle können eine Epilepsie vortäuschen. Bei der gutartigen paroxysmalen Vertigo treten die Anfälle plötzlich auf. Das Kind ist blaß und ängstlich und versucht sich festzuhalten.

Koma – Bewußtseinsverlust und Reaktionslosigkeit auf äußere Reize – ist eine Notsituation, die eine sofortige Beurteilung der Ursache und eine schnelle Therapie erfordert, um Hirnschäden oder Tod zu verhindern. Eine Anamnese ist meist nicht möglich. Ein plötzlich einsetzendes Koma ist häufig durch Trauma, Vergiftung, Krampfanfälle oder eine intrakraniale Blutung verursacht.

In diesem Kapitel sind die möglichen Ursachen nach der Gedächtnishilfe AEIOU-TIPS geordnet:
- **A**lkoholvergiftung und Azidose
- **E**pilepsie, Enzephalopathie und Entzündungskrankheiten
- **I**nfektion
- **O**piate
- **U**rämie
- **T**rauma
- **I**nsulinüberdosis und Intoxikation
- **P**sychogener Schock
- **S**chock

Ein Abschnitt mit seltenen Ursachen des Komas ist angeschlossen.

A. Alkoholintoxikation	Kleine Kinder können versehentlich Alkohol in Mengen einnehmen, die ausreichen, um Stupor und Koma zu verursachen. Die Einnahme bei älteren Kindern und Jugendlichen erfolgt eher bewußt. Wichtig für die weitere Behandlung ist, (1) ob gleichzeitig eine Hypoglykämie vorliegt, (2) ob gleichzeitig andere Medikamente genommen wurden, die die Alkoholwirkung verstärken, (3) ob Mageninhalt aspiriert wurde, was zu Hypoxie und Aspirationspneumonie führen kann und (4) ob Methanol und nicht Äthanol getrunken wurde.
Azidose und Stoffwechselstörungen	Stoffwechselstörungen führen nur langsam zum Koma. Der vorangehende klinische Verlauf kann diagnostische Hinweise liefern.
1. Diabetes mellitus	Polyurie, Polydipsie, Gewichtsverlust, Dehydratation und ein fruchtiger Atemgeruch sind Symptome des nicht oder ungenügend behandelten Diabetes mellitus.

2. Dehydratation	Hyper- oder hypotone Dehydratation äußern sich in Krampfanfällen und Koma.
3. Hyperkapnie	Primäre Lungenerkrankungen oder neurologische Störungen führen zu Hyperkapnie und Koma.
4. Leberversagen	Jede schwere akute oder chronische Leberkrankheit kann zu Koma führen. Das Plasma-Ammoniak ist meist erhöht. Die Bewußtseinsstörung beginnt mit Verlangsamung, Veränderungen der Sprache und Schlaflosigkeit. Es folgen Schläfrigkeit, Verhaltensstörung und Verlust der Sphinkterkontrolle, dann Verwirrtheit und zuletzt Koma. Auslösende Faktoren sind Stickstoffüberladung, Flüssigkeits- und Elektrolytstörungen, Infektionen, Streß sowie Medikamente.
a) Reye-Syndrom	Nach Virusinfektionen (Influenza oder Varizellen) folgt ein freies Intervall. Dann beginnt das Kind zu erbrechen. Verwirrtheitszustände und Delir gehen oft dem zunehmenden Bewußtseinsverlust voraus.
b) Fulminante Hepatitis	
c) M. Wilson	
d) Alpha$_1$-Antitrypsinmangel	
e) Zystische Fibrose	
f) Biliäre Atresie	
g) Vergiftung	Vor allem Azetaminophen führt zu Koma.
5. Hypoglykämie	Siehe unter I: Insulinüberdosierung
6. Hypoxie	Zerebrale Hypoxie führt zu Koma. Ertrinkungsunfälle, Kohlenmonoxidvergiftung, Herzfehler und Lungenerkrankungen kommen ursächlich in Frage.
7. Wasserintoxikation	Inadäquate Ausschüttung von antidiuretischem Hormon tritt bei einer Reihe von Erkrankungen auf. Fehlerhaft zusammengesetzte Infusionslösungen haben den gleichen Effekt. Selten ist die Wasserintoxikation psychogen bedingt.
8. Elektrolytstörungen	
a) Hypernatriämie	
b) Hyponatriämie	
c) Kalzium	Hypo- und Hyperkalzämie kommen ursächlich in Frage.
d) Magnesium	Hyper- oder Hypomagnesiämie können die Ursache eines Komas sein.
9. Urämie	Die Schwere des Komas ist mit der Höhe des Serumstickstoffs schlecht korreliert.

10. Alkalose

Metabolische oder respiratorische Alkalose können Bewußtseinsveränderungen auslösen.

11. Angeborene Stoff-
wechselanomalien

Die meisten dieser Störungen beginnen früh im Leben mit Erbrechen, Krampfanfällen und Azidose.

a) Ahornsirupkrank-
heit

b) Methylmalonazid-
urie

c) Ketotische Hyper-
glyzinämie

d) Isovalerianazidurie

12. Endokrine Störungen

Koma ist selten.

a) M. Addison

b) Cushing-Syndrom

c) Adrenogenitales
Syndrom

Führende Symptome der Salz-Verlust-Form sind Dehydratation und Hyponatriämie.

d) Phäochromozytom

Hypertensive Enzephalopathie kann auftreten.

13. Hepatische Porphyrie

a) Akut intermittie-
rend

b) Porphyria variegata.

E. Epilepsie

Patienten können nach einem Anfall oder im Status epilepticus komatös sein.

Enzephalopathie

Metabolische Störungen und Infektionen führen zu Enzephalopathie und Koma. Oft wird die Ursache nicht gefunden.

I.   Infektionen

1. Meningitis

Jeder komatöse Patient sollte lumbalpunktiert werden. Vorsicht ist geboten, wenn Zeichen eines erhöhten Hirndrucks vorhanden sind.

a) Bakteriell

b) Viral

c) Pilze

d) Protozoen

e) Mykobakterien

2. Enzephalitis

Erreger sind Viren und Rickettsien.

3. Schwere systemische
Infektionen

Stupor oder Koma treten bei Pneumonie, Pyelonephritis und anderen schweren Infektionen auf.

4. Postinfektiöse oder pa-
rainfektiöse Enzepha-
lomyelitis

Virusinfekte verursachen entweder direkt oder durch eine Veränderung der Immunitätslage eine Enzephalomyelopathie. Auch Impfstoffe, vor allem Pertussis Toxoid, können eine solche Reaktion auslösen.

5. Hirnabszeß	Prodromi sind Fieber und Kopfschmerzen.
6. Subdurale oder epidurale Empyeme	
O. Opiate	Opiatüberdosierung aus Drogen oder Medikamenten führt zum Koma. Zur Diagnose können Opiatantagonisten probatorisch eingesetzt weeden.
U. Urämie	Dem Koma gehen andere neurologische Zeichen wie Tremor, Myoklonien, Krämpfe und eine Störung der Bewußtseinslage voraus. Die Schwere des Komas korreliert nicht mit der Höhe des Harnstoff-Blutspiegels.
T. Trauma	
1. Stumpfes Schädeltrauma	Nach einer Gehirnerschütterung ist die Bewußtseinslage für weniger als 24 Stunden gestört, nach einer Kontusion länger.
2. Subdurales Hämatom	Die Blutung kann akut sein oder schon länger bestanden haben.
3. Epidurales Hämatom	Nach dem initialen Bewußtseinsverlust durch das Trauma klart der Patient auf, trübt dann langsam wieder ein und entwickelt eine Halbseitensymptomatik.
4. Hitzschlag	Die Körpertemperatur liegt meist über 42° Celsius.
5. Hypothermie	Starke Unterkühlung führt zu Koma.
6. Elektrischer Schlag	Asystolie kann Koma verursachen.
7. Caisson-Krankheit	Gasembolien können das Gehirn schädigen.
8. Blutverlust	Durch Trauma oder Gerinnungsstörungen.
I. Insulinüberdosis und Hypoglykämie	Viele Krankheiten führen zum hypoglykämischen Koma, z. B. Insulinüberdosis beim Diabetes mellitus und mangelnde Nahrungszufuhr bei Infektionen oder beim Neugeborenen. Bei jedem komatösen Kind muß der Blutzuckerspiegel bestimmt werden.
Intoxikation	Vergiftungen müssen immer als mögliche Ursache eines akut einsetzenden Komas in Betracht gezogen werden. Infrage kommen u. a. Phenothiazine, Kohlenwasserstoffe, Organophosphate, Phencyclidin, Salizylate, Barbiturate, andere Sedativa und Antihistaminika. Die Bleienzephalopathie ist durch einen subakuten Verlauf mit Erbrechen, Kopfschmerzen und zunehmender Lethargie gekennzeichnet.
P. Psychogene Ursachen	Hysterische Nichtansprechbarkeit ist meist nur von kurzer Dauer. Diagnostisch wichtig ist die Anamnese.

S. Schock

Schock tritt bei vielen der in diesem Kapitel aufgeführten Krankheiten auf.

1. Vaskulär
    a) Subarachnoidalblutung

Trauma oder Ruptur eines Aneurysmas sind Ursachen von Blutungen. Nackensteifigkeit kann bei Kindern fehlen.

    b) Venenthrombose

Eine venöse Thrombose entsteht z. B. nach schwerer Dehydratation oder einer eitrigen Infektion der Nasennebenhöhlen, des Mittelohres oder des Mastoids. Periorbitale oder Kopfhautödeme mit dilatierten Gesichtsvenen geben diagnostische Hinweise.

    c) Arterielle Thrombose

Sie ist bei Kindern selten. Patienten mit einer Homozystinurie haben ein erhöhtes Thromboserisiko. Klinische Symptome sind Linsenluxation und geistige Retardierung.

    d) Intrazerebrale und intraventrikuläre Blutungen

Ursachen sind meist perinatale Asphyxie oder Trauma, bei älteren Kindern Gerinnungsstörungen.

    e) Hirnembolie

Hauptursache ist die subakute bakterielle Endokarditis. Hautembolien, Splenomegalie und Mikrohämaturie sind hinweisende Befunde.

    f) Akute infantile Hemiplegie

Charakteristisch ist ein Krampfanfall mit nachfolgendem Koma und Hemiparese.

2. Herzfehler

Jede Erkrankung mit einem verminderten Blutangebot an das Gehirn kann zu einem plötzlichen Bewußtseinsverlust führen.

    a) Kammerflimmern
    b) Adam-Stokes-Anfälle
    c) Aortenstenose

Verminderung des Herzminutenvolumens durch schwere Aortenstenose führt zu anfallsweisem Bewußtseinsverlust.

3. Arterielle Hypertonie

Eine hypertensive Enzephalopathie kann durch eine akute Glomerulonephritis, Phäochromozytom, Riley-Day-Syndrom oder Medikamentenintoxikation bedingt sein.

4. Neoplasien
    a) Hirntumor

Die häufigste Ursache eines akuten Bewußtseinsverlusts ist ein erhöhter intrakranieller Druck. Ein Koma tritt akut auf, wenn eine Blutung in den Tumor den Hirndruck plötzlich erhöht, entweder direkt durch

	die Raumforderung oder indirekt über eine Abfluß-behinderung des Liquors.
b) Metastasen	Wilms- und Ewing-Tumoren können in das Gehirn metastasieren.
c) Infiltrate in den Meningen	Finden sich bei akuter Leukämie.

101   Frühinfantile Muskelhypotonie

(Floppy infant-Syndrom)

Die generalisierte Muskelschwäche und Hypotonie des Neugeborenen und jungen Säuglings ist erworben oder angeboren. Zeichen der Hypotonie sind schwache Stimme, schwacher Saugreflex, herabgesetzte körperliche Aktivität und Ateminsuffizienz. Bei der Differentialdiagnose der Neugeborenendyspnoe ist immer an eine Hypotonie zu denken.

Viele Krankheiten, die vor allem nach dem 6. Lebensmonat zu Hypotonie führen, sind in Kapitel 91, Muskelschwäche, aufgeführt und fehlen hier. Dieses Kapitel beinhaltet nur die im ersten halben Jahr auftretenden Hypotonieformen.

I. Trauma

A. Prä- oder perinatale
   Anoxie
B. Hirnblutung
C. Rückenmarksverletzung

II. Infektionen

A. Sepsis   Erworbene Infektionen rufen schwere Schwächezustände hervor.

B. Angeborene Infektionen   Ursächlich kommen Syphilis, Toxoplasmose, Röteln, (STORCH-Komplex)   Zytomegalie und Herpes simplex in Frage. Poliomyelitis in utero ist eine Rarität.

III. Angeborene Stoffwechselstörungen

A. Hypothyreose
B. Ehlers-Danlos-Syndrom   Extreme Gelenküberstreckbarkeit kann den Eindruck einer Hypotonie erwecken.
C. M. Pompe   Ursache ist ein Mangel an Alpha-Glukosidase.
D. Osteogenesis imperfecta   Dysproportionierter Minderwuchs, weit offene Fontanellen mit Schaltknochen des Schädels und multiple Knochenfrakturen sind diagnostisch entscheidend.

E. Marfan-Syndrom

Arachnodaktylie und Gelenküberstreckbarkeit treten früh auf. Die Hypotonie ist manchmal recht ausgeprägt.

F. Zerebrohepatorenales Syndrom (Zellweger)

Weit offene Fontanellen, eine hohe Stirn, Hepatomegalie und überzählige Hautfalten am Hals sind charakteristisch. Manchmal erinnert das klinische Bild an ein Down-Syndrom.

G. Okulozerebrorenales Syndrom (Lowe)

H. Williams-Syndrom

Das Syndrom besteht aus einer idiopathischen Hyperkalzämie, supravalvulären Aortenstenose und einer charakteristischen Fazies mit Gedeihstörung, Stupsnase und langem Philtrum.

I. Pseudomangelrachitis

Der Verlauf ähnelt dem der schweren Vitamin D-Mangelrachitis mit Wachstumsretardierung, weit offenen Fontanellen, Muskelhypotonie, Hypokalzämie und in einigen Fällen Krampfanfällen. Der Erbgang ist autosomal rezessiv.

J. Generalisierte Gangliosidose

Grobe Gesichtszüge lassen an ein Hurler-Syndrom denken, aber die Symptome sind schon bei Geburt vorhanden. GM_1-Ganglioside werden in Leber, Milz und im Gehirn gespeichert. Der Erbgang ist autosomal rezessiv.

K. Fukosidose

Zunehmende Verlangsamung der Entwicklung und Muskelhypotonie beginnen bald nach der Geburt. Die Patienten werden später spastisch und sind geistig stark retardiert.

L. Mannosidose

Die Patienten können bei Geburt hypoton sein. Hepatosplenomegalie, Makroglossie, rezidivierende Infektionen und Linsentrübung treten später auf.

M. Infantiler Thiaminmangel

Die Symptome beginnen in den ersten 3 Lebensmonaten, wenn die Mutter zu wenig Thiamin zu sich genommen hat und der Säugling zu wenig aufnimmt. Anorexie, Erbrechen, Lethargie, Blässe, Ptosis, Ödeme an den Extremitäten und Herzfehler sind typische Befunde.

N. Hyperkalzämie

O. Hypokaliämie

P. Adenyldesaminasemangel

Es ist nicht klar, ob der Mangel dieses Muskelenzyms primär oder sekundär ist.

IV. Störungen des Aminosäurestoffwechsels

A.	Argininbernsteinsäure-azidurie	Klinische Merkmale sind schwere geistige Retardierung, Ataxie und Hypotonie. Das Haar ist brüchig mit knötchenförmigen Auftreibungen.
B.	Hyperlysinämie	Schwere geistige Retardierung, Muskelhypotonie und Bänderschwäche sind charakteristische Befunde.
C.	Pipekolatämie	Geistige Retardierung, Hepatomegalie und Hypotonie sind beschrieben worden.
D.	Nichtketotische Hyperglyzinämie	Gedeihstörung, apnoische Anfälle und Krampfanfälle treten in der Neugeborenenperiode auf. Überlebende sind psychomotorisch retardiert.
E.	Ahornsirupkrankheit	Gedeihstörung, Lethargie und Krampfanfälle beginnen früh. Betroffene Kinder sind hyper- oder hypoton.
F.	Propionyl-CoA Decarboxylasemangel	Nach reichlicher Proteinaufnahme kommt es zu Ketoazidose, Hyperglykämie und Hyperammonämie mit Erbrechen, Lethargie und Hypotonie.

V. Medikamente und Toxine

A.	Bilirubin	Hyperbilirubinämie kann zu einem Kernikterus führen. Frühzeichen sind Muskelhypotonie, Lethargie, schlechter Appetit und verminderte Aktivität. Die Hypotonie geht nach einigen Tagen oder Wochen in Spastik und Opisthotonus über.
B.	Magnesium	Die Hypermagnesiämie des Neugeborenen kann durch Magnesium verursacht sein, das der Mutter während der Wehen gegeben worden ist. Schwer betroffene Kinder sind schlaff und zyanotisch und müssen künstlich beatmet werden.
C.	Phenobarbital	Barbituratgaben an die Mutter führen selten zu Atemdepression und Schlaffheit des Neugeborenen.
D.	Botulismus	An Botulismus muß bei Säuglingen mit plötzlich einsetzender Muskelhypotonie, Lethargie, Verstopfung und Nahrungsverweigerung gedacht werden.
E.	Embryo-fetales Cumarin-Syndrom	Die Verabreichung von Cumarinderivaten während der Schwangerschaft verursacht beim Säugling Hypotonie, Entwicklungsverzögerung, Krampfanfälle, eine hypoplastische Nase und im Röntgenbild getüpfelte Epiphysen.

F.   Aminopterin   Einnahme während der Schwangerschaft führt zu
                                     schweren morphologischen Defekten des Säuglings,
                                     manchmal mit Hypotonie.

VI. Neuromuskuläre Störungen

A.   M. Werdnig-Hoffman

B.   Neonatale Myasthenie   Die passagere oder persistierende Myasthenie ist ge-
                                     kennzeichnet durch Ptosis, kraftlosen Schrei,
                                     Schluckschwierigkeiten und generalisierte Muskel-
                                     schwäche.

C.   Angeborene Myopathien   Die verschiedenen Typen können nur durch Muskel-
                                     biopsien unterschieden werden.

   1. Central core disease
   2. Nemalin Myopathie
   3. Angeborene Faser-
      typen-Dysproportion
   4. Myotubuläre Myopa-
      thie

D.   Myotone Dystrophie   Probleme der Neugeborenen sind Schwierigkeiten
                                     beim Schlucken und Saugen, Halbseitenlähmung des
                                     Gesichts, Ptosis und Arthrogryposis.

E.   Gutartige angeborene
     Muskelhypotonie

F.   Angeborene Muskel-   Schwere Muskelhypotonie mit Schwierigkeiten beim
     dystrophie   Schlucken und Saugen, Ptosis, dünnen Extremitäten
                                     und Gelenkkontrakturen sind häufig schon bei Ge-
                                     burt vorhanden.

G.   Hypotone Form der
     Zerebralparese

H.   Angeborene Ataxie und
     Choreoathetose

I.   Infantile neuroaxonale
     Dystrophie

J.   Angeborene Hypomyeli-   Die Säuglinge sind hypoton, inaktiv und haben tast-
     nisationsneuropathie   bar vergrößerte Nervenstränge.

K.   Polymyositis   Die Krankheit ist bei Säuglingen extrem selten.

L.   Déjérine-Sottas-Syndrom   Sie beginnt selten im Säuglingsalter. Typisch sind
                                     Schwäche, Hypotonie, verlangsamte motorische Ent-
                                     wicklung und Areflexie. Die Nervenbiopsie führt zur
                                     Diagnose.

VII. Syndrome mit Hypotonie

A. Down-Syndrom

B. Prader-Willi-Syndrom

C. Achondroplasie

D. Familiäre Dysautonomie — Das klinische Bild besteht aus Muskelhypotonie, Gedeihstörung, sowie Fehlen von Tränenfluß, Kornealreflex, Sehnenreflexen und Papillae fungiformes der Zunge.

E. Trisomie 13 — Diese Chromosomenaberration geht mit Muskelhypotonie, Lippen-Gaumen-Spalte, Mikrozephalie, Herzfehlern, Polydaktylie, Mikrophthalmie und Krampfanfällen einher.

F. Katzenschreisyndrom — Die Patienten sind meist hypoton. Ein katzenähnlicher Schrei, Hypertelorismus, Wachstumsretardierung, antimongoloide Lidspaltenachse und Mikrozephalie charakterisieren das klinische Bild.

G. Deletion des kurzen Arms von Chromosom 4 (4p-Syndrom) — Typische Symptome sind Hypertelorismus, eine breite oder hakenförmige Nase, Mikrozephalie, Asymmetrie des Kopfes, tiefsitzende Ohren und Hypotonie.

H. Deletion des langen Arms von Chromosom 18 (18q-Syndrom) — Abflachung des Mittelgesichts, Mikrozephalie, Hypotonie, lange Finger und Ohranomalien sind gewöhnlich vorhanden.

I. XXXXY-Syndrom — Häufige Symptome sind Hypogenitalismus, eingeschränkte Pronation im Unterarm, eingesunkene Nasenwurzel und Hypertelorismus. Ein Drittel der Patienten ist hypoton.

J. Marinesco-Sjögren-Syndrom — Das Syndrom ist gekennzeichnet durch zerebelläre Ataxie, Katarakt und Paresen. Hypotonie ist manchmal vorhanden.

K. Cohen-Syndrom — Hypotonie und Schwäche treten früh auf, Fettsucht später. Vorstehende obere Schneidezähne gehören zum klinischen Bild.

L. Stickler-Syndrom — Flaches Gesicht, Gaumenspalte, Myopie, Hypotonie, überstreckbare Gelenke und eine Arthropathie sind charakteristisch.

M. Langer-Giedion-Syndrom — Die Haut ist in der Neonatalperiode faltig und locker. Knollennase und multiple kartilaginäre Exostosen charakterisieren die Klinik.

N. Thanatophore Dyplasie — Charakteristisch sind dysproportionierter Minderwuchs, schwache fetale Bewegungen, Polyhydram-

		nion und Hypotonie. Die Patienten sterben kurz nach der Geburt.
O.	Coffin-Siris-Syndrom	Wachstumsretardierung, schütteres Haar, Muskelhypotonie, fehlende Nägel des 5. Fingers und Zehen sind die wichtigen Symptome.
P.	Rieger-Syndrom	Das autosomal dominant vererbte Krankheitsbild zeigt eine wechselnd schwere myotone Dystrophie mit Irisdysplasie und Zahnanomalien.

102   Ataxie

Der ataktische Gang ist gekennzeichnet durch Unsicherheit, Schwanken und breitbeinige, in jede Richtung taumelnde Bewegungen. Wenn primär Muskeln des Stammes betroffen sind, ist die Ataxie nicht so auffällig. Weil Säuglinge normalerweise eine schlechte Balance und schlecht kontrollierte Bewegungen haben, kann eine Koordinationsstörung bis zum Ende des ersten Lebensjahres unerkannt bleiben. Beim Säugling ist eine mit der Ataxie assoziierte Muskelhypotonie oft der einzige pathologische Befund.

Die Ataxieformen sind nach Manifestation und Verlauf geordnet. Eine kurzdauernde Ataxie läßt an toxische, infektiöse und neoplastische Ursachen denken. Entwickelt sie sich langsam, kommen Tumoren der Fossa posterior, aber auch eine Anzahl vererbter degenerativer Erkrankungen in Betracht. Eine nicht progrediente, chronische Ataxie wird durch angeborene Läsionen verursacht.

Die vier häufigsten Ursachen der Ataxie sind Intoxikation mit Diphenylhydantoin, akute zerebelläre Ataxie, infektiöse Polyneuritis und Tumoren der hinteren Schädelgrube.

I. Infektionen

A. Akute zerebelläre Ataxie	Typisch ist eine plötzlich auftretende schwere Stammataxie mit Tremor, Muskelhypotonie, skandierender Sprache, Photophobie, Kopfschmerzen und Nystagmus. Die Sehnenreflexe bleiben auslösbar. Ein Zusammenhang mit Infektionen durch Poliomyelitisviren, Echovirus 9, Influenzavirus, Varizellen und Mykoplasmen wird vermutet.
B. Ataxie bei Infektionen	Ataxie ist bei folgenden Infektionen beschrieben worden:

1. Mumps
2. Pertussis
3. Poliomyelitis
4. Infektiöse Mononukleose
5. Diphtherie
6. Coxsackie- und Echovirus
7. Röteln

8. Varizellen

9. Typhus

C. Meningitis

Ataxie tritt nicht selten während der Genesung von einer bakteriellen Meningitis auf; seltener zu Beginn der Erkrankung.

D. Akute febrile Polyneuritis (Guillain-Barré-Syndrom)

Im Verlauf dieser aufsteigenden Polyneuropathie kann eine Ataxie auftreten. Sie wird durch die fehlenden Sehnenreflexe von einer akuten zerebellären Ataxie unterschieden.

E. Fisher-Syndrom

Dieses Syndrom soll eine Variante der akuten febrilen Polyneuritis sein. Symptome sind Ataxie, Areflexie und Ophthalmoplegie.

F. Akute Labyrinthitis

Typisch ist der plötzliche Beginn von Schwindel, Übelkeit und Erbrechen. Ataxie kann vorkommen. Labyrinthprüfungen fallen normal aus.

G. Zerebellärer Abszeß

H. Akute virale Zerebellitis

II. Vergiftung

Ataxie kann nach Intoxikation mit Medikamenten und Metallen auftreten, von denen einige hier aufgeführt sind:

A. Alkohol

B. Antikonvulsiva

Diphenylhydantoin, Phenobarbital, Primidon, Carbamazepin und Clonazepam.

C. Blei, Thallium, Quecksilber

D. Antihistaminika

E. Tranquilizer

F. Sedativa

G. Gamma-Benzenhexachlorid (Lindan)

H. DDT

I. 5-Fluoruracil

J. Phenzyklidin

III. Neoplasmen

A. Tumoren der hinteren Schädelgrube

Tumoren können die Ursache einer sich langsam entwickelnden Ataxie sein. Man denkt an sie vor allem, wenn gleichzeitig Kopfschmerzen, Erbrechen und Papillenödem vorhanden sind. Nackensteifigkeit und „Schiefhals" sind Begleitsymptome. Das Medulloblastom kann auch eine akute Ataxie verursachen.

B. Neuroblastom

Eine akute zerebelläre Ataxie kann Symptom eines okkulten Neuroblastoms sein. Opsoklonus (unregelmäßige, zuckende Augenbewegungen) und Myoklonien können vorhanden sein. Andere Manifestationen des Neuroblastoms fehlen häufig.

C. Hirnstammtumoren

Zusätzlich zur Ataxie findet man häufig Hirnnervenausfälle.

D. Großhirn-Tumoren

Nur wenige Kinder mit Großhirntumoren haben eine Ataxie. Liegt sie vor, so wird der Tumor oft in die hintere Schädelgrupe fehllokalisiert.

E. Spinale Tumoren

Extramedulläre Tumoren führen zu Ataxie, Paresen, Spastik und sensiblen Ausfällen.

IV. Angeborene Störungen

A. Friedreichsche Ataxie

Frühzeichen sind Verlust des Vibrations- und Lagesinnes. Die distal betonten Paresen werden zwischen 7 und 13 Jahren offensichtlich. Die Sehnenreflexe fehlen. Hohlfuß und Kyphoskoliose sind häufig vorhanden. Die Patienten sterben meist mit etwa 20 Jahren. Der Erbgang ist autosomal rezessiv.

B. Ataxiateleangiectatica

Eine progrediente zerebelläre Ataxie beginnt meist zwischen 1 und 3 Jahren. Teleangiektasien, meist an den Konjunktiven und Ohrmuscheln, erscheinen später. Rezidivierende sinopulmonale Infekte werden gefunden. Die Sehnenreflexe sind vermindert und Dysarthrie kommt vor. Der Erbgang ist autosomal rezessiv.

C. Spinozerebelläre Degeneration

Gangstörungen mit Spastik und einer zunehmender Ataxie, die vor allem die obere Extremität betrifft, entwickeln sich im Schulalter. Die Patienten laufen auf den Zehen, haben einen breitbeinigen Gang und einen Hohlfuß.

D. Roussy-Levy-Syndrom

Diese Krankheit ist möglicherweise eine leichte und unvollständige Manifestation der Friedreich-Ataxie mit Muskelatrophie der Peronaeusgruppe.

E. Abetalipoproteinämie

Das erste Zeichen ist eine Steatorrhoe im ersten Lebensjahr. Progrediente Ataxie und Muskelschwäche entwickeln sich später. Im Blutausstrich fallen Akanthozyten auf.

F. Pelizaeus-Merzbacher-Syndrom (familiäre zentrolobäre Sklerose)

Diese X-chromosomal vererbte Krankheit ist gekennzeichnet durch eine langsame Entwicklung von Spastik, Ataxie, Intentionstremor, Choreoathetose und geistigem Verfall. Nystagmus kann im ersten Lebensjahr auftreten.

G. Marinesco-Sjögren-Syndrom

Symptome sind Kleinwuchs, Katarakt und geistige Retardierung. Der Erbgang ist autosomal rezessiv.

H. Ramsay-Hunt-Syndrom

Frühsymptome sind generalisierte Krampfanfälle, Myoklonien, Tremor und Ataxie. Die motorische Koordination wird schwierig. Die autosomal rezessive Krankheit manifestiert sich zwischen dem 8. und 17. Lebensjahr.

I. Akute intermittierende zerebelläre Ataxie

Bei einigen Familien ist ein plötzlicher Beginn der Ataxie mit Intentionstremor und Gangstörungen beschrieben worden.

J. Familiäre Kalzifizierung der Basalganglien

Diese Krankheit ist gekennzeichnet durch Krampfanfälle, unwillkürliche Bewegungen und abnehmende Intelligenzleistungen.

K. Ataxie, Retinitis pigmentosa, vestibuläre Anomalien, intellektueller Verfall

L. Zerebelläre Ataxie mit Taubheit, Anosmie, fehlender kalorischer Reaktion, fehlender Pupillenreaktion und Hyporeflexie

M. Familiäre Ataxie mit Makuladegeneration

N. Familiärer Intentionstremor, Ataxie und Lipofuszinose

O. Vererbte zerebelläre Ataxie, geistige Retardierung, Choreoathetose, Eunuchoidismus

P. Vererbte zerebelläre Ataxie mit Myotonie und Katarakt

Q. Olivopontozerebelläre Atrophie (Déjerine-Thomas-Atrophie)

Beginn der progredienten Ataxie mit Spastik, Ruhetremor und Dysarthrie meist im Erwachsenenalter. Der Erbgang ist autosomal dominant oder autosomal rezessiv.

R. Periodische Schwindelanfälle, Doppeltsehen und
Ataxie

Der Erbgang ist autosomal dominant.

S. Hinter- und Seitenstrang-
ausfälle, Nystagmus und
Muskelatrophie

T. Progrediente zerebelläre
Ataxie und Epilepsie

U. M. Déjerine-Sottas

Die peripheren Nerven sind verdickt palpabel. Die
Symptomatik umfaßt gestörte Pupillenreaktionen,
Nystagmus, Intentionstremor, skandierende Sprache
und Skoliose.

V. Biemond-Hinterstrang-
ataxie

Biemond hat eine Familie mit Ataxie nach progredienter Degeneration der Hinterstränge des Rückenmarks beschrieben.

W. Frühmanifeste, benigne
familiäre Chorea

Der Gang ist ataktisch. Der Erbgang ist autosomal
dominant.

V. Trauma

A. Contusio cerebri

Akute Ödeme des Kleinhirns und seltener des Fron-
talhirns können kurzdauernde Ataxie auslösen.

B. Sub- oder epidurales
Hämatom der hinteren
Schädelgrube

C. Hitzschlag

Langandauernde Hyperthermie kann zu Degeneration des Kleinhirns führen.

VI. Angeborene Störungen

A. Ataktische Form der Zerebralparese

Als Ursachen sind Fehlbildungen des Kleinhirns, perinatale Hirnschäden und Infektionen beschrieben
worden.

B. Kleinhirnagenesie oder
-hypoplasie

Symptome wie motorische Ungeschicklichkeit und
eine verzögerte Entwicklung werden meist schon im
ersten Lebensjahr beobachtet.

C. Dandy-Walker-Syndrom

Der obstruktive Hydrozephalus wird durch die angeborene Atresie der Foramina Luschkae und Magendii
verursacht. Das Kleinhirn atrophiert durch den größer werdenden 4. Ventrikel. Der Hydrozephalus do-
miniert das klinische Bild.

D. Hydrozephalus

Ein progredienter Hydrozephalus kann mit atakti-
scher Paraplegie einhergehen.

E. Arnold-Chiari-Fehlbil-   Verlagerung des Hirnstammes und der Kleinhirnton-
    dung   sille nach kaudal äußern sich manchmal in Ataxie.

F. Enzephalozele

G. Zerebelläre Dysplasie mit
    Mikro-, Makro- oder
    Agyrie

H. Platybasie   Diese Deformierung wird auch basiläre Impression
                               genannt. Die obere Halswirbelsäule wölbt die Schä-
                               delbasis ein.

I. Kraniovertebrale Anoma-   Ein okzipitalisierter Atlas, nicht fusionierter Dens
    lien   axis und eine akute oder chronische atlantoaxiale
                               Luxation können zu Symptomen ähnlich wie bei
                               Platybasie führen, mit Spastik, Paresen, Nacken-
                               schmerzen, Ataxie, Taubheitsgefühl und Schmerzen
                               in den Extremitäten.

VII. Metabolische Störungen

A. M. Niemann-Pick   Neurologische Symptome wie Myoklonien, akineti-
                               sche Krampfanfälle und Ataxie stehen im Vorder-
                               grund. Es findet sich eine kirschrote Makula. Manife-
                               station zwischen 2 und 4 Jahren.

B. Metachromatische Leuko-   Beim infantilen Typ beginnt die Ataxie zwischen 1
    dystrophie   und 2 Jahren, gefolgt von bulbären Ausfällen, Mus-
                               kelhypotonie, später Spastik. Kinder mit der juveni-
                               len Form entwickeln sich zunächst normal. Dann
                               treten progrediente Gangstörungen und Spastik auf.

C. Hypoglykämie   Das Kleinhirn kann durch häufige und schwere Hy-
                               poglykämien schon im 1. Lebensjahr geschädigt sein.

D. Argininbernsteinazidurie   Die Patienten fallen durch Krampfanfälle, intermittie-
                               rende Ataxie, Muskelhypotonie, Hepatomegalie und
                               gekräuseltes Haar auf.

E. Juvenile Form des   Zunehmende Hepatosplenomegalie, geistiger Verfall,
    M. Gaucher   zerebelläre Ataxie und Spastik sind charakteristische
                               Symptome des juvenilen M. Gaucher.

F. M. Refsum   Hauptsymptome sind Ataxie, Ichthyose und Retinitis
                               pigmentosa.

G. M. Hartnup   Anfälle von Ataxie sind von einem Pellagra-ähnlichen
                               Ausschlag, geistigen Ausfällen und Doppeltsehen be-
                               gleitet.

H. Pyruvatdecarboxylase-   Ataxieanfälle werden durch Fieber oder Streß ausge-
    mangel   löst.

I.   Ahornsirupkrankheit

Anfälle akuter Ataxie, Hyperexzitabilität und manchmal Koma treten intermittierend auf.

VIII. Hysterische Ataxie

Eine hysterisch bedingte Ataxie läßt sich meist durch Beobachtung und eine sorgfältige neurologische Untersuchung diagnostizieren.

IX. Gefäßstörungen

A.   Kleinhirnembolie
B.   Kleinhirnthrombose
C.   Hippel-Lindau-Krankheit

Angiome der Retina vergrößern sich während der Kindheit und können später Sehstörungen hervorrufen. Kleinhirnangiome führen selten vor dem dritten Lebensjahrzehnt zu Zeichen einer zerebellären Dysfunktion, wenn sie größer werden. Der Erbgang ist autosomal dominant.

D.   A.cerebellaris posterior Syndrom

X. Verschiedene Ursachen

A.   Multiple Sklerose

Die multiple Sklerose ist bei Kindern selten. Anfälle von Optikusneuritis, Ataxie oder einer regionalen Parästhesie lassen an diese Möglichkeit denken.

B.   Gutartige paroxysmale Schwindelanfälle im Kindesalter

Die Anfälle von Ataxie und Schwindel dauern nur Minuten. Die Ätiologie ist unbekannt.

C.   Zeckenenzephalitis

Ataxie ist ein Frühzeichen, rasch gefolgt von schwerer Muskelschwäche.

D.   Hypothyreose

Ataxie ist bei Erwachsenen mit Hypothyreose beschrieben worden.

E.   Anfallsleiden

Kinder können bei rasch aufeinanderfolgenden Absencen oder kleinen motorischen Anfällen ataktisch werden.

103   Chorea

Eine Chorea ist durch jähe, unwillkürliche und ungerichtete, manchmal zuckende Bewegungen des Stamms, der Extremitäten und des Gesichts gekennzeichnet. Sie ist bei Kindern selten. In diesem Kapitel sind die möglichen Ursachen in drei Kategorien unterteilt: Zerebralparese, seltene Krankheiten nach dem Säuglingsalter und sehr seltene Störungen.

I. Zerebralparese

Choreatiforme Bewegungen werden meist erst bemerkt, wenn das Kind gerichtete Bewegungen ausführt. Die oft gleichzeitig vorhandene Muskelhypotonie zeigt sich vor der Chorea.

II. Seltene Krankheiten

In dieser Gruppe sind häufigere, obwohl immer noch recht seltene Ursachen der Chorea aufgeführt.

A. Chorea minor (Sydenham)

Dies ist die häufigste Form einer erworbenen Chorea, trotz ihrer abnehmenden Inzidenz in Industrienationen. Obwohl die Ätiologie noch unbekannt ist, scheint ein Zusammenhang mit Streptokokkeninfektionen zu bestehen. Sie sind zum Zeitpunkt der Manifestation der Chorea oft nicht mehr nachweisbar. Die Bewegungsanomalien beginnen meist schleichend und nehmen in den folgenden Wochen zu. Frühzeichen werden oft als psychogene Störung fehlinterpretiert. Die Patienten können ihre Bewegungen nicht mehr kontrollieren und werden hyperkinetisch, emotional labil und oft hypoton.

B. Kernikterus

Bei überlebenden Kindern entwickelt sich nach einigen Jahren oft eine Choreoathetose. Die Neugeborenenanamnese ist zur retrospektiven Diagnose wichtig. Andere Symptome sind Taubheit, geistige Retardierung und vertikale Blicklähmung.

C. Systemischer Lupus erythematodes

Chorea ist selten Leitsymptom eines SLE. Die Zahl der Fälle mit Chorea scheint aber zuzunehmen.

D. Familiäre paroxysmale Choreoathetose

Diese seltene Krankheit ist gekennzeichnet durch eine akut auftretende Choreoathetose ohne Änderung der Bewußtseinslage. In den meisten Fällen dauern die

Bewegungen weniger als eine Minute; selten können sie bis zu mehreren Stunden anhalten. Die Anfälle werden durch körperliche Aktivität, Erschöpfung, Kaffee, Tee oder Alkohol ausgelöst. Sie soll eine Art Reflexepilepsie sein und spricht auf Antikonvulsiva an.

E.	Frühmanifeste benigne Athetose	Der frühe Beginn der Chorea kann die motorische Entwicklung beeinträchtigen. Der Gang ist ataktisch, die geistige Entwicklung normal. Der Erbgang ist autosomal dominant.
F.	Ataxia teleangiectatica	Obwohl die Rumpfataxie im Vordergrund steht, kommt in einigen Fällen eine schwere Choreoathetose hinzu.
G.	Chorea Huntington	Das durchschnittliche Manifestationsalter ist 35 Jahre. In der Kindheit beginnende Formen manifestieren sich oft mit Krampfanfällen. Die Chorea ist progredient mit geistigem Verfall, Psychose, Muskelhypotonie und Tod nach 5 bis 18 Jahren.
H.	M. Wilson	Lebersymptome stehen bei Kindern häufig im Vordergrund. Neurologische Symptome sind Haltungsfehler, Muskelhypertonie, Dystonie, Chorea, athetotische Bewegungen und Tremor. Der Erbgang ist autosomal rezessiv.
I.	Enzephalitis	Choreatiforme Bewegungen sind bei Enzephalitiden nach Röteln, Mumps, Varizellen und bei St. Louis-Enzephalitis beschrieben worden.
J.	Lesch-Nyhan-Syndrom	Chorea, Dystonie, Tremor und Athetose sind mit einer Tendenz zur Selbstverstümmelung verbunden. Der Serumharnsäurespiegel ist erhöht. Der Erbgang ist geschlechtsgebunden; es erkranken nur Knaben.
K.	Medikamente	Choreatiforme Bewegungen treten nach Überdosierung von Amphetaminen, Methylphenidat, Phenothiazin und Diphenylhydantoin auf, bei letzterem vor allem beim Abklingen der Intoxikation.

III. Sehr seltene Ursachen

Die Krankheiten in dieser Gruppe sind entweder sehr selten oder führen sehr selten zu einer Chorea.

A.	Angeborene Störungen: Progrediente Atrophie des Globus pallidum	Choreatiforme Bewegungen sind die Folge der Atrophie des Pallidums.
B.	Degenerative Störungen: M. Canavan	Symptome beginnen zwischen 2 und 4 Lebensmonaten. Neben einer Chorea finden sich Optikusatrophie,

Muskelhypotonie und Entwicklungsverzögerung. Der Kopfumfang nimmt etwa ab dem 6. Monat zu. Krampfanfälle und Spastik folgen.

C. Genetische Störungen

1. Dystonia musculorum deformans

Die Patienten leiden unter zwanghaft dystonen, windend-drehenden Bewegungen mit Opisthotonus.

2. Friedreichsche Ataxie

Die Patienten lernen verspätet Laufen. Ataxie, Sprachstörungen und mangelnde Koordination der Handbewegungen treten später auf.

3. Phenylketonurie

Einige Kinder zeigen extrapyramidale Bewegungen, die an eine Chorea denken lassen.

4. Incontinentia pigmenti

Lineare Bläschen und Pusteln mit nachfolgend verrukösen Läsionen und wirbelförmigen Hyperpigmentierungen weisen auf diese Diagnose.

5. M. Hallervorden-Spatz

Choreoathetose kommt gelegentlich vor. Im Vordergrund stehen allerdings ein zunehmender Rigor und Demenz. Der Erbgang ist autosomal rezessiv.

6. M. Pelizaeus-Merzbacher

Spastik, Ataxie, Intentionstremor, Choreoathetose und geistiger Verfall entwickeln sich allmählich. Der Erbgang ist X-chromosomal-rezessiv.

7. Abetalipoproteinämie

Steatorrhoe setzt im ersten Lebensjahr ein, progrediente Ataxie und Muskelschwäche entwickeln sich später.

8. M. Fabry

Initialsymptome sind Gewichtsverlust, Fieber, Gelenk- und Bauchschmerzen und brennende Schmerzen in den Extremitäten. Punktförmige Angiome auf Bauch und Skrotum kommen in später Kindheit hinzu. Der Erbgang ist X-chromosomal rezessiv.

9. Familiäre Mikrozephalie, Retardierung und Chorea

10. Chorea mit curvilinearen Körpern

Bei den beiden beschriebenen Kindern begann das Krankheitsbild im Alter von 6 und 7 Jahren mit Chorea, Krampfanfällen und geistigem Verfall.

11. Porphyrie

Die akute intermittierende Porphyrie beginnt meist in der Pubertät mit Bauchschmerzen, Erbrechen und Diarrhoe. Neurologische Symptome sind Krampfanfälle, periphere Neuropathie und Persönlichkeitsveränderungen.

D. Infektionen

Diphtherie, Pertussis, Typhus und Syphilis des Nervensystems sind als Ursachen einer Chorea beschrieben worden.

E. Endokrine Störungen
    1. M. Addison
    2. Hypoparathyreoidis-   Leitsymptom ist die Tetanie.
       mus

    3. Thyreotoxikose   Kurze, schnelle, unkoordinierte Zuckungen werden
                                 beobachtet.
F. Stoffwechselstörungen   Hypokalzämie, Hypoglykämie, Hypomagnesiämie,
                                 Hypernatriämie, Thiaminmangel und Mangel an Vit-
                                 amin B_{12} können zu Chorea führen.
G. Neoplasmen   Chorea ist als Begleitsymptom bei Kleinhirntumoren
                                 beschrieben worden.
H. Toxine   Chorea tritt gelegentlich bei Patienten mit einer aku-
                                 ten oder chronischen Kohlenmonoxidvergiftung,
                                 nach Einnahme von Isoniazid, Lithium, Quecksilber,
                                 oralen Kontrazeptiva, Reserpin, Scopolamin und
                                 Phenzyklidin auf.
I. Gefäßerkrankungen   Bei Purpura Schönlein-Henoch, Herzinfarkt und
                                 Sturge-Weber-Syndrom werden choreatiforme Be-
                                 wegungsstörungen gesehen.
J. Trauma   Verbrennungen können zu einer Enzephalopathie mit
                                 choreatiformen Bewegungen führen.
K. Verschiedene Ursachen
    1. Schwangerschaft   Die Chorea gravidarum ist möglicherweise eine Ex-
                                 azerbation der rheumatischen Chorea.

    2. Polyzythämie
    3. Hyperkinetisches   Die Hyperaktivität der motorisch agitierten Kinder
       Syndrom   kann choreatiform sein.
    4. Nävus unius lateralis   Anomalien von Zentralnervensystem und Skelett
                                 sind als Begleiterscheinungen dieser Hautkrankheit
                                 beobachtet worden.

Delirium ist eine Änderung der Bewußtseinslage mit Halluzinationen, Desorientierung und Sinnestäuschungen. Die Denkfähigkeit ist beeinträchtigt, die Urteilskraft eingeschränkt und das Verhalten irrational. Als Ursache kommen Stoffwechselstörungen, Infektionen und vor allem Medikamentenabusus in Frage.

I. Infektionen

A.	Akute systemische Infektionen	Hochfieberhafte virale oder bakterielle Infektionen führen zu deliranten Zustandsbildern.
B.	Infektionen des ZNS	Meningitis, Enzephalitis, Hirnabszesse und andere Infektionen des Zentralnervensystems sind nicht selten für delirante Zustände verantwortlich.
C.	Malaria	
D.	Syphilis	Neurosyphilis ist selten bei Kindern.
E.	Rocky Mountain Spotted Fever	Die Erkrankung beginnt mit Fieber, Kopfschmerzen, Muskelschmerzen und Schüttelfrost. Dann treten delirante Zustände mit Halluzinationen auf, schließlich das Exanthem.

II. Medikamente und Toxine

A.	Alkohol	Akute Intoxikationen und Entzug bei chronischem Alkoholismus führen zum Delir.
B.	Amphetamine	Tremor, trockener Mund, Tachykardie, Hyperaktivität und manchmal Hochdruck sind Zeichen eines Amphetaminabusus.
C.	Halluzinogene	LSD, Meskalin und Psilocybin erzeugen intensive Halluzinationen. Weitere Symptome sind Tremor, Mydriasis, Bauchschmerzen und Übelkeit.
D.	Phenzyklidin (Engelsstaub)	Tachykardie, Hyperreflexie, optische Halluzinationen, Hochdruck, Ataxie, Nystagmus und kleine oder normal große Pupillen lassen an die Einnahme von Phenzyklidin denken.
E.	Opiate	
F.	Marihuana, Haschisch	

G.   Antihistamine
H.   Phenothiazin, Atropin,
     Skopolamin
J.   Koffein
K.   Aminophillin
L.   Barbituratentzug
M.   Salizylate
N.   Kampher
O.   Blei, Arsen, Quecksilber
P.   Glukokortikoide
Q.   Organische Lösungsmittel

III. Stoffwechselstörungen

A.   Hypoglykämie
B.   Diabetische Ketoazidose
C.   Hyponatriämie   Eine Reihe von Erkrankungen führen durch eine
                            inadäquate Ausschüttung von antidiuretischem Hor-
                            mon zu Hyponatriämie mit deliranten Zuständen,
                            Lethargie und Krampfanfällen.
D.   Urämie   Erschöpfbarkeit, Unruhezustände und Konzentra-
                            tionsschwierigkeiten treten früh auf. Später kann es
                            zum Delir kommen.
E.   Azidose

IV. Psychosen   Delir und Halluzinationen sind bei Kindern mit Psy-
                            chosen seltener als bei Erwachsenen.

V. Störungen des Zentralnervensystems

A.   Kopftrauma   Delirium kann schweren Kopftraumen folgen.
B.   Migräne   Visuelle Halluzinationen kommen, wenn auch selten,
                           bei Migräne vor. Häufiger sind andere optische Er-
                           scheinungen wie Skotome, vorübergehende Erblin-
                           dung, verschwommenes Sehen und Hemianopsie.
C.   Erhöhter Schädelinnen- Kopfschmerzen, Erbrechen und Stauungspapille las-
     druck   sen an einen erhöhten Schädelinnendruck denken.
D.   Epilepsie   Geruchs- und visuelle Halluzinationen können Teil
                           einer präkonvulsiven Aura sein oder postiktal auftreten.
F.   Hirntumor
G.   Hirnembolie oder -throm-
     bose

H. Neurodegenerative
   Erkrankungen

VI. O₂-Mangel des Gehirns

A. Akuter Blutverlust
B. Schwere Anämie
C. Herzinsuffizienz
D. Hypoxie

Jede Hypoxie kann die Hirnfunktion beeinträchtigen und Halluzinationen, Desorientierung und andere Symptome des Delirs erzeugen.

VII. Verschiedene Ursachen

A. Erschöpfung
B. Dehydratation
C. Hitzschlag
D. Leberversagen

Die beginnende Leberinsuffizienz kündigt sich oft mit Bewußtseinsveränderungen, Desorientierung, Ruhelosigkeit, verwaschener Sprache und Delirium an. Tremor und Dezerebrationsstarre folgen.

E. Reye-Syndrom

Delirantes Verhalten entwickelt sich nach dem Erbrechen und leitet Stupor und Koma ein.

F. Insekten- und Spinnenstiche

Toxine können ein Delirium erzeugen.

G. Verbrennungsenzephalopathie
H. Chorea
I. Systemischer Lupus erythematodes

Eine zerebrale Vaskulitis kann sich in psychotischem Verhalten äußern. Es ist schwierig, die Effekte der Steroidtherapie von denen der Krankheit zu unterscheiden.

J. Pellagra

Bei schwerem Vitaminmangel stehen Delir, Tremor, Spastik, Polyneuritis und Optikusatrophie und nicht die Hauterscheinungen im Vordergrund des Krankheitsbilds.

K. Hartnup-Krankheit

Die seltene autosomal rezessiv vererbte Krankheit ist durch einen Pellagra-ähnlichen Hautausschlag, zerebelläre Ataxie und psychische Störungen gekennzeichnet. Die Symptome treten oft anfallsweise auf.

L. Porphyrie

Anfälle psychotischen Verhaltens setzen meist nicht vor dem Erwachsenenalter ein.

Schwindel ist ein subjektives Symptom. Der Betroffene meint, daß er sich selbst oder daß die Umgebung sich dreht. Kinder klagen selten über Schwindel, weil vor allem kleine Kinder dieses Gefühl nicht beschreiben können.

I. Zentrale Ursachen

A.	Epileptische Schwindelan-fälle	Plötzliche Schwindelanfälle treten isoliert oder mit Kopfschmerzen, Nausea, Erbrechen, Sturzanfällen, Bewußtseinsverlust auf. Das Elektroenzephalogramm zeigt einen Fokus im Temporallappen oder diffuse Allgemeinveränderungen.
B.	Infektionen	Schwindel ist ein wenig auffälliges Symptom bei Meningitis, Meningoenzephalitis oder Hirnabszeß.
C.	Trauma	Schwindel stellt sich nach Frakturen des Os temporale, nach Hirnkontusionen und gelegentlich Verletzungen der Halswirbelsäule ein. Frakturen des Os temporale verursachen meist Hörverlust, Ohrensausen und Nystagmus. Vertigo tritt einige Tage bis Wochen nach dem Trauma auf.
D.	Migräne	Schwindel kann Teil der Aura sein und manchmal während des ganzen Anfalls persistieren.
E.	Demyelinisierung	Im Verlauf einer multiplen Sklerose kommt es regelmäßig zu Schwindelanfällen.
F.	Tumor	Tumoren des zerebellopontinen Winkels wie Akustikusneurinome oder ein erhöhter intrakranieller Druck verursachen Schwindel.
G.	Ischämie im Versorgungsbereich der A. vertebrobasilaris	Das häufigste Symptom der Mangeldurchblutung des Versorgungsbereichs dieser Arterie ist Schwindel. Die spontan auftretenden und rezidivierenden Anfälle dauern 5 bis 15 Minuten. Andere Symptome sind Doppeltsehen, Dysarthrie, Paresen, Kopfschmerzen und Bewußtseinstrübung.
H.	Vestibulozerebelläre Ataxie	Schwindel kommt bei dieser seltenen Form der vererbten Ataxie vor. Er kann der Ataxie vorausgehen. Nystagmus ist gewöhnlich vorhanden.

II. Periphere Ursachen

A. Vestibularneuritis

Die Störung tritt häufig nach einer viralen Infektion, meist des oberen Respirationstraktes, auf. Die Schwindelanfälle beginnen plötzlich, gehen oft mit Nausea, aber ohne Hörverlust und ohne Störungen des Zentralnervensystems einher.

B. Gutartige Schwindelan-fälle des Kleinkindes

Rezidivierende, plötzlich einsetzende, kurze Schwin-delanfälle kommen vor allem bei kleinen Kindern zwischen 1 und 4 Jahren vor. Sie verschwinden nach einer Zeit wieder.

C. Mittelohrerkrankungen
  1. Akute Otitis media
  2. Chronisch seröse Otitis media

Das Trommelfell ist fixiert und eingezogen.

  3. Chronisch eitrige Otitis

Eine Labyrinthitis entsteht durch Ausbreitung einer Mittelohrentzündung in das Innenohr. Hörverlust und chronische Sekretion weisen auf die Diagnose hin.

D. Verschluß des Gehör-gangs

Ein kompletter Verschluß des Gehörgangs mit Druck auf das Trommelfell kann sich in Schwindel und Schwerhörigkeit auswirken.

E. Lageabhängiger Schwin-del

Schwindel wird durch Veränderung der Kopfhaltung ausgelöst. Die meisten Fälle sind Folge eines Innen-ohrschadens.

F. Labyrinthitis

Virale Infektionen wie Mumps, Grippe und Schnup-fen können einen vorübergehenden Hörverlust und Schwindel verursachen.

G. Herpes zoster

Die Infektion führt zu Bläschen im äußeren Gehör-gang und schweren Ohrenschmerzen.

H. Gefäßbedingte Schäden
  1. Blutung

Innenohrblutungen mit Zerstörung des Vestibularap-parates und der Cochlea treten manchmal bei Leuk-ämie und anderen Bluterkrankungen auf.

  2. Embolie
  3. Thrombus

Kollagen- und Gefäßkrankheiten wie Panarteriitis no-dosa beeinträchtigen gelegentlich die Blutversorgung des Innenohres.

I. M. Menière

Die Krankheit ist gekennzeichnet durch rezidivie-rende Schwindelanfälle mit Hörverlust und einem Völlegefühl im Ohr. Nach häufigen Anfällen werden die Patienten schwerhörig. Sie ist vor der Pubertät selten und hat wahrscheinlich mehrere Ursachen.

J.	Perilymphatische Fistel	Durch eine Ruptur des ovalen oder runden Fensters dringt Flüssigkeit in das Mittelohr ein. Die Verletzung kann durch ein direktes Ohrtrauma oder starke Druckveränderungen ausgelöst sein. Hörverlust und Ohrensausen treten auf.

III. Psychogener Schwindel

Rezidivierende oder chronische Schwindelanfälle können psychisch bedingt sein. Man findet andere Symptome wie Verhaltensauffälligkeiten und chronische Kopfschmerzen.

IV. Verschiedene Ursachen

A. Bluthochdruck

B. Hyperventilation

Schwindel, Kopfschmerzen, Brustschmerzen, Ängstlichkeit, Parästhesien der Finger und Zehen und Spasmus der Hände und Füße entstehen durch Hyperventilation.

C. Hypoglykämie

D. Medikamente

Der Vestibularapparat wird durch Aminoglykoside, größere Dosen von Azetylsalizylsäure und hochdosierte Langzeittherapie mit Phenytoin geschädigt.

E. Pellagra

Teil 15   Haut

Bei der Beurteilung der kindlichen Alopezie ist festzustellen, ob sie angeboren oder erworben, diffus oder fleckförmig ist, ob sie mit Vernarbung einhergeht und ob eine Kopfhauterkrankung vorausging.

Der erste Abschnitt dieses Kapitels beinhaltet die häufigsten Formen kindlicher Alopezie. Die nachfolgenden Abschnitte gehen von charakteristischen Mustern des Haarausfalles aus.

Die angeborenen, diffusen Alopezien werden durch primäre Haardefekte verursacht, die sich häufig durch eine mikroskopische Untersuchung des Haarschaftes diagnostizieren lassen. Die Eltern klagen, daß die Haare des Kindes nicht wachsen. Hierher gehören eine Reihe von Fehlbildungssyndromen und Dysplasien. Erworbener diffuser Haarausfall ist meist die Folge einer systemischen Erkrankung. Eine frühe Diagnose ist wichtig, da die meisten Krankheiten geheilt werden können.

I. Häufigste Ursachen

A. Alopecia areata

Sie ist charakterisiert durch meist plötzlichen, weitgehenden oder vollständigen Haarverlust in einem umschriebenen Gebiet. Die Kopfhaut ist weich und nicht entzündet. Manchmal schreitet der Haarverlust fort und erfaßt den ganzen Kopf und Körper.

B. Trichotillomanie

Das Kind reißt sich die Haare aus. Die haarlosen Stellen sind unregelmäßig begrenzt; abgebrochene Haare sind in diesen Bezirken deutlich sichtbar.

C. Druckalopezie

Langer oder wiederholter Zug oder Haarspannung durch Pferdeschwanzfrisuren oder der Gebrauch von heißen Kämmen können zu umschriebener Alopezie führen.

D. Tinea capitis

An der erkrankten Stelle sind die Haare abgebrochen, die Kopfhaut schuppig und die Haare glanzlos. Klein- und Schulkinder erkranken häufiger als Adoleszenten.

II. Angeborener, umschriebener Haarverlust

A. Naevus sebaceus, epider-
    maler Naevus

Die Oberfläche der gelblich getönten fleckigen Talg-
drüsennaevi ist haarlos und erinnert an Schweinehaut.
Die Oberfläche des epidermalen Naevus ist eher war-
zenförmig als flach.

B. Aplasia cutis congenita

Bei Geburt erkennt man ausgestanzte Ulzera. Im
allgemeinen verheilen sie mit einer Narbe, die unbe-
haart bleibt.

C. M. Conradi-Hünerman

Die Patienten sind kleinwüchsig, haben eine eingesunkene Nasenwurzel, ein flaches Gesicht, asymmetrische kurze Extremitäten, Skoliose, getüpfelte Epiphysen und gelegentlich Haarverlust.

D. Incontinentia pigmenti

Bei 20% der Fälle findet sich eine fleckige Alopezie,
besonders okzipital. Wichtigster diagnostischer Hinweis sind die Hautläsionen. Aus großen Blasen und
Bläschen entwickeln sich warzenförmige Strukturen
und daraus Pigmentstreifen und -wirbel. Häufig liegen Begleitfehlbildungen an Augen, Zähnen und dem
zentralen Nervensystem vor.

E. Myotonische Dystrophie

In der Kindheit entwickelt sich eine Stirnglatze. Frühe
diagnostische Hinweise sind Myotonie, Paresen und
ein bewegungsloses Gesicht.

F. Goltz-Syndrom (Fokale
    dermale Hypoplasie)

Typisch sind einzelne haarlose Stellen, herdförmige
Hypoplasie der Haut (das Unterhautgewebe ist an
diesen Stellen ausgestülpt), Syndaktylie der Finger
und Zehen, Strabismus und Nägeldystrophie.

III. Erworbener, umschriebener Haarverlust mit Narbenbildung

A. Infektionen
    1. Kerion

Überempfindlichkeitsreaktionen nach unbehandelter
Tinea capitis führen zu Narbenbildung mit Haarlosigkeit.

    2. Pyodermie

Tiefe Kopfhautinfektionen zerstören die Haarfollikel.

    3. Rezidivierender Her-
        pes simplex
    4. Windpocken
    5. Phlegmone, Folliculitis
        decalvans

Zerstörung der Haarfollikel als Folge eines entzündlichen Prozesses führt zu Narbenbildung.

    6. Tuberkulose, Sarko-
        idose, Lepra

Herdförmige Entzündungen können Glatzenbildung
hervorrufen.

B. Entzündungen

1. Lupus erythematodes	Der systemische und der auf die Haut beschränkte Lupus verursachen unregelmäßigen Haarausfall. Narbenbildung tritt bei der systemischen Form nicht immer ein.
2. Morphea	Die umschriebene Sklerodermie der Kopfhaut hat eine Atrophie der Haarfollikel zu Folge.
3. Keratosis follicularis	Diese autosomal dominant vererbte Erkrankung ist durch Knötchen im Gesicht, auf der Brust, am Rükken und an den Extremitäten charakterisiert. Wachsen sie zusammen, bilden sich schuppig-fettige Gewebsmassen. Ist die Kopfhaut befallen, fallen die Haare aus. Wangenschleimhaut und Nägel sind ebenfalls betroffen.
4. Lichen planus	Kleine, flache, polygonale Knötchen treten zuerst an den Extremitäten auf und generalisieren. Ist die Kopfhaut betroffen, bilden sich Narben.
5. Porokeratose	Eine plaqueähnliche Läsion, die von einem keratotischen Rand umgeben ist.

C. Traumen

1. Mechanisch	Andauernder Zug, neurotisches Aufscheuern oder mit Gewalt ausgerissene Haarbüschel führen zur Zerstörung der Haarfollikel mit Narbenbildung.
2. Verätzung	Ätzmittel, Säuren oder Laugen, Phenol, sowie Verbrennungen verursachen bleibenden Haarverlust.
3. Bestrahlungsfolgen	

IV. Angeborener diffuser Haarausfall

A. Schäden des Haarschaftes

1. Trichorrhexis

a) Familiäre Form	Einziges Symptom ist eine erhöhte Brüchigkeit der Haare. Bei mikroskopischer Untersuchung ähneln die Haare zwei ineinander gesteckten Besenstielen. Die hauptsächlich bei jugendlichen Schwarzen vorkommende Störung wird durch andauernde und übermäßige Haarbehandlung hervorgerufen.
b) Argininsuccinurie	Das Haar ist bei den schwer geistig behinderten Kindern stoppelig und brüchig.

2. Pili torti

a) Klassische Form	Das bei Geburt normal erscheinende Haar ist im Alter von 2–3 Jahren spröde und brüchig. Die Anomalie kann mit Schwerhörigkeit kombiniert sein.

b) Menkes-Syndrom

Typisch für diese X-chromosomale, neurodegenerative Störung sind kurze, geknickte Haare, die mit ,Stahlwolle' verglichen wurden.

3. Monilethrix

Bei dieser seltenen autosomal dominant vererbten Erkrankung brechen die Kopfhaare ab.

4. Trichorrhexis invaginata

Das Haar sieht bei mikroskopischer Untersuchung aus wie ein Bambusrohr. Die Erkrankung tritt zusammen mit Ichthyosis auf (Netherton-Syndrom).

B. Angeborene Hypothyreose

C. Anhidrotische ektodermale Dysplasie

Die Haut ist dünn, faltig und vorzeitig gealtert. Zusammen mit spärlicher Behaarung kommen Sattelnase, dicke Lippen und Zahnfehlstellung vor.

D. Hidrotische ektodermale Dysplasie

Charakteristisch sind eine Hypoplasie der Haare und schmerzhaft verdickte Nägel.

E. Progerie

F. Atrichia congenita

Es gibt Familien mit spärlichem oder fehlendem Haarwuchs.

G. Marinesco-Sjögren-Syndrom

Hauptmerkmale sind zerebelläre Ataxie, Wachstumsretardierung, Katarakt, Schwächegefühl, gelegentlich spärlicher Haarwuchs.

H. Rothmund-Thomsen-Syndrom

Auffallend sind Hyper- und Depigmentation der Haut mit Teleangiektasien, Alopezie, Photosensibilität und Katarakt.

I. Knorpel-Haarhypoplasie

Charakteristisch sind feines, spärliches Haar, kurzgliedriger Kleinwuchs, kurze Hände und unregelmäßig begrenzte Metaphysen auf den Röntgenbildern.

J. Ellis-van-Creveld-Syndrom (Chondroektodermale Dysplasie)

Zusammen mit Anomalien von Haaren und Zähnen findet man verkürzte Extremitäten, Polydaktylie und angeborene Herzfehler.

K. Trichorhinopharyngeales Syndrom

Hauptmerkmale sind dünnes Haar, eine birnenförmige Nase, kurze Metakarpalknochen und Phalangen.

L. Cockayne-Syndrom

Auffallende Symptome sind geistige Retardierung, schwankender Gang, Tremor, Schwerhörigkeit, tiefliegende Augen, Lichtüberempfindlichkeit der Haut, eingeschränkte Gelenkbeweglichkeit und dünnes Haar. Die Wachstumsretardierung tritt erst nach dem ersten Lebensjahr auf.

M. Hallermann-Streiff-Syndrom

Charakteristisch sind Kleinwuchs, vorgewölbte Stirn, angeborene Katarakt, eine kleine, dünne Nase in einem spitzen Gesicht, hypoplastische Zähne und dünnes Haar.

N.	Okulodentodigitales Syndrom	Leitsymptome sind Mikrophthalmie, eine dünne Nase mit hypoplastischen Nasenflügeln, Kamptodaktylie V und spärliches, trockenes, langsam wachsendes Haar.
O.	Crouston-Syndrom	Bei der körperlichen Untersuchung findet man dicke, dyskeratotische Handinnenflächen und Fußsohlen, Hyperpigmentation an Knöcheln, Ellbogen, Achselhöhlen und Schamregion. Die Nägel sind dysplastisch und die Haare kaum oder gar nicht entwickelt.
P.	Biedl-Bardet-Syndrom	Leitsymptome sind Kleinwuchs, Fettsucht, Polydaktylie, geistige Retardierung und Hypogonadismus. Gelegentlich sieht man eine Hypotrichose.
Q.	Homozystinurie	Das Haar kann dünn und hell sein. Typische Merkmale sind ein marfanoider Habitus, subluxierte Linsen, gerötete Wangen und venöse Thrombosen.
R.	Werner-Syndrom	Es handelt sich um ein in der Adoleszenz beginnendes Syndrom vorzeitigen Alterns.
S.	Oto-fazio-digitales Syndrom I	Gaumenspalte, asymmetrisch verkürzte Finger und fibröse Stränge zwischen Wange und Alveolarleisten charakterisieren das Syndrom. Haarlosigkeit kommt selten vor.
T.	Seckel-Syndrom	Bei diesem Syndrom, ursprünglich Vogelkopf-Zwergwuchs genannt, findet man gelegentlich dünnes Haar.
U.	Dyskeratosis congenita	Zunächst entwickelt sich eine Nageldystrophie mit einem chronischen Panaritium, dann folgen Schleimhautblasen und eine netzartige braune Pigmentation der Haut.

V. Erworbener, diffuser Haarverlust

A.	Streßbedingter Haarverlust	Streß kann zu plötzlichem Wachstumsstillstand normaler Haarwurzeln führen. Die Haare kommen in eine Rückbildungsphase, der eine Ruhe- oder telogene Phase folgt, in welcher die Haare ausfallen. Die Latenzzeit zwischen Streß und Haarverlust beträgt 2 bis 4 Monate. Selten werden mehr als 50% der Haare verloren. Einige auslösende Faktoren sind unten aufgeführt.
	1. Fieberhafte Erkrankungen	Krankheiten mit hohem Fieber, insbesondere Lungenentzündung, Grippe und Typhus können zu Haarverlust führen.

2. Physiologischer Haar-
   verlust bei Neugebore-
   nen
3. Beim Gebären
4. Psychogene Faktoren
5. Null-Diät
6. Zug
7. Operation und Anäs-
   thesie

B. Endokrine Störungen
   1. Androgenetische   Geheimratsecken können schon bei Adoleszenten
      Alopezie   auftreten.
   2. Hypothyreose   Diffuser und umschriebener Haarverlust kommen
                                 nebeneinander vor.
   3. Hypopituitarismus   Kopfhaare, Augenbrauen und Geschlechtsbehaarung
                                 sind spärlich ausgebildet. Die Haut ist dünn und
                                 vorgealtert.
   4. Hypoparathyreoidis-   Das Haupthaar fällt vollständig oder stellenweise aus.
      mus   Eindrucksvollere Symptome der Krankheit sind
                                 Muskelkrämpfe, Tetanie und Anfälle.
   5. Diabetes mellitus

C. Chemikalien und Medikamente
   1. Schwermetalle   Thallium, Arsen und Blei verursachen Haarausfall.
   2. Thyreostatika
   3. Heparin und Cumarin
   4. Antimetaboliten
   5. Trimethadion
   6. Carbamazepin

D. Ernährungsstörungen
   1. Vitamin A-Überdosie-   Die Hypervitaminose A führt zu Haarausfall, Schup-
      rung   pung der Haut, Knochenschmerzen und Weichteil-
                                 verkalkungen.
   2. Akrodermatitis   Zinkmangel hat Haarlosigkeit, Unruhezustände,
      enteropathica   Durchfall und ein perioral, perianal und akral lokali-
                                 siertes Exanthem zur Folge.
   3. Marasmus, Kwashior-   Die Haare fallen erst bei sehr schwerem Nahrungs-
      kor   mangel aus.
   4. Darmerkrankungen
   5. Eisenmangel   Dünne Haare treten nach einer chronischen, schweren
                                 Eisenmangelanämie auf.
   6. Rachitis

E. Andere Ursachene
    1. Seborrhoe (Milch-   Die chronische seborrhoische Dermatitis der Kopf-
       schorf)   haut führt zum Ausdünnen der Haare.
    2. Psoriasis   Schichten von silberweißen Schuppen gehen mit um-
                                schriebenem Haarausfall einher.

Der Begriff „Hirsutismus" wird oft im Sinne einer „vermehrten Körperbehaarung" verwendet. Genau genommen handelt es sich jedoch um übermäßigen Haarwuchs bei Frauen und Kindern an Stellen, die normalerweise nur beim Mann behaart sind. Der richtige Ausdruck für eine generalisierte oder lokale Vermehrung der Körperhaare ist „Hypertrichose".

I. Hypertrichose

A.   Generalisierte Hypertrichose

    1. Genetisch   Manche Rassen und Familien haben mehr Haare als andere.

    2. Medikamente   Diphenylhydantoin, Diazoxid, Streptomycin und Hexachlorobenzen führen zu Hypertrichose.

    3. Störungen des ZNS   Hypertrichose wurde als Folge von Enzephalitis, Gehirnerschütterung und multipler Sklerose beobachtet.

    4. Hungern und Anorexia nervosa

    5. Hypothyreose   Die Haare sind besonders am Rücken und an den Extremitäten vermehrt.

    6. Dermatomyositis   Im allgemeinen beschränkt sich die Hypertrichose auf Beine und Schläfen.

    7. Epidermolysis bullosa

    8. Dysmorphogenetische Syndrome   Hypertrichose wird bei Hurler-, Hunter-, Bloom-, Seckel-, de Lange-, Rubinstein-Taybi-Syndrom, Leprechaunismus, Trisomie 18 und bei der generalisierten Gangliosidose beschrieben. Es kann auch bei Kindern mit idiopathischer gingivaler Fibromatose auftreten.

    9. Akrodynie   Vermehrter Haarwuchs an den Extremitäten ist bei Quecksilbervergiftungen eher selten.

    10. Angeborene Hypertrichose   Ausgesprochen langes, weiches und seidiges Lanugohaar ist bei Geburt vorhanden und nimmt während der Kindheit zu.

11. Lipodystrophie	Kinder mit angeborener oder generalisierter Lipodystrophie neigen zu vermehrter Körperbehaarung.
12. Porphyrie	Kinder mit angeborener erythropoetischer Porphyrie haben eine verstärkte Körperbehaarung. Klinisch stehen freilich andere Symptome wie roter Urin, Photosensibilität mit Blasen- und Narbenbildung und manchmal rote oder rosafarbene Zähne im Vordergrund.
B. Lokale Hypertrichose	
1. Trauma	Vermehrter Haarwuchs kann an traumatisch oder chemisch veränderten Hautpartien auftreten.
2. Naevi	Auf Naevi oder über Rückenmarksdefekten finden sich oft Haare.

II. Hirsutismus

A. Idiopathisch	Manchmal ist die Famlienanamnese positiv. Gestützt wird die Diagnose des ,,idiopathischen" Hirsutismus, wenn Menstruationsanamnese, Stimme und Stirn-Haargrenze normal sind.
B. Iatrogen	Progesteron, Anabolika und Testosteronderivate bewirken Hirsutismus, systemische Steroide und adrenokortikotropes Hormon das Wachsen von Lanugohaaren.
C. Physiologisch	Hirsutismus ohne Virilisierung tritt auf bei Pseudopubertas praecox, in der Pubertät und während der Schwangerschaft.
D. Nebennierenerkrankungen	
1. Angeborene Nebennierenhyperplasie (Adrenogenitales Syndrom)	
2. Virisilierende Tumoren	Klitorisvergrößerung bei Mädchen und Penisvergrößerung bei Jungen vor der Pubertät sind wichtige klinische Symptome.
3. Cushing-Syndrom	Auffälliger als der Hirsutismus sind Mondgesicht, Stammfettsucht, Kleinwuchs und Bluthochdruck.
E. Eierstockerkrankungen	
1. Virilisierende Tumoren	Arrhenoblastome und Granulosazelltumoren sind seltene Ursachen eines Hirsutismus.

2. Stein-Leventhal-
   Syndrom

Typisch sind Amenorrhoe oder unregelmäßige Monatsblutung, Sterilität mit oder ohne Fettsucht und polyzystische Ovarien.

3. Reine Gonadendys-
   genesie

F. Hypophysenstörungen

Akromegalie als Folge eines eosinophilen Hypophysentumors kann von Diabetes insipidus und Hirsutismus begleitet sein.

G. Andere Ursachen
   1. Achard-Thiers-
      Syndrom

Fettsucht und Gesichtsbehaarung entwickeln sich im Alter zwischen 15 und 30 Jahren. Bluthochdruck und Diabetes treten später auf.

   2. Männlicher Pseudo-
      hermaphroditismus

Purpura ist eine Verfärbung der Haut oder der Schleimhäute durch den Austritt von Erythrozyten aus den Gefäßen. Sie ist daher nicht wegdrückbar. Petechien sind punktförmige (Durchmesser <2 mm) und Ekchymosen größerflächige Blutungen.

Für die Läsionen sind das Blut- und Gerinnungssystem oder die Blutgefäße verantwortlich. Obwohl in diesem Kapitel die Ursachen unterteilt sind in thrombozytopenische, nicht-thrombozytopenische, Gefäß- und Gerinnungsstörungen, ist bei der Entstehung einer Hautblutung oft mehr als eine Störung beteiligt: z. B. können Infektionen eine Purpura mit oder ohne Thrombozytopenie hervorrufen, oder eine Thrombozytopenie kann zusammen mit einem Gefäßschaden auftreten.

Petechien und Ekchymosen sind typische Folgen von Thrombozytopenien und Thrombozytopathien. Gerinnungsstörungen beeinflussen die Hämostase in den großen Gefäßen und rufen eher Ekchymosen als Petechien hervor. Gefäßstörungen können jede Art von Schädigung hervorrufen. Die Neugeborenenpurpura wird gesondert betrachtet.

I. Neugeborenenpurpura

A.	Infektionen	Infektionen mit oder ohne Thrombozytopenie oder disseminierte intravasale Gerinnung sind die häufigste Ursache der Neugeborenenpurpura.
	1. Bakteriell	In Frage kommen Streptokokken der Gruppe B, E. coli, Listerien und andere Mikroorganismen.
	2. Viral	Die Infektionen sind angeboren oder erworben. Wichtige angeborene Infektionen sind Zytomegalie, Röteln, Herpes simplex. Letztere kann auch während der Geburt im Geburtskanal erworben werden.
	3. Protozoen	Toxoplasmose kann eine Purpura auslösen.
	4. Andere	Purpura wird bei Syphilis beobachtet.
B.	Immunologische Störungen	
	1. Isoimmunthrombozytopenie	Mütterliche IgG-Antikörper gegen fetale Blutplättchen passieren die Plazentaschranke. Die Zahl der mütterlichen Blutplättchen ist normal.
	2. Mütterliche Autoantikörper	Erkrankungen der Mutter mit Autoantikörperbildung können eine Thrombozytopenie beim Neuge-

borenen zur Folge haben. Beispiele sind die mütterliche idiopathische thrombozytopenische Purpura und der systemische Lupus erythematodes.

3. Erythroblastosis fetalis

In schweren Fällen ist manchmal die Thrombozytenzahl vermindert.

C. Disseminierte intravasale Gerinnung

Zu den auslösenden Mechanismen gehören unter anderem Infektionen, Schock, hyaline Membranen (oder jede andere Ursache von Hypoxie und Azidose) und die nekrotisierende Enterokolitis.

D. Purpura bei angeborenen Störungen
  1. Thrombozytopenie-Radiusaplasie-Syndrom (TAR)
  2. Wiskott-Aldrich-Syndrom

Thrombozytopenie, Ekzem und rezidivierende Infektionen treten meist erst später auf.

  3. Trisomie 13 und 18
E. Andere Blutgerinnungsstörungen
  1. Melaena neonatorum

Vitamin K verhindert die Blutungsneigung des Neugeborenen, die typischerweise am zweiten oder dritten Lebenstag auftritt und eher den Gastrointestinaltrakt als die Haut betrifft.

  2. Angeborene Gerinnungsstörungen

Blutungen treten meist nicht in den ersten Lebenswochen auf. Neugeborenenblutungen wurden aber bei schweren Störungen von Faktor VIII und IX beobachtet. Weniger häufig sind Blutungen beim von-Willebrand-Syndrom und bei Mangel der Faktoren V, VII, X, XI und XIII.

F. Andere Ursachen
  1. Angeborene Leukämie
  2. Riesen-Hämangiom

Purpura tritt als Folge der Abscheidung von Blutplättchen im Hämangiom auf (Kassabach-Merrit-Syndrom).

  3. Nierenvenenthrombose
  4. Medikamenteneinnahme der Mutter

Mütterliche Einnahme von Tolbutamid und Thiaziden kann zur Thrombozytopenie des Neugeborenen führen.

  5. Angeborene Thyreotoxikose

II. Purpura als Folge von Plättchenstörungen

A. Erkrankungen mit
    Thrombozytopenie

1. Idiopathische throm-
    bozytopenische Pur-
    pura

Das Krankheitsbild verläuft akut oder chronisch und wird oft durch eine virale Erkrankung ausgelöst. Das Knochenmark enthält vermehrt Megakaryozyten.

2. Infektionen

Meningokokkeninfektionen, andere bakterielle Septikämien und einige virale Infektionen können eine Purpura mit oder ohne Thrombozytopenie hervorrufen.

3. Medikamente

Sulfonamide, Jodid, Digitoxin, Chinin und Chinidin verursachen Thrombozytopenien.

4. Autoimmunkrank-
    heiten

Zu ihnen gehören der systemische Lupus erythematodes, die erworbene hämolytische Anämie und die Hyperthyreose.

5. Neoplasien

Leukämien, Lymphome und andere Tumoren verdrängen das normale Knochenmark und supprimieren die Plättchenproduktion.

6. Disseminierte intra-
    vasale Gerinnung

Zusätzlich zur Thrombozytopenie haben die Patienten eine Hypofibrinogenämie, zu wenig Faktor II, V und VIII, und Fibrinspaltprodukte im Serum. Auslösende Ursachen sind Infektionen (mit Bakterien, Viren, Rickettsien und Protozoen), maligne Erkrankungen, Kopfverletzungen, Schock und Transfusionsreaktionen.

7. Hämolytisch-urämi-
    sches Syndrom

Klassische Befunde sind hämolytische Anämie, akutes Nierenversagen und Thrombozytopenie. Das Syndrom tritt hauptsächlich bei kleinen Kindern nach einer Gastroenteritis auf. Bei Erwachsenen täuscht es eine thrombotische thrombozytopenische Purpura vor.

8. Panzytopenie

Eine Panzytopenie kann durch Medikamente, Bestrahlung oder Chemotherapeutika induziert oder Initialstadium einer Leukose sein. Oft bleibt die Ursache unbekannt.

9. Hypersplenismus

Eine vergrößerte Milz fängt Thrombozyten ab z. B. bei Thalassämia major, beim Morbus Gaucher und bei Lebererkrankungen mit einer portalen Hypertonie.

10. Angeborene Störun-
    gen mit verminderter
    Thrombozytenpro-
    duktion

a) Fanconi-Syndrom

Die Panzytopenie tritt selten vor dem 5. Lebensjahr auf. Fehlbildungen bei dieser autosomal rezessiv vererbten Krankheit sind Kleinwuchs, Hyperpigmentation, Daumenmißbildungen, Strabismus, Nierenstörungen und Mikrozephalie.

b) Thrombozytopenie-Radiusaplasie-Syndrom (TAR)

Bei dieser autosomal rezessiv vererbten Störung macht die Thrombozytopenie vor allem im ersten Lebensjahr Probleme.

11. Angeborene Störungen mit vermehrter Thrombozytenzerstörung

a) Wiskott-Aldrich-Syndrom

Charakteristika dieser geschlechtsgebundenen Störung sind rezidivierende Infektionen, ein ekzemähnlicher Ausschlag und Thrombozytopenie.

b) May-Hegglin-Anomalie

Riesenplättchen und Einschlüsse in Leukozyten werden bei dieser hereditären Bluterkrankung gefunden. Bei einem Drittel der Patienten ist die Thrombozytenzahl vermindert.

c) Bernard-Soulier-Krankheit

Typisch für diese seltene Blutkrankheit sind zahlenmäßig oft verminderte Riesenplättchen. Es können schwere Blutungen vorkommen.

12. Andere Erkrankungen

a) Eisenmangelanämie

In schweren Fällen geht der Eisenmangel gelegentlich mit einer Thrombozytopenie einher.

b) Osteopetrose

Die Einengung des Knochenmarkraums durch Knochen führt zu schwerer Anämie und Thrombozytopenie.

c) Riesenhämangiom

Thrombozyten werden in Hämangiomen abgeschieden.

d) Angeborene zyanotische Herzfehler

B. Normale Thrombozytenzahl mit abnormaler Funktion

1. Medikamenteninduzierte Thrombozytopathie

a) Azetylsalizylsäure

Geringe Dosen von Azetylsalizylsäure beeinträchtigen die Plättchenaggregation.

b) Andere

Antihistaminika, Phenothiazine, Sulfonamide, Antidepressiva und Lokalanästhetika verursachen Thrombozytopathien.

2. Urämie
3. Vererbte Thrombo-
   zytopathien
   a) Thrombasthenie   Charakteristisch für diese autosomal rezessive Er-
      Glanzmann   krankung sind Blutungen in die Haut und Schleim-
                              haut von früher Kindheit an. Die Blutungszeit ist
                              verlängert und die Blutgerinnselretraktion ist man-
                              gelhaft oder fehlt ganz.
   b) Adenosin-diphos-   Bei dieser autosomal dominant vererbten Störung
      phat-Speicherpool-   kann eine leichte Purpura auftreten.
      krankheit
   c) Adenosin-diphos-   Eine leichte Blutungsneigung ist vorhanden.
      phat-releasedefekt

III. Purpura als Folge von Gefäßschäden (Nicht-thrombozytopenisch)

A. Trauma   Traumen sind die häufigste Ursache von Purpura.
    1. Kindesmißhandlung   Unerklärliche blaue Flecke deuten auf Kindesmiß-
                              handlung.
    2. Selbstinduzierte   Nach Form und Lokalisation ungewöhnliche blaue
       Läsionen   Flecke bei Teenagern können selbst induziert sein.
B. Venöse Einflußstauung   Husten, Erbrechen, Würgen und Pressen kann zu
                              Petechien an Kopf und Hals führen.
C. Purpura Schönlein-   Bei der ätiologisch immer noch unbekannten Erkran-
    Henoch   kung sind die Blutungen vorzugsweise an Gesäß und
                              Beinen lokalisiert. In 50% der Fälle sind Bauch-
                              schmerzen, Arthritiden und Nephritiden vorhanden.
D. Infektionen   Petechien treten bei Sepsis auch ohne Thrombozyto-
                              penie auf. Virusinfektionen, insbesondere mit dem
                              Coxsackievirus A9 und B3 und dem Echovirus 9 und
                              4 können mit purpuraähnlichen Läsionen einherge-
                              hen. Bei der Streptokokkenpharyngitis treten manch-
                              mal Petechien an Kopf und Hals auf. Das Rocky
                              Mountain Spotted Fieber und atypische Masern ver-
                              ursachen Vaskulitiden.
E. Septische Embolie   Purpuraähnliche Läsionen können ein erstes Sym-
                              ptom der subakuten bakteriellen Endokarditis sein.
F. Medikamente   Purpura wurde nach Penicillin, Sulfonamiden, Jodid,
                              Quecksilber, Wismut und anderen Substanzen be-
                              schrieben.
G. Kortikoide   Bei langdauernder Steroidtherapie oder selten auch

	beim Cushing-Syndrom können die Patienten blaue Flecken bekommen.
H. Skorbut	Perifollikuläre Petechien, Zahnfleischblutungen und schmerzhafte Extremitäten lassen an diese in Industrieländern seltene Krankheit denken.
I. Vererbte Gefäßkrankheiten	
1. Ehlers-Danlos-Syndrom	Die Störung ist heterogen. Charakteristisch ist eine erhöhte Verletzlichkeit und Hyperelastizität der Haut mit überstreckbaren Gelenken.
2. Hereditäre hämorrhagische Teleangiektasien (M. Osler)	Teleangiektasien treten meist nicht vor der späten Kindheit auf. Die Krankheit führt eher zu Nasenbluten und gastrointestinalen Blutungen als zu Hautblutungen.
3. Marfan-Syndrom	Blutungen gehen von großen Gefäßen, z. B. von einem Aneurysma dissecans der Aorta aus.
4. Osteogenesis imperfecta	Erhöhte Kapillarbrüchigkeit äußert sich in einer erhöhten Blutungsneigung.
J. M. Schamberg (progrediente Pigmentdermatose)	Typisch für diese Krankheit ist der schleichende Beginn und das langsame Fortschreiten von in Gruppen liegenden Petechien meist an der unteren Extremität. Die Läsionen enthalten frische und alte Petechien, wodurch sie verschiedenfarbig aussehen. Es erkranken Jugendliche.
K. Dysproteinämie	Pathologische Plasmaproteine, wie sie bei der Hyperglobulinämie, Kryoglobulinämie oder der Makroglobulinämie vorkommen, können von einer Purpura begleitet sein.

IV. Gerinnungsstörungen

	Gerinnungsstörungen verursachen eher tiefe Muskel- oder Gelenkblutungen als oberflächliche Hautblutungen, obwohl eine Purpura bei jeder der genannten Erkrankungen vorkommt.
A. Von Willebrand-Jürgens-Krankheit	Bei dieser relativ häufigen autosomal dominant vererbten Krankheit ist das Faktor VIII-related protein vermindert. Das erste Symptom ist häufig eine verstärkte postoperative Blutung, z. B. nach Zahnextraktion oder Tonsillektomie.
B. Mangel an Faktor VIII, IX, XI oder XII	Die Gerinnungsstörung ist charakterisiert durch eine verlängerte partielle Thromboplastinzeit (PTT) und eine normale Prothrombinzeit (PT).

C.	Mangel an Faktor V, X, II (Prothrombin) oder I (Fibrinogen)	PTT und PT sind verlängert.
D.	Mangel an Faktor VII	Die PT ist verlängert, die PTT normal.
E.	Mangel an Faktor XIII	Das häufigste Zeichen ist eine Blutung aus dem Nabelschnurstumpf.

Pruritus – aus dem Lateinischen von prurire, ,,jucken" – ist lästig und führt zum Kratzen, das aber den Juckreiz nur für kurze Zeit lindert.

Pruritus kann, muß aber nicht, mit diagnostisch verwertbaren Hautläsionen einhergehen. Man denke daran, daß wiederholtes Kratzen zu Hautabschürfungen und schließlich zur Lichenifikation führt.

Pruritus ist meist exogen. In Frage kommen u. a. Allergene, Parasiten und physikalische Faktoren (Trockenheit, hohe Luftfeuchtigkeit und langes Baden). Atopiker sind besonders anfällig. Psychogener Pruritus, Medikamentenreaktionen und Neoplasien sind als Ursache eines Pruritus bei Kindern relativ selten. Wenn eine gründliche Untersuchung keine Ursache des Pruritus ergibt, ist er ,,idiopathisch".

I. Exogene Ursachen

A.	Kontaktstoffe	Verschiedene Substanzen irritieren oder allergisieren und verursachen einen Juckreiz. Nachfolgend sind nur einige dieser Substanzen aufgezählt. In den meisten Fällen tritt gleichzeitig ein umschriebenes und scharf begrenztes Exanthem auf.
	1. Reizstoffe	Aggressive Seifen, Badewasserzusatz, Speichel, Zitronensaft (vor allem perioral), Urin und Kot (Windeldermatitis), Chemikalien (Kreosol), Wolle (vor allem bei atopischen Kindern) und Raupen-Kontakt reizen die Haut.
	2. Allergene	Giftiger Efeu (Pflanzendermatitis), Schmuck (Nikkel), äußerlich angewandte Medikamente (vor allem Anaesthetika und Antihistamine), Stoffärbemittel und Kosmetika rufen allergische Reaktionen hervor.
B.	Parasitenbefall und Insektenstiche	
	1. Krätze	Krätze muß bei jedem juckenden Exanthem in Erwägung gezogen werden. Typisches Verteilungsmuster (Hände, Handgelenke, Achselhöhle, Glutealfalte und Genitalien), papulöse, papulovesikulöse oder knotige Läsionen, Milbengänge und der Befall anderer Familienmitglieder sind Hinweise.

	2. Papulöse Urtikaria	Insektenstiche, z. B. von Flöhen oder Schnaken, verursachen einen lokalisierten Juckreiz. In einigen Fällen findet man multiple Papeln mit zentraler Einstichstelle und gerötetem Hof.
	3. Läuse	Körperläuse sind schwer zu sehen, die Eier haften aber sichtbar an den Haaren.
	4. Zerkarien	Infektion in Süßwasserseen möglich.
	5. Andere Milben	
C.	Fremdkörper	Glaswolle, Kaktusstacheln und Haare lösen Juckreiz aus.
D.	Umweltfaktoren	
	1. Trockene Haut	Niedrige Luftfeuchtigkeit führt vor allem in der Heizperiode zu trockener Haut und Pruritus.
	2. Waschzwang	Zu häufiges Waschen entfernt die natürliche Ölschicht der Haut und führt zu Pruritus.
	3. Hohe Luftfeuchtigkeit	Auch zu hohe Luftfeuchtigkeit kann zu Juckreiz führen, vor allem bei gleichzeitig hoher Außentemperatur und Entwicklung von Hitzepickeln (Miliaria rubra).

II. Endogene Ursachen

A.	Medikamente	Viele Medikamente verursachen Pruritus ohne sichtbare Hautläsion. Gelegentlich verstärkt Sonnenlicht den Juckreiz. Beispiele sind Aminophyllin, Azetylsalizylsäure, Barbiturate, Opiate, Erythromycin, Gold, Griseofulvin, Isoniazid, Phenothiazin und Vitamin A.
B.	Organtumoren und Lymphome	Obwohl selten, sind dies die gefährlichsten Ursachen des Pruritus. Er kann Monate bis Jahre vor anderen Manifestationen des Tumors, lokalisiert oder generalisiert auftreten.
C.	Hämotologische Erkrankungen	Polyzythämia vera ist eine bekannte Ursache von Puritus bei Erwachsenen, ist aber bei Kindern selten. Eisenmangel wurde ebenfalls angeschuldigt.
D.	Nierenkrankheiten	Retention von Ausscheidungsprodukten, vor allem von Harnsäure, verursacht Juckreiz.
E.	Leberkrankheiten	Pruritus tritt mit oder ohne Ikterus auf. Ursachen sind familiäre oder medikamentös induzierte Cholestase und Gallengangsatresie. Bei akuter Hepatitis geht der Pruritus häufig dem Ikterus voraus und kann von einer Urtikaria begleitet sein. Kratzen verursacht Abschürfungen und Ekzeme.

F. Endokrine und metaboli-
    sche Ursachen
    1. Hypothyreose   Die trockene Haut kann Ursache eines Pruritus sein.
    2. Hyperthyreose   Geht selten mit Juckreiz einher.
    3. Hypoparathyreoidis-
        mus
    4. Diabetes mellitus   Juckreiz tritt vor allem an den unteren Extremitäten
                                    auf.
    5. Karzinoid   Die anfallsweise Hautrötung juckt gelegentlich.
G. Autoimmunerkrankungen
    1. Systemischer Lupus
        erythematodes
    2. Juvenile rheumatoide   Das typische Exanthem juckt manchmal.
        Arthritis
H. Parasitenbefall   Z. B. Trichinose und Hakenwürmer.
I. Schwangerschaft
J. Angeborene ektodermale   Bei der anhidrotischen und hidrotischen Form tritt
    Dysplasie   Pruritus auf.

III. Psychogener Pruritus

Vor der Diagnose eines psychogenen Pruritus müssen
organische Ursachen ausgeschlossen werden.

IV. Pruritus bei Hautkrankheiten

Pruritus ist ein Problem bei vielen Hautkrankheiten.
Nur einige wichtige sind aufgezählt.

A. Atopische Dermatitis   Die anlagemäßig vererbte Hauterkrankung ist sehr
                                  häufig. Verschiedene exogene Faktoren und Streß
                                  führen zu Juckreiz.
B. Infektionen   Bei Hautinfektionen mit Pilzen, vor allem Candida,
                                  Bakterien und Viren tritt Juckreiz auf.
C. Pityriasis rosea   5–10% aller Patienten mit Pityriasis rosea klagen über
                                  Juckreiz.
D. Psoriasis
E. Urticaria pigmentosa   Gelegentlich tritt Juckreiz ohne pigmentierte Hautlä-
                                  sionen oder vor ihnen auf. Häufig findet sich ein
                                  ausgeprägter Dermographismus.
F. Urtikaria   Urtikaria juckt (siehe auch Kapitel 110, Urtikaria).

G. Erythropoetische Proto-
     porphyrie

Brennender Juckreiz tritt einige Minuten nach Sonnenbestrahlung auf. Erythem, Urtikaria und Bläschen
entwickeln sich.

H. Neurodermatitis

Wiederholtes Kratzen der Haut führt zu einem Kratz-
Juck-Kratz-Teufelskreis.

V. Idiopathischer Pruritus

110 Urtikaria

Eine Nesselsucht erkennt auch der Laie. Man schätzt, daß etwa 15% der Bevölkerung irgendwann einmal in ihrem Leben etwas mit einer urtikariellen Läsion zu tun hatten. Man unterscheidet die akute und die chronische Urtikaria. Die akute dauert weniger, die chronische länger als 6 Wochen. Bei ungefähr dreiviertel der Patienten, besonders bei solchen mit einer chronischen Urtikaria, wird keine genaue Krankheitsursache festgestellt.

Charakteristisch für die Urtikaria sind Quaddeln, die kommen und gehen und meist jucken. Ihre Größe variiert von wenigen Millimetern bis zu einigen Zentimetern.

Eine sorgfältige Untersuchung kann andere Krankheitssymptome aufdecken. Wichtig ist die Information über die Länge und Art der Schübe, ihre Abhängigkeit von Umweltfaktoren. Wann und wo treten Quaddeln auf, z. B. nur in der Schule oder nur zu Hause? Besteht ein Zusammenhang mit bestimmten Tätigkeiten, wie Essen oder körperliche Aktivität? Die pathogenetischen Mechanismen sind weitgehend unbekannt.

I. Medikamente

Eine Medikamentenreaktion ist häufig Ursache einer akuten Urtikaria. Fast jedes Medikament kommt in Frage, besonders Penicilline, Sulfonamide, Sedativa, Tranquilizer, Analgetika, Laxantien, Hormone und Diuretika. Penicillin kann in Spuren in der Nahrung, besonders in Kuhmilch, vorhanden sein. Selbst bei gründlicher Anamnese kann die Medikamenteneinnahme übersehen werden. Azetylsalizylsäure scheint bei 20–40% der Patienten mit einer chronischen Urtikaria für die Exazerbation verantwortlich zu sein. Die Wirkung von Azetylsalizylsäure kann einige Wochen andauern, nicht nur einige Tage, wie häufig angenommen wird.

II. Nahrungsmittel

Nahrungsmittel sind häufig Auslöser einer akuten Urtikaria. Nahrungsmittelproteine oder Konservierungsstoffe werden verantwortlich gemacht. Häufig angeschuldigte Nahrungsmittel und Zusatzstoffe sind Nüsse, Fisch, Eier, Hummer, Erdbeeren, Hefe, Salizylate, Zitronensäure und Benzoesäuren. Ein Nah-

rungsmitteltagebuch, das Weglassen und Wiederhin-
zufügen von Nahrungsmitteln hilft, die unverträgli-
che Substanz zu identifizieren. Hautteste nützen be-
kanntlich nichts. Oft sind mehrere Nahrungsmittel
die Ursache.

III. Inhalantien

Saisonale Reaktionen gibt es hauptsächlich bei Atopi-
kern mit einer Anamnese von allergischer Rhinitis
und Asthma. Pollen, Sporen, Tierschuppen, Aerosole
und Pflanzenprodukte sind verantwortlich. Ihre Iden-
tifizierung wird durch Hautteste erleichtert.

IV. Infektionen

Eine flüchtige Urtikaria tritt, manchmal auch als Pro-
dromalerscheinung, im Rahmen vieler Infektionen
auf. Hierzu gehören Streptokokkeninfektionen, Vi-
rus-Hepatitis, infektiöse Mononukleose, Coxsackie-
virus- und Adenovirusinfektionen und Parasitenbefall
(Trichinose, Lambliasis oder Rundwürmer). Anders
als früher geglaubt, kommen chronische bakterielle
Herdinfektionen (Nebenhöhlen, Zähne, Urogenital-
trakt, Gastrointestinaltrakt), Pilzerkrankung oder
Candidiasis nur selten als Auslöser einer chronischen
Urtikaria in Frage.

**V. Insekten- und Arthro-
podenstiche und -bisse**

Stiche von Bienen, Wespen, Flöhen, Milben (insbesondere Sarcoptes scabei), Bettwanzen, Schnaken,
Skorpionen und Spinnen, Berührung von Quallen
rufen meist akute, flüchtige urtikarielle Schübe hervor.

VI. Kontaktstoffe

Nahrungsmittel, Textilien, Tierschuppen und Speichel, Pflanzen, Medikamente, Chemikalien und Kos-
metika kommen als Auslöser einer Urtikaria in Frage.

**VII. Systemerkrankun-
gen**

Systemerkrankungen sind im Kindesalter selten die
Ursache einer Urtikaria. Bei Erwachsenen ist an
Lymphome, Karzinome und Hyperthyreose zu den-
ken. Bei Kindern müssen die juvenile chronische
Polyarthritis, der systemische Lupus erythematodes,

das akute rheumatische Fieber und der M. Schönlein-Henoch in Betracht gezogen werden. Die Urtikaria kann eine frühe Manifestation dieser Erkrankungen sein oder bereits mit anderen diagnostischen Symptomen einhergehen. Bei der Urticaria pigmentosa sind gewöhnlich pigmentierte Flecken oder Knötchen vorhanden. Kratzt man an diesen Läsionen, werden sie ödematös. An nicht pigmentierten Hautstellen treten Quaddeln, Blasen oder Rötungen auf.

VIII. Psychogene Urtikaria

Oft werden bei der chronischen Urtikaria psychogene Faktoren angeschuldigt, weil ein anderer Grund nicht gefunden werden kann. Man bedenke jedoch, daß ein chronischer Juckreiz bei jedem eine psychische Störung hervorruft. Psychischer Streß kann eine Urtikaria verschlimmern, ist aber selten der einzige Grund.

IX. Genetische Störungen

Sie sind selten die Ursachen einer Urtikaria. Patienten mit hereditärem angioneurotischem Ödem haben keine richtigen Quaddeln. Weitere genetisch bedingte Erkrankungen sind die familiäre Kälteurtikaria, die familiäre lokalisierte Wärmeurtikaria, das vibrationsbedingte Gefäßödem, ein heredofamiliäres Syndrom mit Urtikaria, Schwerhörigkeit und Amyloidose (Muckle-Wells-Syndrom) und die erythropoetische Protoporphyrie (Sonnenurtikaria).

X. Physikalische Faktoren

Einige physikalische Faktoren verdienen es, herausgegriffen zu werden.

A. Dermographismus

Einige Autoren berichten, daß vermehrter Dermographismus 8 bis 9% der Urtikariafälle erklärt. Eine geringe Streichmassage oder geringer Druck lösen Quaddelbildung und Hautrötung aus.

B. Cholinerge Faktoren

5% bis 7% aller Fälle von Urticaria werden durch Hitze, Emotionen, Streß oder körperliche Aktivität hervorgerufen. Quaddeln von 1 bis 3 mm Durchmesser sind von einem großen erythematösen Hof umgeben.

C. Kälte

Urtikaria kann mit Kryoglobulinbildung und Immunkomplexerkrankungen einhergehen, besonders bei Kollagenosen und Gefäßerkrankungen. Sie sind bei Kindern selten. Eine erworbene Form ist durch Quaddelbildungen kälteexponierter Stellen nach Wiedererwärmung gekennzeichnet.

D. Druck

Diese Form kommt hauptsächlich bei Jugendlichen vor. 4 bis 6 Stunden nach lang anhaltendem Druck tritt eine tiefe, schmerzhafte Schwellung auf.

E. Sonnenurtikaria

Bei dieser ungewöhnlichen Form treten Juckreiz, Quaddeln und Rötung wenige Minuten nach der Sonnenexposition auf. Die Läsionen sind auf die exponierten Stellen beschränkt.

XI. Urtikarielle Vaskulitis

Urtikarielle Läsionen bleiben für 24 bis 72 Stunden an denselben Stellen, im allgemeinen an den Extremitäten, bestehen. Weitere Symptome sind Unwohlsein, Arthralgie, Fieber, Senkungsbeschleunigung und verminderte Komplementspiegel im Serum. Das klinische Bild läßt an eine Serumkrankheit denken.

Sachregister

Lipmann Kessel · Uta Boundy

Farbatlas Klinische Orthopädie

Übersetzt von Roland Wolff.

19,3 x 26 cm. 174 Seiten. Mit 771, meist farbigen Abbildungen. 1984.
Gebunden **DM 128,–**   ISBN 3 11 009725 7

Das breite Spektrum der Erkrankungen des Stütz- und Bewegungs-
apparates wird in diesem Farbatlas umfassend dargestellt. Sorgfältig
ausgewählte, in bester photographischer Qualität dokumentierte
Fallbeispiele verdeutlichen Symptome, diagnostische Besonderheiten und Differentialdiagnose aller häufigen orthopädischen Krankheitsbilder, aber auch seltene Syndrome und systemische Erkrankungen.

Der Atlas ist daher nicht nur für Orthopäden und Chirurgen ein her-
vorragendes Arbeitsmittel: Er eignet sich ebenso als **Nachschlage-
werk für jeden Arzt in Klinik und Praxis,** aber auch zum systemati-
schen Lernen für **Studenten der Medizin und der Bewegungs-
therapie.**

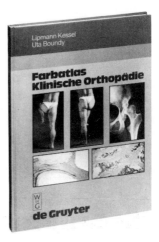

de Gruyter

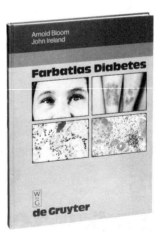